U0236447

编 者 名 单

全科医学	编	严 楠		
	审	李源杰	张 昀	北京协和医院普通内科
心脏疾病	编	张可悦	尹 月	
	审	林 雪	北京协和医院心内科	
呼吸疾病	编	秦红莉	李博涵	
	审	徐 娜	北京协和医院普通内科	
消化疾病	编	李 晨		
	审	张晟瑜	北京协和医院消化内科	
内 分 泌	编	李 晨		
	审	王 曦	北京协和医院内分泌科	
血液疾病	编	秦红莉	李博涵	
	审	王 为	北京协和医院血液内科	
感染性疾病	编	韩欣欣		
	审	曹 玮	北京协和医院感染内科	
肌肉骨骼	编	王军霞		
	审	张 昀	北京协和医院普通内科	
肾脏疾病	编	韩欣欣		
	审	李 超	北京协和医院肾内科	
神经疾病	编	王军霞		
	审	韩 菲	范思远	北京协和医院神经内科
耳 鼻 喉	编	熊洋洋	杜丽雪	
	审	姜 鸿	牛燕燕	北京协和医院耳鼻喉科
眼科疾病	编	熊洋洋	杜丽雪	
	审	戴荣平	周丽佳	北京协和医院眼科
妇科疾病	编	秦红莉	李博涵	
	审	马良坤	北京协和医院妇产科	
男科疾病	编	熊洋洋	杜丽雪	
	审	张玉石	北京协和医院泌尿外科	

皮肤疾病	编	严 楠	
	审	舒 畅	北京协和医院皮肤科
老年健康	编	张可悦 尹 月	
	审	张 宁	北京协和医院老年医学科
心理健康	编	熊洋洋 杜丽雪	
	审	史丽丽	北京协和医院心理医学科
		沙 悦	北京协和医院普通内科

序 一

根据我国2020年全面建成小康社会的宏伟目标，医疗卫生服务要在"病有所医"基础上持续取得新进展，实现人人享有基本医疗卫生服务。建立全科医生制度，逐步形成以全科医生为主体的基层医疗卫生队伍，是医药卫生体制改革的重要内容，对于提高基层医疗卫生服务水平，缓解人民群众"看病难、看病贵"，具有重要意义。因此，对全科医生的培训和再教育成了基层医院的当务之急。

北京协和医院是国内始终保持大内科建制的大型综合医院，自1921年建院以来，内科每周一次的疑难病例讨论传承至今，内科各专科高年资医生共同参加住院患者病例讨论，为内科各专科甚至全院各科室提供了合作诊治的平台。北京协和医院内科大查房使内科各专科之间，乃至院内各临床与辅助科室之间基于案例的临床交流从未间断。这种基于临床的跨学科、跨专业的真实案例交流，不仅提升了各科医生的整体观念和全人观念，也为协和开展全科教学打下了坚实的基础。2014年，北京协和医学院响应国家号召，成立全科学系，开始招收全科研究生；同年，北京协和医院全科医师培训基地也相继建成，协和的普通内科、急诊科和其他兄弟科室抽调骨干师资组建全科核心教学团队，开始招收全科规培生；在以往临床教学的基础上开启了全科人才培养的探索实践。

然而，临床工作是一项既需要大量理论知识，又需要掌握多种实践技能的科学。无论是专科还是全科，成为一名合格的医生都需要经过大量的阅读和实践。在浩如烟海的医学书籍中，要找到一本满足全科医生需求、内容严谨、针对性强的工作手册并不容易。协和全科学系的研究生、规培生齐心协力，从自身工作出发，记录下亲身体会，结合全科学系老师和临床带教老师的点评指导，参考国内外全科医生的各种用书，将工作中遇到及可能遇到的各种情况整理成文，最终写成了这本囊括疾病预防、常见症状鉴别诊断、慢性疾病管理、转诊等各个方面内容的工作手册。

希望这本小书能为各位读者的工作提供帮助，谨祝开卷有益！

北京协和医院院长

中国科学院院士

中国科协副主席

中华医学会常务副会长

2019年1月

序 二

　　2011年颁布的《国务院关于建立全科医生制度的指导意见》提出了全科医生规范化培养的5+3模式，也明确了大型教学医院对于做好全科住院医生规培应该承担起重要职责。所谓规范化培训，关键是培养岗位胜任力。那么全科医生应该在医院学些什么？事实上，在住院医生阶段，未来全科医生与未来专科医生的培训重点是高度一致的，主要培养医生基本能力，例如常见病诊治能力、临床思维能力、判断危险能力、临床应急能力、沟通关爱能力等，要强调基于"主诉"和"常见体征"的临床能力训练，强调关注医疗安全。在此基础上，全科医生更强调对疾病过程整体关注，包括观察疾病演变和早期发现危重症；强调对患病的人整体关注，包括关注其社会、心理、家庭、经济情况等；强调关注人群健康，包括老年、妇女等特殊人群的健康与疾病状态。这些内容应该体现在全科住院医生规培教材中，体现在带教老师的所有临床带教活动中。

　　近年来，全科医学相关教材不断涌现，极大地丰富了规培生与指导老师的参考用书。但是，规培生对便于携带和查询的轮转实用手册有更高需求。协和内科住院医曾自发组织编写了内科住院医手册，因其内容的实用性和所体现的严谨求精精神而深受欢迎。协和全科借鉴成功经验，组织发动规培生和各个专科的带教老师一起编写了这本全科住院医手册。

　　全科涵盖病种很多，但绝不是内、外、妇、儿的简单叠加，同一种疾病在全科和在专科要掌握的重点不尽相同。当前我国医院内的全科带教仍然是由需要轮转的各专科共同完成。这就需要在实践中不断摸索，全科与专科不断磨合，打造出由专科里更具备整体观念和综合能力的临床教师组成的全科"教师联合体"，为全科规培生提供更好地临床带教内容。从全科规培生的实践需求出发，集合这些教师的经验与智慧形成合适的教材或实用参考书，有利于全科师资和规培生的共同成长。我们希望全科师资队伍能够稳步发展，从有整体观念和综合能力的专科医生培训全科医生，过渡到专科医生和全科医生共同培训全科医生，最终达到全科医生和专科医生互相学习的境界，这样才能最终形成医院与社区顺利衔接的卫生服务体系，实现全科医生与专科医生之间的平等合作，实现分级诊疗和双向转诊的政策目标。

这本书的编写过程，见证了协和全科规培从无到有的过程，见证了协和全科教学团队的成长过程；这本书的出版，是协和为全科医学规范化培训工作增添的一分力量。

北京协和医院副院长
北京协和医院心内科教授
北京协和医院博士生导师

2019年1月

前　言

我于1985年来到协和医院实习，一年的临床轮转为我打下了综合全面的临床基础。三年的内科住院医生培训和　年的总住院医生训练，使得我在成为风湿免疫专业医生之前具有了扎实的内科学基础。老师们的以身作则，我耳濡目染之下，深深地热爱临床工作、关心患者，自认为是一位不错的风湿科医生；懵懵懂懂做起的临床教学工作，也得到了老师和同道们的好评。

1998年，我到哈佛医学院学习。到美国后的一切都很陌生，最陌生的，是要在健康维护机构（Health Maintenance Organization）提供的长长名单上为自己和家庭选一位初级保健医生（Primary care physician，PCP）。我完全不知道医生们的情况，只能从各位医生名字的后面标注的专业背景简单了解：家庭医学、全科医学、风湿病学、心脏科学……结合自己的专业，我选择了一位风湿病专科医生作为自己的家庭医生。

两年时间很快过去，我没有用过医疗保险，也没有机会见过我的家庭医生。在最后三个月中，我收拾好实验用的各种细胞、引物，向老板告假，到临床去参观学习。我了解到：美国没有像协和一样的专科病房，只有普通内科病房和其他专科单元如透析中心等；住院医生们在病房轮转，他们说患者多是在PCP的诊所就诊，病情重时才收到病房；家庭医生会到医院来看患者，开医嘱，住院医生们执行；只有家庭医生不在班（周末或晚上）而患者有病情需要的时候，医院的主治医生才会给以指导意见。

2002年，我又有机会到加州大学旧金山分校（UCSF）学习。这是北京协和医院的外籍顾问杰拉尔德（Gerald Lazarus）帮助申请到的美国中华医学基金会（CMB）项目

《建设高质量低成本的中国城市基本医疗项目》中的一个部分：建立普通内科，开展基本医疗，建设住院医师培训项目。我之前对此毫不知晓，却受惠于这个项目，得以有机会真正进入临床，深入了解美国的各种医疗体制和医疗实践。老拉曾对我说，一位好的普通内科医生，应该是"Doctor's doctor，teacher's teacher"。而我终于有机会去体会这句话的真正含义。

经过一年的学习，从老师Eliseo Stable在查房时发现自己的患者入住ICU，而他并没有得到医院及时通知时的强烈反应中；从Mitchell Feldman介绍某医生是他的患者，他是他的PCP的自豪神情，我慢慢地体会到作为一名PCP医生的责任和自豪。特别是在门诊观摩中，他们作为PCP与患者之间的亲切随和的关系以及患者给予的信任，给我留下深刻的印象。他们在实践的同时，更是对医学生和住院医言传身教，既有如何运用循证医学诊治患者，又有对患者的综合管理，包括个人行为乃至家庭关系的关注。所有一切，都让我对高等院校医学中心的PCP有了具体认识。

UCSF在美国最早建立普通内科（GIM），为患者提供初级保健医疗服务。我和住院医渐渐熟稔后，毫不意外地得知他们为此自豪。他们觉得这样的PCP级别最高，因为医生们不仅自己实践，还能够给予住院医生最好的临床教学指导。而在当时，介于primary care（门诊，需预约）和emergency（急诊，花费高）之间的门诊单元（urgent care unit）已悄然出现，既解决了患者介于两者之间问题的迫切需要，又减少对急诊资源的随意使用。这温情脉脉地患者照料让我体会到，患者的需要就是培训的目标；培训中要不断修正目标、方法和内容；而高质量低成本的医疗照护能力培养，永远是住院医生能力培训的核心。

2002年UCSF学成回来，我只是想把所学所感应用于个人临床实践中，并没有想着要去承担一个科室的创建和发展。2003年SARS来袭，我在SARS周转病房担任主治医生，一来要照顾患者和团队成员的安全，避免交叉感染；二来要为急诊需要收住病房的重症患者解决临床问题，根据患者症状，体格检查和必要的辅助检查做出判断，尽可能减少外出检查的机会。与来自不同专科的住院医和研究生联手，再度救治除了风湿免疫病以外的内科急重症患者，让我兴奋之余也倍感压力。这时，我特别体会到回国之初史轶蘩教授说的话：我们都是普通内科医生，然后才是专科医生。而当时我本要向内科学系诸位专科主任介绍普通内科学习体会。SARS之后，我开始担起了普通内科的学科建设。我愿意帮助年轻同事打下坚实的内科基础，配合其他专科同事一起，为患者的综合诊治出力。

2005年，我们和中国社区卫生协会陈博文教授相识，他正在为编写《社区适宜技术规范》奔走。在看了他们的前期工作后，我觉得除了关注社区常见疾病规范管理这一重要的公共卫生问题外，我们需要提醒社区医生注重临床基本功，提高全科医生作为临床医生的诊疗能力。这也是我在协和学到的医生必修课。我们走访了一些社区，看到同行们艰苦条件下仍在努力。他们缺乏资源，不论是学习的，还是工作的。此后，在院外为社区医生或全科医生提供帮助，是我们同事最愿意做的。我们尊重他们的努力，体会到他们的需求，理解他们遇到患者问题时的无助。长期的社区医疗工作，年轻时临床培训经历的不足，他们的临床能力迫切需要提高。由此，才能更加获得身边居民的信任，才能更好地一边解决居民需要解决的症状、疾病，一边团结身边的社区团队成员切实开展好国家赋予的公共卫生工作，把疾病预防、健康管理和疾病的诊治结合起来，真正形成医疗的第一道防线，成为合格的PCP。

2014年，北京协和医学院响应国家号召，开始招收培养全科研究生。同年，全科医生培训基地也相继建成。协和的普通内科、急诊科和其他兄弟科室组建全科学系，成立核心教学团队，开启了全科人才培养的探索工作。我们希望，和协和其他科室一样，我们培养出的不仅仅是医生，更是一颗颗全科种子，吸取协和丰厚滋养，打下扎实的临床基础，成为全科培训的师资人才，真正的医生。

从第一批全科研究生培训开始，小伙伴们慢慢写下了自己的心得，普通内科各位老师和相应专科的全科带教老师给予他们悉心的指导。他们参考国内外全科医生的各种用书，写下了有关疾病预防、各种常见症状的诊断和鉴别诊断，需要采用的相关检查手段，如何在特殊情况下转诊患者，如何管理慢性疾病。这本书，历时三年方才最终成册。当即将毕业的第一期学员再度审阅此书时，他们有了更多体会，于是又有了进一步修订，连陪伴我们的编辑老师们都说，从书的变化看到了作者们的成长。

从这本手册中，读者可能发现，书中的不少内容远远超过现在的社区实践。然而，医学教育是为未来培养人才的。今后，会有越来越多的医生完成培训后离开医院，走进社区，接近民众。我们希望这本口袋书对于在社区实践的全科医生、内科医生，抑或是其他专科的医生都能有所帮助和提示。希望这本书能够帮助大家在繁忙的工作中缕清思路，提醒重点，了解面对患者的需要时我们能做什么，以及我们应该如何寻求帮助。

北京协和医院　普通内科主任
北京协和医院　内科学教授
博士生导师
北京协和医学院全科医学系主任

2017-11-26

目　录

第一章 公共卫生与预防

1.1 定期随访

1. 概述

- 全科医学：其主旨强调以人为中心、以家庭为单位、以整体健康的维护与促进为方向的长期负责式照顾，并将个体与群体健康照顾融为一体。
- 随访频率：40岁以下，2年1次，40岁以上，每年1次。
- 准备工作：回顾之前的医疗记录和健康保健资料来制定本次的随访计划。

  注意：医生的主观性，知识的局限性，以及医生的情绪、压力、期望以及经验都会影响医疗。

- 建立医患伙伴关系，以下方法有助于建立和谐的医患关系：
  - ✓ 跟患者热情地打招呼；
  - ✓ 介绍自己；
  - ✓ 如果患者的状态比较轻松，就聊一聊患者目前的生活状态；
  - ✓ 在随访的开始或结束可以闲谈片刻。
- 制定定期随访计划："你希望咱们聊一些什么？""我在想咱们可以讨论……"通过这样的谈话，和患者共同决定下次随访日程，设定具体项目。

2. 详细病史

- 现病史：从以下方面对症状和体征进行描述。
  - ✓ 起病；
  - ✓ 诱发和缓解因素；
  - ✓ 性质；
  - ✓ 放射/部位；
  - ✓ 严重程度；
  - ✓ 发作/持续时间；
  - ✓ 伴随/缓解/加重因素；
  - ✓ 患者认为的原因；
  - ✓ "以前有类似情况发生吗？"。
- 用药史：包括非处方药物及营养品，患者服药的依从性及药物的不良反应。

- 过敏史：询问具体表现，如是药物，需重点区分到底是真正的过敏还是药物的不良反应，例如"您以前用过青霉素吗？有什么不合适的感觉吗？会出皮疹吗？"。
- 既往史、手术史、婚育史（特别要了解是否有自然流产史）、精神病史。
- 社会史：职业、教育经历、家庭情况、爱好、宗教信仰。
- 烟草接触史：记录具体吸烟情况：___包/天，其他烟草使用方式（烟斗、嚼服）。
- 饮酒史：酗酒情况的筛查。
- 家庭暴力：询问"你觉得在家里安全吗？"。
- 家族史：了解亲属的年龄、健康状况、死亡原因等。需谨记家族史是动态变化的，对处于30～50岁人群的艾滋病危险分层及筛查状况应每5～10年更新1次。
- 特定患者需询问性生活史（如怀疑性传播疾病、HIV等），注意隐私保护，可告诉患者："我们会问所有患者这些问题"以打消患者的顾虑。
- 医疗保健：运动，饮食，安全习惯（如系安全带、火警、烟雾报警器等）及符合年龄段的疾病筛查（这个部分可以由非医生的医务工作者完成，比如护士；每年需要更新1次）。

表1-1-1　系统回顾

一般情况：发热、寒战、盗汗、疲劳、体重变化
神经系统：头痛、头晕、听力下降、无力、癫痫发作、震颤、麻木、刺痛
耳鼻喉症状：视力和听力改变、耳鸣、鼻/鼻窦问题、声音嘶哑、口干等
心血管系统：胸痛、心悸、端坐呼吸、阵发性夜间呼吸困难、水肿、跛行、活动耐量下降
呼吸系统：呼吸困难、咳嗽、喘息、打鼾、咳痰、咯血、结核接触史
消化系统：恶心、呕吐、腹泻、便秘、腹痛、便血、吞咽困难、吞咽疼痛

皮肤：皮疹、发痒、伤痕、皮肤干燥、痣的变化、毛发改变

泌尿生殖系统：排尿困难、夜尿增多、排尿迟疑、排尿困难、血尿

血液系统：淤斑或出血倾向、淋巴结肿大

内分泌系统：怕冷或怕热、少尿或口渴、食欲改变

妇科疾病：末次月经、子宫异常出血、痛经、阴道分泌物/异味、性功能情况

肌肉骨骼系统：肌肉关节疼、肌痛、腰背痛

心理状态：焦虑、抑郁、自杀/杀人倾向

3. 体格检查

根据患者的个体情况（如年龄、性别等）、病史及系统回顾进行针对性查体。预约或就诊时应提醒患者穿便于全身查体的服装，女性最好不穿裙子。

- 生命体征：体温、血压、心率、呼吸频率、指氧、身高、体重、BMI（体重指数）、疼痛级别；
- 一般情况：应激、疼痛、焦虑、身体特征、警觉性、服饰。

4. 结束访谈

- 总结随访内容：
  - ✓ 对新加用或者调整的药物，以口头和（或）书面的形式给出建议；
  - ✓ 告知检查结果回报的时间和方式；
  - ✓ 约定下次随访的时间间隔和日程，比如跟患者说，"3个月后，您可以再预约我的门诊，咱们一起讨论……"。
- 医疗文档：
  - ✓ 拟定或更新问题列表，以便将来的随访查阅；
  - ✓ 检查结果：通过电话或微信通知患者并备案；
  - ✓ 随访：鼓励患者有任何问题或担心时及时预约复诊。

1.2 接诊患者注意事项

1. **连续性门诊医生的主要任务**
   - 确认现患问题：一次门诊解决患者的主要问题，不需要面面俱到。其他问题可预约患者在随诊门诊中逐渐解决；
   - 管理连续性问题：全科医生需要有全局观念，不仅"治病"更要"治人"，给患者全面连续的照顾；
   - 预防为先：门诊医生要注意评估和发现疾病的危险因素，并加以处置。将预防措施作为日常诊疗的基础；
   - 改善患者就医行为：门诊医生要注意教育启发患者何时就医，如何就医；
   - 良好的医患关系是完成上述任务的基础。

2. **医生接诊患者前的准备**
   - 学术准备：
     - ✓ 临床思维；
     - ✓ 常见病诊疗规范；
     - ✓ 临床指南与进展。
   - 行为和心理准备：
     - ✓ 服饰得体，体现专业素养；
     - ✓ 基本心理学知识，医患沟通技巧；
     - ✓ 克服恐惧，表现自信。
   - 携带物品准备：
     - ✓ 查体工具：听诊器、叩诊锤、便携手电等；
     - ✓ 手册类工具书：门诊手册、药物手册等。

3. **接诊基本流程**
   - 核对患者基本信息；
   - 询问病史：注意倾听，了解患者就诊目的，有重点地详细询问病史；
   - 体格检查：根据患者主诉做重点查体。查体时注意患者隐私的保护；
   - 辅助检查：根据病史查体结果选择必要的实验室检查和影像检查，注意重点突出，不要"撒大网"；
   - 诊断和治疗：具体见相关章节；

- 健康教育和咨询：对患者进行必要的健康教育和咨询，能让患者在就诊过程中对所患疾病有所了解。帮助患者改善不良生活习惯，提高依从性。健康教育包括用药注意事项、改变不良习惯（如戒烟、减轻体重等）等；
- 书写门诊病历（具体见下文）；
- 疫情报告：法定传染病或疾控部门关注疾病按要求及时填报及上传相关信息；
- 复诊随访：慢性病的随访与管理非常重要，连续性门诊是现代医疗的特点。对于慢性疾病患者要注意随访，预约患者定期来门诊就诊调整治疗。

4. **门诊病历格式和要求**
   - 封面（首页）信息：逐项认真填写，药物过敏情况需特殊标注（如红笔）；
   - 初诊患者病历组成（"五有一签名"）：
     - ✓ 病史（包括重要的既往史和个人史等）；
     - ✓ 体格检查与辅助检查；
     - ✓ 初步诊断；
     - ✓ 处理意见；
     - ✓ 医生签名。
   - 复诊患者病历组成：
     - ✓ 病情演变情况；
     - ✓ 重要诊疗结果；
     - ✓ 重点查体，尤其是既往阳性体征和新发现的体征；
     - ✓ 诊断和治疗的调整；
     - ✓ 医生签名。
   - 每次就诊应写明就诊日期和时间。

5. **接诊技巧**
   - 积极倾听：
     - ✓ 关注，不随意打断患者的倾述；
     - ✓ 与患者目光交流；
     - ✓ 感知患者的感受并予以理解和认同；
     - ✓ 说话语速放慢，音调平和；
   - 实时反馈：

　　　✓ 总结归纳患者的病史并反馈给患者；

　　　✓ 利用共情（empathy）理解与尊重患者；

　　　✓ 不任意评判患者的观点，对于自己不赞成的内容可以用建议性语气提出，不争辩及批驳。

- 多用开放式问题获取患者更多信息。
- 关注社会心理问题，理解疾病对患者家庭生活的影响。
- 知情同意：对于检查、诊断、治疗等决策，要用通俗的语言向患者解释，征求患者的意见：

　　　✓ 不用专业术语，解释完成后让患者复述看患者理解的程度；

　　　✓ 给患者提供多个诊疗选择，说明利弊，和患者共同做出决策；

　　　✓ 随时给患者提问的机会。

6. 其他

- 良好医患关系是门诊接诊的关键；
- 以患者为中心，与患者共同做医疗决策。

1.3 疾病筛查

1. 概述

- 定义：疾病筛查目的是在无显著症状的患者中发现那些可早期诊断或早期治疗并能够改善预后的疾病。
- 评价疾病筛查的必要性：很难比较按需筛查与否人群之间的直接预后，常参考的依据包括：
  - ✔ 人群中的阳性检出率；
  - ✔ 无症状患者中疾病的检出率；
  - ✔ 阳性检出人群的治疗效果。
- 筛查的弊端：假阳性结果可能会引起过度诊断及过度治疗，增加个体和公共卫生成本；筛查也许会及早发现疾病，却不能改善预后。不同检验或疾病的风险/危害不同，最好和患者商议后决定。

表1-3-1 理想筛查试验的特点

疾病	高患病率（阳性预测值高） 早期治疗有效，改善预后或避免并发症 疾病病程明确，能发现无症状的早期阶段
检查	能在无症状期检测出疾病 没有过度费时、费力、费钱；敏感性高 最好特异性亦高，确证试验更需如此

- 筛查建议：可参考国内外权威机构的系统综述、指南推荐。

注意事项：所有的建议都是基于人群、基于长期及未来的效益原则，但仍可能不适用于某些特定人群。

如果患者表现出某种疾病的急性症状及体征，应该对其进行针对性的检查而不是筛查。（诊断策略可能不同，例如：病史或体格检查提示宫颈癌→预约阴道镜，而不是宫颈脱落细胞涂片。）

- 评估：
  - ✔ 定期随访期间，斟酌合适的筛查试验；指南通常根据年龄及性别做出推荐；可参考下面的分类列表组织筛查。
  - ✔ 与患者共同探讨筛查试验利与弊，共同决策。

表1-3-2　筛查建议

疾病	人群（有家族史尤其应该重视）、首选检查、检查间隔及注意事项
恶性肿瘤	
结肠癌	50～75岁：粪便潜血（每年1次）；结肠镜检查（每10年1次）
乳腺癌	40～49岁女性：知情风险后，可每2年行1次乳腺钼靶检查 50～74岁女性：每2年1次乳腺钼靶检查
子宫颈癌	21～29岁女性：每年1次子宫颈涂片检查 30～65岁女性：每年1次子宫颈涂片检查＋HPV检查
前列腺癌	对身体状况良好，且预期寿命10年以上的男性开展基于PSA检测的前列腺癌筛查，血清PSA检测每2年进行1次 对高危人群尽早开展血清PSA检测，高危人群包括：年龄≥50岁的男性；年龄＞45岁且有前列腺癌家族史的男性；年龄≥40岁且基线PSA＞1μg/L的男性
肺癌	55～79岁，吸烟指数大于30包/年，且近15年内有吸烟的患者：每年应进行1次低剂量CT；明确建议戒烟
心血管疾病	
高血压	所有患者均应进行血压监测； 健康成年人每2年至少测量1次血压，最好每年测量1次 易患人群一般要求每半年测量血压1次 易患人群包括：①血压高值［收缩压130～139mmHg和（或）舒张压85～89mmHg］；②超重（BMI 24～27.9kg/m²）或肥胖（BMI≥28kg/m²），和（或）腹型肥胖：腰围男性≥90cm（2.7尺），女性≥85cm（2.5尺）；③高血压家族史（一级、二级亲属）；④长期膳食高盐；⑤长期过量饮酒［每日饮白酒≥100ml（约2两）］；⑥年龄≥55岁
腹主动脉瘤	针对65～75岁有吸烟史男性：应该进行1次超声腹主动脉瘤筛查

疾病	人群（有家族史尤其应该重视）、首选检查、检查间隔及注意事项

内分泌疾病

糖尿病　对高危人群进行筛查，方法推荐采用OGTT（同时检查FPG和2 hPG）。如检测OGTT有困难，可筛查FPG。但是仅筛查FPG，会有漏诊的可能性。如果OGTT结果正常，3年后应重复检查

高危人群包括：

有糖调节受损史、年龄≥45岁、超重或肥胖（BMI≥24kg/m^2）、2型糖尿病患者的一级亲属、有巨大儿（出生体重≥4kg）生产史、妊娠糖尿病病史、高血压或正在接受降压治疗、血脂异常或正在接受调脂治疗、心脑血管疾病患者、有一过性糖皮质激素诱发糖尿病病史者、BMI≥24kg/m^{2}的多囊卵巢综合征患者、严重精神病和（或）长期接受抗抑郁症药物治疗的患者、静坐生活方式者

高脂血症　20～40岁成年人至少每5年测量1次血脂（包括TC、LDL-C、HDL-C和TG）

40岁以上男性和绝经期后女性每年检测血脂

动脉粥样硬化性心血管疾病（ASCVD）患者及其高危人群，应每3～6个月测定1次血脂

血脂检查的重点对象：①有ASCVD病史者；②存在多项ASCVD危险因素（如高血压、糖尿病、肥胖、吸烟）的人群；③有早发性心血管家族史者（指男性一级直系亲属在55岁前或女性一级直系亲属在65岁前患缺血性心血管病），或有家族性高脂血症患者；④皮肤或肌腱黄色瘤及跟腱增厚者

传染性疾病

艾滋病　所有成人均应检查1次，一旦存在高危因素，需密切监测

高危因素：存在男男性行为，注射吸毒史

梅毒　高危成人

社会、精神相关疾病及物质滥用

抑郁症　所有成年人都应进行抑郁症项目的简单筛查：进行PHQ-2量表筛查

酒精滥用　所有成年人都应进行酒精滥用的简单筛查：进行AUDIT-C量表筛查

吸烟　针对所有成年人，如有吸烟，需提供长期咨询

1.4 健康素养

1. 概述

- 定义：健康素养是指获取、理解及使用健康知识所需要的技能或能力，是个人技能与卫生系统需求之间的互动，包括一些基本的数学能力，以便计算时间、安排日程、药物剂量和理解一些医生谈到的数学概念（如算数结果、百分比、概率）
- 健康素养不足的高危因素：老龄，教育程度低，低收入，少数民族

即使控制了其他因素，健康素养不足和健康状况不佳（依从性差，随访率低，糖尿病控制率差，成本高，致残率高、死亡率低）密切相关。健康素养较差很可能导致了一些卫生保健的差距。在慢性疾病管理中，如果对健康素养不足的人群进行针对性的科普教育可能获益更大

2. 诊断与评估

- 一些简短、有效的筛选工具可识别出健康素养不足的患者；可以采用下面的问法：
  - ✓ 您对自己填写的医疗表格有多少把握？
  - ✓ 您通常会求助别人帮您看结果（或分析您的医疗资料）吗？
  - ✓ 您通常会因为不能理解书面信息以致难以了解自己的健康状况？
- 许多推荐是针对所有患者的"一般预防措施"而不是筛查方法。若患者的反应良好，可以增加语速、名词量和复杂信息

3. 管理方法

- 现学现卖：让患者用自己的话解释一遍。你可以问"您能和我说说您是怎么看这件事的？"、"您能重复一下这个药该怎么服用？"通常说，"不知道我说明白了吗？"而不是说"您听明白了吗？"
- 鼓励患者提问：如果患者没有疑问，那他可能没有充分地理解谈话。可以说"有疑问的地方请尽管问我"而不是"你还有问题吗？"

表1-4-1　与健康素养不足患者沟通时的温馨提示

放慢速度

使用平实的语言，避免易混淆的术语（例如：阳性检查结果）

使用或绘制图片

优先提供有限的信息

使用"现学现卖"的方法

鼓励患者提问

- 用药审查：鼓励患者随访时带上所用药物，可以帮助患者理解目前用药并提高服药依从性。
- 风险讨论：
  ✓ 频率比百分比更容易理解。例如："10人中有2人会有不良反应"比"20%的人会出现不良反应"更容易理解。
  ✓ 表述的方式会影响患者。例如："100人使用药物A，99人没有不良反应"、"使用药物A的100例患者中会有1人出现脱发"，医生在沟通时可斟酌使用。
  ✓ 表述绝对风险和相对风险："在10年里，每100人中会有5人死于X疾病"，但"如果这100人每年都规律的接受疾病筛查，其中2人会避免因X疾病死亡"。
  ✓ 借助视觉辅助工具（如条形图）和进行常见风险的比较是很有帮助的。

1.5 患者咨询和辅导

1. **行为咨询**
   - 概述
     - ✓ 定义：旨在改变行为的一种治疗方法；常规方法包括探讨患者对自身行为模式及其影响的认知，引导患者对自身行为的解释和改变的动力。
     - ✓ 方法：我们可以采取不同的方法。重点是找到一种适合患者、医生和谈论话题的方法；避免争论和对抗，这会增加患者防御及抗拒；要知道，改变大多数这些行为是长期的目标，需要从医患关系中获益。而医生不带有偏见的聆听是其中的关键。
     - ✓ 疗效：大多数咨询显示"剂量-反应"关系；反复谈论有助于提高行为改变的成功率。即使在时间有限的情况下医生对患者的行为改变也有帮助，但在当地资源和条件允许的情况下，也应该考虑将患者转诊到其他专业人士那里（例如，专科医生、心理医生、治疗师等）。
   - 可选择的方法
     - ✓ 动机式晤谈法：以患者为中心的技巧既对减少药物及酒精的滥用有帮助，也有助于建立医患关系、制定患者的个人目标。
       - ◆ 议程："我们今天能聊一聊锻炼吗？"。
       - ◆ 挖掘："你对运动或锻炼有兴趣吗？"（意愿）；"你能每天步行30分钟吗？"（能力）；"运动如何能帮助到你？"（患者的需要）。
       - ◆ 教育："运动可以预防很多疾病，会让你感觉更好一些"。
       - ◆ 倾听："你对此有什么想法？"。
       - ◆ 制定策略："你认为哪种类型的运动最适合你？更喜欢和朋友散步？还是更喜欢去健身房？"。
     - ✓ 框架：提供一个框架以便探讨行为的影响，并提供能改变行为的建议。
       - ◆ 给出反馈："我们的化验结果显示肝功能指标升

14

高，说明酒精正在损害您的肝脏。"
- ◆ 明确责任："只有您自己能下决心从现在开始戒酒。"
- ◆ 提供建议："我强烈建议您以后别再喝酒了。"
- ◆ 选项单："有许多方法可以帮助人们戒酒，比如……"
- ◆ 表达共情："我知道保持清醒是一个特别大的挑战，所以你可以随时来找我帮助。"
- ◆ 自我价值："你看上去已经下定决心要做出这一重要的改变了。"
- ✓ 跨理论模式：行为改变发生在各个阶段；
  - ◆ 意图前期：向患者说明可能引起的健康后果，并询问他/她的意见"超重与心脏病及糖尿病明显相关。我认为减肥有助于你的健康。你觉得呢？你以前尝试过减肥吗？什么事儿让你觉得是到了该减肥的时候呢？"。
  - ◆ 意图期："减肥的利弊是什么呢？"。
  - ◆ 准备期："您认为您能从下周开始做出这些改变吗？"。
  - ◆ 行动期：赞扬及支持患者的努力。
- ✓ 5A理论：基于5A模型，全科医生可以在短时间内给出简短的干预措施，常用于戒烟，包括询问（Ask）、建议（Advise）、评估（Assess）、帮助（Assist）、安排（Arrange）。
- ✓ 5R理论：为戒烟设计，但也有助于其他情况。
  - ◆ 重要性（Relevance）：为什么行为改变对个人很重要？（例如，儿童的健康）。
  - ◆ 风险（Risks）：行为的不良后果（例如，呼吸急促，罹患癌症）。
  - ◆ 奖励（Rewards）：行为改变的潜在好处（例如，改善健康，省钱）。
  - ◆ 障碍（Roadblocks）：行为改变的障碍（例如，对体重增加的恐惧，戒断症状）。
  - ◆ 重复（Repetition）：定期解决这些问题。

2. 告知坏消息

医生往往需要负责告知潜在的令人沮丧的消息。医患关系的性质和医患情感的影响多种多样。在接诊时，每当需要告知坏消息，适当给予患者支持和鼓励经常会对患者有明显的积极影响。

- 运用SPIKES告知模式
  - ✓ 设定沟通场景（Setting）：保护隐私、纸巾在手，手机静音、邀请一些重要亲属进入谈话（尊重患者的决定，有的患者希望有家属陪伴，有的却不希望）、建立和谐的关系、可有肢体接触（触碰患者的手臂或肩膀、眼神交流等）、提前约定沟通时长、事先知会可能的干扰。
  - ✓ 评估患者的认知（Perception）：评估患者对自己的医疗处境的认知和期望，例如"到目前为止，您都对自己的病情有什么了解？"或"您认为我们接下来要谈的是什么？"。
  - ✓ 鼓励患者的参与诊疗（Invitation）：了解患者最想知道哪些信息，有选择地提供。"关于你的病情，你接下来想知道哪些方面？"。
  - ✓ 医学专业信息告知（Knowledge）：在告知患者不良消息时，以患者易于理解接受的方式沟通；避免使用医学专业术语；适当停顿，给患者消化信息的时间和过程。"特别遗憾地跟您说，肿瘤已经转移了"（——暂停——）"肝脏内有新的病变"（——暂停——）"这很可能是你的皮肤变黄瘙痒的原因"。
  - ✓ 共情（Empathy）：识别患者情绪、目标和期望，并以共情的方式回应，点明患者当前的情绪状态也会有帮助，如，跟她说"我知道你很沮丧"；对患者的反应做出及时回应，在患者沉默的时候将你的座位移向患者、做出表示关怀的姿势（如递上一张纸巾），直到患者再次开始交谈；与患者结成治疗同盟（"我希望……"），同时告知现状（"但是"），如"我希望可以不用激素，但是现在用的药物不能很好地控制您的病情了"；如果患者有不切实际的

16

期望，表述理解并告知现状。如"我希望阿尔茨海默病可以治愈，但是现在还不能实现。我会告诉你所有真实的健康状态，还可以请专科医生帮助"；鼓励患者表达情绪："能告诉我你是怎么想的吗？"或"能跟我说说你担心什么吗？"；必要时评估患者安全性。

✓ 策略与总结（Strategy/Summary）：谈论治疗选择；针对目前病情提供合理的预期；询问是否有疑问同时安排随访时间；考虑必要时转诊专科。

3. **心理咨询**
  ● 流行病学：在国外，超过50%的心理健康访问的对象是家庭医生。而支持性咨询可能治疗患者的心理和躯体症状。
  ● 挑战：在繁忙的实践中提供支持性的咨询服务是具有挑战性的，特别是如果患者出现了许多其他的医疗问题；Bathe问诊方法是行之有效的便捷的治疗咨询法（用时1~5分钟）。
  ● Bathe问诊：
    ✓ 背景（Background）探寻应激原因，"你面色沮丧，最近过得怎么样？"。
    ✓ 情感（Affect）了解患者的情绪状态，"你现在感觉怎么样？"。
    ✓ 烦恼（Trouble）了解问题关键方能提供解决办法，"爱人去世对你最大的影响是什么？"。
    ✓ 处理（Handling）评估患者的自我管理能力，"你是怎么处理离婚的？"。
    ✓ 共情（Empathy）认可患者的情绪反应，"你过得很不容易啊"；提示主要矛盾，如："你愿意和我们说说老人去世后孩子上学的事吗？"。

4. **哀伤**
  ● 定义：哀伤是丧亲之痛；经常是出现在挚爱之人去世之后，通常持续6~12个月。复杂性哀伤：沉浸于对死者思念或死亡情景中不能自拔；强烈的悲伤、愤怒和自责，否认和（或）逃避行为；严重影响日常生活，造成巨大的痛苦，且不能随着时间的推移而改善。
- 危险因素：女性，基础精神障碍（焦虑，抑郁），童年创伤，死亡本质的解读，配偶死亡，可用家庭或社会支持/资源，酗酒或吸毒。
- 流行病学：约7%的患者经历了复杂性哀伤。
- 诊断：临床表现；可用的复杂性哀伤评分系统。鉴别诊断包括抑郁，焦虑，创伤后应激障碍，所有这些也可能是合并症。
- 治疗：丧亲支持群体即家庭成员或朋友，伴发疾病管理，有针对性的心理治疗。

1.6 慢性疼痛及长期阿片类药物使用

慢性疼痛

1. **概述**
   - 定义：慢性疼痛是指疼痛持续时间超过机体损害或损伤所需痊愈的一般持续时间或反复/持续损伤引起的疼痛；持续时间应为多久目前存在分歧，但大多数人认为应至少在6个月以上。
   - 分类：
     ✓ 神经病理性疼痛：一般归因于神经自身的损伤（糖尿病神经病变、带状疱疹后遗神经痛、癌症）；
     ✓ 伤害性疼痛：有毒或潜在的伤害性刺激对神经的持续性作用；可能是躯体痛（关节炎、烧伤），也可以是内脏痛（炎症性肠病、梗阻）。
   - 病理生理：可因周围神经和中枢神经的不同传导层次的病变机制引起，包括神经生长异常（正常神经刺激沿神经觉通路传导引起疼痛感觉）；生化失衡（5-羟色胺和去甲肾上腺素都具有降低周围神经系统疼痛信号的作用）；疼痛的严重程度与组织损伤程度无关。
   - 流行病学：许多人有多部位的疼痛。慢性疼痛好发于社会经济地位或文化程度较低者、社会压力较高的人群，还有老年人、女性及身体状况较差的人群。
   - 危险因素及合并症：
     ✓ 抑郁症：和慢性疼痛密切相关（1/4以上的重型抑郁障碍患者存在慢性疼痛；1/4慢性疼痛的患者患有重度抑郁症）。重型抑郁障碍表现为慢性疼痛时常容易漏诊；抑郁症的并发症发生率高：残疾、应对能力差、患者对治疗的反应和满意度下降；
     ✓ 焦虑症：存在多处疼痛的人比没有疼痛的人更可能合并焦虑障碍；
     ✓ 创伤后应激障碍：合并慢性疼痛的发病率较高（在越南老兵的研究中80%以上患有慢性疼痛）；

- ✓ 物质滥用：长期使用阿片类药物者出现慢性疼痛的人更多；
- ✓ 创伤：15%的患者有中重度的外伤，从而引起1年以上的疼痛。存在以下情况出现外伤后疼痛的风险增高：严重外伤、起病时即剧烈疼痛、早期自认为在将来需要镇痛药，或者对缓解疼痛表示绝望。

2. **诊断与评估**

- 一般方法：采集完整病史本身就是治疗的一部分。如果病因不明，采集病史有助于寻找疼痛的原因；
- 疼痛病史：除了评估及明确疼痛的病因，还应该关注疼痛带来的影响而不是它的强度。
  - ✓ 影响：询问疼痛多大程度影响了患者的生活质量、活动量、工作及社交生活？
  - ✓ 伴随症状：抑郁，焦虑，应激反应；
  - ✓ 了解患者观点：了解患者对诊断试验及特定治疗反应的看法，所需了解的治疗内容包括各种镇痛药物的剂量和疗程、中医中药和非药物治疗等。
- 既往史：了解影响治疗的合并症及其他疾病，精神方面：情绪及物质滥用；躯体方面：骨关节炎、活动障碍、充血性心力衰竭晚期、COPD。
- 社会史：发病前后的社会功能情况，需评估娱乐和健身活动；职业史；家庭和社会支持情况；滥用史。
- 检查：进行全面的体格检查，尤其是骨骼肌肉和神经系统查体；此外，在整个体格检查过程中观察其疼痛行为。
- 诊断：根据临床情况。

3. **治疗**

- 一般方法：治疗目标是识别任何有可能的潜在病因，进行对因治疗。如果症状持续，则需要将治疗目的调整为改善功能，结合症状、体征来进行个性化多种治疗手段相结合的方案。
  - ✓ 如果经过详细评估仍然原因未明：予以安慰；定期评估目前诊断和考虑，必要时完善进一步鉴别诊断检查；

- ✓ 如果病因明确：针对病因及可能恶化的因素进行治疗；定期审查可用的治疗方案；定期评估以决定治疗疗程。
- 咨询服务：
  - ✓ 证实患者体验："我听说疼痛确实已经影响到你的生活了"。
  - ✓ 预期：慢性疼痛是一个复杂的问题，现有的治疗手段很少能完全缓解疼痛（并不是一种"能治愈的疾病"）。
  - ✓ 安慰（合适的时机）：当觉得疼痛是提示生病的时候确实特别烦人；慢性疼痛的患者健康焦虑的程度很严重。
- 教育：疼痛会影响睡眠、情绪、健康、家庭生活和就业；我们可以努力提高影响生活质量的其他方面，以减少疼痛带来的影响。
  - ✓ 目标设定："如何认定治疗有效？"可以遵循"SMART"原则：
    S（Specific）：具体；
    M（Measurable）：可衡量；
    A（Achievable）：可完成；
    R（Relevant）：重要性；
    T（Time-bound）：有时间限制。
  - ✓ 随访：每一次就医都需进行评估，"疼痛如何影响到娱乐生活及日常活动？"。
- 病因及合并症管理
  - ✓ 康复训练：力量运动和有氧锻炼有利于纤维肌痛症；随机对照试验显示慢性广泛性疼痛的患者运动6个月后比常规治疗组更多感觉"好多了"；有证据证明对慢性腰痛的患者也有效；膝关节或髋关节受累的骨关节炎患者，可以考虑如游泳、太极、舒缓瑜伽等较低强度的运动。
- 睡眠：睡眠不佳会降低健康人和纤肌痛患者的疼痛阈值，从而增加疼痛的发生率；50%腰痛的患者也有失眠的主诉，同时对疼痛的情绪反应增加。

- 放松疗法：凝神、进行自我反馈，同时腹式呼吸有助于疼痛治疗，且本方法几乎没有不良反应。
- 精神疗法
  - ✓ 认知行为治疗：虽然没有证据证明能减轻疼痛本身，但有证据表明对于慢性疼痛的患者能尽量避免失能，改善情绪状态；对于老年人能减轻疼痛相关的痛苦；能减轻慢性背痛的症状。
  - ✓ 接纳与承诺疗法（ACT）：首先，以认识和接受与慢性疼痛相关的体验为目标，在此基础上建立更加个性化的目标；此方法能减轻疼痛对活动的影响，减轻疼痛相关的焦虑。
- 非药物治疗
  - ✓ 针灸：一些证据显示能减轻纤维肌痛症患者的疼痛和僵硬感，对下腰痛可能有效。
  - ✓ 推拿：证据显示对腰痛、肩痛是明确有效的；对纤肌痛或颈痛可能有效。
  - ✓ 热疗：证据显示对骨关节炎及其他骨骼肌肉疼痛有效；注意事项：每次最长20分钟；勿同时使用利多卡因贴（可能降低对温度的感受导致烫伤）。
  - ✓ 经皮电刺激神经法：RCT研究显示效果有限，但某些患者自觉有效。
- 药物治疗
  - ✓ 一般方法：类别繁多，关于有效性的研究局限于某些病因；药物选择根据疼痛的类型、部位及不良反应；对于短效药物而言，更强调改善功能，建议依据情境（如散步前，做饭前）需要用药，不推荐基于时间用药如"每4小时1次"。
  - ✓ 抗抑郁药；常是一线用药，特别是合并有情感及焦虑障碍的患者。研究显示抗抑郁药能同时改善疼痛和重型抑郁障碍的症状；也能帮助没有抑郁的患者；向患者解释这些是神经系统药物，这些药物可能会改变大脑对疼痛刺激的处理。

表1-6-1　不同类型的慢性疼痛的用药选择

疼痛类型	治疗
神经性疼痛	一线：三环类抗抑郁药、加巴喷丁
纤维肌痛症	一线：SNRI类，三环类抗抑郁药 二线：非苯二氮䓬类肌松药物，加巴喷丁
膝关节或髋关节骨关节炎	一线：对乙酰氨基酚 二线：NSAIDs类药物 三线：曲马多、阿片类药物，关节内使用糖皮质激素
慢性腰背痛	一线：对乙酰氨基酚、NSAIDs类药物 二线：三环类抗抑郁药、SSRI类抗抑郁药
手关节骨关节炎	一线：局部NSAIDs类药物 二线：口服NSAIDs类药物、曲马多
局部骨骼肌肉痛	外用药（局部NSAIDs类药物、利多卡因）、热疗
肠易激综合征	三环类抗抑郁药、SSRI类抗抑郁药、解痉剂
复杂性局部疼痛综合征	局部用药有效；与神经性疼痛治疗相同

表1-6-2　慢性疼痛药物的分类

药物	适应证	注意事项
三环类抗抑郁药	神经性疼痛、纤维肌痛症、腰背痛、头痛及肠易激综合征	心血管事件风险增加；QT间期延长
SNRI类抗抑郁药（选择性去甲肾上腺素再吸收抑制剂）	纤维肌痛症、膝关节/髋关节骨关节炎可考虑（二线用药）、神经病变	不良反应：恶心、血压升高；肝病及高血压者慎用
加巴喷丁、普加巴林	纤维肌痛症、神经性疼痛	不良反应：镇静状态、头晕、水肿、体重增加；肾损伤者慎用
NSAIDs类药物	骨关节炎、类风湿性关节炎、腰背痛，局部的NSAIDs类药物可用于肩背痛	无证据支持对纤维肌痛症或神经病变性疼痛有效。不良反应：胃炎风险增加、急性肾损伤/终末期肾病、肝炎；局部用药不良反应降低

药物	适应证	注意事项
对乙酰氨基酚	骨关节炎一线用药	在剧烈疼痛时，可以作为NSAIDs类药物或非阿片类药物的辅助治疗用药 在冠心病患者中，相比NSAIDs类药物，优先使用对乙酰氨基酚 不良反应：药疹、肝功能损伤
曲马多	显著减轻骨关节炎、纤维肌痛症和神经性疼痛	SNRI类抗抑郁药+阿片类受体激动剂 与SSRI类抗抑郁药及环苯扎林合用会增加5-羟色胺综合征风险
利多卡因贴	带状疱疹后遗神经痛	每次连续使用12h后需间隔12h 可能有局部或全身（少见）的不良反应
肌松药（环苯扎林）	纤维肌肉痛；对慢性肌肉骨骼痛尚无证据	嗜睡；避免继发药物依赖的风险
α2受体激动剂（替扎尼定）	解痉剂，用于紧张性头痛、腰背痛	不良反应：低血压、镇静状态、头晕
热疗	骨关节炎、肌肉骨骼痛	每次治疗时间<20分钟；避免同时使用镇痛贴剂
阿片类药物	不做常规推荐	

4. 转诊时机

转诊指征也要视地方资源而定，多学科合作更有帮助。

- 疼痛专科：需要介入治疗，如注射剂（神经封闭阻滞）。疼痛专科可以制定治疗方案，全科医生进行管理。
- 其他专科：干预后可缓解的剧烈顽固性疼痛患者需要转诊至合适的专科，例如，膝关节骨关节炎转诊至风湿科进一步治疗或严重者转至骨科会诊是否需外科治疗。
- 肿瘤相关疼痛：通过疼痛专科或姑息治疗来进行综合管理。

- 理疗师：通过物理治疗可以减轻疼痛。
- 姑息治疗：对患者进行疼痛管理并给予心理支持。

长期阿片类药物的使用

1. **概述**
   - 定义：阿片类药物是源于阿片的天然药物及其半合成衍生物的总称，通过激动阿片受体起作用。
   - 疗效：阿片类药物和其他镇痛药对慢性疼痛及非癌性疼痛的镇痛效果基本一致，而阿片类药物在改善功能方面甚至不如其他镇痛药；但是，对于一部分人而言，可以长期安全地缓解疼痛。
   - 不良反应：恶心、便秘、嗜睡、增加老年人跌到风险、痛觉过敏（矛盾性降低对疼痛的耐受能力）、性腺功能减退、药物滥用、成瘾性。
   - 药物滥用：滥用阿片类药物的患者更可能有惊恐障碍或社交恐惧症；危险因素包括药物滥用家族史、青年、男性、精神疾病相关病史。
   - 过量使用：处方使用阿片类药物是最常见的药物过量的原因，与75%的致命性药物过量有关；大多数药物过量是无意中发生的。

2. **评估与诊断**
   - 是否应该开始长期使用阿片类药物：
     - ✓ 滥用的风险是什么？
     - ✓ 是否已经尝试过其他不良反应较小的药物？
     - ✓ 治疗目标或可能的获益是什么？
   - 风险评估：可以利用多个风险工具筛查以便为临床判断提供依据。
     - ✓ 阿片类药物风险工具：
       - ◆ 5-question问卷；鉴别低危 vs 高危风险，5% vs 90%的异常行为风险（提前续药、自行增剂量使用、过量使用、尿检异常、曾从其他医生处索取阿片类药物）。
       - ◆ DIRE评分：

D（Diagnosis）：诊断；

I（Intractability）：难治性；

R（Risk）：风险；

E（Effective）：疗效。

DIRE评分有助于预测：①阿片类药物的疗效（减轻疼痛及改善功能方面）；②有助于预测需要停止治疗的异常行为的风险。

3. 治疗

决定不开阿片类药物："从医学角度出发，针对你的这种疼痛，我不推荐使用阿片类药物来镇痛"；识别患者的失望或挫折情绪，商量其他的治疗方案。

- 同时予以安慰；此时可以考虑转诊至疼痛专科制定治疗计划。

- 高风险患者：密切监测；借鉴疼痛专科医生的建议；疼痛未经治疗可能是物质滥用复发的危险因素。

- 初始阿片类药物治疗：应作为整体综合治疗计划的一部分。

  ✓ 开始时可以短时间试用（比如30天）；提前确定双方都接受的、具体而可衡量的结果。"我们怎么确认它是否起作用了"。

  ✓ 建立阿片类药物治疗协议；该协议是一个框架而不是一个"合同"（处方由医生基于最大获益和安全的角度来决定，而不是由书面文件决定），这个框架包括阐述知情同意和明确达到预期的机会。

  ✓ 随访：针对4A原则进行监测。

    ◆ 4A原则：

      ①镇痛作用（Analgesia）：减轻疼痛方面药物的有效性；

      ②日常生活能力（Activities of daily living）：治疗是否改善功能；

      ③不良反应（Adverse events）：治疗有无不良反应和毒性；

      ④异常行为（Aberrant behavior）：有无任何药物滥用的迹象；

- 疗效：如果显示治疗有效的苗头，考虑增强治疗；如果缺乏效果，出现明显不良反应，建议逐渐减量直至停止治疗；向患者表达对治疗效果欠佳产生失望情绪的共情。
- 监测：避免"追赶"患者的范式；出于安全风险的考虑，很多药物治疗需要长期监测（例如，异维甲酸、抗癫痫药、ACEI类药物）；通过化学检查及行为观察相结合的方式有效的监测是否存在药物误用；向患者说明如果患者不能保证为降低用药风险做出自己的努力，那么医生不能开取阿片类药物。
  - ✓ 化学检查：医生决定复诊频率（高风险患者常规缩短就诊间期）；
  - ✓ 行为观察：异常行为评估，完成治疗监测程序，药片计数，其他确凿的报道。
- 发现异常行为后的处理方案
  - ✓ 核实所发现的异常行为；
  - ✓ 不带偏见地向患者说明你的发现；
  - ✓ 认真聆听患者诉说；
  - ✓ 深思患者出现异常行为可能潜在的原因；
  - ✓ 不关心潜在原因，仅仅表达对这种行为的担忧是有问题的；
  - ✓ 改善治疗安排，（对于存在行为异常的患者，在合适的时机可以进行现场尿检）提醒患者异常行为意味着风险增加，同时表明阿片类药物可能不是一个好的选择；
  - ✓ 如果行为持续，需要逐渐减少剂量最终调整药物；如果有成瘾情况，需要评估和治疗。
- 停用阿片类药物：展示相关证据提示疗效不佳或者用药风险及伤害增加，引用客观证据和患者自己的反馈；计划逐渐减少剂量并且商量改变治疗方案；考虑转诊专科医生以尝试其他方案；向患者说明是药物无效，不要自责。

表1-6-3　预测成瘾或阿片类药物使用障碍的异常行为

卖药或伪造处方

从非医疗渠道获得的药物

不在乎加重功能障碍或出现显著不良反应，执意不肯换药

饮酒失控，使用非法毒品或自行使用管制药物

反复发生：药物丢失或被盗、从其他医生处获取阿片类药物、未经允许自行增剂量用药、提前续药

以下行为需存疑，但这些情况较少意味着滥用

要求使用更多或指定药物

当疼痛不太严重时进行存药

用镇痛药治疗其他症状

一旦稳定不愿减药

在治疗早期：未经允许自行增剂量用药、从其他医生处获取阿片类药物、共享或借用朋友或家人的类似药物

成瘾行为的鉴别诊断

疼痛控制不足	病情稳定但疼痛控制不足；进行性加重的症状/病理，对阿片类耐受 阿片类药物耐受
不能遵医嘱	认知缺损，精神状况，精神症状的自行药物治疗或睡眠障碍，患者或其他人转移注意力

1.7 预防免疫

1. 儿童免疫接种

表1-7-1 国家免疫规划疫苗儿童免疫程序表（2016年版）

| 疫苗种类 | | 接种年（月）龄 | | | | | | | | | | | | | | |
名称	缩写	出生时	1月	2月	3月	4月	5月	6月	8月	9月	18月	2岁	3岁	4岁	5岁	6岁
乙肝疫苗	HepB	1	2					3								
卡介苗	BCG	1														
脊灰灭活疫苗	IPV			1												
脊灰减毒活疫苗	OPV				1	2								3		
百白破疫苗	DTaP				1	2	3				4					
白破疫苗	DT															1
麻风疫苗	MR								1							
麻腮风疫苗	MMR										1					
乙脑减毒活疫苗	JE-L								1			2				
或乙脑灭活疫苗1	JE-I								1、2			3				4
A群流脑多糖疫苗	MPSV-A							1		2						
A群C群流脑多糖疫苗	MPSV-AC												1			2
甲肝减毒活疫苗	HepA-L										1					
或甲肝灭活疫苗2	HepA-I										1	2				

注：1.选择乙脑减毒活疫苗接种时，采用两剂次接种程序。选择乙脑灭活疫苗接种时，采用四剂次接种程序；乙脑灭活疫苗第1、2剂间隔7～10天；

2.选择甲肝减毒活疫苗接种时，采用一剂次接种程序。选择甲肝灭活疫苗接种时，采用两剂次接种程序。

2. **成人免疫接种**
   - 免疫接种目标：
     - ✓ 保护个体免受感染，减少并发症发生；减少向高危人群（婴幼儿、老年人、健康状况欠佳者）传播；
     - ✓ 减少人口的疾病负担：天花的根除、脊髓灰质炎和白喉越来越少；
     - ✓ 为群体提供免疫：可以减少受影响人口的数量；对流行敏感的成员数量；有助于降低感染的整体概率。
3. **成人常见疫苗接种**
   - 23价肺炎链球菌疫苗
     - ✓ 目标：预防侵袭性疾病（例如，菌血症、脑膜炎）；预防肺炎的有效性证据存在争议。
     - ✓ 适应人群：①≥65岁的全部成年人；②19～64岁慢性疾病患者（包括充血性心力衰竭、COPD、哮喘、终末期肝病、糖尿病）；③功能性或解剖性无脾；④免疫功能低下的患者（包括HIV、白血病、淋巴瘤、实体器官移植、慢性肾功能不全）；⑤吸烟者；⑥酒精滥用的患者；⑦养老院居住者。
     - ✓ 剂量：根据不同的免疫状况和年龄（表1-7-1）；近期接种13价肺炎球菌疫苗的患者应等待1年后再接种23价肺炎球菌疫苗。
     - ✓ 疗效：目前研究发现接种疫苗后的疗效不定；在对健康老年人和18～64岁患有慢性疾患的人群的观察研究中显示有效率在50%～80%之间；15个随机对照实验的荟萃分析中显示高达74%的患者有效。
     - ✓ 疫苗的不良反应：近50%的患者有注射部位的疼痛和红肿；1%的人存在发热、肌肉酸痛、严重的局部反应；还可能发生更严重不良反应，但很罕见。
   - 13价肺炎链球菌疫苗
     - ✓ 概述：防止另外的13株肺炎链球菌感染；2012年指南推荐用于免疫功能受损的成人（侵袭性疾病的高风险人群和对23价疫苗反应不佳的人群）。
     - ✓ 适应人群：推荐用于＞19岁免疫功能低下（同上文的23价肺炎链球菌疫苗中描述）、功能性或解剖性无脾、脑脊液漏或人工耳蜗植入的人群；不同于23价疫苗，不推荐用于慢性病患者。

✓ 剂量：注射1次，免疫终身；23价疫苗和13价疫苗接种时间间隔的设定，旨在最大限度地提高对每一种疫苗的免疫应答。若近期接种过23价疫苗：8周后再接种13价疫苗。

- 流感疫苗
  ✓ 目标：预防个体感染和传播流感病毒。
  ✓ 适应人群：年龄在6个月以上的所有人；尤其是患有哮喘、糖尿病、慢性肺病、孕妇、年龄>65者。
  ✓ 接种时机：每年1次；在流感发病前尽快接种；即使在本流行季已有过流感样疾病的患者，仍然推荐接种流感疫苗。
  ✓ 菌株多变：每年每季流感病毒菌株有变化，目前开发出的疫苗可以防止3种流感病毒（A、B或AB混合型）。
  ✓ 剂型：
    ◆ 灭活疫苗：推荐用于所有年龄的人，包括孕妇、艾滋病患者；避免发热时进行接种。
    禁忌：之前接种流感疫苗后发生吉兰-巴雷综合征的患者；对蛋类或疫苗成分过敏者。
    不良反应：手臂酸痛，低热，肌痛。
    ◆ （鼻内）减毒活疫苗：用于<50岁的健康成年人
    禁忌：免疫抑制或与免疫抑制人群密切接触者；慢性病患者；孕妇；吉兰-巴雷综合征病史者；对蛋类过敏者。
    不良反应：流涕、头痛、咽炎。
    ◆ 高剂量灭活疫苗：年龄>65岁的患者可以考虑。
    ◆ 三价流感疫苗：2013年美国FDA批准用于<50岁的健康成人；不含蛋类成分以此来预防对蛋类过敏的接种者发生过敏。
    禁忌：对疫苗部分成分过敏的患者。
    不良反应：类似其他制剂。
  ✓ 蛋类过敏：使用3价流感疫苗；如果没有的话，对蛋类过敏出现为荨麻疹的患者需要在接种普通疫苗后密切观察30分钟；既往接种疫苗后出现血管性水肿、呼吸窘迫、呕吐、头晕，或需要注射肾上腺素治疗的患者，建议转诊变态反应专科。

✓ 疗效：根据患者、接种方式、疫苗品种和流行毒株匹配度不同，疗效有别。2个荟萃分析研究显示健康人接种匹配度高的灭活疫苗，有效率59%~73%；减毒活疫苗的有效性可能稍低（32%~67%）；存在合并症或者免疫抑制的患者，疗效差异大。

- 人类乳头瘤病毒（HPV）
  ✓ 目标：降低生殖器HPV感染及传播的发生率。
  ✓ 适应人群：最佳时间为个体首次发生性行为前；性活跃的女性如果年龄小于26岁，也应接种；即便HPV阳性或者免疫功能低下也可以接种，但有可能降低疗效。
  ✓ 接种计划：通常接种3剂，分别为首剂，1~2个月后和6个月后。
  ✓ HPV病毒株分类：HPV 6、11（低危型）与宫颈上皮内细胞低级别病变及尖锐湿疣相关；HPV 16、18（高危型）与宫颈或肛门生殖器恶性肿瘤相关。
  ✓ 疫苗剂型：以下2种均为灭活的病毒样颗粒。
    ◆ 2价HPV疫苗：可以预防HPV 16、18感染；
    ◆ 4价HPV疫苗：可以预防HPV 6、11、16、18感染。
  ✓ 疗效：成功减少了HPV感染；对预防含HPV16/18 DNA所致的CIN2效力>90%；还降低了宫颈上皮内瘤样病变2级，3级和原位腺癌的发病率。

4. **不良反应**
- 概述：大部分人接种多数疫苗后仅出现局部不良反应或轻微的感冒症状；不接种疫苗增加感染和相关并发症风险，增加公共健康负担。
- 真正的禁忌：有某种疫苗过敏史，只需避免再次接种该疫苗；如果对蛋类过敏，避免麻疹腮腺炎风疹、黄热病、流感疫苗；如果处于妊娠期或免疫抑制状态，避免接触活病毒疫苗。

- 以下人群需接种疫苗是安全的：轻微的上呼吸道感染，中耳炎（即使有发热），腹泻，之前接种疫苗有轻到中度局部反应，患者目前接受抗微生物治疗，或者患者处于急性病的恢复期。
- 报警症状：出现高热、异常行为、严重过敏反应的迹象时应及时就医；严重过敏反应迹象包括呼吸困难、声音嘶哑、气喘、荨麻疹、苍白、虚弱、心跳加速、头晕，若出现上述症状需及时上报并进行转诊治疗。

1.8 肥胖症

1. 概述

- 定义：

肥胖：BMI $\geq 30kg/m^2$；超重：BMI $> 25kg/m^2$（美国标准）。

肥胖：BMI $\geq 28kg/m^2$；超重：BMI $\geq 24kg/m^2$（中国标准）。

肥胖症是一个受社会、生活方式、文化、心理及遗传等多因素共同影响导致的慢性疾病。

- 并发症：与肥胖症相关的健康风险包括糖耐量异常、2型糖尿病、高血压、高脂血症、心血管疾病、胆石症、非酒精性脂肪性肝病、胃食管反流病、骨关节炎、癌症、阻塞性睡眠呼吸暂停、卒中、情感/焦虑/进食障碍、残疾、死亡率明显增加。

- 流行病学：据美国疾病控制与预防中心2004年报告示，30%以上成年人是肥胖患者，且年致死人数超过40万，并将成为未来的首位致死病因；在中国，近10年间肥胖人数增加了1亿人，截至2002年我国肥胖人数达到2.6亿人。

- 危险因素：年龄、种族、社会经济地位（社会经济地位较低的人群易患肥胖症），在女性中，还与低教育程度相关。

2. 评估与诊断

- 筛查：在定期的健康回访中，用BMI和腰围对所有成年人进行肥胖症的筛查。

- 病史：并发症，并发症相关的危险因素（吸烟、冠心病相关家族史）；相关致病因素（情感障碍、甲状腺疾病）；用药史：特别是有影响体重不良反应的（非典型抗精神病药物、抗抑郁药、抗癫痫药物、降糖药、激素）；社会史：支持系统、社会资源（时间、金钱）、减肥的决心、减肥的困难、应激性生活事件。

- 体重史：既往减肥史，饮食（尤其询问早餐、快餐、

34

甜饮料、高脂饮食、奶制品等相关情况），体育活动，肥胖症阳性家族史。

- 体格检查：身高、体重、腰围；血压；胰岛素抵抗相关体征（黑棘皮病）及甲状腺功能减退相关表现。

- 实验室检查：肾功（肌酐Cr用来筛查糖尿病/高血压相关肾病，必要时可进一步检查胱抑素等），肝功能（筛查非酒精性脂肪性肝硬化），甲状腺功能检查（除外潜在的甲状腺功能减低症）、糖化血红蛋白（筛查糖尿病）、血脂（筛查高脂血症）、血尿酸（筛查高尿酸血症），必要时完善VitD相关筛查。

3. 治疗

- 一般方法：

  ✓ 治疗目的：防止进一步体重增加；减肥；维持长期适宜体重。

  ✓ 逐渐适度减轻体重：以每周减轻0.5~1.0kg速度减轻体重；推荐初步目标是减少原有体重的10%。

- 减轻体重的适应证：肥胖及超重的患者或者高风险人群（存在包括腰围等2项及以上心血管危险因素）。

- 获益：任何程度的体重减少都有健康获益，即使患者已经保持理想体重（可以降低糖尿病、高血压、心血管疾病、高脂血症、高尿酸血症、残疾的风险；也可以降低糖尿病患者糖化血红蛋白）。

4. **改变生活方式**

- 综合行为改变：综合治疗的基石。

- 能量平衡方程：身体净平衡（体重）=能量摄入（食物）-能量消耗（代谢、体力活动）。

- 饮食：低热量饮食必不可少，每天减少能量摄入500~1000kcal；个性化目标建议由营养师提供；减少能量摄入500kcal/d可以达到每周减轻体重0.5~1kg的目标。

  ✓ 从脂肪中摄取≤30%热量，有些人建议低碳水化合物饮食，但证据是相互矛盾的。

  ✓ 减少汽水及其他含糖饮料的摄入。

- ✓ 酌情减少饮酒：（20%的男性每天因饮酒能量摄入超过300cal≈2听啤酒）。
- 运动：单纯运动并不能显著减轻体重，但是运动可防止体重增加，是校正体重变化后降低糖尿病及心血管疾病风险的独立保护因素。
  - ✓ 目标：每天运动时间＞30分钟；每周运动5天以上；最好每周进行150分钟中等强度运动。
- 其他：行为治疗（饮食/运动杂志、压力管理、刺激控制、应急预案及社会支持等），转诊营养师或相关减肥团队。

5. **药物治疗**
- 适应证：肥胖或BMI≥27合并心血管病危险因素且生活方式难以改变的患者。
- 药物治疗的原则：处方常常需要结合患者当下的生活方式的调整，具体用药包括芬特明、安非拉酮、氯卡色林等，建议转诊至专科进行用药指导。

6. **减肥手术**
- 适应证：BMI≥40；BMI≥35且存在合并症（严重的阻塞性睡眠呼吸暂停或者糖尿病），传统治疗方式效果不佳的。
- 疗效：手术对减轻体重效果更明显；对于BMI＞30的患者，在减少并发症（糖尿病、高脂血症、高血压及阻塞性睡眠呼吸暂停等）发生方面手术治疗优于药物治疗。

转诊手术治疗时，需要医生记录减肥史（包括以前曾有的减肥尝试）、治疗必要性、患者对手术的理解及所能承担的责任和能接受的风险水平；推荐有经验的治疗中心从而减少手术风险。

- 腹腔镜Roux-en-Y胃旁路手术：为最常用的手术方式；减肥效果优于胃绑带术；30天死亡率约0.3%~1%。并发症：伤口感染或裂开，吻合口狭窄，疝，胆石症，维生素缺乏症，倾倒综合征等。
- 腹腔镜可调节胃绑带术：第2位常用的手术方式。适用于30≤BMI＜40，30天内最低死亡率为0.02%~0.4%。并发症：束带移位或侵蚀，小胃扩张。

- 其他手术方式：如腹腔镜胃袖状切除术（没有长期效果的数据）、胃内水球疗法、十二指肠空场旁路术、经口胃成形术、经口内镜下植入装置等尚在研究中。

1.9 烟草使用

1. 概述

烟草使用是位居前列的可预防死因：一半的吸烟者会因吸烟而死亡，从而减少将近10年的预期寿命。吸烟被认为是一种慢性疾病，需要进行长时间行为与医疗相结合的管理。

- 流行病学：在患有精神疾病和存在物质使用障碍的人群中吸烟更为普遍；吸烟行为导致健康水平的不同，在收入及文化程度较低的人群中吸烟者更多。

- 影响预后的因素：
  - ✓ 预后良好：高度积极的心理，准备好了戒烟，良好的自我效能，社会支持。
  - ✓ 预后不佳：对尼古丁高度依赖（每日吸烟≥20支，每日睡醒后30分钟内吸第一根香烟）；合并其他精神疾病；存在物质滥用；压力大；和其他吸烟者生活在一起。

- 戒烟的益处：戒烟对于任何年龄及合并症的患者均有好处。
  - ✓ 年龄<35岁：现在戒烟→生存与不吸烟者相当；
  - ✓ 年龄<65岁：现在戒烟→平均延长4年的寿命；
  - ✓ 心肌梗死：戒烟→降低36%相对死亡率，相当于其他二级预防；
  - ✓ 头颈部肿瘤：戒烟→降低40%相对死亡率；
  - ✓ 戒烟1年后→降低50%冠状动脉疾病风险；
  - ✓ 戒烟5年后→罹患脑卒中的风险等同于不吸烟者；
  - ✓ 戒烟10年后→罹患肺癌的风险等同于不吸烟者。

2. 评估与诊断

- ✓ 在国外，70%的吸烟者每年看全科医生，只有51%的人被建议戒烟，已经有证据表明，医疗建议会增加戒烟成功的可能。基于5A模型，社区医生可以在3分钟内给出简短的干预措施。

- ✓ 对于那些不准备戒烟的人：进行动机访谈（一个专门的心理咨询技术），以便增加未来戒烟的可能。

表1-9-1 治疗烟草使用和依赖5A理论

询问 （Ask）	常规询问每个患者是否吸烟，并记录烟草使用情况（如香烟、雪茄、嚼烟叶，松散的烟丝、烟斗丝、水烟）
建议 （Advise）	强烈建议每一位吸烟者戒烟；将吸烟与就医者最关心的问题联系起来，如目前的症状、对健康的忧虑、经济花费、二手烟暴露对家庭成员及他人的不良影响等 例如，"作为您的家庭医生，我强烈建议您戒烟。" "为了保护您现在（未来）的健康，戒烟是您可以做的最重要的事情了"
评估 （Assess）	"你准备好下个月戒烟了吗？我可以帮你一把"
帮助 （Assist）	对于选择准备戒烟的人，进行药物治疗和健康咨询 对于那些还不准备戒烟的人，帮他们寻找一个戒烟动机
安排 （Arrange）	1周内随访进行戒烟尝试的患者 对于仍在吸烟的患者，每次就医都进行随访

3. **治疗**

- 一般方法：患者准备好戒烟；咨询与药物相结合的方法最有效（比单一疗法效果提高1.3~2.1倍），中国人通常可以因为某个原因戒烟，比如孙辈出生、罹患疾病等。

- 咨询：
  - ✓ 一般提高强度、时长、或会话次数→增加戒烟的可能性；
  - ✓ 如果咨询时间＞10分钟，戒烟成功率增加2.3倍；
  - ✓ 团队，个人，以及电话咨询都是有效的，也有证据表明手机短信咨询也有效；
  - ✓ 向有戒烟意愿的吸烟者提供戒烟帮助。对于需要进一步戒烟干预的吸烟者，可推荐至戒烟门诊或建议拨打戒烟热线（全国戒烟热线400-888-5531、400-808-5531，卫生热线12320）。

- 行为：在家庭及汽车内昭示"禁止吸烟"以便增加戒烟的行为，同时降低二手烟的吸入。

- 药物治疗：
  - ✓ 尼古丁替代疗法（NRT）：可有多种方案进行选择。尼古丁替代疗法在稳定型冠心病患者中使用是安全的。

    禁忌证：心肌梗死急性期（≤2周、严重心律失常或不稳定型心绞痛）。

表1-9-2　尼古丁替代疗法

种类	药物用法	其他
戒烟贴片	剂量：21mg/24h×4周→14mg/24h×2week→7mg/24h×2～6week 疗程：8～12周	起效慢，需要16～24小时达到稳定效果 非处方药 不良反应：皮肤过敏、失眠、多梦
戒烟咀嚼糖	剂量：4毫克/片适用于重度吸烟者（≥25支/天），2毫克/片适用于轻中度吸烟者（<25支/天）。每1～2小时使用1片×6周，每日最多24片 疗程：12周	快速起效时间：20～30分钟 非处方药 不良反应：口腔疼痛，消化不良，呃逆，下颌疼痛
含片	剂量：每日第一根香烟距离睡醒的时间： <30分钟→4毫克/片 >30分钟→2毫克/片 9～20片/天 疗程：12周	快速起效时间：20～30分钟 非处方药 不良反应：恶心、呃逆、胃灼痛、头痛、咳嗽
此外还有喷剂、吸入剂，但国内不常规使用		

  - ✓ 安非他酮（悦亭）：通过增加多巴胺水平的起作用；独立的抗抑郁作用；减少戒烟相关的体重增加
    - ◆ 不良反应：失眠、口干、降低癫痫发作阈（0.1%癫痫发作风险）。
    - ◆ 禁忌：癫痫患者，现在或既往诊断为贪食症或厌食症；使用其他类型的苯丙胺或过去14天中服用单胺氧化酶抑制剂；精神疾病加重或存在自杀倾向等情况避免使用。

- ✓ 伐尼克兰（畅沛）：为选择性$\alpha_4\beta_2$尼古丁乙酰胆碱受体的部分激动剂，同时具有激动及拮抗的双重调节作用，能强化戒烟效果同时减轻戒断症状。
  - ◆ 不良反应：恶心（进食时）、失眠、多梦、情绪低落。
  - ◆ 禁忌：慎用于CKD3期以上的患者及精神疾病加重或存在自杀倾向的患者；可能增加冠心病的风险，但目前尚无研究。
- 联合药物治疗：联合用药比单药治疗有效。
  - ✓ 有效的联合用药组合包括：
    - ◆ 长疗程尼古丁贴片治疗（＞14周）+临时使用短效药物（如咀嚼糖等）；比单用贴片有效性增加。
    - ◆ 尼古丁贴片+盐酸安非他酮缓释片。比单用贴片有效性增加。
  - ✓ 二线药物治疗（非FDA批准用于戒烟）
    - ◆ 去甲替林：不良反应：口干，镇静作用，头晕；禁忌：心律失常相关病史者、单胺氧化酶抑制剂使用者应避免。
  - ✓ 电子烟：没有足够的证据来评估其安全性/有效性。
- 戒烟相关并发症。
  - ✓ 体重增加：大多数有吸烟经历的人戒烟后体重会轻度增加（≤4.5kg）；安非他酮和尼古丁替代疗法戒烟后可能会延缓体重增加；随访需关注：饮食/运动的情况。
  - ✓ 药物相互作用：烟草烟雾影响细胞色素P450酶代谢，戒烟会使某些药物水平高于治疗水平（如茶碱、氟伏沙明、奥氮平、氯氮平）。
- 复发咨询：对于开始戒烟者，医生应给予充分的鼓励，告知复发是常见的；最好的策略是鼓励每位尝试戒烟的患者使用有循证医学证据的戒烟方案。

第二章　心血管系统

2.1 高血压

1. 背景

- **定义**：间隔＞1周的至少2次的测量中血压升高大于140/90mmHg，或有高血压靶器官受损表现，定义为高血压。

- **流行病学**：在＞60岁的患者中有约50%患高血压；仅有约50%的高血压患者达到了目标血压。

- 血压控制可以降低35%～40%的脑卒中风险，降低20%～25%的心肌梗死风险，降低50%的慢性心力衰竭风险。

- 血压大于115/75mmHg时，收缩压每升高20mmHg则心血管并发症（脑卒中、心肌梗死、心力衰竭、肾衰竭、周围血管疾病）风险加倍。

- **继发因素**：占约2%～5%的患者，特别是在顽固性高血压或起病时＜20岁的患者中。

  ✓ **慢性肾脏病**：尿蛋白、血肌酐升高、容量过负荷。

  ✓ **肾动脉狭窄**：颈动脉/腹部杂音；使用ACEI/ARB后肌酐升高；年轻人中对药物无反应的高血压（纤维肌发育不良）；肾动脉超声、CT血管造影或MRA。

  ✓ **睡眠呼吸暂停**：（参考3.9 "阻塞性睡眠呼吸暂停"）。

  ✓ **白大衣高血压**：见于10%～20%的患者；在难治性高血压中需要考虑；查看家庭血压记录。

  ✓ **药物**：抗抑郁药、NSAIDs、塞来昔布、雌激素-口服避孕药、激素、充血解除剂、减肥药、环孢素A、他克莫司、中草药（麻黄、人参）。

  ✓ **内分泌**：库欣综合征、高钙血症、甲亢、甲旁亢。

  ✓ **醛固酮增多症**：血钾低是一个支持点，但是＞50%的患者血钾正常；血浆醛固酮：肾素活性比＞20；用盐水输注试验可以明确诊断；通过CT来评估为肾上腺瘤还是双侧肾上腺增生（参考5.5 "肾上腺结节"）；用醛固酮拮抗剂治疗。

  ✓ **嗜铬细胞瘤**：心悸、发汗、严重头痛、阵发性高血压；24小时尿甲氧基肾上腺素排泄分数、儿茶酚胺。

✓ **假性高血压**：无法压紧僵硬的肱动脉；症状与体位相关。

✓ **主动脉狭窄**：双上肢或双下肢血压不同，股动脉搏动减弱。

2. 评估

- **病史**：高血压的病程，合并症（冠心病、慢性肾脏病、脑卒中、糖尿病、阻塞性睡眠呼吸暂停、周围动脉疾病、甲状腺疾病），终末器官受损证据，家族史，用药史，生活方式。

  ✓ **依从性**：询问血压没有在目标范围的患者："你今天吃药了吗？何时吃的？在过去的2周内，你有哪天没吃降压药？"

- **查体**：测量多次血压的平均值，BMI，眼底检查，血管杂音（颈动脉、肾动脉），甲状腺检查，心脏检查（左室肥大、杂音、容量），神经查体。

  ✓ **血压测量**：患者坐位，上臂被支撑至心脏水平，需要测量双上臂血压，除非有禁忌（如血透的动静脉瘘、乳腺癌腋窝淋巴结剥离术后）；合适的袖带非常重要：袖带太小会高估收缩压，误差达10mmHg；对于老年人、有跌倒风险患者或糖尿病患者需要查卧立位血压，并在治疗后避免直立性低血压（卧立位收缩压相差>20mmHg，心率相差>20，或有如头晕等症状）；在年轻人中查下肢血压（评估是否有主动脉狭窄）。

  ✓ **家庭血压监测**：需要定期校准；患者应该每日记录血压。

- **初始检查**：血常规、生化、血脂、TSH、尿检及尿蛋白肌酐比、心电图、糖化血红蛋白。

3. 治疗

- **一般原则**：一线药物（ACEI、噻嗪类利尿剂、CCB、β受体阻滞剂）均有相似的效果；心血管受益的程度与血压控制的情况及适应证是否合适有关。

- **治疗失败**：50%～60%的高血压患者可以通过单一的药物来控制血压达到目标值；可以通过更换不同种类的

降压药来达到控制血压的目的；在合适的时候也可以换用同一类型药物里更加强的药；（比如使用氢氯噻嗪不能达到目标，则可换用氯噻酮，它是一个长效的作用更强的噻嗪类药物）。

表2-1-1　高血压一线药物及适应证

适应证	药物选择
房颤	β受体阻滞剂或CCB（如地尔硫䓬）控制心率
2型糖尿病	ACEI（保护肾脏）或ARB；ACEI+CCB联合治疗。在无肾脏病变/CKD的患者中目标血压<140/90
冠心病高危人群	β受体阻滞剂（一线治疗），ACEI、CCB、噻嗪类
心肌梗死病史	ACEI、β受体阻滞剂±醛固酮拮抗剂
慢性肾功能不全	ACEI/ARB加一种祥利尿剂
慢性心功能不全	ACEI或ARB，利尿剂，醛固酮拮抗剂，在EF值下降的患者中避免使用CCB
脑卒中病史	噻嗪类，ACEI
胸主动脉瘤病史	βB或氯沙坦

- **高血压的分级治疗**
  - √ 正常：鼓励健康的生活方式
  - √ 正常高值（SBP 120～139mmHg和/或DBP 80～89mmHg）：生活方式调整3个月。
    - ◆ 减轻体重（SBP下降0.5～2mmHg/kg体重）；
    - ◆ DASH（Dietary Approaches to Stop Hypertension，高血压防治计划）饮食：富含水果、蔬菜、低脂（SBP下降8～14mmHg）；
    - ◆ 限制钠摄入<2.4g/d（SBP下降2～8mmHg）；
    - ◆ 有氧运动>30min每天，每周至少运动5天；
    - ◆ 戒酒。
  - √ 1级（SBP 140～159mmHg和/或DBP 90～99mmHg）：生活方式调整，对于无强适应证的患者，氢氯噻嗪12.5mg po qd。

✓ **2级**（SBP 160～179mmHg和/或DBP＞100mmHg）：生活方式调整，对于无上述适应证的患者，予ACEI+CCB。

✓ **3级**（SBP＞180mmHg和/或DBP≥110mmHg）：2级的治疗+密切随访（1～3天），监测血压。

✓ **高血压急症**：头痛、胸痛、视力改变、精神状态改变、脑卒中、神经病变、肺水肿、出血、主动脉夹层、肾衰竭、慢性心力衰竭、子痫前期/子痫，需要急诊静脉用药。

- **顽固性高血压**：使用3种药物后仍然持续高血压；讨论依从性，检查继发病因+家庭血压监测，将药物调整至最大剂量。

- **二线药物**：

  ✓ **α受体阻滞剂**：多沙唑嗪、哌唑嗪；

  ✓ **醛固酮拮抗剂**：螺内酯、依普利酮（减少男性女型乳房）；

  ✓ **可乐定**：可以经皮给药；抗焦虑药；如果停用需要缓慢减停；

  ✓ **α和β受体阻滞剂**：卡维地洛、拉贝洛尔；

  ✓ **联合用药**：（地尔硫䓬/维拉帕米+氨氯地平）或（ARB+ACEI）并密切监测血钾和肌酐；在心力衰竭患者中避免应用，因为其负性肌力作用；

  ✓ **肼曲嗪**：每日3次或最优的每日4次用药；会导致反射性心动过速；

  ✓ **袢利尿剂**：呋塞米、步美他尼、托拉塞米；在有CKD（肌酐大于1.5/肌酐清除率小于30）的顽固性高血压患者中有用；

  ✓ **氨苯蝶啶**：钠离子通道拮抗剂；与氢氯噻嗪一起做成复合药作为一线治疗。

- **药物不良反应**：

  ✓ **α受体阻滞剂**：慢性心力衰竭风险增加（多沙唑嗪），直立性低血压。

  ✓ **ACEI**：咳嗽（约15%患者）；在慢性肾脏病中血钾升高；血管性水肿；在妊娠时禁用。

- ✓ **醛固酮拮抗剂**：高钾血症，特别是与ACEI类同时使用时，糖尿病，肾功能不全；男性女型乳腺疼痛（依普利酮较少见）。
- ✓ **ARB**：在妊娠时禁用。
- ✓ **β受体阻滞剂**：如果突然停药会出现心绞痛及反弹性高血压；可能会掩盖糖尿病患者低血糖的症状；可能会加重哮喘、COPD、阳痿；在有传导性疾病（传导阻滞）、嗜铬细胞瘤（未阻断α刺激）的患者中慎用；可以导致梦魇、乏力、降低活动耐量。
- ✓ **CCB**：周围性水肿（特别是氨氯地平）；维拉帕米/地尔硫䓬是房室结阻滞剂和负性肌力药物，在EF值低或有心脏传导阻滞的患者中禁用。
- ✓ **可乐定**：停药后反弹性高血压。
- ✓ **噻嗪类利尿剂**：低钾血症，最常见于治疗的第1周，可以通过限盐饮食来预防；高血糖，特别是在糖尿病患者中；低钠血症；可能加重痛风或勃起功能障碍；在肌酐清除率<30的患者中无效。

2.2 高脂血症

1. 背景

- 高脂血症是常见疾病；适当的治疗可以降低脑卒中以及冠心病的风险；高危人群从治疗中获益尤多。

- 总胆固醇（Total cholesterol，TC）=LDL-C+HDL-C+VLDL-C（VLDL-C=TG/5）；此公式在甘油三酯<400mg/dl时适用。

  ✓ **低密度脂蛋白胆固醇**（Low Density Lipoprotein Cholesterol，LDL-C）："坏胆固醇"；将胆固醇转运到组织；由巨噬细胞以及内皮细胞摄取→动脉粥样硬化，内皮细胞功能障碍，血小板聚集→冠心病/外周动脉疾病；与脑卒中/冠心病的风险关系密切（LDL-C每增加30mg/dl导致冠心病的风险增加30%）。

  ✓ **高密度脂蛋白胆固醇**（High Density Lipoprotein Cholesterol，HDL-C）："好胆固醇"；HDL-C逆转胆固醇的转运，将其从组织中移除；HDL-C下降出现于：家族性综合征、药物使用（β受体阻滞剂、苯二氮䓬、激素；HDL-C可以通过有氧运动、减重、药物、戒烟、饮食、烟酸、纤维素升高。

  ✓ **甘油三酯**（Triglycerides，TG）：从饮食中而来的脂肪酸从小肠细胞释放进入血液；甘油三酯的升高由于：遗传性疾病、饮酒、吸烟、2型糖尿病、肥胖、甲减、妊娠、药物（他莫昔芬、环孢素A、β受体阻滞剂、雌激素、蛋白酶抑制剂）。

- **病因**：大部分血脂异常是继发于饮食、生活方式和遗传因素的综合结果。

  ✓ **原发性**：饮食（饱和脂肪酸）、缺乏锻炼的生活方式/肥胖、遗传性、男性、年龄大。

  ✓ **继发性**：甲状腺功能减退症（以下简称甲减）、糖尿病、肾病综合征、慢性肾脏病、肝脏疾病、药物（孕激素、雌激素、合成类固醇、皮质醇激素、蛋白酶抑制剂、非典型抗精神病药物、视黄酸衍生物、噻嗪类利尿剂、β受体阻滞剂、环孢素A）。

- **筛查**：
  - ✓ 男性＞35岁，女性＞45岁；如有冠心病的危险因素，则男女均＞20岁；亦可以在CAD低风险的患者中查非空腹TC和HDL-C；如果TC＜200，则每5年复查1次，如果有危险因素则需要更频繁地复查。
- **CAD等位症**：糖尿病（大多数患者），外周动脉病变，腹主动脉瘤，颈动脉病变［因颈动脉来源的血栓或狭窄＞50%所致TIA/脑卒中，Framinham评估表10年风险＞20%，考虑CKD（Cr＞1.5或GFR＜60）。］
- **危险因素**：吸烟，高血压或抗高血压治疗，HDL-C＜1.04mmol/L（40mg/dl），CAD家族史（1级亲属男性＜55岁或女性＜65岁），年龄（男性＞45，女性＞55）；如果HDL-C＞1.56mmol/L（60mg/dl）则减去1个危险因素。
- **Framingham评估表**：评估心肌梗死或冠心病死亡的10年风险（https://www.framinghamheartstudy.org/riskfunctions/index.php）。

2. **评估**
- **病史**：生活方式（活动强度）、饮食、早发冠心病家族史；危险因素（见前）；在使用他汀类药物治疗前询问肌肉症状以建立基线信息。
- **查体**：BMI、颈动脉杂音、外周血管搏动、黄色瘤、黄斑瘤、角膜环。
- **实验室检验**：查TC、HDL-C、LDL-C；HDL-C和LDL-C的水平可因不同时长的禁食波动2%~10%；因此并不需要空腹检测除非需要TG的信息（TG在禁食时波动高达20%）；如果患者有高脂血症，可考虑查TSH、BUN/Cr、尿检（肾病综合征），糖化血红蛋白。
  - ✓ **疗效评估**：每6~8周查空腹血脂直至达到目标值，之后每6~12个月复查1次。
  - ✓ **LDL-C水平非常高（＞4.9mmol/L）**：需要考虑家族性高胆固醇血症、家族性混合型高脂血症（人群中占1%~2%）；转诊。

51

表2-2-1 ATP Ⅲ 胆固醇分类（mmol/L）

分类	最佳或正常	超出最佳	临界值	明显异常	非常异常
LDL-C	<2.60	2.60~3.38	3.38~4.16	4.16~4.94	≥4.94
HDL-C	≥1.56			<1.04	
TC	<5.18		5.18~6.22		
TG	<1.70		1.70~2.26	2.26~5.65	≥5.65

3. 治疗

- **基本治疗**：降低LDL-C是降低心血管风险的首位目标；改变生活方式和他汀类药物是一线治疗。
- **生活方式**：有氧运动30分钟×3~4次/周；在6~12个月后会有益处；减重（减重2%≈LDL-C下降6%）。
- **饮食**：LDL-C约下降13%；增加水果和蔬菜的摄入量；减少饱和脂肪酸和反式脂肪酸的摄入量；50%的总卡路里从复合碳水化合物中获得；营养科转诊。

表2-2-2 ATP Ⅲ/NCEP LDL-C的目标值

危险因素分类	LDL-C目标值（mmol/L）	需要改变生活方式的LDL-C值	需要治疗的LDL-C值
冠心病或等位症	<2.6（甚至可考虑<1.8）	≥2.6	≥2.60~3.38
≥2个危险因素且：			
Framingham评估表10年10%~20%	<3.38	≥3.38	≥3.38
Framingham10年<10%	<3.38	≥3.38	≥4.16
0~1个危险因素	<4.94	≥4.94	≥4.94

- **他汀类药物**：为HMG-CoA还原酶抑制剂；在有或没有冠心病的患者中降低心脏和全因死亡率；在有糖尿病或CAD风险等危证或10年CAD风险>20%的患者中不论LDL-C水平都考虑使用他汀类药物治疗。

  ✓ **初始选择**：在需要降低LDL-C 35%的患者中可使用

辛伐他汀20mg/d；对于可能有肌肉骨骼症状的患者可以考虑应用氟伐他汀或普伐他汀；逐渐加量来降低LDL-C。

- ✓ **服药时间**：每晚（肝脏的胆固醇合成在夜间最多，因为那时进食最少）。
- ✓ **常用他汀类药物**：
  - ◆ 阿托伐他汀10 ~ 80mg；
  - ◆ 氟伐他汀20 ~ 80mg；
  - ◆ 洛伐他汀20 ~ 80mg；
  - ◆ 匹伐他汀1 ~ 4mg；
  - ◆ 普伐他汀1 ~ 4mg；
  - ◆ 辛伐他汀10 ~ 80mg；
- ✓ **禁忌证**：肝脏疾病、妊娠（X类）、哺乳期。
- ✓ **不良反应**：头痛、恶心、肌痛（约5%）、肝功能异常（0.5% ~ 2%）、睡眠障碍、横纹肌溶解/肌炎（0.1% ~ 0.5%，如果为CKD、甲减、>65岁或与吉非罗齐、大环内酯类、伊曲康唑、HIV蛋白酶抑制剂或环孢素A联用，则出现该不良反应风险增加）；氟伐他汀和普伐他汀的肌肉损伤风险最低。
- ✓ **相互作用**：地高辛、华法林。
- ✓ **监测**：肝功能和CK的基线水平；从用药开始监测肝功能12周；对于有症状的患者，应积极筛查肝功能、CK；如果CK>10倍正常值上限或肝酶>3倍正常值上限则停用。
- ✓ **多重效应**：稳定和减少动脉粥样硬化斑块；抗炎作用，预防阿尔茨海默病；对于预防肿瘤没有益处。
- **二线用药**：如果使用最大剂量的他汀类药物治疗后LDL-C仍然很高，则需考虑他汀+烟酸或依折麦布；对于有冠心病的患者他汀类+烟酸缓释片可能比他汀类+依折麦布有更低的心血管事件发生风险。
- **高甘油三酯血症**：
  - ✓ 对甘油三酯升高的患者筛查代谢综合征；在糖尿病患者中控制血糖为降低甘油三酯的关键因素。
  - ✓ 1.70 ~ 2.25mmol/L（150 ~ 199 mg/dl）：饮食（脂

肪热量小于总卡路里的15%、低糖、减少饮酒），运动（可将甘油三酯下降达25%）。

✓ 2.26～5.64mmol/L（200～499 mg/dl）：在高风险患者（冠心病或其等危征）中考虑治疗；非HDL-C胆固醇（总胆固醇HDL-C）是第2位目标，其目标值比LDL-C的目标值高0.78mmol/L（30mg/dl）；他汀类药物可降低甘油三酯5%～33%。

✓ ≥5.65mmol/L（500 mg/dl）：用Ω3-脂肪酸乙酯（鱼油）、纤维素、烟酸来避免胰腺炎。

- **替代治疗：**

  ✓ **活性植物固醇：** 能降低LDL-C 8%～20%；在有冠心病或其等危征的患者中可以考虑使用；在普通人群中的应用未有建议，等待长期研究。

  ✓ **大豆：** 饱和脂肪含量低，在替代动物蛋白方面很有用，可以降低LDL-C。

  ✓ **其他：** 纤维素（车前草、燕麦片）、坚果、绿茶、DASH和地中海饮食。

2.3 胸痛及评估

1. 背景

- **流行病学**：在去看家庭医生的患者中，其病因有：肌肉骨骼（36%）、胃肠道（19%）、心血管（16%）、非特异性（16%），精神心理（8%），肺（5%）；在去急诊就诊的患者中诊断为心血管疾病的概率大大升高（54%）。

- **CAD的验前概率**：对于有中等验前概率的患者，建议进行负荷试验。

  ✓ **明确的/"典型"心绞痛**：①胸骨后不适；②可由运动/情绪负荷激发；③休息或使用硝酸甘油后可缓解。

  ✓ **"非典型"/可能的心绞痛**：胸部不适伴明确心绞痛3个特点中的2个。

  ✓ **非缺血性胸部不适**：明确心绞痛的3个特点中≤1个。

表2-3-1　胸部不适的鉴别诊断

鉴别诊断	鉴别线索
心血管疾病	
心绞痛	劳累或情绪激动引起的不适/压榨/烧灼/挤压感，休息或硝酸甘油可缓解，放射至下颌、颈部、肩部以及手臂，大汗、恶心、感觉异常
不稳定型心绞痛	心绞痛新发、较前加重或在休息时出现
主动脉夹层	"撕裂样"疼痛，放射至背部，双臂血压相差>20mmHg，胸部X线片上纵隔增宽；脉搏消失；新发神经损害或晕厥
肺栓塞	胸痛、咯血、呼吸困难；血栓形成高危因素；心电图示S I、Q III、T III、右心劳损
心包炎	胸膜炎样胸痛，仰卧位加重、坐起后缓解，心包摩擦音，广泛ST段抬高
心肌炎	年轻患者，近期上呼吸道感染和流感样疾病，引起心力衰竭

鉴别诊断	鉴别线索
心脏瓣膜病	进行性加重的心绞痛/呼吸困难，晕厥
心包填塞	心电图低电压，奇脉
肺部疾病	
肺炎	发热，寒战，咳嗽，咳痰，胸膜炎样胸痛，胸部检查可见实变，胸部X线片阳性
气胸	急性出现的胸膜炎样胸痛，呼吸困难，呼吸音减弱
胸膜痛	上呼吸道感染或咳嗽引起的胸痛；"抓胸综合征（precordial catch syndrome）"是一种突发胸膜炎样疼痛，在深呼吸时由于胸膜自身折叠而缓解
肺高压	活动后呼吸困难，劳累，周围性水肿
消化疾病	
胃食管反流病	由进食而引起的烧灼感，服用抗酸药可缓解；反酸，消化不良，反流
食管痉挛	可对硝酸甘油有反应；由吞食诱发
食管破裂	胸部X线片可见纵隔气体，呕吐史
其他	胆囊炎、胰腺炎、消化性溃疡
其他疾病	
肌肉痛，肋软骨炎，椎间盘病	压痛，受伤、紧张、反复使用史
风湿性疾病（纤维性肌痛，类风湿关节/骨关节炎）	在其他关节/压痛点出现疼痛，有类风湿关节炎、骨关节炎、纤维肌痛病史
带状疱疹	按单侧神经分布，皮疹
精神疾病/焦虑	精神疾病病史，焦虑，系统回顾常常各个系统都有阳性表现
肋骨骨折，骨转移	恶性肿瘤病史，创伤，咳嗽

2. 评估

- 病史：

  ✓ OPQRST

  ◆ 其他症状（Other）（发汗、恶心、呼吸困难）；

- ◆ 诱发/缓解因素（Provocative/Palliative factors）（运动、休息、呼吸、进食、体位）；
- ◆ 性质（Quality）（锐痛、钝痛、搏动性疼痛、刀割样疼痛、压榨样疼痛）；
- ◆ 放射痛/危险因子（Radiation/Risk factors）；
- ◆ 程度（Severity）（评分1～10分）/部位（Site of pain）；
- ◆ 时间（Timing）：持续性vs. 阵发性，起病（突发vs.渐发）。

✓ **冠心病危险因素**：个人或家族冠心病史（在一级亲属中有男性小于55岁或女性小于65岁发生冠心病），高血压、吸烟、糖尿病、肥胖、高脂血症、运动能力（如爬楼梯，跑步）。

✓ **肺栓塞危险因素**：无法活动、血栓病史、长时间的乘车/乘飞机、恶性肿瘤。

✓ **其他**：使用可卡因，近期的泌尿系感染、咯血、近期手术或有创性操作。

✓ **注意事项**：在女性、老年人、糖尿病患者、有呼吸困难的患者中分诊错误增加。

- **查体**：生命体征，包括SaO$_2$、双上肢血压（相差＞10 mmHg需考虑主动脉夹层）；请患者指出疼痛部位；心血管（颈动脉搏动、心脏杂音、心包摩擦音、S3、S4、脉搏），肺部（啰音），腹部（触诊时上腹部压痛），胸壁（触诊压痛/可重复，带状疱疹），如果有症状则进行乳房检查，四肢水肿，Homans征（当脚踝背屈引起小腿疼痛）。

- **诊断方法**：胸片（肺炎、纵隔增宽）、心电图、实验室检查（根据临床需要查血常规、电解质、D-dimer、肌钙蛋白/CK）；CT、负荷试验（如果有中等的CAD验前概率），如果需要可行经胸部超声心动图。

- **转诊**：对于有致命的引起胸痛原因（主动脉夹层、气胸、ACS或PE的验前概率为中至高度）的患者立即转诊至急诊科。

冠脉无创评估

1. **适应证**
   - **诊断CAD**：负荷试验在CAD的验前概率为中度的患者中有益，可避免验前概率偏高或偏低的患者诊断错误；运动负荷试验不能定位/定量心肌存活；需要药物学/运动后影像检查作为替代。
   - **评估预后**：在有稳定型心绞痛患者确诊后或症状有改变时。
   - **血管重建后评价心功能**：可以在心脏康复过程中协助运动咨询；在CABG术后＞5年的患者中可以考虑。

2. **筛查**
   - **无症状患者**：在验前概率很低的无症状患者中，不建议常规筛查，除非从事高危职业（如航空公司飞行员）。
   - **在严格的锻炼计划开始之前**：对于糖尿病患者或有CAD中高危风险的患者建议进行运动负荷试验。

3. **检查前咨询**
   - **为了诊断CAD，将其作为导致症状的原因**：在进行运动负荷试验/运动经胸超声心动图检查前停用β受体阻滞剂、CCB、双嘧达莫和硝酸盐48小时，停用咖啡因12小时（注：如果有疑问，请在检查前与心内科医生讨论）；可以继续使用ACEI和他汀类药物。
   - **为了明确已知的CAD是否引起目前症状的原因，明确预后或血管重建后评估**：可以继续常规用药无需中断；β受体阻滞剂/CCB可能会限制患者达到最大心率的能力。

4. **检查的选择**
   - **运动负荷试验和心电图为诊断的首选方法**，但是会由于关节炎、跛行、功能状态不佳、肺部疾病或无法达到85%的预期最大心率等原因而限制使用。
   - **影像学检查**：经胸超声心动图或核素心肌灌注显像（radionuclide myocardial perfusion imaging，rMPI）适用于既往行PCI或CABG术的患者。
   - **"负荷试验"**：诱发以下情况：①提高需氧量或增加冠脉血流；②监测由于供能不足引起的症状。

- ✓ **增加需氧量**：运动（首选，但会因为功能状态、肺部疾病或无法达到85%的预期最大心率等原因受到限制）、药物（腺苷、多巴胺）。
- ✓ **监测设备**：心电图（常为首选，但可能由于如左束支传导阻滞所继发的异常心电图基线而受到限制）；经胸部超声心动图或核素显像适用于之前行PCI或CABG术的患者。
- **冠状动脉钙化积分**：不建议在低风险人群中作为筛查工具；对于冠脉钙化积分＞第75百分位的患者，可以考虑进行运动负荷试验。

表2-3-2　检查方式

检查	建议
运动耐受试验（ETT）	**优势**：可作为大部分患者的标准试验；有成本效益，应用范围广，得出心功能、预后以及提供患者治疗的相关信息
	劣势：要求运动至心率到达最高值的85%～90%（220-年龄）；在心电图提示预激综合征，心室起搏，静息时ST段压低＞1mm，完全性LBBB，左室肥厚的患者以及服用地高辛的患者中避免使用；在心电图有RBBB的患者中V1～V3的改变并无诊断意义；并不能对缺血心肌进行定位和定量
	禁忌证：近期（＜2天）出现心肌梗死，不稳定型心绞痛，有症状的瓣膜性心脏病变，严重的慢性心力衰竭/心律失常，心肌炎/心包炎，主动脉夹层，肺栓塞，全身性感染，左主干病变（相对禁忌）
	风险：每10 000例ETT中出现3.6例心肌梗死，4.8例严重心律失常，0.5例死亡
负荷超声	**优势**：与核素显像相比价格更低；可得到心功能，EF值，瓣膜功能，房室大小，心肌活性，心肌缺血的部位/程度等相关信息
	劣势：受主观因素影响，在大多数患者中图像质量差，对预后的评估能力差，在LBBB，室性节律的患者中避免使用；在左室肥厚患者中敏感性/特异性降低；在运动相关性高血压患者中假阳性率增高，在之前出现心肌梗死患者中特异性降低

续 表

检查	建 议
多普勒超声	**优势**：不需要患者运动，可得到心肌活性，EF值，房室大小，瓣膜功能等信息，在LBBB患者中准确率提高，药物试验的敏感性/特异性最高，可用于评估心肌梗死的预后
	劣势：无法测量心功能，与ETT相比特异性较低，受主观因素影响，有室性心律失常风险
	禁忌证：主动脉瘤（会导致冠状动脉痉挛）
	风险：致命的并发症罕见（<0.2%）
运动核素心肌灌注显像	**优势**：可得出左室大小，心肌灌注，CAD的功能，预后以及缺血的范围、程度和部位，心功能，以及患者症状提示的其他信息；与静息时LV WMA一起评估可提高准确率；与负荷超声比较其预后数据更准确
	劣势：价格高，有放射性，不同实验室的检查结果各有不同，在LBBB患者以及室性心律患者假阳性率高
血管扩张剂（腺苷）	**优势**：无需运动，在LBBB患者中准确率高；可用于无法运动的CAD患者的诊断和评估预后
	劣势：无法测量心功能，与运动耐受试验相比ECG△s的敏感性较低，患者必须在检查前停用茶碱72h，停用咖啡因24h；由于使用双嘧达莫后的冠脉窃血，有心肌缺血的风险；对于使用RV PPM、CCB、βB、硝酸盐的患者准确性降低；对于3V疾病敏感性可能降低
	禁忌证：COPD/哮喘、SSS、心脏传导阻滞；对患COPD或对腺苷/双嘧达莫过敏的患者可使用多巴酚丁胺rMPI
冠脉CTA	**优势**：可用于有症状的中危患者或负荷试验结果不明确的患者；用于评估不规则的冠脉
	劣势：AHA不建议对无症状患者进行CTA筛查；附带的发现（如肺部结节）会增加患者的焦虑以及后续的诊断检查；放射线暴露；心率必须在60~70bpm之间或使用静脉βB；有肾功能不全、心脏支架、冠脉严重钙化或房颤的患者无法行该试验；对于造影剂过敏或冠脉钙化的患者可行心脏MRI检查

表2-3-3　不同人群的首选检查方式

患者类型	检查的选择和建议
诊断为CAD的患者有中度验前概率（10%～90%）且无下述情况	负荷心电图跑步机试验
WPW或在静息时ST段压低＞1mm	负荷灌注试验或心脏超声
有PCI或CABG病史	负荷灌注试验或心脏超声
心室起搏	腺苷rMPI
LBBB	腺苷rMPI
地高辛/左室肥大且ST段压低＜1mm	运动rMPI，超声
无法活动	腺苷灌注试验

- **对于检查结果的处理：** 对于负荷试验为中等或高风险的患者建议心内科会诊；如果结果为低风险，则可以药物治疗。

2.4 冠心病

1. 背景

定义：冠状动脉疾病（Coronary artery disease，CAD）指的是冠状动脉粥样硬化类物质沉积在冠状动脉及由此而引起的并发症。

多种临床表现：可表现为心绞痛、急性冠脉综合征、心源性猝死或心力衰竭。

- ✓ **无症状心肌缺血与梗死**：无症状的斑块破裂可通过门诊心电图或负荷试验（ECG，超声心动图或核素显像）检查；心电图中新出现的Q波；在糖尿病以及甲减患者中发生无症状性心肌缺血的风险增加；
- ✓ **缺血性心肌病**：因冠心病致左室EF≤40%定义为缺血性心肌病；
- ✓ **X心脏综合征/微血管性心绞痛**：心绞痛+运动试验中ST段压低，但冠脉正常；由微血管性冠心病或对于心脏疼痛的高反应性引起；β受体阻滞剂、CCB、硝酸盐治疗，并消除恐惧；
- ✓ **变异型心绞痛**：心绞痛+ST段抬高是由于冠脉血管痉挛但没有明显的冠状动脉狭窄；通常在较年轻的患者休息时发作。

病理生理：内皮+内膜功能不全，胆固醇沉积，巨噬细胞泡沫细胞堆积→脂纹+炎症→粥样斑→纤维帽形成及重塑→钙化及斑块形成→狭窄（心绞痛）或斑块破裂+血栓形成（心肌梗死±心力衰竭或心源性猝死）。

流行病学：男性约50%，女性约33%。

女性和冠心病：与男性相比较少出现典型的心绞痛，出现典型症状的年龄往往大于男性。

危险因素：吸烟，HLD、HTN，DM，肥胖，年龄增大，类风湿关节炎、SLE、冠心病的家族史，男性，HIV，放射线暴露，代谢综合征。

保护因素：每日吃水果及蔬菜，规律的酒精摄入，ASA，规律锻炼。

- ✓ **遗传因素**：多个基因位点有关；

✓ **等危症**：颈动脉疾病，外周血管疾病，腹主动脉瘤，糖尿病，慢性肾病；

◆ **家族史**：一级亲属男性50岁前及女性60岁前出现心肌梗死或因冠心病死亡；

◆ **CKD**：GFR下降和尿蛋白增多与心血管事件风险呈正相关；

◆ **女性补充雌激素**：不推荐使用激素替代疗法来预防绝经后或应用于子宫切除术后女性的冠心病。

2. 评估

病史：评估有无胸部不适及其性质（参考2.3"胸痛"）的性质，存在的危险因素，发作频率，活动后呼吸困难，饮食，锻炼，吸烟饮酒史，家族史，抑郁及勃起功能障碍（常合并有冠心病）。

危险度评估：最常用的是Framingham风险模型；

检查：腰围，BMI，血脂以及2型糖尿病的筛查；Framingham风险计算至少每5年1次；心电图在诊断无症状性心肌缺血、变异性心绞痛时很有用。

3. 预防

饮食：多吃水果、蔬菜、纤维素；少食红肉、反式脂肪酸、饱和脂肪酸、高果糖糖浆；每3~6个月改善1~2个饮食习惯，这种渐进的方式可以改善依从性。

✓ **地中海饮食**：可以减少心血管高危患者约30%的心血管事件；富含蔬菜，本地食材，尽量减少摄入加工食物，红肉，鸡蛋摄入量<4个/周，适度摄入乳制品，把橄榄油作为最主要的脂肪来源，适度摄入红酒，把新鲜水果作为甜点。

✓ **适当补充维生素**

✓ **阿司匹林**：二级预防中作用确切；在一级预防中的作用与患者心血管事件风险有关；推荐剂量为75~100mg/d；在用华法林抗凝的患者中，加用阿司匹林并不能显著降低心血管死亡、心肌梗死、脑卒中的风险。

✓ **一级预防**：荟萃分析得出对于没有冠心病史的患者，阿司匹林能降低非致死性心肌梗死的风险，但并不能减少死亡率也并不会增加出血的风险；使用阿司匹林必须权衡出血的风险并结合患者的意愿；在Framingham10年风险指数＜10%的患者中，出血的风险很可能大于益处；对于心血管疾病10年风险＞5%的2型糖尿病患者以及慢性肾功能不全的患者考虑应用阿司匹林。

✓ **二级预防**：对于有血管疾病病史（如心肌梗死、卒中、PAD）的患者，阿司匹林能降低约20%的心肌梗死、脑卒中、血管性死亡的风险，这个作用在不同（75～325mg qd）剂量下并没有区别。

✓ **出血风险**：虽然用来保护心血管的阿司匹林与严重的消化道出血风险或颅内出血呈正相关，但出血的绝对风险很低（每1000例使用阿司匹林治疗的患者会比使用安慰剂增加1.3例出血患者）；对于不同剂量（75～325mg/d）的阿司匹林，其出血的风险并无不同；对于有消化道出血但必须使用阿司匹林的患者，根除幽门螺杆菌+一种PPI可降低再出血风险；在降低再出血风险方面，阿司匹林+埃索美拉唑优于单用氯吡格雷；可考虑使用阿司匹林肠溶片。

4. **治疗**
   - **药物治疗**
     - ✓ **所有患者**：1级或2级预防治疗；
     - ✓ **心脏康复锻炼**：以运动为基础的治疗可降低再梗死的风险，降低心源性及全因死亡率；建议稳定性心绞痛及心肌梗死后或CABG术后的患者进行心脏康复。
     - ✓ **CABG术后**：ACEI、β受体阻滞剂。
     - ✓ **STEMI后**：
       - ◆ **ACEI**：慢性心力衰竭EF＜40%，所有ST段抬高心肌梗死者，在不能耐受ACEI的患者中使用ARB。
       - ◆ **醛固酮拮抗剂**：可在已经使用ACEI类药物+β受体阻滞剂以及EF＜40%且有心力衰竭的症状或糖尿病的患者中使用。
       - ◆ **β受体阻滞剂**

✓ NSTEMI后：

◆ **ACEI**：2型糖尿病、心力衰竭、EF＜40%患者中应用；不能耐受ACEI的患者使用ARB；

◆ **醛固酮拮抗剂**：与STEMI后使用适应证相同；

◆ **β受体阻滞剂**：长期使用；

◆ **CCB**：β受体阻滞剂禁忌时选用或在使用β受体阻滞剂和（或）硝酸酯类药物仍有缺血/疼痛时使用；

◆ **硝酸甘油**：应教育患者在需要时使用该类药品及何时需要就医。

● **抗血小板治疗选择**

✓ **未行PCI的ACS**：终身服用阿司匹林（75～100mg qd）+服用1年氯吡格雷（75mg qd）。

✓ **CABG术后**：终身服用阿司匹林（75～100mg qd）+服用9～12个月（根据手术情况）氯吡格雷（75mg qd）或阿司匹林（325mg qd）。

✓ **未放置架的球囊成形术**：终身服用阿司匹林（75～100mg qd）+服用1个月氯吡格雷（75mg qd）。

✓ **裸金属支架（择期PCI）**：终身服用阿司匹林（75～100mg qd）+服用氯吡格雷（75mg qd）至少1个月，12个月最佳；如果由于ACS而行PCI，则可用替格瑞洛或普拉格雷替代氯吡格雷。

✓ **药物洗脱支架（择期PCI）**：终身服用阿司匹林（75～100mg qd）+服用氯吡格雷（75mg qd）至少3个月（limus支架）至6个月（taxel支架），12个月最佳；如果由于ACS而行PCI，则可用替格瑞洛或普拉格雷替代氯吡格雷。

✓ **终身服用氯吡格雷**：对于没有出血风险且行复杂PCI的患者或对出现支架内血栓可引起灾难性后果（如左主干或前降支近端支架）的患者可考虑共同决策终身服用氯吡格雷；建议请心内科会诊。

✓ **华法林+双抗治疗（如阿司匹林+氯吡格雷）**：对于房颤、机械瓣、DVT病史等，如需使用华法林，则将INR目标值定在目标范围的低限（例：如果原目标值为2～3，则定为2～2.5）；对于放了支架的患者

65

为了减少出血风险，可在维持双抗已达要求的最短时间后停用氯吡格雷；使用PPI预防上消化道出血。

✓ 对于双抗治疗的出血风险的处理：有消化道出血病史者应使用PPI；有消化道出血风险者（老年人、使用华法林、激素、NSAIDs治疗以及幽门螺杆菌者）需要考虑使用PPI。

- 经皮冠状动脉介入治疗（percutaneous coronary intervention, PCI）：包括支架和球囊血管成形术（无支架）；病死率/死亡率与支架内再狭窄和血栓形成有关。

  ✓ 裸金属支架（bare metal stent, BMS）：与DES相比更容易出现再狭窄；需要至少双抗治疗2～4周，而DES则需要3～6个月。所以对于出血风险较高、依从性差，或是手术需要停用抗血小板药物，或是正在使用华法林的患者，更适合使用BMS。

  ✓ 药物洗脱支架（drug-eluting stent, DES）：支架中的药物缓慢释放；减少新生内膜生长及再狭窄→在第1年中相比于BMS更不容易再狭窄，但是需要坚持双抗治疗1年，因为相比于BMS，DES内皮化延迟导致的支架内血栓形成的风险较高。

- 血小板受体阻断剂：已经评估了氯吡格雷和噻氯吡啶在稳定的冠心病（如择期PCI术后）中的应用；很少使用噻氯吡啶（因为增加TTP和中性粒细胞减少的风险）。

  ✓ 氯吡格雷与PPI的相互作用：观察性研究提出PPI会降低氯吡格雷的有效性，然而一个RCT在对比了氯吡格雷+奥美拉唑和氯吡格雷+安慰剂后，发现前者消化道事件（如出血）的发生率较后者更低，并且两者的心血管事件发生率没有不同。

心绞痛

- 病理生理：心肌需氧量大于其氧气供应→心绞痛。
- 定义：心绞痛可由活动和压力诱发，在休息或使用硝酸甘油后缓解。

- **诊断**：临床诊断；典型的心绞痛+心血管疾病危险因素。
- **病史**：胸部挤压、沉重、压迫、烧灼以及紧张感，可放射至肩/颈/颌/手臂；女性可能诉乳房痛，心悸，锐痛或针刺样疼痛。
- **检查**：心电图、负荷试验用来风险分层，评估左心室功能。
- ✓ **冠脉造影**：适用于积极药物治疗后症状仍然影响患者的生活，负荷试验异常，明确反复非典型胸闷的诊断。
- **药物治疗**：
  - ✓ **β受体阻滞剂**：一线治疗，在血压允许的情况下调节药物剂量至静息时心率55~60次/分；美托洛尔和阿替洛尔是最常用的；荟萃分析显示β受体阻滞剂与CCB相比有着相似的心肌梗死和心源性死亡率，但是不良反应更少，并且改善每周心绞痛发作的次数；提高心力衰竭（见2.9"心力衰竭"）和心肌梗死后的存活率；对于不明原因的心绞痛患者的生存有益。
    - ◆ **病理生理**：β受体阻滞剂与儿茶酚胺竞争结合β受体；通过降低心率和收缩力降低心脏的氧需求，从而增加活动耐受性，改善症状。
    - ◆ **副作用**：低血压，支气管狭窄，劳累，勃起功能障碍，梦魇，失眠，加重抑郁/外周动脉疾病/雷诺病（使用选择性$β_1$受体阻滞剂较少见）；因为戒断效应的存在应该逐渐减量而不是突然停药；抗酸药会降低阿替洛尔的生物利用率。
  - ✓ **CCB**：扩张血管并减少收缩力；地尔硫䓬、维拉帕米和氨氯地平为经常使用的药物；如果β受体阻滞剂使用有禁忌（如有静息时心动过缓的患者），可以单独使用CCB；如果单独使用β受体阻滞剂症状控制不佳，CCB也可以与β受体阻滞剂联用（优选氨氯地平联合β受体阻滞剂，因为能减少不良反应）。
    - ◆ **副作用**：水肿；维拉帕米和地尔硫䓬会加重心力衰竭，且在窦房结和房室结功能障碍的患者中慎用；维拉帕米的不良反应还包括便秘。

✓ **硝酸盐**：长效的硝酸盐类药物作为二线治疗与β受体阻滞剂联用，用于单独使用β受体阻滞剂症状控制不佳的患者；当β受体阻滞剂使用有禁忌，硝酸盐也可以单独使用；促进动脉和静脉的扩张，降低前负荷，降低心脏需氧量。

◆ **速效**（舌下含服片或喷雾剂）：用于急性心绞痛的治疗或预防（如在能诱发心绞痛的活动前使用）；需要教育患者何时就医（如在舌下含服1片硝酸甘油后胸痛症状不能缓解）。

◆ **长效**：二硝酸异山梨醇持续3～6小时；单硝酸异山梨醇可以每天用两次，或每天用1次。

◆ **副作用**：潮红、低血压、头痛、晕厥、恶心；可耐受；对使用西地那非或肥厚性梗阻性心肌病的患者禁用。

✓ **雷诺嗪**：可在使用β受体阻滞剂、CCB、硝酸盐后症状仍然持续的患者中减少心绞痛症状；其作用机制为降低缺血心肌细胞的钙负荷；延长QT间期。

✓ **阿司匹林**：75～150mg qd或325mg qod可降低20%～25%的心血管患病率和死亡率；在无法耐受阿司匹林的患者中，氯吡格雷可以作为替换。

✓ **ACEI**：可用于有心绞痛以及心力衰竭、2型糖尿病、慢性肾功能不全、高血压的患者；荟萃分析发现对于有稳定性心绞痛以及正常EF值的患者，ACEI和ARB相对于其他标准的药物治疗可以降低总死亡、非致死性心肌梗死、脑卒中的风险。

✓ **他汀类**：（参考2.2"高脂血症"）。

✓ **改善危险因素并增加锻炼。**

● **血管重建**：

✓ **指征**：①尽管进行积极的药物治疗，仍然有症状且影响活动；②无法耐受药物治疗者；③血管重建可提高生存率（如左主干>50%的病变，有大范围心肌缺血风险）。

✓ **PCI**：单支或双支病变且不累及左主干的患者优先考虑，对于无法行手术治疗的患者也可考虑；对于累及左主干的患者在稳定且谨慎选择的情况下可以考虑。

- ✓ **CABG**：左主干＞50%狭窄者（有生存获益），广泛的3支病变（＞70%狭窄）且有大面积心肌有缺血风险或EF＜40%，前降支近端+另一个主要冠状动脉受累，或无法行PCI者。

- **缺血性心肌病**：患者应避免使用地尔硫草、维拉帕米以及除阿司匹林以外的其他NSAIDs类药物；有冬眠心肌或者积极药物治疗后仍有进行性的心绞痛可能会受益于血管重建（参考2.9"心力衰竭"）。

- **性生活**：要求4～5代谢当量（平地步行大约6.5公里/小时）；性生活会提高心率和血压，导致患者担心诱发心肌梗死；锻炼和药物治疗（阿司匹林和β受体阻滞剂）可以减少风险；在心肌梗死后或运动负荷试验后，患者需要等待3～4周再恢复性生活。

- ✓ **治疗性障碍**：对于低风险患者要恢复信心；使用硝酸盐、α受体阻滞剂的患者禁用PDE-5抑制（西地那非、伐地那非、他达拉非），有活动性缺血、心力衰竭、基础血压偏低或使用多种降压药的患者慎用；育亨宾可能导致心率增快和血压升高。

2.5 心悸

1. 背景
   - **定义**：感觉到心脏异常的跳动；门诊常见主诉。
   - **室性期前收缩**（Premature ventricular contractions, PVCs）：中年人中有约6%的人可出现室性期前收缩；可以表现为心脏漏跳一次或心悸。
   - **房性期前收缩**（Premature atrial contractions, PACs）：心房的搏动起源于非窦房结的起搏点；可表现为心脏漏跳一次或心悸。
   - **病因**：43%为心源性的，31%为精神性的，10%原因不明；可能有>1种的病因（有2/3诊断为室上速的患者也符合惊恐性障碍的诊断标准）。

2. 评估
   - **病史**：要求患者"敲打出"心脏节律；起病、持续时间、诱发因素（焦虑、运动、酒精、咖啡因）；缓解因素；这种症状是否曾经发生过？相关症状：胸痛/压榨感，颈部搏动，晕厥/晕厥前兆（最常见于

表2-5-1　引起心悸的疾病

诊　　断	临床特点
贫血	乏力，异食癖，苍白（参考6.1 "贫血"）
抑郁	精神不振，自杀意念，睡眠中断，罪恶感，无法集中注意力（参考17.4 "抑郁"）
脱水/直立性低血压	与站立有关，直立性
惊恐/焦虑障碍	情景诱发（如人群），感觉异常，担心失去控制，失实感，出汗（参考17.3 "焦虑"）
低血糖	发汗，进食后可缓解
药物/嗜好	与服药或嗜好（如咖啡因）有关
甲亢	失眠，虚弱，排便频繁，头发易断，体重下降（参考5.2 "甲状腺疾病"）
体位性心动过速综合征	慢性乏力/头晕，不相称的窦性心动过速
嗜铬细胞瘤	头痛，高血压，直立性低血压，体重下降，高血糖

完心脏传导阻滞或室性心动过速，在室上速中少见）；用药、营养品史；使用违禁品、酒精史；筛查抑郁症（参考17.4 "抑郁"）、焦虑症/惊恐发作（参考17.3 "焦虑"）。

- **引起心悸的心律失常：**
  - ✓ **房颤/房扑：**年龄大，"不规则/扑动"感；可伴先兆晕厥，但晕厥少见。
  - ✓ **房性心动过速：**与窦性心动过速相似但无相关刺激因素。
  - ✓ **房室结依赖的心动过速（房室结折返性心动过速，房室折返性心动过速）：**年龄较小，突发突止；可由运动诱发；可随着刺激迷走神经（颈动脉窦按摩，valsalva动作）而终止；AVNRT可由弯腰→站立动作诱发；由于房室分离，常表现为 "颈部被重击" 感。
  - ✓ **右室或左室流出道心动过速/室速：**年轻患者；心悸伴随头晕、晕厥，可由运动诱发，儿茶酚胺升高；RVOT可在刺激迷走神经后终止。
  - ✓ **PACs：** "跳跃性" 搏动或 "触发" 感，一般在静息时发生（心率慢时发生率高）。
  - ✓ **PVCs：**与PACs相似，在患CAD的患者更常见；患者诉有触发感，暂停搏动或搏动增强（如PVC后）。
  - ✓ **窦性心动过速：**缓慢出现，规律/快速，与活动/压力有关。
  - ✓ **心脏瓣膜疾病：**心脏听诊可闻及杂音（参考2.9 "心脏瓣膜疾病"）。
  - ✓ **室速、非持续性室速：**在高危患者（CAD）及老年患者中更常见；心悸伴头晕、先兆晕厥，晕厥；可在劳累后出现（长QT）。
- **查体：**听心音是否有心脏结构或瓣膜病变的征象；对于慢性心力衰竭的患者评估颈动脉搏动、水肿，及肺部查体；收缩中期的咔嚓声与二尖瓣脱垂有关。
- **检查：**电解质（包括镁），心电图，更多的检查由症状决定；可行血红蛋白、TSH、血/尿儿茶酚胺/肾上腺素、血糖测定。

✓ **心电图**：基线心电图很少能记录下心律失常，但所有心悸患者中都应进行（对诊断缺血性心脏病意义大）（表2-5-2）。

表2-5-2　静息心电图改变和可能的病因

心电图表现	病因
短PR，δ波	WPW，AVRT
长QT（常常合并心动过缓）	多形性室速
Q波（曾有心肌梗死）	PVCs，NSVT，VT
Q波在I，aVL，V4~V6导联，合并左室肥大	肥厚型心肌病
二尖瓣P波，左室肥大，PACs	左房增大→房颤
PVCs合并多形性LBBB和电轴右偏	右室流出道来源的心动过速
PVCs合并多形性LBBB和电轴左偏	左室流出道来源的心动过速
莫氏II度房室传导阻滞	完全性心脏传导阻滞
V2导联T波倒置，±ε波	致心律失常性右室结构异常

✓ **持续（Holter）监测**：24~48小时；对于症状发作频繁或症状在活动时出现者最为有用；为了对结果有最好的判读，要求患者记录下症状和当时的活动；也有48~96小时的监测仪。

✓ **事件监测/循环记录仪**：间断或持续记录，患者可以在有症状的时候启动记录仪；对于那些症状发作不频繁的患者较有用。

✓ **可植入循环记录仪**：对于那些症状发作非常少的患者最有用；可以在植入的位置放置长达36个月。

✓ **运动平板实验**：可用于诱发在运动时出现的心律失常，包括室上速和特发性流出道心动过速。

✓ **心脏电生理检查（转诊）**：以下情况可考虑，有心悸→晕厥或严重症状时，有心脏结构性病变或有心脏结构性病变风险。

- **危险分层**：
  - ✓ **高危**：有心源性猝死、房颤、冠心病、心律失常的家族史；有高血压、晕厥或晕厥前兆、心脏瓣膜病、冠心病、心肌病、肥厚性梗阻性心肌病的个人史；有反复症状发作→门诊心电图监测的病史；如果门诊心电图正常但是仍然怀疑有心律失常→电生理转诊。
  - ✓ **低危**：没有结构性心脏病/心律失常的证据→病史和查体+心电图即可评估。

3. 治疗
   - **转诊急诊科**：
     - ✓ 晕厥/接近晕厥伴高度房室传导阻滞；
     - ✓ 在有心脏疾病或心脏疾病风险高的患者（如有心源性猝死家族史）中出现晕厥；
     - ✓ 考虑室性心动过速；
     - ✓ 房颤伴快速或缓慢的心室反应；
     - ✓ 有症状的心动过缓。
   - **转诊电生理/心内科**：
     - ✓ 持续的或难以忍受的心悸；
     - ✓ 结构性心脏病可能性大但症状稳定的患者；
     - ✓ 持续性室上速或室性早搏用β受体阻滞剂无法控制；
     - ✓ 诊断不明。
   - **室性期前收缩或室上速**：如有危险因素，可考虑使用β受体阻滞剂并评估有无心脏结构性病变［如经胸超声心动图和（或）运动负荷试验］；如使用β受体阻滞剂后症状仍持续或有晕厥出现，考虑心内科转诊以行抗心律失常治疗或电生理评估。
   - **房性期前收缩**：安慰、去除诱因（如咖啡因、尼古丁、酒精、避免压力）；对于有持续症状的患者可以考虑用β受体阻滞剂。

2.6 房颤和房扑

房颤

1. 背景
   - **阵发性**：<1周，自限性；**持续性**：>1周，可以通过心脏复律终止。**永久性**：持续>1年，心脏复律失败或没有尝试过心脏复律。
   - **瓣膜性**：可分为两种，一种是继发于瓣膜功能不全（二尖瓣反流、二尖瓣狭窄、二尖瓣脱垂、瓣膜置换术或修补术），另一种是非瓣膜性房颤。
   - **孤立性**：年龄<60岁，心脏结构正常，没有临床心脏疾病（包括高血压）。
   - **继发原因**：心包炎、心肌炎、甲状腺功能亢进、COPD、肥胖、阻塞性睡眠呼吸暂停、嗜铬细胞瘤、心脏手术、心肌梗死、肺栓塞、慢性心功能不全、肺炎、酒精、咖啡因。
   - **患病率**：患病率增加的因素：年龄，潜在的心脏疾病，男性；小于55岁的成人中患病率为0.1%，大于80岁的成人中患病率为9%。
   - **病理生理学**：心房纤维化和心房肌肉量减少→多相波传播→导致多个小波和局灶性自发节律（常常起源于肺静脉）→结构及电生理重塑。
   - **危险因素**：心房压力升高：心脏瓣膜病，慢性心力衰竭、心肌梗死、肺心病、卵圆孔未闭、COPD、心肌病、伴左室肥大的高血压；心房增大（肥胖、心房扑动），室上速、心房缺血（冠心病），心房纤维化/浸润（年龄、淀粉样变、心房新生物），神经系统过程（蛛网膜下腔出血、脑卒中）。

2. 评估
   - **症状**：无症状（特别是在老年人，复发性房颤），气短，活动后呼吸困难，乏力，排尿增多，头晕（晕厥罕见），心绞痛，心悸，脑卒中，慢性心力衰竭；阵

74

发性房颤的症状更显著，持续性或永久性房颤症状不明显。

- **查体**：脉律绝对不齐，心动过速，心音不齐，± 低血压。
- **检查**：病史和查体（重视上述的分类标准以及可纠正的病因），心电图（是否有左室肥大，陈旧性心肌梗死，束支传导阻滞，预激综合征→改变处理措施），胸部X线片（是否有心脏增大，肺部疾病），经胸部超声心动图（对于新发的房颤）；TSH和FT4（是否有甲亢），电解质，肝肾功能（对使用特殊治疗的患者中毒风险的评估）；便潜血（在开始抗凝治疗前）；对于心肌梗死的评估并不必要，除非有心脏缺血的证据。静息时心率，对于症状与活动相关的患者还需要测活动时（如行走）心率；12导联心电图，24～48小时动态心电图，循环事件记录仪（如果有症状）。
  - ✓ **心电图鉴别诊断**：房性心动过速，窦性心动过速伴房早，多形性房速，房扑，窦性心律伴频发房早。房颤不应该有可识别的P波，没有心室反应的模式。
- **其他可以考虑的检查**：Holter或6分钟步行试验（评估心率控制情况），经食管超声心动图（如果计划心脏复律），电生理学检查（如果房颤是由室上速引起，预激综合征，计划行射频消融）。
- **住院指征**：血流动力学不稳定，年龄大，与其他疾病相关（如继发性房颤），直流电复律，开始抗心律失常治疗或使用肝素。
- **心脏专科转诊指征**：无法控制心率，复杂的心脏疾病，准备植入永久起搏器、除颤、射频消融或手术治疗。

3. 心率控制
- **首选初始方法**：心率控制可作为大多数患者的首选初始治疗，包括心力衰竭患者；心率与节律控制在生存率和脑卒中上没有显著的差异；其目的是减轻症状并改善血流动力学不稳定，减少心动过速介导的心肌病。
- **治疗目标**：静息心率小于80，适量运动时心率小于110。
- **有效药物**：β受体阻滞剂是控制心率最有效的药物；如

果仅用一种药物无效，可以考虑改用另一类的药物或联合用药；地高辛可以作为二线用药，因为它对β受体阻滞剂或CCB类药物对心率的控制有累加效应。

表2-6-1　房颤心率控制药物治疗

	药物	维持剂量（口服）	注意事项
β受体阻滞剂	美托洛尔	25～100mg，bid/tid	对于冠心病、慢性心力衰竭患者首选；COPD及哮喘患者慎用；预激综合征患者禁用；失代偿性慢性心力衰竭患者使用需谨慎
	阿替洛尔	25～100mg，qd	
	普萘洛尔	80～320mg/d（总量）	
CCB类	地尔硫草	120～360mg，qd，分次服用	COPD患者首选；EF下降的慢性心力衰竭患者慎用，因为其有负性肌力作用；通过抑制心肌降低心率和血压；提高地高辛浓度；预激综合征患者禁用
	维拉帕米	120～360mg，qd，分次服用	
其他	地高辛	0.125～0.5mg，qd	可用于慢性心力衰竭/久坐的患者；仅控制静息时心率（并不影响迷走张力）；根据肌酐清除率调整剂量；在阵发性房颤、预激综合征患者中避免使用；可导致传导阻滞，心率下降；药物浓度与心率无明显关系；>2ng/ml时有毒性；老年患者慎用

4. **节律控制**
- 节律控制通常由心内科专家或有下述处方使用经验的医生进行。
- **治疗目标**：在以下情况下需要节律控制：有症状的房颤，心率控制不成功或维持持续的窦性心律的机会很大（心脏没有器质性病变）；与心率控制相比，节律控制药物的不良反应更多并且更可能住院治疗；在开始使用某种药物治疗时可能需要住院来监测相关指标；在选择药物时可能需要查经食管超声心动图或负荷试验；转诊至心内科或电生理专家处进行节律控制。

- **咨询**：房颤再次发生并不代表着治疗失败；房颤发生的频率可能会减少，持续的时间可能会变短；节律控制可能会出现心律失常→向患者警告可能出现的晕厥/心悸症状的重要意义。
- **非药物治疗**：
  - ✓ **射频消融**：在抗心律失常治疗失败的有症状的患者中可以作为一种替代方法；70%的患者在9个月后仍然没有房颤；对于有症状的患者可以考虑作为初始治疗；在没有其他明显心脏疾病且<70岁的患者中的效果并不比药物治疗差。
  - ✓ **迷宫手术（MAZE手术）**：如果进行心脏手术，有70%~95%的成功率。
  - ✓ **其他（少见）**：心房起搏和植入心房除颤器。

5. **心脏复律**
- **何时开始**：房颤第1次发作或有症状（导致慢性心力衰竭急性加重，心绞痛，低血压）；处理引起房颤的可逆性因素优先于心脏复律；对于新发的房颤患者，在心脏复律后不需要持续的抗心律失常药物治疗。
- **如何治疗**：药物比直流电复律更难成功复率。
  - ✓ **"口袋里的药片"**：对于没有冠心病、心脏结构或传导系统疾病、QT间期延长的患者，氟卡胺或普罗帕酮如果在之前住院期间被证明是安全的，那么其在出院时应用也是安全的；可以考虑应用β受体阻滞剂或CCB类药物来预防房扑伴快速房室传导。
- **抗凝**：血栓栓塞的风险在房颤自发转复、药物转复或电转复中都是相同的；如果房颤持续>48h或持续<48h但合并有二尖瓣狭窄或有血栓栓塞病史→脑卒中的风险为3%~5%；因此对所有直流电复律的患者都需要抗凝。
  - ✓ **抗凝治疗**：在心脏复律前3周以及心脏复律后（由于心房顿抑）4周需要抗凝；华法林：目标INR值范围2~3；达比加群酯110mg bid或150mg bid在预防非瓣膜性房颤发生脑卒中时等价于华法林。

✓ **经食管超声心动图**：在以下情况下可以考虑，患者住院，长期抗凝有出血风险，或不能耐受长时间的房颤；如果TEE没有发现血栓，则可以行直流电复律并与肝素抗凝→衔接华法林或达比加群酯（4周）。

- **影响成功的因素**：房颤的时间（如果房颤小于1周则更好）；左心房大小；年龄；使用抗心律失常药物（IC类或III类）预处理，特别是在之前的直流电复律失败的情况下。

6. **抗凝**
   - **危险分层**：对于阵发性、慢性房颤以及心脏复律后的患者是否长期抗凝，$CHADS_2$是最确切也是临床最常用的计分法。

     ✓ **其他危险因素**：年龄65～74岁，女性，冠心病。

     ✓ **风险-获益分析**：抗凝治疗的获益需要权衡患者的病史（如消化道出血，颅内出血，血小板下降，依从性差，物质使用障碍/酒精滥用，精神病史，大量应用NSAID类药物，肝脏疾病，妊娠）；目前已经有可以评估出血风险的预后评分；一般来说，抗凝的患者颅内出血风险与不抗凝的患者相比提高两倍，达0.3%～0.8%/年；抗凝的获益远大于其他部位的出血风险，颅外出血或跌倒导致出血。

房颤抗凝评分—$CHADS_2$评分

✓ C-充血性（Congestive）心力衰竭/左室功能异常-1分；

✓ H-高血压（Hypertension）-1分；

✓ A-年龄（Age）≥75岁-1分；

✓ D-糖尿病（Diabetes mellitus）-1分；

✓ S_2-卒中（Stroke）/TIA/血栓栓塞-2分。

✓ **得分**：

◆ 0分→考虑使用阿司匹林（81～325mg）；

◆ 1分→根据患者意愿并共同决定使用阿司匹林、华法林或达比加群酯；

◆ ≥2分→华法林或达比加群酯；

- ◆ 初始CHADS$_2$得分较低的患者仍然需要持续重复评估是否需要抗凝治疗。
- ✓ INR值：
  - ◆ 非瓣膜性房颤：2～3；
  - ◆ 瓣膜性房颤：自体瓣膜INR目标值2～3；
  - ◆ 人工瓣膜INR目标值：2.5～3.5；
  - ◆ 新型抗凝剂对于瓣膜性房颤的效果并未评估。
- ● **非瓣膜性房颤**：除非房颤的某个可逆性病因已经纠正，否则不管何种类型的房颤（阵发性vs持续性）均需要长期的抗凝（即使处于窦性心律）或药物控制（心律控制vs节律控制）；不抗凝与用华法林抗凝的平均脑卒中风险约为5%/年vs 1.4%/年；15%的脑卒中是因房颤引起的。
  - ✓ **华法林**：在"常规"临床实践中，只有60%的患者达到了INR的目标值；华法林与阿司匹林相比可降低脑卒中风险68% vs 21%，但是会增加出血风险；大部分患者在等待到达治疗作用INR时不需要低分子肝素过渡；对于以下患者可考虑用低分子肝素过渡：出血风险低的患者，有TIA/脑卒中或心内血栓病史的患者；华法林是对肌酐清除率≤30ml/min的患者一个可以选择的抗凝剂。
  - ✓ **与抗血小板药物一起使用**：对于正在使用华法林的患者（如放了心脏支架的房颤患者），可以使用阿司匹林100mg qd和（或）氯吡格雷75mg qd；由于出血风险增加，因此目标INR值为2～2.5。
  - ✓ **与新型抗凝药物比较**：利伐沙班/达比加群：固定剂量，快速起效，药物间相互作用较小且与食物无相互作用，无需监测，忘记服药一次将会导致抗凝未达到治疗剂量，无解救药物。
  - ✓ **利伐沙班**：口服的Ⅹa因子抑制剂，每天1次（20mg qd口服）；在预防卒中或系统性血栓方面效果并不比华法林差；与华法林相比，其颅内出血或其他致命性出血风险较低；如果肌酐清除率30～49ml/min，则剂量调整为15mg qd口服，如果肌酐清除率＜15ml/min则为使用禁忌；可被凝血酶原复合物逆转；与CYP3A4抑制剂（酮康唑、克拉霉素）以及P糖蛋白诱导剂（利福平、卡马西平、苯妥因）相互作用；禁用于妊娠期妇女。

✓ **达比加群酯**：直接凝血酶抑制剂，用来房颤的抗凝（150mg bid），无需监测INR，血栓性脑卒中和颅内出血的风险较华法林低，出血风险与华法林相似；需要根据肌酐清除率调整剂量，在肌酐清除率＜15ml/min时不建议使用；无解救药物。

✓ **阿司匹林与氯吡格雷联用**：在脑卒中的预防方面效果比华法林差；比单用阿司匹林效果好但出血风险高；在患者不想使用或不适合使用华法林时可以接受阿司匹林与氯吡格雷联用。

✓ **围手术期**：低血栓栓塞风险患者（如无机械瓣、无血栓栓塞病史、EF值不低、无二尖瓣狭窄）在围手术期（如果中断抗凝时间小于7天）不需要肝素衔接（参考2.15"围手术期风险评估"）。

房扑

1. **背景**
   - **定义**：折返性房性心律（典型周期为300次/分），常导致房颤，临床表现和危险因素与房颤相似。
   - **病史**：与房颤相似。
   - **危险因素**：慢性心力衰竭，COPD，肥胖，甲状腺疾病，二尖瓣脱垂，风湿性心脏病。
   - **评估**：心电图（典型2∶1传导，P波消失，锯齿状房扑波，心房率约300次/分），经胸超声心动图；血常规、生化、TSH；必要时行胸部X线片和运动负荷试验。

2. **治疗**
   - **心脏复律**：自发性复律，电复律，药物复律，射频消融或起搏器；当患者有症状或心率控制欠佳或不能耐受时，心脏复律是有益的。

- **节律控制**：许多在房颤病人中用于维持窦律的药物也同样用于房扑。
- **室率控制**：CCB（维拉帕米或地尔硫䓬）—在病态窦房结综合征、房室阻滞、慢性心力衰竭的患者中慎用；β受体阻滞剂和地高辛也有效。
- **抗凝**：与房颤患者一样处理，包括心脏复律前后的抗凝处理。

2.7 晕厥

1. **背景**
   - **定义**：突发的、短暂的、完全性意识丧失并且有姿势紧张，可自行恢复。晕厥前期：意识丧失的前驱症状，头晕。
     - ✓ **反射性/神经心源性晕厥"昏厥"**：包括血管迷走性晕厥，情境性晕厥（如与出血、排尿或咳嗽相关）以及颈动脉窦过敏症；神经介导的血管扩张/心动过缓→低血压。
   - **流行病学**：占急诊的病人的1%～3%，一生出现晕厥的概率为11%～33%，随着年龄的增加概率增加；直立性低血压可出现在高达20%的大于65岁人群中，并且随着年龄的增加概率增加。
   - **病因**：病因不明（34%～39%），血管迷走性（14%～21%），心源性（10%～18%），体位性（10%），神经性（7%～10%），情境性（3%～5%），药物相关性（3%），精神心理性（1%～2%），颈动脉窦过敏症（1%）。
   - **病理生理**：大脑皮质或网状激活系统血流灌注下降→意识丧失。
   - **鉴别诊断**：
     - ✓ **心血管疾病**：心脏瓣膜病（如主动脉狭窄），PE，冠心病，原发性高血压，锁骨下脉窃血，主动脉夹层，心肌病，心律失常，心包填塞，永久起搏器故障；
     - ✓ **神经系统相关**：TIA/脑卒中，癫痫，不典型偏头痛，蛛网膜下腔出血，猝倒症，跌倒发作；
     - ✓ **其他原因**：跌倒，出血（消化道出血，主动脉瘤破裂，脾出血，异位妊娠或卵巢囊肿），体位性，反射性/血管迷走性，低血糖，精神心理性，过敏反应，药物相关性，酒精，违禁药品，过度通气/低碳酸血症，运动后低血压。

2. 评估

- **症状/查体：**
  - ✓ 发作符合晕厥的定义吗？之前有无发作过？在发作前患者正在干什么？记不记得跌倒在地的瞬间？
  - ✓ 相关症状：胸痛，呼吸困难，心悸，前驱症状；
  - ✓ 诱因：用力，改变体位，进食，咳嗽，打喷嚏，吞咽，焦虑，疼痛，排便/排尿；
  - ✓ 相关病史：药物使用变化；心脏疾病及心源性猝死家族史。
- **查体/检查：** 站立位生命体征，心脏、肺部以及神经系统查体；检查全身是否有外伤；检查有无舌头损伤；检查有无颈动脉杂音；检查容量水平（颈静脉搏动，黏膜，皮肤隆起）；如果怀疑消化道出血则考虑直肠指检及便潜血检查；如果怀疑锁骨下动脉窃血则检查上肢vs下肢血压及脉搏。
  - ✓ **体位试验：** 当从仰卧位转变为站立位时收缩压下降≥20mmHg或心率上升≥20次/分；站立→将0.5～1L血压灌入下肢/内脏循环中；
  - ✓ **颈动脉窦按压试验：** 在大于40岁的患者中考虑进行（需要避免在有颈动脉狭窄/杂音，严重心律失常，急性心肌梗死或TIA/脑卒中的患者中进行）；
  - ✓ **单侧按压下颌角5～10秒；** 阳性结果：收缩压相对下降≥50mmHg（血管减压型），心脏停搏≥3s（心脏抑制型），或两者都有（混合型）；在有监护仪器且有静脉通道的情况下进行；
  - ✓ **心电图检查：** 心动过缓，心动过速（常与心悸相关），房颤/房扑，室性心动过速，房室传导阻滞或束支传导阻滞，异常的RP、QT或QRS间期，停顿，Brugada综合征（RBBB+V1～V3导联ST段抬高），Q波，低电压，预激综合征（短PR间期+上斜的QRS波）；与之前的心电图不同；肺栓塞：右心压力高，$S_I Q_{III} T_{III}$（Ⅰ导S波、Ⅲ导Q波形成T波倒置）；
  - ✓ **平板倾斜试验：** 用来鉴别反射性晕厥和直立性低血压；首先需要排除在有心脏疾病患者中的心律失常。

3. **处理（根据病因）**

- **需要考虑住院或进一步检查的报警症状**：已知或怀疑有心脏疾病（冠心病，慢性心力衰竭，主动脉瓣狭窄），心电图异常（见前）；实验室检查严重异常；心源性猝死的家族史；用力后或平躺时的晕厥；晕厥伴随心悸、头痛、胸痛、神经系统障碍或呼吸困难的症状；年龄更大并且有多种合并症；查体异常；受伤；没有前驱症状；新发的癫痫。

- **安慰**：对于只发生过一次的反射性晕厥发作，心电图正常且没有警示因素的患者需要消除其对于晕厥的恐惧。

- **转诊至电生理或心内科**：有缺血性心脏病以及心律失常病史的患者，建议放置ICD（参考2.9"心力衰竭"），有束支传导阻滞但其他检查均（–）或反复出现晕厥且有颈动脉窦按压试验出现心脏抑制反应。

- **转诊至神经科**：如果怀疑癫痫即转诊。

- **直立性低血压**：水化（2～2.5L/d）以及快速喝水（5～15分钟内喝0.5L水→收缩压升高可达20mmHg且能持续1～2小时），缓慢并分阶段地站起，避免过热，在睡觉时床头抬高至10～20°（对于平卧位高血压有效），加压袜，运动，在站立时紧绷双腿；调整呼吸以及攥拳；如果低血压发生在餐后，应避免酒精以及大量且富含碳水化合物的食物，并且注意不要在进食后站立或做剧烈活动；停止使用会诱发直立性低血压的药物并且使用短效的抗高血压药物（如硝酸甘油），睡觉时平躺。

  ✓ **氟氢可的松**：增加液体潴留以及血容量；滴定剂量为每周增加0.1mg；患者应该记录直立血压情况，并检查是否有平卧位高血压，监测是否有水肿或低钾血症，避免在终末期肾病或慢性心力衰竭的患者中使用；低剂量的NSAIDs类药物可能增加疗效。

  ✓ **米多君**：α1受体激动剂；监测是否有平卧位高血压；患者应记录直立位血压，监测是否有焦虑、消化道症状、尿潴留、快速抗药反应；避免在冠心病患者中使用；与氟氢可的松共同使用→协同效应。

- ✓ **高盐饮食/盐胶囊：**可服用高达10g/d的食盐，特别是当24小时尿Na＜170mmol时（目标为150～200 mmol）；在高容量状态时禁用，避免在高血压患者中使用。
- ✓ **咖啡因：**在早晨服用100～250mg（相当于2～4杯咖啡）；对于餐后低血压患者特别有用。
- ✓ **红细胞生成素：**对于有贫血以及EPO水平较低的患者可能有用；与铁剂共同服用。
- ✓ **麻黄碱/假麻黄碱：**在躺下后4小时内不要使用。
- **预防反复发生的血管迷走性晕厥：**身体压力对抗：交叉双腿并绷紧腹部及臀部肌肉，双手互相紧握并拉开，增加退步肌肉力量，用双手挤压物体、避免触发物，当症状出现时躺倒并抬高双腿、护腿袜、腹带、特意摄入水分/盐分，米多君以及氟氢可的松的作用尚不清楚，但可以在个案中考虑应用；一个小型临床研究发现帕罗西汀可以减少晕厥反复出现。
- **驾驶：**不建议独自驾车。
- **预后：**心源性晕厥提示心血管及全因死亡率增加2倍，6个月死亡率达10%，5年死亡率高达50%；血管迷走性晕厥并不提高心血管及全因死亡率。

2.8　心源性猝死

1. **背景**
   - **定义**：在没有其他死亡原因的患者出现源于心源性的非预期自然死亡，症状出现后很快发生（一般≤1h）。
   - **流行病学**：占了心源性死亡病例的50%以上；在小于35岁的患者中，常继发于先天性心脏病；如果大于35岁，则多因为冠心病。
   - **危险因素**：冠心病，慢性心力衰竭，先天性疾病（如预激综合征，长QT）。
   - **病理生理**：易感因素（器质性、功能性）+暂时因素（电解质紊乱，缺血）；最常见的心律失常主要为室颤，室速或室速→室颤；缓慢性心律失常仅导致7%的心源性猝死。

2. **评估**
   - **评估**：
     - ✓ 症状：心悸、胸痛、晕厥（特别是用力后晕厥或因为非迷走性机制导致的晕厥）。
     - ✓ 既往史：慢性心力衰竭，冠心病或有这些疾病的症状体征；使用导致QT间期延长的药物，有心源性猝死的家族史、室性心律失常、器质性心脏病、溺水或无法解释的交通事故。
   - **查体**：心力衰竭的体征，瓣膜疾病，心肌肥厚改变，特别是肥厚性梗阻性心肌病。
   - **初步检查**：心电图（心肌梗死前，传导延迟，左室肥大vs.异位传导）；经胸超声心动图检查（如果怀疑心力衰竭或者肥厚型心肌病），运动负荷试验（如考虑冠心病，参考2.3"胸痛及评估"）；更多的心脏学检查包括心脏MRI来检查有无心律失常致右室心肌病（ARVC）。

3. **处理**
   - **获得性疾病**
     - ✓ **心力衰竭**：大部分EF≤35%的患者都可植入ICDs；建议心内科会诊。

- ✓ **药物诱导的QT间期延长**：如果QT间期较基线延长，停止相关药物。
- ✓ **冠心病或心肌梗死病史**：（参考2.4"冠心病"）。
- ✓ **电解质异常**：对肾衰或使用利尿剂的患者监测Mg^{2+}、K^+，特别是那些基线心电图异常的患者（参考9.4"钾代谢紊乱"）。

- ● **遗传性疾病**
  - ✓ **肥厚性梗阻性心肌病**：无症状性室间隔肥厚→流出道梗阻；患病率为1/500，占成人心源性猝死的2%～4%，儿童心源性猝死的4%～6%；症状有心悸、晕厥（常为劳力性），典型的心力衰竭症状，但也可能无症状。
    - ◆ **检查**：弥漫性，向外侧移位的心尖最高搏动点，S4，反常的S2分裂，胸骨左缘尖锐的递增-递减型收缩期杂音（不向颈部或腋下放射），站立或行Valsalva动作后加重，常伴随相对的二尖瓣反流性杂音。
    - ◆ **心电图**：左室肥大及其他房室增大，Ⅰ、aVL、V4～6导联可见Q波；在95%的患者均可见不正常的心电图。
    - ◆ **超声心动图**：无症状的左室肥大，二尖瓣后叶收缩期前向运动，在1/4的患者中刺激迷走神经可诱发动态的左室流出道梗阻。
    - ◆ **治疗**：房室结调节剂改善舒张期充盈，在部分患者中可植入ICD。
  - ✓ **WPW**：房室结外旁路→室上速的基础；当出现房颤时，有通过旁路快速下传的风险→室速；症状：持续性心悸，焦虑，偶尔晕厥或心源性猝死；查体一般无明显异常。
    - ◆ **心电图**：PR间期缩短，QRS波上升支模糊不清（δ波）；风险分层需要行电生理检查。
    - ◆ **治疗**：在部分患者中可行旁路射频消融术
  - ✓ **先天性长QT综合征（LQTS）**：钠离子或钾离子通道基因突变→心肌细胞去极化时间延长（QT间期延长）→尖端扭转性室速；可伴晕厥，也可无症状。

- ◆ **心电图**：QT/QTc延长（男性＞440ms，女性＞460ms）；基线QTc＞500的患者有极高的心源性猝死的风险。
- ◆ **治疗**：β受体阻断剂对于有症状或高危患者植入ICD。
- ✓ **心律失常致右室心肌病**：右室心肌纤维重塑→扩张合并心力衰竭；占成人的1%；症状：头晕、心悸、晕厥或胸痛。
  - ◆ **心电图**：V1～V3导联T波倒置，ε波，RBBB，QRS波增宽；
  - ◆ **心脏MRI**：提示右室的脂肪浸润、瘢痕、扩张及功能不全；
  - ◆ **治疗**：植入ICD ± 抗心律失常药物。
- ✓ **Brugada综合征**：基因突变→钠离子电流减小；症状：晕厥、心悸、心源性猝死，多源性室速，也可无症状，可能有相关家族史。
  - ◆ **心电图**：在V1～V3导联可见假性RBBB并有ST段抬高（1型）或"鞍背"状，在V2导联最明显（2型和3型）；可为暂时性/只在有刺激性因素时出现，如药物（抗心律失常药物，抗抑郁药物，β受体阻断剂），发热、饮酒、可卡因、电解质紊乱。
  - ◆ **治疗**：电生理专家会诊行风险分层，如果可能能行ICD植入术。

2.9 心脏瓣膜病

1. 二尖瓣狭窄

- **病因**: 风湿性心脏瓣膜病; 钙化 (终末期肾病或钙化防御); 二尖瓣修复术/置换术后; 先天性 (二尖瓣环, 降落伞型二尖瓣); 黏液瘤 (少见); 心瓣膜炎 (SLE、RA、淀粉样变、类癌); 浸润 (如黏多糖贮积症)。

表2-9-1　二尖瓣狭窄的分类

分级	平均压差	MVA (cm^2)	PA收缩压 (mmHg)
正常	0	4 ~ 6	<25
轻度	<5	1.5 ~ 2	<30
中度	5 ~ 10	1 ~ 1.5	30 ~ 50
重度	>10	<1	>50

- **病史**:
  - ✓ 肺淤血: 呼吸困难, 咯血, 容量负荷重, 心动过速 (舒张期充盈下降), 活动耐量下降 (无法提高心排出量);
  - ✓ 房颤: 缺少"心房有效收缩" (对于增加左房压力非常关键) 可以加重心力衰竭。
- **查体**:
  - ✓ 心尖区及左侧卧位可闻及柔和、低调的舒张中期杂音; 响亮的, 延迟的S1期开瓣音 (舒张早期, 在呼气时);
  - ✓ 改变因素: 突然的运动 (如坐起来)。
- **检查**:
  - ✓ **心电图**: 左房异常, 房颤, 右室肥大 (最后阶段);
  - ✓ **胸片**: 左房扩张=左心边界竖直抬高, 肺充血, 肺主动脉增宽;
  - ✓ **超声心动图**: 平均跨瓣压及峰值跨瓣压, 瓣膜面积, 左瓣活动受限及增厚;

- **治疗**：饮食（低钠），利尿来治疗肺淤血；控制心率来提高舒张期充盈时间（延长舒张）。
  - ✓ **干预治疗**：有症状者（NYHA分级 Ⅱ ~ Ⅳ 级）使用；干预有效的定义为：平均二尖瓣梯度减少50%且二尖瓣面积加倍。
  - ✓ **经皮球囊扩张术**：在单纯二尖瓣狭窄且二尖瓣面积 $<1cm^2/m^2$ BSA或 $<1.5cm^2$ 的患者中使用更好，禁忌证为瓣膜钙化严重或 ≥中度二尖瓣反流。
  - ✓ **手术**：瓣膜全置换术（瓣膜修复并不容易）；二尖瓣置换术的适应证为有严重二尖瓣反流，严重瓣膜畸形且介入手术无法修正；其10年生存率为70%；如果有心排量降低、原发性高血压，或右室功能障碍，则预后较差。

2. **二尖瓣反流**
- **病因**：二尖瓣部件的损坏或扭曲；缺血：急性，与乳头肌断裂有关；其他：黏液瘤/退行性变，二尖瓣脱垂，IE，钝性创伤，风湿性（33%），二尖瓣环钙化，先天性（二尖瓣裂），肥厚性梗阻性心肌病，糖尿病相关心肌病。
- **临床表现**：**房颤**（左房压力增加）；**肺充血/慢性心力衰竭**（左房压力→肺部压力增加→劳累，呼吸困难）；**急性心力衰竭**（左房压力升高→原发性高血压→右室压力升高）。
- **查体**：响亮的、全收缩期的、渐弱的心脏杂音，可放射至腋窝；有二尖瓣后瓣脱垂或连枷状改变，瓣膜反流偏心以及直接向前冲击离主动脉根部较近的左房壁，声音传导至底部；S1柔和，S3低调（乳头肌以及腱索紧张），当有急性二尖瓣反流：会出现S4及更短的杂音。
  - ✓ **改变因素**：可以随着等长运动（如握拳）增强，随着Valsalva动作张力期减轻。
- **诊断性检查**：
  - ✓ **心电图**：左房扩大，房颤 ± 左室肥大，如果有肺动脉高压，则可出现右心室高压的表现（后期）。

90

✓ **超声心动图**：根据多普勒超声评估严重程度，反流容量/分数。

- **治疗**：避免等长运动，将血压控制于正常低限。

  ✓ **药物**：饮食（低钠饮食），控制血压，利尿，如果有房颤，则用地高辛和β受体阻滞剂。

  ✓ **抗凝**：在有房颤或曾有血栓栓塞事件的患者中建议使用。

  ✓ **手术**：建议在有症状的患者中使用（修补术优于置换术），有进行性左室扩张/左室功能不全、最近新发房颤、原发性高血压的患者也建议手术。如有房颤，可行瓣膜重建+瓣环形成术 ± 左房迷宫手术或射频消融术。

3. **二尖瓣脱垂**
   - **病因**：增厚及冗长的二尖瓣黏液瘤以及腱索伸长，如果二尖瓣的两个瓣膜都有受累/增厚考虑二尖瓣脱垂综合征（Barlow病）；发病年龄双峰分布：15 ~ 30岁，>50岁。
   - **临床表现**：常常无症状，但是有时可导致晕厥、不典型胸痛、猝死（罕见）；心悸：与室性早搏、阵发性室上速及室速、房颤相关。
   - **查体**：收缩中晚期咯喇音，在S1之后（腱索的突然紧张，腱索伸长或二尖瓣脱垂）。

     ✓ **改变因素**：在站立时或者Valsalva动作的用力部分（降低左室容量）开瓣音出现时间更早，在深蹲或等长运动时开瓣音消失。

   - **检查**：

     ✓ **心电图**：左房扩大，正常、双向波或T波在Ⅱ、Ⅲ、aVF导联倒置；

     ✓ **超声心动图**：将二尖瓣反流量化，评估肺动脉压力，左室大小和功能。

   - **治疗**：

     ✓ **药物**：对于胸痛或心悸患者，可以予β受体阻滞剂；

     ✓ **手术**：如果存在严重二尖瓣反流，且有（或没有）症状，可行瓣膜修补术。

4. **主动脉瓣狭窄**
   - **病因**：在所有慢性心脏瓣膜病的患者中占20%，多为男性。
     - ✓ **瓣膜性**：钙化（年龄相关的退行性病变，最多见），先天性（主动脉二叶畸形或单叶畸形）；风湿性（多有主动脉瓣反流或二尖瓣受累）。
     - ✓ **瓣下性**：左室流出道梗阻（如肥厚型梗阻性心肌病或先天性主动脉瓣下分隔）。
     - ✓ **瓣上性**：升主动脉狭窄（如William综合征）。
   - **临床表现及预后**：如果主动脉瓣面积 $<1cm^2$，平均生存时间（AST）与症状相关：
     - ✓ **心绞痛（35%的患者）**：由于心肌量增加，氧气供应不匹配；AST：5年。
     - ✓ **活动后晕厥（15%）**：由于机械性梗阻或心律失常导致心输出量突然下降；AST：3年。
     - ✓ **活动后呼吸困难（50%）**：由于肺毛细血管压力增加；AST：2年。
     - ✓ **慢性心力衰竭**：收缩及舒张功能障碍；AST：1.5～2年。
     - ✓ **心源性恶病质**：严重的疲劳、乏力、周围性发绀，端坐呼吸，阵发性夜间呼吸困难，肺水肿；严重的原发性高血压可导致右室衰竭。
   - **查体**：收缩期渐强-渐弱喷射性杂音（也需考虑肺动脉狭窄）；杂音峰出现的时间而不是容量决定了瓣膜病的严重性（早期达峰→中度，晚期达峰→重度），杂音在心底最为明显且沿着颈动脉放射；Gallavardin现象：放射至心尖区的细迟脉，伴上升缓慢且持续高峰延迟（仅在严重疾病时出现）；S2逆分裂且在疾病严重时最终出现S2丢失；由于左室肥大有S4。
   - **检查**：
     - ✓ **心电图**：左室肥大，ST段压低，在 I，aVL、V5～6导联T波倒置（应变模式）。
     - ✓ **超声心动图**：疾病严重度的连续性评估；疾病自然进程为每年减少 $0.1cm^2$ 且平均压差每年增加7mmHg

✓ **多巴酚丁胺负荷试验**：在有严重主动脉狭窄且压差较低（低心搏量，常常由于左室收缩功能障碍导致）的患者中用来评估左室心肌储备，确认诊断。

✓ **导管**：在手术介入治疗前评估冠心病（发病率在大于45岁的人群中大于50%），或在超声心动图、查体以及临床发现不相符的情况下确认主动脉狭窄的严重度。

表2-9-2　主动脉狭窄的分类

分级	主动脉喷射速度（m/s）	平均压差（mmHg）	主动脉瓣口面积（cm²）
主动脉狭窄	<2.6	–	–
轻度	2.6	<20	>1.5
中度	3~4	20~40	1~1.5
重度	>4	>40	<1

✓ **硬化**：瓣膜局部增厚或钙化且经主动脉峰流速≤2.5m/s；确定瓣膜面积、喷射速度；为轻度主动脉狭窄的前体。

● **治疗**：避免剧烈活动、等长运动（即使没有症状）；脱水/低血容量。

　✓ **药物**：对于高血压及冠心病患者予β受体阻滞剂、ACE I 类药物；对于心绞痛（没有低血容量）给予硝酸甘油；他汀类药物并不能减缓舒张功能障碍的进展；在严重主动脉狭窄时使用抗高血压药物要谨慎；瓣膜狭窄限制了心脏升高血压的能力。

　✓ **手术**：在有症状/疾病严重或进行性左室扩张、LVEF<50%、动脉瘤、主动脉根或升主动脉扩张时考虑进行手术。

　◆ **经皮瓣膜成形术**：对于重症患者为做手术前的临时过渡。

　◆ **经皮瓣膜置换术**：仅在手术高危患者中使用；降低死亡率但升高脑卒中及血管事件的发生率。

5. **主动脉瓣反流**
  - **病因：**
    - ✓ 瓣膜疾病vs主动脉根疾病；瓣膜性：先天性（双瓣主动脉瓣，室间隔缺损）；黏液瘤性退行性变、心内膜炎、风湿性（常常合并有二尖瓣疾病），非穿通性创伤。
    - ✓ 主动脉根性：囊性中膜退行性变及主动脉扩张→瓣叶对接不良，特发性，主动脉环扩张，成骨不全症，严重高血压，逆行A型主动脉夹层，梅毒，强直性脊柱炎。
  - **临床表现：**
    - ✓ 急性：肺水肿±心源性休克，心电图上广泛的ST段改变。
    - ✓ 慢性：心悸、活动后气短，端坐呼吸，阵发性夜间呼吸困难，过度出汗，心绞痛（一般对硝酸甘油无反应）。
  - **查体：**严重时出现脉压增大，高调的、渐弱的舒张期杂音（主动脉反流越严重，则杂音越短）；Austin-Flint杂音：柔和、低调的舒张中期隆隆样杂音；水冲脉，如果疾病严重且为慢性则出现毛细血管搏动征。
    - ✓ **改变因素：**在攥拳或深蹲时加强（升高外周血管阻力）。
  - **检查：**
    - ✓ **心电图：**左室肥大，如果严重→全导联ST段压低，在Ⅰ、aVL以及V5~V6导联T波倒置（应变模式）；左房扩张，QRS波增宽（与预后不佳有关）；
    - ✓ **超声心动图：**如果严重，每6~12个月监测一次左室功能。
  - **治疗：**避免等长活动，利尿，血管扩张剂（ACEI、二氢吡啶类CCB，肼屈嗪）；收缩压<140mmHg。
    - ✓ **手术（瓣膜置换术＞瓣膜修补术）：**严重/有症状或虽然无症状但有左室扩张或左室功能不全。

2.10 心力衰竭

1. 背景

- **定义**：心力衰竭是以呼吸困难、乏力、液体潴留为症状的临床综合征；是由于心脏无法泵出足够的维持机体代谢需求的血液而造成的。

  ✓ **无症状性左室功能障碍**：因为其他原因在超声心动图中可见EF值下降（如心肌梗死后，血管重建）；没有心力衰竭的病史和临床症状；可能进展为有症状的心力衰竭，可能性以每年10%递增。

  ✓ **LVEF下降的心力衰竭**（收缩性或充血性心力衰竭，左室扩张的心力衰竭）：

  ✓ **有心力衰竭的症状和异常的射血分数（如50%）或收缩功能障碍**；原因包括缺血/冠心病、心脏瓣膜病、高血压、肺栓塞、HIV、围产期心肌病、心脏毒性药物（阿霉素），酒精/药物滥用、浸润性疾病、CTD、甲状腺疾病、心肌炎。

  ✓ **射血分数保留的心力衰竭（舒张性心力衰竭）**：正常/接近正常的EF值（$\geq 40\% \sim 50\%$）并且有心力衰竭的症状；$40\% \sim 60\%$的患者表现为心力衰竭；多为老年人，女性，且有高血压；舒张期松弛功能减低，心室充盈减少最常见于：肥大、缺血性损伤或限制性/浸润性心肌病；无症状的舒张功能障碍与进展为舒张性心力衰竭有相关性；其他原因包括瓣膜疾病/心包疾病/先天性心脏病，与EF值下降的心力衰竭相比，生存率基本相同或稍高。

  ✓ **高排出量性心力衰竭**：心排血量增加且外周血管阻力下降，其原因有动静脉瘘、妊娠、甲亢、贫血、维生素B_{12}缺乏、肝脏/肾脏疾病、Paget病、脚气病、室间隔缺损。

- **流行病学**：患病率约2.2%，且随年龄增加而增加；占所有年龄>65岁的住院患者中的20%。

- **危险因素**：糖尿病、饮酒、吸烟、肥胖，胸部放疗史，风湿热，维生素缺乏，心力衰竭家族史。

2. 评估

- **病史：**

  ✓ 症状：呼吸困难、乏力、阵发性夜间呼吸困难，端坐呼吸（平躺时呼吸困难），体重增加、无力、水肿、心悸、胸痛、活动耐量或功能等级下降；

  ✓ 症状持续时间；

  ✓ 病因/合并症：危险因素（见前）、抑郁症、家族史、药物滥用史（特别是酒精、可卡因、化疗药、非传统药物）；

  ✓ 心力衰竭治疗：记录每天体重变化、饮食和用药依从性；

  ✓ 患者的经济状况能否承受药物和健康的食物？

  ✓ 加重的诱因：感染、药物/饮食依从性、心律失常（特别是房颤）、贫血、酒精、肾功能不全、缺血。

- **查体：** 测量并记录干体重；BMI、直立；肺部啰音（不总是有）、S3和（或）S4、心尖搏动移位、左室/右室抬举、颈动脉搏动、四肢水肿、腹水；交替脉（外周脉搏强弱交替）、外周血管收缩、窦性心动过速；冠心病/外周动脉疾病的体征（周围脉搏、颈动脉杂音）。

- **实验室检验：** 血常规、电解质、BUN/Cr、Ca、Mg、糖化血红蛋白、BNP/NT-proBNP、肝功能（肝淤血时肝功能异常）、血脂、TSH、尿酸、如果有贫血查铁4项，维生素B_{12}、叶酸。

  ✓ BNP：ProBNP由心室释放→剪切为BNP（有活性）和NT-proBNP（无活性）；在患者在急诊室或全科医生处就诊时，与其他因素结合起来判断慢性心力衰竭是否为呼吸困难的原因；正常值随着年龄的增加而升高；在肥胖患者中会假性偏低；BNP较高常与预后差相关；设定目标值来指导治疗仍有争议。

- **检查：** 心电图、超声心动图、胸部X线片（除外因肺部疾病引起的呼吸困难）；结合患者的病史可以考虑的检查：心导管、负荷试验、睡眠监测、6分钟步行试验、查HIV、血清铁/铁蛋白、ACE水平、血清蛋白电泳、血清游离轻链、ANA、dsDNA、尿肾上腺素、硒/维生素B₁水平、美洲锥虫、莱姆病螺旋体、肉毒碱、α半乳糖苷酶。

3. 分类
- NYHA分级：
  - ✓ Ⅰ级：超过一般体力活动时出现症状；
  - ✓ Ⅱ级：一般体力活动后出现症状；
  - ✓ Ⅲ级：小于一般体力活动就出现症状；
  - ✓ Ⅳ级：休息时也有症状。
- ACC/AHA特别小组分级：
  - ✓ A级：有慢性心力衰竭危险因素；无症状且无结构性异常；
  - ✓ B级：有心脏结构性疾病；无症状；
  - ✓ C级：有心脏结构性疾病，当前或之前出现心力衰竭症状；
  - ✓ D级：晚期心力衰竭，休息时也有症状。

4. 对于LVEF下降的心力衰竭的治疗
- 治疗可逆病因：甲状腺疾病、房颤、贫血、血色病、高血压、肾血管病变、冠心病、心脏瓣膜病、酒精/可卡因滥用、营养不良、SLE、肉瘤；在梗阻性睡眠呼吸暂停和心力衰竭患者中使用持续气道正压通气可改善EF值和活动耐量，但不能提高生存率。
  - ✓ **在心力衰竭患者中需要避免或慎用的药物**：NSAIDs、皮质醇激素、CCB（除了氨氯地平、非洛地平、噻唑烷二酮、二甲双胍（会增加心力衰竭症状）、西洛他唑、第Ⅰ类和第Ⅲ类抗心律失常药物（除了胺碘酮）、阿那格雷、安非他命、卡马西平、决奈达隆、氯氮平、麦角碱、β2受体激动剂（如沙丁胺醇）、中草药。
  - ✓ **房颤**：在心力衰竭患者中心率控制vs节律控制均对生存率没有益处，但是如果患者有持续的心力衰竭症状，则因考虑节律控制；在EF值正常的心力衰竭患者中，常首选节律控制，因为大部分患者无法耐受相对减少的舒张期充盈；如果选择节律控制，则首选胺碘酮和多非利特。

- **生活方式**：戒烟戒酒、限制盐摄入（2~3g/d），减重；营养咨询；心脏康复和指导下的运动。
- **预防**：流感和肺炎链球菌的疫苗接种。
- **药物治疗和治疗顺序（不同阶段各异）**：
  - ✓ 祥利尿剂，优化容量状态；
  - ✓ ACEI（或在ACEI类无法耐受的情况下使用ARB）；
  - ✓ β受体阻滞剂，一旦容量正常、稳定且使用了ACEI/ARB；
  - ✓ 在特定的症状持续的患者（表2-10-1）中可以考虑应用螺内酯、地高辛和（或）肼屈嗪/硝酸盐；不论心脏节律如何（房颤或窦性心律），使用地高辛都可获益；
  - ✓ **剂量调整**：β受体阻滞剂/ACEI/ARB应该从小剂量开始使用，如果可耐受每1~2周增加剂量；
  - ✓ **改善症状**：地高辛、利尿剂、β受体阻滞剂、ACEI、ARB。
- **收缩性心力衰竭的治疗（根据ACC/AHA分级）**。
  - ✓ **A级**：治疗高血压、糖尿病、高脂血症、冠心病、房颤、肥胖、代谢综合征、甲状腺疾病；减少危险因素，形成健康的生活习惯；对于合适的患者可以使用ACEI或ARB。
  - ✓ **B级**：上述治疗+ACEI/ARB和（或）对合适患者使用β受体阻断剂；对于部分患者可考虑AICD（具体内容见下页）。
  - ✓ **C级**：上述治疗+对合适的患者使用利尿剂/限制盐、液体摄入；所有患者使用ACEI，症状稳定患者使用β受体阻断剂；避免加重心力衰竭的药物；可考虑心内科专科会诊；醛固酮拮抗剂、地高辛、肼苯哒嗪/硝酸盐，部分患者可选择CRT/AICD。
  - ✓ **D级**：VAD，移植，或临终关怀。

表2-10-1　收缩性心力衰竭的药物治疗

治疗分类，起始剂量	注意事项
袢利尿剂 呋塞米20mg qd 布美他尼0.5mg qd 托拉塞米5mg qd	滴定至体重下降1kg/d，直至液量正常；如利尿剂不够，增加剂量而非频率；布美他尼/托拉塞米口服吸收率较呋塞米更可预测；口服布美他尼1mg=托拉塞米20mg=呋塞米40mg；噻嗪类药物可能引起血钾和血镁降低
ACEI* 依那普利2.5mg bid 赖诺普利5mg qd	在EF值≤35%，NYHA分级Ⅳ级的患者中，不管有无症状，均可提高生存率
β受体阻滞剂* 比索洛尔1.25mg qd 卡维地洛3.125mg bid 美托洛尔缓释片12.5mg qd	可提高NYHA分级Ⅱ~Ⅳ级和EF值≤35%~40%的患者的总生存率和无心脏时间存活率；血压偏低者无法耐受卡维地洛这种有血管扩张活性的药物；用药之前需症状稳定、液体平衡，避免症状加重；心脏选择性β受体阻滞剂（如美托洛尔）对轻-中度气道反应性疾病（COPD、哮喘）者安全
醛固酮拮抗剂 螺内酯20mg qd 依普利酮25mg qd（在GFR正常的患者中）	在NYHA分级Ⅱ~Ⅳ级和EF值≤35%的患者中可提高存活率；密切监测血钾；在基线Cr≥2.5（男性），2.0（女性），或GFR≤30或K^+≥5.0的患者中避免使用；依普利酮的内分泌不良反应较小（如男子女性乳房）
血管紧张素受体阻滞剂（ARB） 坎地沙坦4mg qd 氯沙坦50mg qd 缬沙坦20mg bid	对无法耐受ACEI且有心力衰竭症状和EF值≤40%者可提高生存率；对于NYHA分级Ⅱ~Ⅳ级，心力衰竭，EF值≤40%，无法耐受ACEI的患者，使用大剂量氯沙坦（150mg qd）比小剂量（50mg qd）有更高的存活率；在NYHA分级Ⅱ~Ⅳ级患者中，坎地沙坦的心血管死亡或非致命性心肌梗死风险较氯沙坦更低；对有症状的收缩性心力衰竭患者，ACEI、ARB类药物联用增加不良反应；高钾血症、低血压或ACEI引起的肾功能不全慎用
肼曲嗪25mg tid+硝酸盐（单硝酸异山梨酯30mg qd）	无法耐受ACEI/ARB类药物者可考虑；肼曲嗪与狼疮样综合征相关

治疗分类，起始剂量	注意事项
地高辛0.125mg qd	用于EF值≤40%或NYHA分级Ⅱ～Ⅳ级，且已积极药物治疗、症状控制；降低因心力衰竭引起的住院率，但不降低死亡率；目标地高辛血清浓度0.5～0.8ng/ml；浓度越高毒性越大，死亡率高；在服药后6小时查血清地高辛浓度

- **埋藏式自动复律除颤器（automatic implantable cardioverter defibrillator，AICD）**：在使用优化的药物治疗≥3个月后仍有持续LVEF≤35%、缺血或非缺血性心肌病、NYHA Ⅱ或Ⅲ级心力衰竭的患者中使用AICD可降低死亡率23%（缺血：心肌梗死后大于40天）；拟手术者应该有>1年的预期寿命且功能状态良好。

- **心脏再同步治疗（Cardiac resynchronization therapy，CRT，双心室起搏）**：NYHA功能等级提高，症状缓解，降低住院率，在NYHA Ⅲ级或Ⅳ级且EF值下降且QRS波时间延长的患者中，CRT可以降低全因死亡率；建议使用的人群：QRS>120ms、LVEF≤35%、窦性心律、NYHA Ⅱ级或Ⅲ级或门诊Ⅳ类，药物治疗无效的患者（对该治疗反应最好的患者类型：左束支传导阻滞+QRS≥150ms，女性）。

  ✓ CRT+AICD的获益（vs单用AICD）；

  ✓ NYHA Ⅲ/Ⅳ级：对于QRS>120ms的缺血性或非缺血性心肌病的患者，可提高生活治疗和功能状态；

  ✓ NYHA Ⅱ/Ⅲ级：降低全因死亡率以及心力衰竭住院率；

  ✓ NYHA Ⅰ/Ⅱ级：对于QRS>130ms且EF值≤30%的缺血性或非缺血性心肌病的患者，可降低心力衰竭事件，但没有生存率上的获益。

- **血管重建**：对于EF值≤35%且冠心病适合CABG的患者可用，药物治疗vs. CABG+药物治疗，两者的全因死亡率并无差别，但是CABG后的患者有更低的心血管患病率和死亡率。

- **抗凝治疗**：即使在没有房颤的慢性心力衰竭患者，其脑卒中、DVT、肺栓塞的风险增加。
- **转诊**：对于疾病严重的患者可转诊至心力衰竭专家/移植中心。
- **无症状性左室功能障碍**：当EF值≤40%时需要开始治疗（根据耐受程度使用ACEI+β受体阻滞剂）。
- **射血分数保留的心力衰竭/舒张功能障碍**：注意治疗潜在疾病；限制盐摄入，慎用利尿剂；控制高血压和房颤心室率；如果可耐受应使用ACEI/ARB来降低死亡率，如果既往有缺血病史可使用β受体阻滞剂。
- **诊疗协调/自我管理**：每日测量体重（如果增加明显>1kg/天需要就诊），查看有无水肿，症状记录；在心力衰竭发作后准时预约随访，患者教育十分重要。
- **纠正贫血**：在NYHA Ⅱ或Ⅲ级患者中如果有贫血±铁缺乏，可静脉补铁。

2.11　全身动脉疾病

主动脉疾病

1. **背景**
   - **定义**：腹主动脉>30mm或任一节段有>1.5倍正常直径
   - **位置**：腹部（腹主动脉瘤 AAA），胸部（胸主动脉瘤 TAA），胸腹主动脉或主动脉根。
   - **发病率**：AAA男性中发病率1.3%～8.9%，女性中发病率1%～2.2%，随着年龄的增加发病率增加。
   - **危险因素**：高龄，男性，吸烟，高血压，高脂血症，冠状动脉疾病或外周动脉疾病，家族史。

2. **类型**
   - **动脉粥样硬化性**：此类型最常见，与典型的动脉粥样硬化危险因素类似（吸烟，年龄>65岁，高血压，高血脂，CAD/PVD，家族史）；此外也与COPD和多囊肾相关；
   - **先天性**：马方综合征，埃勒斯-当洛斯综合征（Ehlers-Danlos），TAA与主动脉瓣二叶瓣有关；
   - **感染性**：主要由葡萄球菌和沙门菌引起的主动脉壁的细菌性炎症；
   - **炎性腹主动脉瘤（5%～10%病例）**：典型表现为背部/腹部疼痛；CT/MRI可见主动脉周围炎症及纤维化；ESR/CRP升高；
   - **夹层**：外科急症；危险因素有高血压，主动脉瓣二叶瓣畸形，主动脉缩窄，结缔组织疾病（如马方综合征），可卡因，创伤，近期行心脏导管手术。

3. **评估和筛查**
   - **病史**：常无临床症状；慢性腹部/胸部隐痛，可放射至背部/胁部；
   - **检查**：常无特别发现；触诊的敏感性：AAA在4～4.9cm大小时触诊敏感性为50%，>5cm为76%；受体位限制；

- **报警症状：** 有危险因素的患者出现以下症状要怀疑夹层破裂："撕裂样疼痛"，在胸片中提示纵隔或主动脉增宽，或者双上肢血压相差＞20mmHg，如果有上述危险信号，需要立即至急诊就诊。
- **胸主动脉瘤：** 没有关于常规筛查的指南建议；有胸主动脉瘤的患者需要在6个月后复查影像学，之后如果症状稳定可每年复查；还需要筛查是否合并有腹主动脉瘤。
- **腹主动脉瘤：** 对于生平吸烟＞100支的65～75岁男性，和＞55岁男性或＞65岁女性，其一级亲属中有动脉瘤病史的患者需要行超声检查；对于生平吸烟＞100支的＞65岁的女性，根据病史可考虑筛查主动脉瘤。
- **破裂风险：** 直径大，扩大速度快，高血压，吸烟均能增加破裂风险。
- **主动脉瘤相关DIC：** 注意筛查凝血，有无附壁血栓及动脉瘤类型。

表2-11-1　腹主动脉瘤筛查

腹主动脉瘤直径	筛查间隔
＞4.5cm	每3～6个月
4～4.5cm	每6～12个月
＜4cm	每1～2年
腹主动脉直径	每年破裂风险
4～4.9cm	0.5%～5%
5～5.9cm	3%～15%
6～6.9cm	10%～20%
7～7.9cm	20%～40%
≥8cm	30%～50%

4. **检查**
- **腹主动脉瘤：** 超声适用于筛查和监测；CT或MRA可用于炎症性腹主动脉瘤或在围手术期明确解剖结构。
- **胸主动脉瘤：** CT/MR血管造影或TTE/TEE均适用（CT，MRI和TEE的敏感性、特异性均相似）；MRI更适用于主动脉根受累时。

5. 治疗
- **内科治疗**：
  - ✓ 戒烟、控制高血压及高脂血症；
  - ✓ 对于β受体阻滞剂、ACEI、抗生素的使用证据不足；
  - ✓ 他汀类药物可能降低死亡率；
  - ✓ 阿司匹林对于有主动脉瘤的患者获益难以确定，因为该类病人是冠状动脉疾病的高发人群。
- **外科治疗（腹主动脉瘤）**：需要手术治疗的指征：直径>5.5cm、在6个月中扩张>5mm，存在并发症（如血肿、溃疡、感染），遗传性疾病，妊娠或患者有症状；随机对照试验显示当腹主动脉瘤直径<5.5cm时，与监测相比，手术并不能改善长期生存。
  - ✓ **胸主动脉瘤**：在直径>5.5cm时需要手术治疗，除非是主动脉瓣二叶瓣畸形或者先天性异常；
  - ✓ **禁忌证**：严重的心绞痛，慢性心功能不全，慢性肾脏病，COPD，生存期受限或者是手术之后对于生活质量改善的程度有限；
  - ✓ **血管腔内修复术**：适用于降胸主动脉瘤和降腹主动脉瘤；对于没有条件行开放手术的患者可以考虑使用；通常要求肾动脉下的主动脉正常及足够长的髂动脉；血管内腔内治疗与手术治疗全因死亡率相似。

颈动脉疾病

1. 背景
- **流行病学**：颈内动脉（Internal carotid artery，ICA）疾病患病率在50岁时为0.5%，在80岁时为10%；有15%的脑卒中由颈内动脉疾病引起；表现为TIA的患者中约有36%被发现有颈内动脉疾病。
- **病理生理**：斑块在正常的颈动脉球形成，延伸至颈内动脉→溃疡和破裂→栓塞→TIA或脑卒中。
- **危险因素**：吸烟（RR=2），非洲血统，高血压，糖尿病，代谢综合征，高脂血症。

- **无症状者**：定义为：没有TIA或脑卒中病史；无症状的患者如果狭窄≤60%则脑卒中的风险为1.6%/年；如果狭窄≥60%则脑卒中风险为3.2%/年。
- **有症状的**：定义为在最近6个月内有TIA病史（短暂性局灶性神经功能障碍或一过性黑矇）或有非失能性卒中病史（在出一狭窄血管供血的区域）；有症状的患者未来发生血管事件的风险增加，因此处理上更为积极。

2. **评估**

- **筛查**：对于新发脑卒中、TIA或颈动脉杂音的患者需要立刻进行检查，无症状者可根据危险因素择期筛查。
- **病史和查体**：大多数无症状患者是因为在体检时可闻及尖锐的吹风样颈动脉杂音而被发现的；对于有症状的TIA/脑卒中的评估包括：有无同侧偏盲、感觉缺失、运动障碍；相比之下，椎基底动脉供血不足可导致脑神经缺失、复视、眩晕或构音困难。
- **诊断：双相超声**：基于峰流速来评估动脉受操作者影响，需要在经过认证的机构进行）；MRA往往会高估狭窄程度，而CTA则常低估狭窄程度。

3. **治疗**

- **药物治疗**：控制高脂血症（参考2.2"高脂血症"）、高血压（参考2.1"高血压"）、糖尿病（参考5.1"糖尿病"），戒烟（参考1.8"烟草使用"），向患者介绍TIA、脑卒中和一过性黑矇的症状和体征。
- **抗血小板药物预防卒中：**
  - ✓ **无症状性脑卒中**：阿司匹林100mg qd，或氯吡格雷75mg qd。
  - ✓ **二级预防**：阿司匹林/双嘧达莫25/200mg bid，或阿司匹林100～325mg qd，或氯吡格雷75mg qd。
  - ✓ **颈动脉支架术后**：阿司匹林50～325mg qd，或围手术期氯吡格雷（负荷剂量+75mg qd×4～6周）。
  - ✓ **颈动脉内膜切除术后**：阿司匹林/双嘧达莫25/200mg bid，或阿司匹林100～325mg qd或氯吡格雷75mg qd。

- **血管重建**：颈动脉内膜切除术（carotid endarterectomy，CEA），颈动脉支架术（carotid artery stenting，CAS）介入治疗对于任何颈内动脉狭窄＞50%的患者推荐血管科或者外科进行评估都是合理的。
- **无症状者**：对于在超声下狭窄≥70%或在超声下狭窄50%～69%而在CTA/MRA上狭窄≥80%的患者考虑CEA，应有可观的预期寿命且无手术禁忌；CAS的使用尚有争议。
- **有症状者**：
  - ✓ **≥70%狭窄**：CEA可降低脑卒中和死亡率；
  - ✓ **50%～69%狭窄**：CEA在男性中可降低脑卒中率，但在女性中受益不详；
  - ✓ **30%～49%狭窄**：从CEA中并无获益；
  - ✓ **＜30%狭窄**：不建议行CEA；
  - ✓ **完全闭塞**：介入治疗为禁忌证（Ⅲ类）；
  - ✓ **CEA时机**：如果在轻度脑卒中/TIA发作后2周内进行，则获益最大；
  - ✓ **风险建模**：stroke.ox.ac.uk；
  - ✓ **支架（颈动脉支架术）**：狭窄70%～99%且有症状的手术高风险者，CEA术后再狭窄，或由于放疗出现狭窄。

外周动脉疾病（PAD）

1. **背景**
   - **定义**：由于动脉粥样硬化阻塞血管导致，最常见于主动脉、髂动脉及下肢动脉。
   - **流行病学**：55岁以上成年人有20%患该病，与心血管事件及全因死亡率升高相关。
   - **危险因素**：
     - ✓ **年龄**：在40岁以后患病率逐年升高；
     - ✓ **种族**；
     - ✓ **吸烟**：与从未吸烟的人群比较发生概率升高5倍；
     - ✓ **糖尿病**：葡萄糖耐量降低的患者患外周血管疾病的风险加倍，有糖尿病的患者风险为非糖尿病患者的4倍；

- ✓ **高血压**：为外周血管疾病的独立危险因素，控制越差，风险越大；
- ✓ **血脂异常**：TG↑，HDL-C↓，apoA-1/A-Ⅱ↑；
- ✓ **炎症**：CRP、纤维蛋白原、D-dimer越高风险越大；
- ✓ **高同型半胱氨酸**：约30%~40%合并高同型半胱氨酸，而在非PAD患者中此比例仅3%~5%。

2. 评估
- ● 病史：
  - ✓ 跛行：运动后下肢疼痛，休息后可缓解；有50%的PAD患者无症状；不典型症状（如无法耐受运动时关节疼痛或四肢麻木），在女性中更为常见；静息时的疼痛意味着严重的肢体缺血，在1年内截肢或死亡的风险=50%。
- ● 查体：末梢脉搏减弱或消失，血管杂音，但也可以正常；溃疡。
- ● 踝肱指数（Ankle-brachial index，ABI）：脚踝收缩压与手臂收缩压之比；简单、经济、无创地测量足背动脉或胫后动脉收缩压除以更高的肱动脉收缩压。
  - ✓ ABI<1.00：对于诊断PAD，敏感性95%，特异性99%；
  - ✓ ABI 0.4~1.0：跛行，<0.4：严重肢体缺血，>1.3：外周动脉疾病（动脉钙化无法随着袖带压缩；因此会导致测量收缩压比正常值偏高）。
- ● 其他检查：多普勒超声，CTA和MRA在准备行介入或手术血管重建时较常用。
- ● 血管造影：金标准，仅在准备行介入治疗时应用。

3. 治疗
- ● 目标：缓解症状，管理相关的心血管疾病（CAD、脑卒中）。
- ● 危险因素的控制：
  - ✓ 吸烟：戒烟可以减缓疾病的进程，减少截肢率和静息痛的发生率；
  - ✓ 糖尿病：目标糖化血红蛋白<6.5%；

- ✓ **高血压**：目标血压<140/90mmHg，对于糖尿病患者则<130/80mmHg；可考虑使用ACEI或β受体阻滞剂治疗；
- ✓ **血脂异常**：目标LDL-C-C<2.60mmol/L（100mg/dl），对于有PAD/CAD的患者则<70mg/dl；
- ✓ **康复**：锻炼计划可增加100%~150%的行走距离，疗效确切。
- 药物治疗：
- ✓ **抗血小板治疗**：阿司匹林或氯吡格雷；
- ✓ **西洛他唑（PDE抑制剂）**：在严重肢体缺血，难治性跛行时建议使用；
- ✓ **萘呋胺酯**：在无症状患者中增加疾病进展至出现疼痛的时间。
- 血管重建：
- ✓ **治疗指征**：跛行影响活动，缺血性静息痛，无法愈合的溃疡/坏疽；
- ✓ **介入治疗**：首选，因为与手术相比其致病率/死亡率较低；
- ✓ **手术**：在介入治疗无法进行或介入治疗反复失败时可以考虑。

2.12 下肢水肿

1. 背景
- **病因**：静水压和胶体渗透压的变化，淋巴引流减少，毛细血管通透性增加。
- **单侧的/不对称的鉴别诊断**：DVT、蜂窝织炎、淋巴水肿、静脉功能不全、腘窝囊肿（Baker囊肿）、肌肉或肌腱破裂。
- **双侧的/对称的鉴别诊断**：慢性心力衰竭/肾功能不全、肾病综合征、肝硬化、静脉功能不全、营养不良、甲状腺功能减退症、淋巴性疾病、下腔静脉血栓、脂肪水肿、妊娠/月经前，或特发性水肿，血管炎性水肿。
  - ✓ **药物**：CCB、类固醇、雌激素、肼曲嗪、噻唑烷二酮、二氮嗪、普拉克索、米诺地尔、NSAIDs类药物（在慢性心力衰竭或肝硬化患者中）。

2. 评估
- **病史**：起病（急性vs慢性），部位，相关症状（呼吸困难、端坐呼吸、疼痛、排尿症状）；相关病史（冠心病/慢性心力衰竭/高血压/糖尿病/饮酒/血栓）；用药史；制动、恶性肿瘤、手术病史（比如为CABG行淋巴结剥除及静脉切取）；放射或导管术后；丝虫病（在疫区）、反复蜂窝织炎/淋巴管炎、DVT病史、考虑梗阻性睡眠呼吸暂停致肺动脉高压。
- **查体**：头、耳、眼、鼻、喉（眶周水肿），肺（啰音），心血管（颈动脉搏动，S3/S4），腹部（肝脾大、腹腔积液）；双下肢（查腿围、外周动脉搏动、静脉功能不全的体征）；水肿的类型：累及足背和脚趾（Stemmer征）提示为淋巴水肿；双下肢水肿在脚踝处分界分明，足部没有水肿则提示脂肪水肿。
- **诊断方法**：诊断需根据病史；单侧或者双侧水肿考虑BUN/Cr、肝功能（包括白蛋白）、尿蛋白、尿潜血、D-dimer或静脉多普勒超声；根据临床需要查经胸超声心动图、胸部X线片、BNP、D-dimer、甲功、血常规。

3. 治疗

- **一般方法**：治疗潜在的病因；低盐饮食（小于2g/d），合脚的压力袜（大于20mmHg），限制液体摄入量，下肢抬高（30min qid）。
- **高容量状态的处理**：袢利尿剂（在肝硬化患者中加用螺内酯）。
- **利尿剂**：对于静脉功能不全的患者无效；仅对容量负荷高的患者有效；一线药物是袢利尿剂（在肝硬化患者中加用螺内酯）；监测有无低钾、AKI或脱水。

淋巴水肿

- **原因**：由于淋巴结剥除导致淋巴回流减少，放射治疗、恶性肿瘤、丝虫病、反复蜂窝织炎、肥胖、遗传性、类风湿性关节炎、银屑病等都可引起。
- **诊断**：局灶性，非凹陷性，下肢的进行性肿胀/发重，足背部也受累，症状在晚上最重；卧位症状无缓解；皮肤纤维化，皮肤干燥/粗糙；橘皮样外观，Stemmer征阳性（第二趾基皮肤不能提起）；水肿程度可以通过测量患肢固定部位（如腕部）周径来监测；如果诊断不清，查MRI或CT可能有帮助；如果是新发淋巴水肿或者淋巴水肿进行性加重，需考虑恶性淋巴回流受阻。
- **并发症**：不适→蜂窝织炎→淋巴管肉瘤（特别是下肢）。
- **预防**：保持皮肤及指甲清洁以预防感染；避免紧身衣物，避免长时间维持同一姿势；避免在受累肢体上行血管切开、疫苗接种及静脉输液；炎热的气候、热水洗澡或桑拿可能会加重病变；减轻体重；活动度训练及自重训练。
- **治疗**：手动淋巴管引流/加压（绷带、弹力袜、间歇性充气加压装置）；对于严重的病人，需要手术或冷激光治疗（无明确数据）；利尿治疗疗效不佳。

慢性静脉疾病

- **定义：** 由于静脉系统压力升高而引起的临床综合征，继发于静脉闭塞或反流。
- **病理生理：** 静脉瓣功能不全/血栓症→反流→淤滞→疼痛、水肿、皮炎、脂性硬皮病（环周色素沉着、硬化），溃疡。
- **流行病学和危险因素：** 在成人中的总发病率为50%；发病率随年龄增长、妊娠、家族史、肥胖、下肢创伤史、DVT而增加；在DVT后累积发生率在第1年为7%，在第5年为14%，在第10年为20%。

表2-12-1　静脉疾病谱

表现	疾　病	患病率
毛细血管扩张	扩张的真皮静脉（"蜘蛛静脉"）	50% ~ 85%
静脉曲张	扩张、扭曲的皮下静脉	10% ~ 40%
水肿，疼痛，溃疡	深部，常常伴有静脉回流	1% ~ 16%

- **病史：** 疼痛（夜间加重，抬高患肢或活动后可减轻），肢体沉重/疼痛，痛性痉挛，瘙痒。
- **查体：** 红斑，脂性硬皮病（环周色素沉着+硬化），溃疡（脚踝以上，常位于中间，有不规则的、倾斜的边界），出血。
- **静脉曲张：** 皮下的，曲折扩张的静脉＞3mm；可能会出血、形成血栓或导致血栓性静脉炎；在美观方面造成困扰。
- **淤滞性皮炎：** 湿疹样反应，如瘙痒、红斑、丘疹上覆鳞屑；伴发接触性皮炎（外用药物）或感染。
- **评估：** 临床症状；症状和体征的严重程度和静脉功能障碍程度成正比；建议有症状的患者行多普勒超声检查评估严重程度、及有无远端DVT，评估反流严重程度和反流部位，用于指导治疗方案的选择。

- **一般治疗**：步行，坐位时脚踝屈曲，袜子及按摩促进氧气运输，预防水肿及静脉功能不全加重。
  - ✓ **加压袜**：有效但患者依从性差；避免给周围动脉病变的患者（ABI小于0.5）使用；压力越高越有效果；Ⅰ类：预防DVT（10~18mmHg）；Ⅱ类：减少水肿（20~30mmHg）；Ⅲ类：控制静脉性皮炎，溃疡（大于40mmHg）；如果停止使用加压袜，水肿及溃疡复发风险高。
  - ✓ **皮肤护理**：无肥皂清洁剂，润肤剂，短程的局部外用皮质激素。
  - ✓ **药物治疗**：己酮可可碱+加压对于溃疡的愈合很有效；七叶树皂角+康丽龙可减轻症状；ASA可能对溃疡愈合有效；除非有系统性感染的证据（疼痛加重，红肿加重，发热），抗生素并非必要。
- **介入治疗**：药物治疗6个月后失败者可考虑消融术；禁忌证为妊娠、血栓形成、外周动脉疾病、关节疾病。
  - ✓ **化学消融**：泡沫或液体硬化剂→内皮破坏并结痂；适用于毛细血管扩张，网状或小静脉曲张。在卵圆孔未闭的患者中禁用。
  - ✓ **热消融**：激光向血管传送热量，表面治疗用于毛细血管扩张或网状静脉；静脉腔内激光/射频探头可用于隐静脉。
  - ✓ **机械消融**：静脉结扎、剥脱、切除。
  - ✓ **其他**：经皮髂静脉支架，深静脉瓣膜修复术。

2.13 下肢溃疡

- **鉴别**：静脉或动脉功能不全，神经病变（如糖尿病），压力（如压疮），风湿性疾病，肿瘤，血管钙化，血栓栓塞，Buerger病，坏疽性脓皮病，脂肪坏死，镰状细胞病。
- **检查**：评估有无骨髓炎（如伤口可探及骨或直接看见骨）、感染（红、肿、热、痛），筛查神经病变（单纤维，音叉）；检查脉搏，如果没有搏动，则检查ABI；一旦诊断为周围动脉疾病，查节段性多普勒压力及容量体积描计法；超声，ESR/CRP，CTA/MRA，可用MRI查可疑的骨髓炎；可用X线除外异物；对于持续>3个月的溃疡可行活检。

表2-13-1　不同病因的溃疡的临床特征

溃疡类型	动脉溃疡	静脉溃疡	糖尿病/神经病的
部位	足趾/足跟/受压部位	脚踝，侧面，小腿后侧	足底/骨性隆起
外观	不规则，苍白/发绀	不规则，底部粉红，渗出性，较浅	打孔样，较深
足部温度	冷	暖	暖
疼痛	+（平躺后加重）	无/轻微	-
脉搏	-	+	±
静脉	塌陷	曲张	扩张
感觉	多变的	+	
畸形	-	-	+
皮肤	有光泽，紧张，苍白	红斑，水肿	有光泽，紧张的，苍白

- **治疗**：
  - ✓ 清除坏死组织（手术与药物）；可考虑破伤风疫苗注射；每日伤口自查、抬高患肢、避免赤脚走路；

113

戒烟；控制高血压、高血脂、2型糖尿病；保持伤口湿润；骨髓炎→住院治疗；伤口护理/骨科及血管科转诊。

- ✓ **动脉性**：抗血小板药物；如需要血管重建则转诊至血管外科；清创需要在血管形成后进行；如果血管重建后伤口无法愈合或无法进行血管重建，则可考虑高压氧治疗。

- ✓ **静脉性**：阿司匹林；加压袜（30->40mmHg-禁忌证ABI小于0.7）+己酮可可碱；终身穿戴防止复发；抗生素仅在有感染存在时才使用；抬高患肢（30min qid+夜间）；对于慢性溃疡可以皮肤移植。

- ✓ **糖尿病/神经病变性**：使用行走石膏/石膏助步器减压；负压治疗；对于外周动脉疾病行血管重建治疗；贝卡普勒明胶（血小板生长因子）；可以考虑组织工程皮肤；高压氧的疗效不明确；预防方面包括：常规足部检查，定制鞋，清除胼胝，治疗真菌感染，每6个月随诊神经病变，如果有溃疡病史，则每1～3个月随诊。

- ✓ **伤口处理**：参考15.2 "皮肤伤口护理"。

2.14 运动建议

1. **背景**
   - **运动建议**：在大部分时间（最好每日）一天运动30分钟或者剧烈运动3次/周，或者每日进行20分钟的剧烈运动，每周3次。
   - **运动的益处**：不管年龄、人种和性别，运动强度最大的患者比运动强度最少的患者患心血管疾病的风险小30%~40%；运动降低高血压、高脂血症、2型糖尿病、肥胖、骨质疏松、脑卒中、抑郁、焦虑以及部分肿瘤的风险；静息的生活方式导致了全球每年530万人的死亡。
   - **运动的风险**：在健康人群中剧烈活动运动导致心源性猝死的风险约为1/151万次；在年轻运动员中约1/20万人/年出现心源性猝死。
     - ✓ **长距离跑步**：心脏骤停发生率为0.54/10万个全程马拉松或半程马拉松的参与者，主要死因为冠心病或肥厚性梗阻性心肌病。
   - **在体育活动中遇到的常见疾病**
     - ✓ **青年人**：（肥厚性梗阻型心肌病，患病率约0.2%），冠状动脉畸形，冠状动脉口畸形，主动脉瘤，二叶式主动脉瓣，心肌炎，未诊断的马方综合征，先天性主动脉/肺动脉狭窄；心律失常（长QT间期，Brugada，预激综合征）；
     - ✓ **年龄更大的（>35岁）**：冠心病→心肌梗死或缺血性心律失常；
     - ✓ **运动诱导的气管狭窄**：哮喘疾病谱（参考3.2"哮喘"）；
     - ✓ **脑震荡**：在头部创伤后出现的突然的、可恢复的意识丧失，并有短暂的记忆缺失（参考10.12"脑震荡"）；
     - ✓ **心脏震荡伤（Commotio cordis）**：对胸腔的钝性撞击（身体冲撞）→室颤及心源性猝死；通过对胸部的保护来预防，使用AEDs。

2. 评估

- **指南**：ACC/AHA推荐12步病史/检查。

  ✓ **心电图**：应把心电图加入病史及体检的项目。

表2-14-1　AHA 12步高中及大学运动员赛前筛查

个人史	家族史	体格检查
1.劳力性胸痛/不适	6.与心脏疾病相关的早逝或心源性猝死；询问有关溺水、交通事故、特殊综合征的情况以帮助回忆	9.心脏杂音（在仰卧位和坐位听诊，寻找左室流出道梗阻的征象）
2.晕厥或接近晕厥	7.在＜50岁的近亲中有因心脏疾病而丧失劳动能力	10.查股动脉搏动筛查有无主动脉缩窄
3.过度劳累或不能解释的呼吸困难/疲劳	8.有肥厚性/扩张性心肌病、离子通道病、长QT间期、马凡综合征或心律失常的家族史	11.马方综合征的特征
4.心脏杂音病史		12.肱动脉血压（坐位）
5.高血压		

- **病史**：运动史，目前峰运动水平，心脏疾病、晕厥、肺部疾病、呼吸困难、外伤、手术、脑震荡史；用药史（包括非处方药、中药、补品）；违禁品；筛查有无进食障碍；心脏疾病、心律失常、心源性猝死家族史。

- **检查**：大关节，脊柱侧弯，马方综合征特征性表现，心脏检查（特别注意心脏听诊杂音）。

- **心内科转诊**：如果查体结果异常，有可疑的心源性猝死家族史，建议进行无创性检查（超声心动图）；在心内科医生许可之前患者不允许参赛；对于有心脏疾病的患者所建议的运动许可以及允许的运动根据患者条件各有不同。

- **文件**：在竞技类项目或深水游泳前应获取有关部门颁布的健康证明。

3. 对特殊人群的评估
   - 体育活动许可证：
     - ✓ **以前不运动的患者**：从短时间、中等强度的运动开始，并在耐受后逐渐增加运动时长；对于患2型糖尿病或有心脏危险因素（>40岁男性，>55岁女性并有多于2项冠心病危险因素（参考2.4"冠心病"）者，在进行剧烈活动前进行运动负荷试验；
     - ✓ **有慢性疾病患者**：与长期不运动患者一样渐进地开始运动，除非患者有：严重高血压、心律失常、未控制的代谢性疾病，高度房室传导阻滞，不稳定性心绞痛，严重的主动脉狭窄，最近的心电图有变化/有心脏事件发生，急性心肌炎/心包炎，2型糖尿病患者开始剧烈运动，或有跌倒风险；
     - ✓ **有心脏疾病的患者**（EF小于50%，运动后有心肌缺血/心律失常，冠脉狭窄大于50%）：在运动前进行评估；出现心肌梗死或PCI术后的患者可以在4~6周后重新开始运动，特别的心脏恢复锻炼项目，建议所有心脏疾患患者都能参与；CABG术后的患者可以在胸骨伤口稳定的4~6周后开始运动；
     - ✓ **二尖瓣脱垂**：可以参与所有的竞技类体育运动，但需要提供以下证据：①无因心律失常而发生晕厥的病史；②没有心源性猝死的家族史；③无反复的心律失常；④无中度至严重二尖瓣反流；⑤之前无血栓栓塞史。
     - ✓ **有已知心源性猝死、心律失常、Brugada综合征、肥厚性梗阻型心肌病、长QT、马方综合征的倾向**：心内科会诊提供建议。
4. 中等强度运动定义为：
   - 在运动时可以说话但无法唱歌；
   - 最大心率为65%~75%的年龄校正最大心率（220-年龄）；
     - ✓ **可选择的运动**：快走（如在户外或冬天在商场里），瑜伽，太极，爬楼梯，运动单车，跳舞，高尔夫，网球，慢跑，柔软体操。

✓ 提供者的运动建议5个A

- ◆ **评估（Assess）**：评估患者当前的运动度；
- ◆ **建议（Advise）**：将目前的健康情况与运动受益联系起来（如运动对你的血压有好处）；
- ◆ **赞成（Agree）**：如果运动员正在制定一个运动计划并清除障碍，表示赞成；设定运动的时间和强度的目标；
- ◆ **帮助（Assist）**：帮助患者制定战略来达到目标；包括营养、物理治疗；
- ◆ **安排随诊（Arrange）**：安排预约或打电话来随访患者的情况以及是否可以优化医疗服务。

2.15 航空旅行前的评估

1. **背景**
   - **病理生理**：PaO_2降低+座舱压力下降约30%，脱水，活动减少，睡眠减少，精神压力增加；
   - **常规建议**：大部分患者的疾病若代偿良好或稳定，都可以很好地耐受空中旅行。

2. **心血管疾病**
   - **禁忌证**：最近发生ACS/PCI（小于3周），不稳定型心绞痛，失代偿性心力衰竭，有症状的心脏瓣膜病（飞行途中PaO_2降低），严重的心律失常；
     - ✓ **埋藏式自动复律除颤器**：患者应该接受手工安检（理论上风险筛查棒可能引起着火）。
   - **携带最近的心电图**：若有心脏疾病、永久起搏器、植入型心律转复除颤器（有或没有磁体），则需要提供最近的心电图，以及最近去诊所看病的病历本以及对于病史（之前的治疗等）的总结。
   - **空中氧气使用指征**：心力衰竭NYHA Ⅲ级，心绞痛，发绀型先心病，肺动脉高压/右心力衰竭。

3. **肺部疾病**
   - **禁忌证**：最近气胸，严重的低氧；如果疾病稳定则可能需要提前准备空中氧气。

表2-15-1　在自然状态下的静息氧饱和度

>95%	不建议吸氧
<92%	建议吸氧
92% ~ 95%	无危险因素：无吸氧指征
92% ~ 95%	有危险因素：建议吸氧
危险因素：高碳酸血症，EF<50%，严重的肺心病，原发性高血压，最近因肺部疾病住院治疗，无法步行50米，心脏/肺部疾病及心血管病	

- **家庭氧疗**：提高氧流量1~2L/min。
- **哮喘**：携带β受体激动吸入剂，以及一疗程的激素。
- **囊性纤维化和支气管扩张**：可能需要抗生素以及化痰等治疗；劝告患者多饮水。

4. **血栓栓塞性疾病**
   - **风险**：长时间的空中旅行（>4小时）会增加血栓栓塞的风险2~4倍；增加静脉瘀滞±血液浓缩，凝血功能异常。
   - **预防**：对高危患者：合适的弹力袜或预防量的低分子肝素；单用阿司匹林无效；鼓励患者不时地活动，足量地饮水，以及对于所有乘客可以进行踝关节/膝关节运动；建议乘坐较宽敞的座位。

5. **感染性疾病**
   - **禁忌证**：活动性/传染性呼吸系统感染（如结核、肺炎、流感）以及没有治疗的严重鼻窦炎（如细菌培养阳性）。
   - **非复杂性上呼吸道感染/轻度鼻窦炎**：可以考虑使用减轻充血治疗来预防疼痛、眩晕甚至骨膜穿孔。

6. **神经内科疾病**
   - **禁忌证**：两周内发生过脑卒中，无法控制的癫痫。
   - **偏头痛**：可被空中旅行触发；需要携带预防性或解救性治疗药物。

7. **其他情况**
   - **妊娠**：对于小于36周的非复杂性妊娠并非禁忌；
     ✓ 妊娠会增加DVT的风险；预防请见前述。
   - **手术**：对于开放性手术，需要等待2周，非复杂性腹腔镜手术或结肠镜需要等待1天。
   - **潜水**：如果潜水了1次，需要等待12~24小时再乘飞机，如果潜水了多次，需要等待24~48小时再乘飞机。
   - **疫苗接种和感染性疾病预防**：咨询各地CDC。

2.16 围手术期风险评估

1. **背景**
   - **病理生理**：①容量改变；②需氧量增加（压力）；③手术后血小板反应增加。

2. **评估**
   - **病史**：心脏病、心绞痛、慢性心力衰竭、主动脉狭窄、高血压、外周动脉疾病、OSA、运动能力的病史；用药史（替代疗法采用的药物，NSAIDs，阿司匹林、抗血小板药物），吸烟、饮酒史，毒品/阿片类药物滥用史，注意有无物质滥用之后的戒断反应；既往胸部放疗或心脏毒性（如阿霉素、曲妥单抗）及肺毒性（如博来霉素）药物使用史；麻醉反应。

   筛查出血性疾病：容易擦伤，小的伤口也容易大出血，出血性疾病的家族史，在肌肉或关节内出血，鼻出血，在刷牙时出血，月经过多→如果筛查（+），考虑血液科转诊。

   - **功能能力**
     - ✓ 1MET：可独立进食，穿衣，如厕；
     - ✓ 4METs：爬楼梯或山，步行6.5公里/小时，性活动；
     - ✓ 4～10METs：重家务活（刷地板），移动较重的家具，快走5英里/小时；
     - ✓ ＞10METs：游泳，打网球，篮球。

   - **查体**：颈动脉杂音，双上臂血压，脉搏，下肢水肿，颈动脉搏动，喘气，啰音。

   - **检查**：对于需要行中-高危手术的高危人群（糖尿病、慢性心力衰竭、冠心病、脑卒中、外周动脉疾病、慢性肾衰病史）或者需要行血管手术的非高危人群需要行心电图；对于行胸腹部手术的肥胖、有心肺疾病史、大于50岁的患者需要行胸部X线片；对于出血风险高的手术（如前列腺、神经外科、眼科、腹内/胸内手术，乳腺切除术，腹腔镜手术，关节镜手术），需要查凝血功能、PLT等；对于有不知原因呼吸困难或有COPD、哮喘病史的患者需要考虑行肺功能检查；对于有不知原因的呼吸困难或有慢性心力衰竭病史且临床症状改变（包括考虑

有严重原发性高血压或严重主动脉狭窄）且在近一年没
有做过超声心动图的患者建议行超声心动图检查。

3. 围手术期风险评估
- **非急诊（择期）手术的心脏相关禁忌证**
    - ✓ **CAD**：不稳定/严重的心绞痛或近期出现心肌梗死
      （4~6周内）；
    - ✓ **CHF**：失代偿性CHF，NYHA分级Ⅳ级，新发或加
      重的CHF；
    - ✓ **心律失常**：高度房室传导阻滞，有症状的室性心律
      失常，室上性心动过速，在静息时心率＞100bpm，
      有症状的心动过缓，新发的室速；
    - ✓ **心脏瓣膜疾病**：严重主动脉瓣狭窄（如有症状或
      ＜1cm），有症状的二尖瓣狭窄。
- **手术危险度分级：**
    - ✓ **低危手术（心脏并发症风险低于1%）**：内镜、皮
      肤/乳腺手术、白内障手术、门诊手术；
    - ✓ **中危手术（心脏并发症风险低于5%）**：颈动脉内膜
      剥脱、头颈手术、腹腔和胸腔手术、骨科手术，前
      列腺手术；
    - ✓ **高危手术（心脏并发症风险高于5%）**：主动脉/外
      周血管手术、急诊手术、手术时间长致体液和血液
      丢失较多。

表2-16-1　改良心脏风险评分方法及风险评估

以下每个危险因素为1分	心脏并发症风险[*]
● 高危手术（腹腔或胸腔手术、腹股沟上血管手术）	0分0.5%
	1分4%
● 缺血性心脏病（心肌梗死史、目前心绞痛、需用硝酸酯类、运动试验阳性、心电图有Q波、PTCA/CABG史但目前仍胸痛）	≥3分9%
● 慢性心力衰竭病史	
● 脑血管病史（CVA/TIA）	
● 需用胰岛素治疗的糖尿病	
● 术前肌酐＞175μmol/L	

[*]：心脏并发症包括心肌梗死、肺水肿、心脏骤停、完全心脏传
导阻滞。

- 指南关于无创负荷试验的建议：
  - ✓ RCRI=0分：按计划手术；
  - ✓ RCRI=1～2分，或RCRI≥3分+非大血管手术：控制心率后按计划手术，若无创负荷试验结果可能改变治疗方案，可考虑进行该项检查；
  - ✓ RCRI≥3分+大血管手术：建议行无创负荷试验。
- 局限性：无法预测全因死亡率，排除了急诊手术；CK-MB在心肌梗死的诊断中敏感性较低；对于腹主动脉瘤、血管手术其准确性降低；
- 负荷试验：首选运动负荷实验，负荷试验对于围手术期心血管事件有很高的阴性预测值，但阳性预测值很低。
  - ✓ 正常：按计划手术；
  - ✓ 异常：推迟/取消手术，进一步内科治疗心脏基础病，必要时血管造影或血管重建。
- 超声心动图：慢性心力衰竭、呼吸困难、原发性高血压、心脏瓣膜病或病理性心脏杂音者应行。
- 血管造影：由负荷试验或超声心动图结果决定，或患者有独立于手术需要的其他指征（如ACS，无法控制的心绞痛）。

4. **围手术期风险管理**
- 血管重建：如有不稳定性心绞痛，左主或三支病变，或双支病变合并近端LAD狭窄，左室功能障碍/在负荷试验中缺血；血管重建的获益与围手术期停止抗血小板药物的风险相权衡；必须由心内科会诊。
- **近期行PCI后的处理**
  - ✓ 球囊成形术：<14天→推迟手术>14天→阿司匹林；
  - ✓ 裸金属支架（BMS）：<30～45天→推迟手术>30～45天→阿司匹林；
  - ✓ 药物洗脱支架（DES）：<1年→尽量推迟手术>1年→如果出血风险小且心血管风险高，则继续服用阿司匹林；否则在手术前7～10天停用阿司匹林和氯吡格雷，并且如止血充分，在术后24小时重新服用。
- β受体阻滞剂：降低围手术期心肌梗死率，提高脑卒中以及总死亡率；在对于行非心脏及血管手术的患者的回顾性队列研究中，围手术期使用β受体阻滞剂在RCRI风险因子>2的患者中可降低全因死亡率；对于应该使用β受体阻滞剂的患者或有冠心病、稳定性心绞痛或RCRI风险因子>1且要进行中高危手术的患者建议在术前2~4周就开始只用β受体阻滞剂；与患者讨论风险和获益并书面记录；对于已经使用β受体阻滞剂的患者继续当前治疗；β受体阻滞剂剂量滴定至心率60~70次/分；持续使用1月，如果需要停止，要小心地减量；首选选择性β1受体阻滞剂（较少出现低血压）。

- **他汀类药物**：如果患者已经使用则继续使用；对于应该使用的患者在手术前尽早开始使用（参考2.2"高脂血症"）；对于需要进行血管手术的患者，不管其有无危险因子，都建议开始使用他汀类药物。

- **充血性心力衰竭**：继续使用ACEI及利尿剂，建议使用短效ACEI（如卡托普利）。

- **糖尿病**：患者应在手术当天早上继续使用口服降糖药；是否需要使用胰岛素取决于手术/禁食状态的时间；在手术中根据血糖水平调节胰岛素剂量（不论静脉注射或皮下注射）；1型糖尿病的患者即使不进食也需要使用基线胰岛素来预防DKA，剂量一般减半。

- **卒中病史**：围手术期脑卒中发生率在不同种类的手术中各有不同脑卒中甚至可能发生在手术2周后。

- **中药**：使用大蒜、银杏、人参会增加出血风险；使用人参会降低血糖；使用麻黄可导致心血管并发症；使用胡椒、缬草会与镇静药物以及其他药物发生相互作用。

- **烟草**：术前戒烟可以降低术后并发症40%，且每多戒烟1周可以额外提高20%的效果；呼吸锻炼，肺活量测试。

- **起搏器**：对于手术以及术后的问题，请心内科会诊。

- **风湿性关节炎、强直性脊柱炎或长期使用糖皮质激素**：气管插管有颈椎受损的风险；考虑术前进行伸位及曲位的颈椎平片检查。

5. 药物管理
- 抗凝治疗：血栓栓塞风险与出血风险相权衡
  - ✓ **血栓形成高危因素**：房颤以及心脏瓣膜病，慢性心力衰竭，EF<35%，血栓病史，高血压，2型糖尿病，年龄大于75岁，二尖瓣处有机械瓣膜或曾长过血栓；近1年中放过冠脉支架，近期心肌梗死，心肌梗死后未放支架的PCI术。
  - ✓ **血栓形成低危因素**：DVT，慢性/阵发性房颤且没有瓣膜疾病或上述高危因素，生物瓣膜，主动脉机械瓣。
  - ✓ **低危手术**（如关节穿刺术，白内障手术，门诊牙科手术，小型皮肤科手术）：继续华法林治疗，并把抗凝目标值定在治疗目标的低限；继续服用阿司匹林。
  - ✓ **高危手术**（如神经外科手术，泌尿外科手术），血栓形成低风险：在手术前停用华法林5天，使INR降到≤1.5直到安全时再重新使用，最佳时间为术后12~24小时；可以考虑预防性使用肝素/低分子肝素过渡来防止华法林停止后的反弹性高凝状态或手术引起的高凝状态。
  - ✓ **高危手术，血栓形成高风险**：使用低分子肝素治疗剂量/肝素过渡。
  - ✓ **中断达比加群**：若肌酐清除率≥50，暂停1~2天，对于肌酐清除率<50，暂停3~5天；当准备重新使用时，起效非常迅速（2~3小时）。
  - ✓ **VTE**：在择期手术后的第1个月可使用华法林，此时血栓复发风险最高。
  - ✓ **降压药**：一般来说可以继续使用直到手术时；可乐定和β受体阻滞剂可能出现停药综合征。
  - ✓ **阿司匹林**：对于因为冠心病、支架术后、外周动脉疾病服用阿司匹林或有中危及以上围手术期心血管死亡率的患者一般可继续服用阿司匹林；有出血风险的手术（神经外科手术、前列腺手术）需要暂停阿司匹林的使用；对于围手术期心血管风险较低的患者需要在术前停用阿司匹林7~10天；如果充分止血，则可以在术后24小时恢复阿司匹林的使用。

- ✓ **氯吡格雷**：对于心血管风险较低的患者需要在术前停用氯吡格雷7~10天；如果充分止血则可在术后24小时重新使用。

- ✓ **口服避孕药**：由于口服避孕药会增加VTE的风险，建议在术前停用4~6周。

- ✓ **糖皮质激素**：通常来说，对于长期使用激素的患者应该在手术当日继续使用，如果患者使用剂量>20mg泼尼松或其他剂型的等效剂量持续时间>3周并且需要进行大手术，则建议给予负荷剂量的激素。

- **糖皮质激素剂量调整**：主要根据术前用量调整，以小剂量维持患者为例。

- ✓ **大型手术（CT手术，肿瘤手术，腹内手术）**：氢化可的松100mg，iv，q8h×3次→50mg，iv，q8h×3次→25mg，iv，q8h×3次→门诊剂量。

- ✓ **中危手术（整形手术、泌尿外科及耳鼻喉手术）**：氢化可的松 50mg，iv，q8h×3次→25mg，iv，q8h×3次→门诊剂量。

- ✓ **小手术（白内障手术、门诊手术）**：在手术日、术后第1天将剂量加倍。

第三章　呼吸系统

3.1 慢性咳嗽

1. 背景

- 定义：亚急性咳嗽是指咳嗽持续时间3~8周；慢性咳嗽是指咳嗽持续时间>8周。
- 病理生理：气道、肺实质、胸膜、食管及心包等部位存在咳嗽感受器。非自主咳嗽反射由完整的咳嗽反射弧参与完成，咳嗽反射弧由咳嗽感受器、迷走传入神经、咳嗽中枢、传出神经及效应器（膈肌、声门、呼吸肌等）构成。咳嗽受延髓咳嗽中枢控制，大脑皮质对此具有调节作用。
- 病因：根据病程不同病因各异，包括气道（上气道咳嗽综合征）、HEENT（头、耳、眼、鼻、咽喉）、胃肠道及心血管等部位的疾病均可引起。

2. 评估

- 总体思路：通过仔细询问病史和体格检查，缩小咳嗽的诊断范围，寻找病因诊断线索；若无法明确病因，针对慢性咳嗽的常见病因（上气道咳嗽综合征、哮喘或胃食管反流病）进行经验性治疗，根据治疗反应协助诊断。
- 病史：通常不特异；询问发病情况（是否为上呼吸道感染后出现）、病程、诱发因素（进食后咳嗽-胃食管反流病，变应原-哮喘）；报警症状：体重下降、咯血、全身症状。
  - ✓ 伴随症状：鼻后滴漏感、鼻窦炎、声音嘶哑、反流症状；
  - ✓ 既往史：过敏性炎症性疾病、胃食管反流病、充血性心力衰竭、免疫抑制状态、肿瘤性疾病、结核接触史或存在结核感染风险；
  - ✓ 药物/有害物质接触：ACEI类药物、β受体阻滞剂、吸烟、职业暴露。
- 体格检查：生命体征包括SaO_2；HEENT：外耳道异物，鼻息肉（哮喘），口咽部黏膜呈鹅卵石样改变（上气道咳嗽综合征）；肺：哮鸣音、爆裂音；心脏：容量负荷增多、心瓣膜杂音；肢端：杵状指（趾）。

- 诊断：若不能通过病史和查体明确病因（如ACEI诱发的咳嗽）→行胸片检查；鉴于大多数慢性咳嗽由胃食管反流病、上气道咳嗽综合征或哮喘所致，病因诊断不确定的情况下，可以先根据病情和针对可能的常见原因进行经验性治疗，根据治疗反应协助判断；进一步行肺功能检查、鼻窦影像学等有助于诊断和鉴别诊断。

3. **鉴别诊断**
- 亚急性咳嗽：感染后咳嗽、细菌性鼻窦炎、哮喘；
- 感染后咳嗽：呼吸道感染→鼻后滴漏感、气管支气管炎；可自行缓解；支气管炎相关的咳嗽平均病程为24天；
- 慢性咳嗽：通常多因素导致；可能需针对多种病因进行治疗。

表3-1-1　慢性咳嗽的病因

病因	疾病管理/说明
吸烟	戒烟
ACEI	症状出现于用药1周至6个月，停药2周内缓解
上呼吸道咳嗽综合征（UACS）	过敏或过敏性鼻炎、鼻窦炎
咳嗽变异型哮喘	诊断：肺功能（可经验性予SABA观察疗效）
胃食管反流	经验性予PPI

- 其他：COPD、嗜酸性粒细胞性支气管炎（诊断主要依靠诱导痰细胞学检查，吸入糖皮质激素有效）、百日咳、充血性心力衰竭、间质性肺疾病、过敏性肺泡炎、支气管肺癌、肺脓肿、结节病、结核感染、习惯性咳嗽。

4. 疾病管理

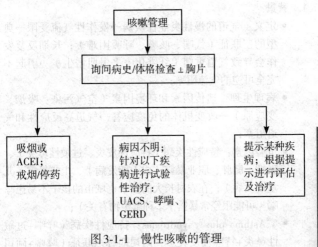

图 3-1-1　慢性咳嗽的管理

5. 转诊

若存在报警症状（如咯血、全身症状等）或者经验性治疗无效，需要将患者转诊至呼吸专科，进行支气管镜检查指征和风险评估以及进一步检查。

3.2 哮喘

1. 背景

- 定义：气道的慢性炎症性疾病→发作性气流受限→典型的三联征（气喘、咳嗽、呼吸困难）；长期反复发作会导致气道重塑（纤维化、平滑肌增生）→引起不完全可逆的气流阻塞；

- 病理生理：遗传因素和环境因素（空气污染、吸烟、变应原）→改变机体的免疫应答→气道高反应性和气道阻塞；

- 危险因素：特应性疾病（特应性皮炎、过敏性鼻炎）、吸烟、肥胖、职业暴露（成人期发病）、尘螨暴露（儿童期发病）；在农村长大的孩子比城市的孩子不易患哮喘（可能跟经常暴露于多种微生物有关）；

- "Asthma-plus" syndromes：特应性疾病（哮喘+过敏性鼻炎+特应性皮炎），阿司匹林三联征（哮喘+阿司匹林敏感+鼻息肉），变应性支气管肺曲霉菌病（哮喘+肺部浸润+对曲霉菌的变态反应），嗜酸性肉芽肿性多血管炎（哮喘+嗜酸性粒细胞增多症+肉芽肿性血管炎）。

2. 评估

- 总体思路：对于未确诊哮喘的患者包括：①结合病史、体格检查以及肺功能检查等，确定诊断、明确有无合并症以及潜在的加重疾病因素；②评估疾病严重程度和控制水平，以确定初始治疗方案。

- 病史：典型症状包括反复发作呼吸困难和气喘，多与接触变应原、冷空气、物理、化学性刺激、感染、运动等诱因有关（潜在哮喘诱因见下表），常夜间或清晨咳嗽。

  ✓ 既往史：特应性疾病（如特应性皮炎、过敏性鼻炎），胃食管反流病，充血性心力衰竭；

  ✓ 用药史：应用阿司匹林/NSAIDs类药物（正在服用或者既往过敏史）、β受体阻断剂、吗啡、ACEI类药物；

✓ 家族史：哮喘、特应性疾病、其他肺部疾病；

✓ 个人史：吸烟、职业暴露或者家庭环境暴露；

✓ 哮喘病史：如果既往诊断为哮喘，评估发病年龄、疾病加重因素、急诊就诊情况、住院情况、有无气管插管、是否需要全身激素治疗、沙丁胺醇应用情况以及呼气峰流速等。

表3-2-1　哮喘的诱发因素

诱发因素	举　例
过敏原	持续性：尘螨、蟑螂、狗/猫 季节性：树木（春季）、草（夏季）、杂草花粉（秋季）
职业接触	烟雾、刺激物、真菌
药物/有害物质	吸烟、香料、阿司匹林、NSAIDs、β受体阻滞剂、吗啡
感染	鼻病毒/上呼吸道感染
其他	应激、冷空气、运动、情绪激动如大笑/大哭

● 体格检查：如果不是在急性加重期，通常不特异；HEENT［鼻息肉、过敏性眼晕（allergic "shiners"）或者过敏性鼻炎］，皮肤（特应性皮炎），胸部和肺部检查。

● 肺功能测定：推荐所有考虑哮喘的病人进行肺功能检查；可证实气道阻塞（$FEV_1/FVC < 70\%$）和可逆性气流受限（吸入支气管舒张剂后，FEV_1增加≥12%，且FEV_1绝对值增加≥200ml）；但对于病情较轻且在发作间期的病人肺功能可以正常；哮喘控制极差的情况下也可能支气管舒张试验阴性。

● 呼气峰流速：呼气峰流速（PEF）通常用于评估哮喘患者的病情控制水平，并非作为初始诊断哮喘的工具，但PEF日变异率≥20%支持哮喘诊断。

● 实验室检查：并非常规；若怀疑存在过敏物质，进行血清IgE、皮肤试验、放射过敏原吸附试验（一般由变态反应科或者免疫科专业医生进行）。

133

- 其他：
  - ✓ 支气管激发试验：通过诱发支气管痉挛证实气道高反应性；少数情况下用于肺功能测定正常和（或）怀疑咳嗽变异性哮喘的病人；敏感性>90%，通常首先作为哮喘治疗的参考指标。
  - ✓ 痰：痰中嗜酸性粒细胞>3%的敏感性为86%，库什曼螺旋体（黏液栓），夏科-雷登结晶（嗜酸性粒细胞的崩解产物）。
  - ✓ 与其他疾病鉴别时可以做胸部X线片检查。
- 鉴别诊断：COPD、充血性心力衰竭、肺栓塞、机械性气道梗阻（肿瘤），变应性支气管肺曲霉菌病（ABPA）、药物引起的咳嗽（如ACEI类药物），声带功能障碍（参考"11.7声音嘶哑"）。

3. **非药物治疗**

- 适用于所有患者，这些方法在很多方面都有益。
- 避免接触变应原
  - ✓ 尘螨：使用防螨床罩，每周用热水清洗床单，高效真空或空气过滤器，卧室尽量不用地毯；
  - ✓ 宠物：减少宠物接触（不养宠物或至少不让宠物进入卧室），或采用脱敏治疗（如狗毛脱敏）；尽可能避免潮湿环境（降低室内湿度）；
  - ✓ 蟑螂：消灭蟑螂，妥善保存食物以断绝蟑螂的食物来源，及时清理垃圾；
  - ✓ 花粉：在花粉多的季节关好窗户避免外出。
- 避免刺激物：在空气质量差的时候避免户外锻炼，避免烧木材炉子发出的烟雾或者烟草烟雾暴露。
- 吸烟：吸烟或者二手烟可能会降低对哮喘药物的治疗反应，导致肺功能下降，引发疾病加重；建议所有的病人和其家庭成员戒烟。
- 免疫接种：建议接种流感疫苗和肺炎球菌疫苗（参考1.6"免疫接种"）。
- 患者教育：主要包括如何避免诱发因素、如何有效使用药物吸入装置等；制定个体化的哮喘管理计划，包括自我监测、对治疗方案和哮喘控制水平周期性评估、在症状和（或）PEF提示哮喘控制水平变化的情况下，针对控制水平及时调整治疗以达到并维持哮喘控制。

4. **药物治疗**

- 吸入制剂：需要正确使用以确保疗效。

表3-2-2　吸入给药装置

给药装置	用　法
定量吸入器（MDI）	首次使用需要预按至气雾喷出再用；有较高吸入技术要求，需要吸气和喷药动作的协调 缓慢深吸气×3~5秒，然后屏住呼吸10秒；如果需要第二次吸药，应在1分钟后再重复
储雾罐（Spacer）	与MDI同时应用。储雾罐增加了MDI喷嘴和口腔的距离，有利于药雾流速减缓和药雾微颗粒变小，病人可以以任何吸气流速持续反复多次吸气，提高了吸入药量，并且明显减少了口咽部药物留存量；若呼气进入储雾罐则影响疗效；需要单独处方；尤其推荐用于应用中高剂量的ICS患者
单向阀握持储雾罐（VHC）	与储雾罐类似但可避免患者呼气进入装置中；价格可能更贵；需要处方
干粉吸入器（DPI）	吸入时将粉状药物微粒吸入肺内。缺点是药粉容易受潮固结而影响输出量；深快呼吸后屏住呼吸10秒
雾化吸入器（Nebulizer）	需要雾化装置；雾化器效果并非更优，但不需要患者呼吸协调动作

- 两类药物：①缓解药物：能迅速缓解支气管平滑肌痉挛、缓解哮喘症状，通常按需使用；②控制药物：通过抗炎作用使哮喘维持临床控制，需要长期每天使用。
- 缓解治疗：短效型支气管舒张剂用于缓解症状、或预期暴露诱发因素（如运动等）之前；首选速效吸入β受体激动剂，所有病人应有这类药物；起效时间<5分钟，30~60分钟达峰，持续4~6小时；不良反应：

震颤、心动过速、焦虑、心悸等。可以选择的其他药物：短效抗胆碱能类药物（异丙托溴铵）可以用于对SABA不耐受的轻度哮喘患者或者重度哮喘患者的辅助用药。

表3-2-3　用于控制哮喘的长效制剂

分　类	举例/剂量	说　明
吸入糖皮质激素（ICS）	低剂量：倍氯米松40μg/喷MDI：1～3喷，bid 中等剂量：布地奈德180μg/吸DPI：2～3吸，bid；氟替卡松110μg/喷MDI：2喷bid 高剂量：氟替卡松220μg/喷MDI：2喷bid	抑制气道炎症和降低气道高反应性——减轻哮喘症状，增加肺功能，改善生活质量；减少急性发作和降低死亡率 不良反应：声音嘶哑、咽痛、口腔念珠菌感染。用药后漱口，使用带有储物罐或VHC的定量吸入器。较高剂量时可出现全身不良反应（如倍氯米松＞1000μg/d）
长效β受体激动剂（LABA）（与ICS联合应用）	氟替卡松/沙美特罗100μg/50μg DPI：1吸bid 110μg/21μg MDI：2喷bid	与ICS联合应用→持续改善肺功能，减轻症状和急性发作以及降低ICS用药剂量； 副作用：通常轻微；肌肉痉挛，心率增快； 与ICS联合应用；单用LABA可能增加哮喘相关死亡风险
白三烯调节剂	白三烯受体拮抗剂（LTRA）：孟鲁斯特：10mg qd po	亦对过敏性鼻炎有效；可作为轻度哮喘的替代治疗药物和中重度哮喘的联合治疗用药，尤其适用于阿司匹林哮喘、运动性哮喘和伴有变应性鼻炎哮喘患者的治疗 起效时间：数小时，几天达峰 不良反应：监测肝功，可能出现情绪/行为改变

分 类	举例/剂量	说 明
噻托溴铵 (ICS ± LABA 的辅助用药)	2吸(18μg),qd	联用ICS+噻托溴铵在改善PEF及哮喘症状(哮喘控制天数)方面优于加倍ICS吸入 对于应用LABA/ICS治疗仍有症状的患者,联用噻托溴铵能够减少哮喘急性发作次数
其他(通常由专科医师处方)	奥马珠单抗皮下给药每2~4周1次	适用于应用ICS、LABA、白三烯调节剂后仍控制不佳的中至重度哮喘患者;价格昂贵 要求患者的血清IgE水平升高且对常年吸入性过敏原反应性(如尘螨) 副作用:局部反应,过敏反应(罕见)
	茶碱	对难治性患者可能有效 可能出现心律失常、恶心/呕吐、头痛等
	肥大细胞膜稳定剂:色甘酸钠	尤其对阿司匹林哮喘或运动性哮喘患者有效;不良反应少

- 初始治疗:哮喘患者的长期治疗方案分为5级,对于尚未接受治疗的患者,根据病情的严重程度选择初始治疗级别(表3-2-4)。
- 随访/已经接受治疗的患者:评估控制水平;根据病情控制情况决定升级、降级还是维持目前治疗方案;患者和医生对于疗效的评估应该有章可循;若哮喘控制欠佳,在考虑调整治疗方案之前应当评估患者是否坚持使用吸入器或使用吸入器的方法是否正确。

表3-2-4　哮喘病情严重程度的分级

	间歇状态	持续状态		
		轻度	中度	重度
症状频率	≤2天/周	>2天/周	每日有症状	每日有症状
夜间症状	≤2次/月	3~4次/月	>1次/周	每晚
需要应用SABA缓解症状	≤2天/周	>2天/周	每天	数次/天
活动受限程度	无	轻度受限	一定程度受限	明显受限
肺功能（%预计值）	发作间期正常	发作间期正常	FEV$_1$: 60%~80% FEV$_1$/FVC: ↓5%	FEV$_1$: <60% FEV$_1$/FVC ↓>5%
急性发作	<2次/年	≥2次/年	≥2次/年	≥2次/年
初始治疗	Step1	Step2	Step3	Step4或5

哮喘治疗阶梯

治疗级别	控制药物
1级	不需要（按需使用短效β受体激动剂）
2级	低剂量ICS 其他：白三烯受体拮抗剂（LTRA）、茶碱、色甘酸钠
3级	低剂量ICS加LABA 其他：中等剂量ICS；低剂量ICS+（LTRA、茶碱或白三烯抑制剂）；可考虑噻托溴铵、变应原免疫治疗作为辅助治疗
4级	中/高剂量ICS加LABA，转诊至专科 其他：中/高剂量ICS加（LTRA、茶碱或白三烯抑制剂）；可考虑噻托溴铵、变应原免疫治疗作为辅助治疗
5级	高剂量ICS+LABA±口服糖皮质激素，可考虑联合应用奥马珠单抗→转诊至专科

评估哮喘控制水平：哮喘完全控制需要满足以下所有条件

✓ 日间症状≤2天/周；

✓ 需要使用缓解药的次数≤2天/周；

✓ 无活动受限；

✓ 无夜间症状/憋醒；

✓ PEF或FEV_1正常；

✓ 有效的哮喘控制评估工具提示哮喘控制。

哮喘控制评估工具：如哮喘控制测试（ACT），仅通过回答有关哮喘症状和生活质量5个问题的评分进行综合判定，25分为控制、20~24分为部分控制，19分以下为未控制。

✓ 完全控制（上述标准中满足所有条件）：继续目前治疗方案，哮喘控制维持3个月后可考虑降级；1~6月后再次评估。

✓ 部分控制（上述标准中的任意一项不满足）：治疗方案上升1个级别，2~6周后再次评估。

✓ 未控制（上述标准中有≥3项没有满足）：治疗方案上升1~2个级别；考虑短期应用口服糖皮质激素（40~60mg qd×3~10天），2周后再评估。

5. **转诊时机**

- "Asthma-plus" syndromes患者；中重度哮喘，或病情控制差，或治疗升级的情况下仍然频繁发作的患者；哮喘诊断不明确，既往曾因哮喘住院的患者→转诊给专科医生（呼吸科，或变态反应科/免疫科医生）。

- 若考虑患者对某种成分过敏→由变态反应科医生进行过敏原检测，考虑变应原免疫治疗。

3.3 哮喘急性发作

- 定义：哮喘症状突然发生或原有症状急性加重。
- 临床表现：病史：咳嗽、气喘、胸闷、活动受限；体格检查：辅助呼吸活动增强，哮鸣音，呼吸急促；呼气峰流速：<80%（严重时<50%）。
- 转诊/急诊：严重呼吸困难、应用速效缓解药物不能改善呼气峰流速，升级治疗后24小时症状无好转→重度急性发作，立即转诊急诊。
- 轻中度急性发作的治疗（活动受到一定程度的限制，呼气峰流速（50%~80%）：吸入速效β受体激动剂，定量吸入器（MDI）给予2~6喷、或雾化治疗，随后按需可每2~4小时1次；如果治疗反应不完全尤其是初始的急救药物未能改善症状时，应早期应用糖皮质激素（40~60mg/d的泼尼松等效剂量×3~10天）；在呼气峰流速下降30%超过24~48小时的情况下，吸入糖皮质激素用量增加4倍、连续应用1~2周有助于防止哮喘的全面恶化。

3.4 慢性阻塞性肺病

1. **背景**

   - 定义：慢性阻塞性肺疾病（COPD）是一种慢性进行性肺部疾病，以气道炎症和进行性不完全可逆的气流受限为特征。

   - 病理生理机制：遗传因素+有害物质吸入→肺实质破坏和（或）气道炎症，黏膜分泌增加→气流受限，肺弹性下降→肺过度充气，低氧血症，高碳酸血症，肺动脉高压。

   - 病因学：多数与吸烟有关（香烟、雪茄、斗烟、大麻）；生物燃料（木头、木炭、动物粪便等）和职业暴露（粉尘、燃气、烟雾）；遗传因素（1%~2%的患者由于α1抗胰蛋白酶缺乏）。

2. **评估**

   - 病史：咳嗽、劳力性呼吸困难或活动耐量下降；可以出现气喘、反复肺部感染；严重时可能出现体重下降或食欲减退；目前或者既往吸烟的35岁以上患者更具有诊断提示。药物/有害物质接触史：吸烟史：按包-年计算累积吸烟量（包/天×吸烟年数）；粉尘或化学物质的职业暴露。

     ✓ 既往史：合并症——焦虑，抑郁症，冠心病；COPD家族；哮喘或者特应性疾病史；

     ✓ 对于已诊断为COPD的患者病史：急性加重的频率，既往住院情况；

     ✓ 症状评估：采用COPD评估测试。

   - 体格检查：轻症患者体格检查可能正常；胸廓前后径增大（"桶状胸"），叩诊呈过清音，呼吸音减低，呼气相延长，哮鸣音；重症患者可有包括颈部和肩胛带的辅助呼吸肌参与呼吸、缩唇呼吸等。杵状指不是COPD的特征性表现。

   - 肺功能检查：是诊断的必备条件，对COPD的诊断、严重程度评价、疾病进展、预后等均有重要意义。应用支气管舒张剂后，$FEV_1/FVC<0.7$表明患者存在持续性

气流阻塞。FEV₁常用于评估气流受限严重程度：FEV_1 >80%预计值为轻度；50%~80%为中度；<50%预计值为重度。其他指标包括：残气量（RV）增加，功能残气量（FRC）增加（气体陷闭），肺总量（TLC）正常或增加（过度充气），一氧化碳弥散量（DLCO）下降。

- 其他：完善胸片和心电图检查；对于年龄<45岁、有家族史、以肺上叶病变为主的患者应检测α1抗胰蛋白酶。
- 鉴别诊断：哮喘，支气管扩张，间质性肺疾病，充血性心力衰竭，肺癌。

3. 非药物治疗

- 戒烟：延缓肺功能下降，降低全因死亡率。
- 氧疗：PaO_2<55mmHg或SpO_2≤88%的患者应给予长期氧疗，目标SpO_2>90%；全因死亡率降低了20%；每天吸氧至少18小时；家庭氧疗需注意安全（火灾风险等）。
- 接种疫苗：流感疫苗、肺炎疫苗接种。
- 肺康复锻炼：有助于改善患者的活动能力，提高患者生活质量。
- 姑息治疗、终末期护理和临终关怀是进展期COPD治疗的重要组成部分。对于中重度COPD患者，医师应当同患者/家属多沟通，告知可能发生的各种危急情况、以及相应的气管插管/气管切开等抢救措施，征求意愿/签署知情同意书。

4. 药物治疗

- 药物治疗的目的在于减轻患者的症状、减少急性加重的频率和严重程度、改善患者的健康状态和运动耐量，目前尚没有能够阻止患者肺功能持续下降的药物。
- 短效支气管舒张剂：短效β₂受体激动剂（沙丁胺醇）及抗胆碱能药物（异丙托溴铵）；两者联合可以增加支气管扩张程度、但可能并不能进一步改善症状。
- 长效β₂受体激动剂（LABA）：增加FEV₁（但不能改变FEV₁的下降速率），可以有效且持续缓解患者症状，显著降低急性加重风险。
- 噻托溴铵：增加FEV₁（但不能改变FEV₁下降速率）；减少患者的急性加重，噻托溴铵较LABA降低17%急性加重风险。

- 吸入型糖皮质激素（ICS）：与LABA或噻托溴铵联合应用可以减少急性发作；不推荐ICS单药治疗，不良反应包括鹅口疮、声音嘶哑（用药后需要漱口，使用带有储雾罐的定量吸入器—需要医生处方）；较高剂量可能出现全身不良反应。
- 联合应用LABA+ICS+噻托溴铵：与应用LABA+ICS相比，联合应用LABA+ICS+噻托溴铵可能降低死亡率、口服糖皮质激素使用率及住院率，但尚缺乏前瞻性随机对照研究研究。
- 其他：
  √ 阿奇霉素：常规治疗基础上应用阿奇霉素250mg qd，可降低COPD急性加重频率，长期疗效不确切；同时要注意抗生素耐药、QT间期延长以及耳毒性的发生。
- 转诊时机：诊断不明确，病情严重或难治，发病年龄<40岁，反复急性加重或住院、移植评估（5年中位生存期）或肺减容手术（可能降低死亡率或缓解症状）。

表3-4-1 COPD稳定期的初始治疗（GOLD 2017）

GOLD分级	药　　物
A .FEV₁≥80%预计值，症状轻微（mMRC0~1，CAT<10），每年急性加重0或1次	支气管扩张剂，如疗效不佳可停用或更换其他种类支气管扩张剂
B. 50%≤FEV₁<80%预计值，症状控制不佳（mMRC≥2，CAT≥10），每年急性加重0或1次	LAMA或LABA→LAMA+LBLA
C. FEV₁<50%预计值，症状轻微（mMRC0~1，CAT<10），每年急性加重≥2次或≥1次导致住院	LAMA→LAMA+LABA或LABA+ICS
D. FEV₁<50%预计值，症状控制不佳（mMRC≥2，CAT≥10），每年急性加重≥2次或≥1次导致住院	LAMA→LAMA+LABA或LABA+ICS→LAMA+LABA+ICS→加用大环内酯类（既往吸烟史）或罗氟司特（FEV₁<50%预计值，有慢性支气管炎）

3.5 慢性阻塞性肺病急性加重（AECOPD）

- **AECOPD定义**：呼吸系统症状出现急性加重［咳嗽、咳痰、气短和（或）喘息加重，痰量增多和（或）痰液呈脓性］，超出日常的变异，并且需要改变药物治疗。
- **诱因**：最常见的诱因是呼吸道感染（约50%～70%），其中约50%病毒性、50%细菌性（流感嗜血杆菌＞肺炎链球菌，卡他莫拉菌＞铜绿假单胞杆菌尤其在疾病进展期＞非典型病原菌），但很难区分是定植菌还是病原菌；其他诱因包括环境污染（吸烟、空气污染）等
- **诊断**：完善胸部X线片，考虑痰培养、心电图。
- **鉴别诊断**：AECOPD的死亡原因中，充血性心力衰竭、肺部感染、肺栓塞可能较呼吸衰竭更常见。
- **转诊**：门诊治疗效果不佳、诊断不明确、日常生活能力下降、进行性换气功能下降或气短症状加重、意识状态改变、家庭照护条件差→需急诊或收住院治疗。
- **疾病管理**

表3-5-1 药物治疗

药物	说　　明
吸氧	目标$SpO_2 \geqslant 90\%$；警惕$PaCO_2 \uparrow$
支气管扩张剂	SABA+异丙托溴铵；雾化吸入器 vs MDI；确保患者正确使用吸入装置 考虑加用长效支气管扩张剂或ICS
糖皮质激素	全身用糖皮质激素可缩短AECOPD患者的康复时间，降低早期复发风险，增加FEV_1和PaO_2
	口服泼尼松30～40mg qd×5～14天；疗程5天 vs 2周或2周 vs 8周差异无统计学意义；若糖皮质激素应用时间长，考虑PCP预防
抗生素	尚缺乏门诊数据，但很可能降低治疗失败率，可能降低死亡率；痰量增加或咳脓痰的情况下考虑应用

3.6 呼吸困难

1. 背景

- **定义**：是指患者主观上有空气不足或呼吸费力的感觉。
- **病理生理**：可能是多因素的；可能的机制包括换气功能障碍、气道阻力增加、呼吸肌做功增加、刺激呼吸感受器或作用于中枢神经系统等。
- **病因**：依据不同的发病情况/病程，病因有所不同：
  - ✓ 急性呼吸困难：常常是因为左室舒张末期压力的突然增加、气道痉挛、肺炎或肺栓塞等引起；
  - ✓ 慢性呼吸困难：多见于哮喘、COPD、肺间质疾病、充血性心力衰竭、肥胖等。

表3-6-1　呼吸困难的病因分类

分类	具体病因
阻塞性	哮喘、COPD、肿瘤、异物、支气管扩张
肺实质	ILD（包括结节病）、ARDS
血管	PE、pHTN、血管炎、肝肺综合征
感染	肺炎（细菌、病毒、真菌）、支气管炎
机械性	胸膜：胸腔积液、胸膜纤维化； 胸壁：水肿、肥胖、脊柱后侧凸畸形、腹水、妊娠 膈肌：肌源性、神经肌肉接头或神经源性
心血管	CHF（伴有或无肺水肿）、心绞痛/ACS、心瓣膜病、心包积液/心包缩窄
代谢性/血液系统	贫血、代谢性酸中毒、低氧血症、CO中毒、高铁血红蛋白血症、妊娠（多因素）
精神心理	焦虑、惊恐发作、躯体化

2. 评估

- **总体思路**：首先考虑是哪个系统的疾病，是呼吸系统、心血管、两者兼有、还是其他；多种病因常合并存在（例如有20%的充血性心力衰竭患者合并COPD）。
- **病史**：与乏力/虚弱症状相鉴别；评估慢性程度、发病情况、生活质量、伴随症状（胸痛、喘鸣、胸闷、发热、咳嗽、咳痰、咯血、夜间阵发性呼吸困难、端坐呼吸、下肢水肿、近期疾病）；评估合并疾病。

- 体格检查：生命体征：包括静息状态和活动状态下的SpO_2，BMI；肺部：哮鸣音、实变体征；心脏：杂音、奔马律、颈静脉怒张；肢端：杵状指（趾）、水肿。
- 实验室检查：血常规（贫血）、血生化（酸碱情况、肾功能）；BNP或NT-proBNP：BNP＞100pg/ml提示呼吸困难由充血性心力衰竭所致的敏感性和特异性分别为90%和76%；NT-proBNP＜300 有助于排除充血性心力衰竭（阴性预测率为98%）；BNP和NT-proBNP在终末期肾病中亦可升高，肥胖患者可能低于实际意义值。
- 诊断：完善心电图和胸部X线片；若无明确提示→肺功能；血常规。
- 进一步检查：动脉血气，胸部CT（肺栓塞、早期肺间质病变）、肺功能（包括肺容量和弥散功能），胸部超声心动图。

3.7 咯血

1. 背景和评估

- 定义：是指喉以下呼吸道或肺组织出血，经口腔咳出。大咯血的定义多样，通常是指24小时内咯血量超过600ml →急诊处理。
- 病史：询问发病情况；尽量判断出血量（血痰还是痰中带血丝）。
  - ✓ 伴随症状：发热、气短、咳嗽、呼吸道感染、鼻出血、呕吐、上腹痛
  - ✓ 下列情况考虑是假性咯血：鼻咽喉部出血（如鼻出血）、口腔出血、胃肠道出血（呕血）；
  - ✓ 既往史：COPD或其他肺部疾病，免疫抑制状态，自身免疫性疾病，充血性心力衰竭，凝血功能障碍（抗凝药物使用，肝脏疾病），结核接触史或存在结核易感因素，吸烟史，恶性肿瘤（肺癌或其他），旅游史。
- 实验室检查：血常规、凝血，根据病情评估进一步完善检查。
- 影像学检查：胸部CT；根据病情评估进一步完善检查。

表3-7-1 咯血的鉴别诊断

疾病	症状及诊断
气道疾病	支气管炎（最常见，26%）、支气管扩张（如囊性纤维化） • 征象/症状：慢性/亚急性咳嗽和血丝痰 • 诊断：考虑呼吸道病毒筛查、支气管扩张方面检查
肿瘤	原发性肺癌（23%）、肺转移癌（黑色素瘤、乳腺癌、结肠癌、肾细胞癌、支气管类癌、kaposi肉瘤） • 征象/症状：吸烟史、老龄、体重下降、干咳、已知的非肺源性肿瘤、HIV阳性 • 诊断：考虑痰细胞学检查，转诊至专科完善活检

疾病	症状及诊断
感染	肺炎（10% 常为葡萄球菌、铜绿假单胞菌、曲霉菌）、肺脓肿、结核（8%） • 征象/症状：咳嗽伴脓痰、发热、寒战、体重下降、HIV阳性、免疫抑制状态 • 诊断：痰涂片/培养（±抗酸杆菌）、真菌检测、必要时转诊完善支气管镜检查。怀疑结核时应在完善检查期间进行呼吸道隔离
肺/心血管疾病	肺动脉栓塞、慢性心力衰竭、二尖瓣狭窄 • 征象/症状：呼吸困难、低氧血症、心脏病史、下肢深静脉血栓（DVT）高风险 • 诊断：很可能需要→急诊/住院治疗
炎症性/血管炎性	血管炎或肺-肾综合征（肉芽肿性多血管炎、贝赫切特综合征、Goodpasture综合征、狼疮肺炎）、弥漫性肺泡出血（急性呼吸窘迫综合征、可卡因、特发性肺含铁血黄素沉积病） • 征象/症状：因疾病不同而各异包括全身症状、肾衰、鼻窦症状、自身免疫病史 • 诊断：ANCA、抗GBM抗体、尿酸、尿沉渣、BUN/Cr、ANA、抗ds-DNA、抗Sm抗体、毒物筛查；转诊完善支气管镜检查→急诊/住院治疗
其他	血管性疾病（动静脉畸形、支气管血管瘘—常出现大量咯血）；创伤、异物、术后；通常→急诊

2. 疾病管理

- 治疗：维持生命体征，制止出血，治疗原发病，防治并发症。
- 若无禁忌，纠正凝血功能障碍。
- 转诊：大咯血，血流动力学不稳定，或新出现低氧血症→立即急诊处理；其他任何长期或慢性咯血，胸部CT有异常，或者诊断不明→转诊至呼吸科专科诊治。

3.8 肺部结节

1. **背景**

- **定义**：孤立性肺结节（SPN）：影像学定义为单个、直径≤3cm、周围为含气肺组织所包绕的病变，不伴有肺不张、肺门增大或胸腔积液；通常在大小、密度以及周边特点上有一定特征（如磨玻璃样）；影像学难以明确判断良恶性。

- **大小**：对于直径<8mm的结节，恶性可能性较低；局部病灶直径>3cm者称为"肺部肿块"，恶性可能性相对较大。

- **提示恶性的危险因素**：
  - ✓ 结节：直径、毛刺征、位于肺上叶；
  - ✓ 患者：年龄较大、吸烟史（目前仍吸烟者风险最大；戒烟7年以上者为低风险），发现肺结节前存在胸外肿瘤病史5年以上，石棉接触史。

- **病因**：良性：非特异性肉芽肿＞错构瘤，感染性肉芽肿（曲霉菌、球菌、隐球菌、组织胞浆菌、结核杆菌）；恶性：腺癌（47%），鳞癌（22%），非小细胞未分化肺癌（7%），小细胞肺癌（4%），支气管肺泡癌（4%），转移癌（8%）。

2. **评估**

- **肺部结节病史**：
  - ✓ 确定是结节吗？若为胸部X线片提示，则需进一步行CT确认；
  - ✓ 是新发的吗？回顾既往影像学资料—如果结节稳定>2年，则不需要进一步处理。

- **恶性肿瘤的概率评估**：应该使用有效的评估工具进行评估。

- **手术风险**：参见"围手术期评估"。

3. **疾病管理**

- 包括密切观察、进一步的诊断检查，或手术。

- **共同临床决策**：商讨不同治疗策略的风险与获益，尤其对于治疗风险/获益不确定的患者。

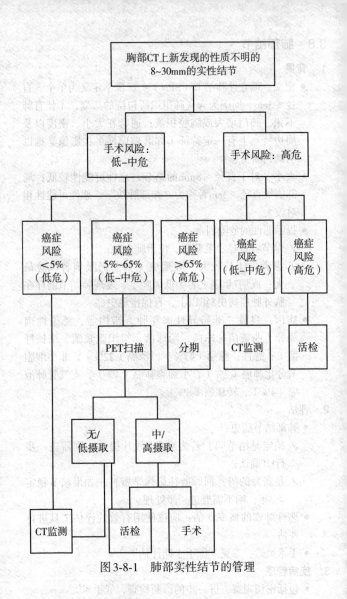

图 3-8-1　肺部实性结节的管理

- 监测：定期复查胸部CT；根据有无危险因素决定（如上述）；在验前概率很低时考虑密切监测。

表3-8-1　2005年Fleischner学会关于肺结节推荐随访及处理方案

结节大小	低风险患者	高风险患者
<4mm	不需随访	12个月
4~6mm	12个月	6~12个月，若无变化，之后在18~24个月时随访
6~8mm	6~12个月，若无变化，之后在18~24个月随访	3~6个月，若无变化，之后分别在9~12个月、24个月时随访
>8mm	3、9、24个月	电视辅助胸腔镜手术（VATS）；病灶切除

- 进一步检查：若验前概率为中度，则考虑进一步完善检查：
  - ✓ PET检查：对恶性病变的诊断敏感性和特异性分别为87%和83%，对于直径小于1cm的结节，PET不能准确判断良恶性；
  - ✓ CT引导下细针穿刺（敏感性90%，气胸风险4%~18%，适用于外周病灶）；
  - ✓ 支气管镜（适用于中心性病灶）。
- 外科：若恶性肿瘤的验前概率为高度，可视情况考虑电视辅助胸腔镜手术（VATS）、传统开胸术或肺叶切除术。
- 肺内多发结节：若病变直径>1cm，要考虑恶性可能；若直径<5mm，可能是良性病变（感染、炎症、肺动静脉畸形、尘肺）；可能需要组织活检明确病理。

3.9 阻塞性睡眠呼吸暂停综合征

1. 背景

- 定义：睡眠呼吸暂停即睡眠状态下出现呼吸暂停或低通气，常伴有白天嗜睡。临床将其分为阻塞型、中枢型和混合型。
  - ✓ 阻塞型：由于上气道塌陷阻塞；
  - ✓ 中枢型：由于呼吸驱动↓；
  - ✓ 混合型：是指一次呼吸暂停过程中前半部分具有中枢型特点、后半部分具有阻塞型特点。
- 危险因素：肥胖、男性、年龄＞50岁、饮酒、吸烟、美国黑人。
- 病理生理：睡眠时咽部肌肉松弛→睡眠状态下咽部气道塌陷阻塞→呼吸暂停（≥10秒）或低通气（气流下降30%×≥10秒）→反复觉醒或憋醒。
- 并发症：
  - ✓ 心脑血管方面包括高血压、冠心病、脑卒中、死亡的风险增加；
  - ✓ 神经认知方面：认知功能下降，生活质量下降，交通事故、工伤事故的发生率增加。

2. 评估

- 病史：夜间打鼾，被发现有呼吸暂停/喘气表现。
  - ✓ 日间症状：日间嗜睡（是OSA常见症状，可以应用可靠的评价工具评估患者嗜睡程度，如Epworth嗜睡评分量表），认知迟钝，晨起头痛。
  - ✓ 既往史：高血压控制不佳、充血性心力衰竭、脑卒中、糖尿病、难以解释的肺动脉高压、红细胞增多症、$PaCO_2$升高。
  - ✓ 药物/有害物质：呼吸抑制剂（阿片类药物、安眠药、酒精），吸烟。
- 体格检查：生命体征包括血压、BMI、指氧饱和度；HEENT包括鼻中隔偏曲、鼻甲肥厚、扁桃体或腭垂肿大、舌体肥大、下颌后缩、马氏评分（Mallampati score）升高（看不清软腭或悬雍垂），颈围增加；心血管包括肺心病、左室肥厚；肺部包括全面的肺部和胸壁查体。

- 睡眠监测：当怀疑OSA时，实验室内多导睡眠监测（PSG）是一线诊断检查，也可选择家庭睡眠监测（HST）；睡眠呼吸监测可用于诊断和（或）持续气道正压通气（CPAP）压力滴定监测。

  ✓ 机制：PSG通过记录脑电图、肌电图及眼球运动反映睡眠状况和分期；监测睡眠呼吸功能，发现睡眠呼吸障碍；计算呼吸暂停低通气指数（AHI），即平均每小时睡眠内呼吸暂停加上低通气的次数。

  ✓ 诊断：AHI≥5次可诊断OSA（AHI 5～15者为轻度OSA，AHI 16～30者为中度，AHI>30者为重度）。

- 鉴别诊断：原发性鼾症（参考11.6"打鼾"）、甲状腺功能低下、药物作用/镇静剂。

3. **疾病管理**

- 行为治疗：（减肥，戒烟酒，避免服用镇静剂），改变睡姿避免仰卧位，口腔矫正器。

- 正压通气：持续气道正压通气（CPAP）或双水平气道正压通气（BPAP）。

  ✓ CPAP：通常作为OSA的首选；持续正压通气使气道在整个呼吸周期处于正压状态而防止气道塌陷；已被证实能够降低血压和改善代谢综合征，减轻日间嗜睡症状和改善行为，降低致死性或非致死性心血管事件，增加充血性心力衰竭患者的射血分数。

  ✓ BPAP：在不能耐受持续正压通气的患者可以尝试使用；但价格更高且不增加患者依从性；首选用于中枢性睡眠呼吸暂停，对于合并其他疾病导致低通气（如COPD或肥胖）的患者可能有帮助。

- 手术：作用有限；对于难治性患者或病情严重的非肥胖年轻患者应当转诊。

3.10 肥胖低通气综合征

- **OHS定义**：BMI > 30 kg/m² 的肥胖个体出现清醒状态下肺泡通气不足（$PaCO_2$ > 45 mmHg）且不能用其他原因解释。

- **典型表现**：症状/体征：类似于OSA的症状+劳力性呼吸困难。可能有肺高压及右心力衰竭的症状和体征，可能会有因红细胞增多症导致的多血质外貌；实验室检查可能出现血清碳酸氢盐水平增加、HCT升高。

- **评估**：动脉血气、肺功能、多导睡眠监测、胸部X线片（排除膈肌麻痹）、心电图（右心房异常、右心室肥大）、胸部超声心动图（右心室肥大）±右心漂浮导管检查（肺高压）。

- **治疗**：未经治疗的OHS具有较高的死亡率。OSA行为治疗（减肥、避免使用镇静剂、治疗合并症）；气道正压通气；手术干预（包括减肥手术；参考1.7 "肥胖症"）。

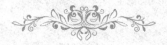

第四章　消化系统

4.1 腹痛

1. 概述

腹痛是门诊20个最常见的主诉之一。其中受累器官、疾病严重程度多种多样，需要细致询问病史，同时结合患者人口学特征来诊断。如为严重急性腹痛需立即转诊至急诊，如为慢性腹痛叫转诊至消化科。

2. 评估

- 现病史：
  - ✓ 疼痛：急性还是慢性，起病时间，疼痛部位，有无放射痛，严重程度，性质（绞痛胆结石、肾结石、肠梗阻）；疼痛加重、稳定还是缓解因素；
  - ✓ 伴随症状：恶心呕吐.腹泻，便秘，或排气排便停止，发热，腹胀，水肿（心力衰竭致胃肠道水肿，肝硬化），黄疸（肝炎），血便（炎症性肠病，感染），反流（胃食管反流病），体重下降（器质性疾病可能）；
  - ✓ 加重/缓解因素：进食，排便（肠易激综合征），活动或平躺，呼吸（胸膜性疼痛），腹壁紧张（疝，胸壁肌肉痛）。
- 既往史：肿瘤病史，腹部手术史，免疫抑制剂使用情况，心/肺血管疾病（缺血性肠病），内分泌疾病（甲状腺，肾上腺疾病）；女性，末次月经，是否更换性伴侣（参见13.6 "盆腔炎症性疾病"）。
  - ✓ 用药情况：NSAIDs类药物（胃炎），抗生素（难辨梭菌感染）。
- 个人史：饮酒（胃炎、胰腺炎、肝炎），吸烟（腹主动脉瘤），旅行（感染）。

3. 查体：生命体征（发热，低/高血压）。

- 一般情况；皮肤（腹部疱疹，肝病体征，黄疸），淋巴结检查（HIV，淋巴瘤），妇科检查（参见13.6 "盆腔炎症性疾病"），肛诊（粪块，大便颜色，直肠肿块/损伤）。
- 腹部检查：腹胀，肠鸣音，血管杂音，四区触诊，压痛/反跳痛，肿块，器官肿大，叩诊（器官增大，气体，液体，粪块）。

✓ Murphy's征：右上腹加压后嘱患者吸气，吸气停止
为阳性（急性胆囊炎）；

✓ Psoas征：患者仰卧位抗阻力屈一侧大腿，疼痛为阳
性（腹膜炎，右侧可能为阑尾炎）。

4. **辅助检查：**

- 急性腹痛→β-hCG，血常规，代谢指标，肝功能，脂肪
酶，尿常规；慢性→血常规，代谢指标，肝功能，脂
肪酶，TSH，铁代谢指标，乳糜泻检查。

- 影像：X线片（便秘，梗阻，脏器穿孔），CT（对消
化道结构异常较敏感，血管疾病，肝脏），超声（胆
道疾病，脏器增大）。

- 内镜：在有报警症状时，如明显的消化道出血，需要
行内镜；慢性腹痛中，如果考虑炎性或恶性疾病，可
以行内镜检查。

急性腹痛

1. **概述**

疼痛部位对诊断很有意义，如有报警症状应立即转入
急诊。报警症状为发热（特别是免疫抑制状态），持续性呕
吐，低血压或低容量表现，黄疸，严重疼痛；腹膜炎表现
（板状腹，反跳痛：屈髋、咳嗽引起腹痛）。

2. **病因**

- 非胃肠道病因：如心源性（心肌梗死，参见2.3"胸
痛"），肺部疾病（肺炎），血管（夹层），内分泌
（酮症酸中毒，高钙血症，肾上腺功能不全），泌尿
系统（肾绞痛，肾盂肾炎，膀胱炎）。

- 疼痛部位：

✓ 弥散性腹痛：胃肠炎（恶心呕吐腹泻，接触史，近
期抗生素使用→支持治疗为主，若怀疑细菌感染，
可行粪便培养）；腹膜炎（腹膜刺激征，转诊急诊
± CT），肠梗阻（恶心、呕吐，停止排气排便，腹
胀，肠鸣音亢进，常有腹部手术史或肿瘤病史→急
诊，行肾-输尿管-膀胱平片或CT）。

- ✓ 右上腹痛：急性胆囊炎（Murphy征阳性，发热）→急诊；胆管炎（发热，黄疸）→急诊；胆石症（反复发作的餐后右上腹绞痛，胆红素及ALP多正常→完善腹部超声±外科会诊）。
- ✓ 中上腹痛：胃炎（烧灼感，伴反流症状，参见4.6"胃食管反流病"及4.8"消化道溃疡"）；胰腺炎（进食后加重，伴恶心、呕吐，放射至背部，淀粉酶或脂肪酶升高）（参考4.17"胰腺炎"）；缺血性肠病（症状与体征不平行，±恶心呕吐，血便，乳酸、白细胞计数升高→急诊）。
- ✓ 右下腹痛：阑尾炎（恶心、呕吐，±腹膜刺激征，持续性腹痛→急诊）。
- ✓ 左下腹痛：憩室炎（发热、白细胞计数升高，腹胀，±便后带血）。
- ✓ 下腹痛：异位妊娠，卵巢囊肿破裂或扭转，盆腔感染（参见13.6"盆腔炎症性疾病"），睾丸痛（参见14.4"阴囊及睾丸病变"）。
- ✓ 左上腹痛：脾梗死（血栓）或脾破裂（外伤，EBV感染），肠道疾病（缺血性肠病，结肠炎）。

慢性腹痛

1. 概述

- 迅速评估（影像学±内镜），如除外胃食管反流病及消化不良，需完善病理以帮助诊断。
- 报警症状为体重下降，粪便潜血（+），或小细胞性贫血，营养不良，50岁以后的新发疼痛，新出现腹腔积液，肝脾大→迅速门诊评估。

2. 病因

- 常见
  - ✓ 消化不良：上腹痛，腹胀，嗳气；如有报警症状行消化内镜（参见4.2"消化不良"）。
  - ✓ 胃食管反流：反复餐后上腹/胸部烧灼感±反流表现（参见4.6"胃食管反流病"）。

- 炎症性：
  - ✓ 炎症性肠病：腹泻，粪便潜血（+），贫血，发热，肠外表现，体重下降→结肠镜+活检。
  - ✓ 乳糜泻：临床表现多样，腹泻，乏力，体重下降，腹胀，缺铁，转氨酶升高。
  - ✓ 慢性胰腺炎：反复发作上腹痛，±消化不良，常有饮酒史（参见4.17"胰腺炎"）。
- 动力性
  - ✓ 便秘：主诉排便费力，大便块状/质硬，排便不尽感，肛门梗阻，每周大便小于3次（参见4.3"便秘"）。
  - ✓ 胃瘫：常与糖尿病自主神经功能紊乱相关，女性多于男性；伴餐后恶心、呕吐，胃胀，早饱→胃排空试验。
- 血管性
  - ✓ 慢性缺血性肠病；心/肺血管病史，餐后痛+进食恐惧，体重下降→腹部多普勒超声，血管造影。
- 恶性疾病
  - ✓ 结直肠癌：通常无症状，除非疾病进展或直肠受累，常有缺铁性贫血→结肠镜检查；
  - ✓ 肝癌：肝酶异常，胆道梗阻症→CT/超声；
  - ✓ 胃癌：消化不良，出血→CT或内镜；
  - ✓ 胆胰系统肿瘤：胆汁淤积表现（黄疸，ALP、胆红素升高）→CT，超声→MRCP/ERCP；
  - ✓ 卵巢癌：常有非特异性腹胀，饱胀感→CT。
- 功能性
  - ✓ 功能性胃肠病：便后疼痛好转；疼痛与排便频率、性状相关，与压力有关（参见4.16"肠易激综合征"）；
  - ✓ 功能性腹痛综合征：慢性腹痛，影响到日常生活，不满足其他疾病诊断；起病大于6个月，满足诊断标准大于3个月，治疗类似IBS；
- 消化道溃疡；
- 妇科疾病。

4.2 消化不良

1. 定义:

慢性或反复发作的上腹痛,与排便无关,无器质性改变。

2. 评估:

对于55岁以上新发症状或有报警症状的患者行内镜检查。

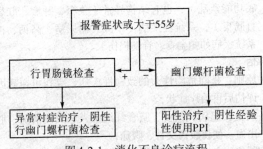

图4-2-1 消化不良诊疗流程

- 消化不良的报警症状
  - ✓ 发作时大于55岁;
  - ✓ 胃肠肿瘤家族史;
  - ✓ 消瘦;
  - ✓ 吞咽困难/吞咽痛;
  - ✓ 消化道出血/缺铁性贫血;
  - ✓ 持续呕吐;
  - ✓ 腹部肿块/淋巴结肿大;
  - ✓ 黄疸。

4.3 便秘

1. **概述**
   - 定义：排便费力，大便干结，有便不尽感，直肠肛门梗阻，便次小于3次/周。
   - 流行病学：成年人中约有16%受便秘困扰，其中60岁以上有33%；在女性、社会地位较低、抑郁、活动减少的人中发病率较高。
   - 病因：大部分是功能性的（继发于结直肠、肛门或盆底功能紊乱）；也有结构异常（狭窄、肿瘤、肛裂、直肠炎），系统性疾病（甲减、糖尿病、高钙、神经系统疾病如帕金森、脊髓损伤）。

2. **评估**
   - 原则：排除危险性大的致命性疾病，寻找可逆病因；评估后再治疗症状；
   - 病史：起病、饮食、膳食纤维摄入、大便情况、肛门出血、便秘腹泻交替、腹痛；
   - 既往病史：甲状腺，抑郁，糖尿病，功能性胃肠病，直肠肛门疾病（肛裂），神经系统（帕金森病，多发性硬化，脑卒中，脊髓损伤），电解质紊乱。
     - ✓ 用药：止泻药，铁剂，阿片类，钙离子拮抗剂，三环类抗抑郁药，抗胆碱药，抗组胺药，抗帕金森药，钙剂，抗精神病药，NSAIDs类药物→都可致便秘。
   - 报警症状：血便，消瘦，家族结直肠癌病史，贫血，粪便潜血阳性，老年人急性便秘，50岁以上患者既往无结肠镜检查→结肠镜（可行纤维结肠镜，CT结肠重建、钡剂灌肠也可）。

3. **查体：**
   - 大体情况，BMI；腹部查体（肿块，压痛）；
   - 外阴/肛门检查：寻找痔疮、瘢痕、肛裂；
   - 肛诊：排除粪便堵塞，肛门狭窄，直肠肿瘤；括约肌紧张考虑肛门痉挛，疼痛提示肛裂；肛门松弛提示外伤或神经系统疾病。

4. 评估原发性便秘

表4-3-1 原发性便秘的种类

种类	症状特点
常速便秘	最常见，便次正常，排便困难感
慢速便秘	青年女性多见，青春期起病，偶有便意，大便小于1次/周
排便失调	通常需要通便（如开塞露），查体可发现会阴异常或肛门痉挛

5. 治疗

- 分型不同，治疗不同。
  - ✓ 排便失调：通过生物反馈机制训练盆底功能，在RCT研究中，大于60%患者认为该治疗有效。
  - ✓ 常速或慢速便秘：慢速便秘对渗透性泻药反应可，加用促动力药治疗效果更佳。
- 维持治疗：良好的生活习惯，体育锻炼可改善便秘；除非脱水是病因，饮水并不能改善便秘；停用相关药物。
- 纤维素：首选治疗，特别是常速便秘；虽然相关临床研究较少，但其安全、廉价、有益健康，可增加便量，减少大便通过结肠时间，增加胃肠动力；需要几周起效。
  - ✓ 处方：每次2份温水送服或餐中服用，1周后可加量，至20g/d。
  - ✓ 不良反应：腹胀，排气带粪便，通常几日后缓解；同时服用膳食纤维（车前草、麸皮）可加重不良反应。
- 其他治疗：若症状持续，可使用渗透性泻药；耐受性良好，几日起效；促排便药一般作为急诊用药。

表4-3-2　常用通便药物

分类	药物	注意事项
渗透性	聚乙二醇，羟化镁，枸橼酸镁，乳果糖	糖化聚乙烯较乳果糖效果更好，腹胀轻 不良反应：排气，腹胀；慢性肾衰患者慎用镁剂
刺激性	番泻叶，比沙可啶	经直肠给药效果更好，长期作用未知 不良反应：吸收不良，腹部绞痛
分泌性	鲁比前列酮	氯离子通道激活剂 不良反应：恶心、呕吐/致畸
	利那洛肽	耐受性好，激活肠道氯离子通道，促进液体分泌
其他	灌肠剂（水，矿物油，皂水）	可软化大便，机械灌洗，慢性肾衰患者禁用镁剂 不良反应：机械损伤
	矿物油（口服或灌肠）	润滑剂 不良反应：大便失禁吸收不良
	大便软化剂（多库酯钠）	耐受佳，高效

- 转诊：症状严重且反复，怀疑有神经系统或结构损伤
  →消化科转诊，行结肠镜、粪便分析、结肠通过时间
  试验；药物治疗不佳，病情严重且反复的常速便秘及
  排便失调的患者，可考虑外科会诊。

4.4 腹泻

1. **概述**
   - 定义：便次、便量增加（大于200g/d），排便急迫感，不成形。急性：小于4周；慢性：大于4周。
   - 病理生理：分泌性，吸收不良性，动力性，渗透性。
   - 流行病学：成人中急性腹泻发生率为2.4%~5.9%（每半年），慢性腹泻3%~5%。
   - 需注意急慢性腹泻的评估、鉴别诊断及治疗。

急性腹泻

1. **评估**
   - 原则：有无感染表现，低血容量，既往史特点（免疫抑制剂使用，旅行），对诊断意义大。
   - 病史：起病，大便性状（水样、带血、脓性、黏液），大便次数/量，进食量，进食种类，接触史。
     - ✓ 相关症状：感染（发热、恶心、呕吐、里急后重、脓血便），低血容量（口渴、尿量减少、直立性低血压），肌痛；
     - ✓ 暴露：近期住院，旅行，露营，与婴儿接触；
     - ✓ 既往史：免疫抑制剂，药物，近期抗生素使用情况（难辨梭菌感染）。
   - 查体：生命体征：发热，低血压，心动过速，一般情况。
     - ✓ 头眼耳鼻喉：黏膜，颈静脉；胃肠道：剧痛（缺血性肠病），腹胀，皮肤：黄疸，皮疹，皮肤肿胀。
   - 实验室检查：根据病史及查体，非炎性疾病通常有自限性，除非疾病持续大于14天，无需进一步检查。
   - 影像：通常不需要，若怀疑中毒性巨结肠或腹部剧痛，可行CT/KUB。

表4-4-1 腹泻病原及检查指征

检查	指 征
难辨梭菌	近期抗生素使用，住院，化疗
粪便白细胞	中-重度腹泻，感染症状
粪便潜血	中-重度腹泻，感染症状
便培养	非常规检查（阳性率小于2%）；有确切发热，便WBC，潜血阳性，持续腹泻表现；抗生素使用前
大便虫卵+寄生虫	非常规检查；艾滋病阳性，症状大于14天，血便但便WBC阴性；男性间性行为，旅行，婴幼儿接触
特殊病原体	出血性大肠杆菌；进食生食或海鲜后，考虑霍乱可能
其他	病史或查体提示，或疾病严重，可行血常规、生化、尿常规、血培养

2. 诊疗

鉴别诊断：感染（细菌，病毒，寄生虫），药物，炎性肠病，缺血性肠病。

- 非炎症性：通常自限，支持性治疗（口服补液，洛哌丁胺，枸橼酸铋；预防性抗生素可减轻症状，缩短病程）。
  - ✓ 旅行者腹泻。
- 炎症性：支持治疗同上。
  - ✓ 经验性抗生素治疗：如头孢呋辛500mg bid × 3～5天；适应证：50岁以上，免疫抑制状态，发热大于38.9℃。
  - ✓ 选择性抗生素：志贺菌（TMP-SMX），空肠弯曲菌（红霉素），贾第鞭毛虫（甲硝唑），沙门菌（TMP-SMX），若疾病严重，或年龄大于50岁、心脏疾病（警惕大动脉炎）。
  - ✓ 难辨梭菌：尽可能停用其他抗生素，甲硝唑治疗10～14天；如果病情严重（白细胞计数升高，生命体征不稳定，剧烈腹痛）→急诊。
  - ✓ 肠出血性大肠杆菌：血便，无发热，白细胞计数大于$10 × 10^9$/L，腹痛，应警惕该感染；慎用抗生素，可能会引起溶血性尿毒症。

- 食物中毒腹泻：如发芽马铃薯、白果、毒蕈、河豚、鱼胆，及时识别就诊。
- 急诊/住院：中-重度难辨梭菌感染，高龄，免疫抑制状态，慢性病容/严重脱水或进食不佳。

慢性腹泻

1. **评估**
   - 原则：病因多种多样，若症状为"水样便"，考虑分泌性、动力性、渗透性；"脂肪泻"，吸收不良。
   - 病史：起病（感染后），大便性状，频率，加重因素（脂肪餐），间断便秘（继发于粪便阻塞的假性便秘，功能性肠病）。
     - ✓ 禁食效果：渗透性，吸收不良症状可改善；炎症性，分泌性腹泻无改善；
     - ✓ 既往史：既往放疗史，手术史（胆囊切除，肠切除），胰腺炎，甲状腺疾病；
     - ✓ 药物/毒物：二甲双胍，秋水仙碱，促胃动力药/泻药，地高辛，PPI，含镁泻药，抗生素，阿卡波糖，奥利司他；
     - ✓ 伴随症状：腹痛，体重下降，排便不畅，甲亢症状；
     - ✓ 暴露：旅游，住院，抗生素滥用。
2. **查体**
   BMI，容量情况，淋巴结，腹部查体（腹胀、肠鸣音亢进、肿块），肛诊（肛瘘，肛门括约肌松弛，粪块填塞）。
3. **初步诊断**
   - 实验室检查：血常规，生化，肝功能，ESR，TSH。
     - ✓ 粪便检查：便潜血，粪便白细胞检查，便pH（可提示碳水化合物吸收不良，如乳糖不耐受）。
   - 报警症状：起病小于3个月，体重下降大于5kg，夜间为著，症状持续，血沉增快，贫血，白蛋白下降；以上都提示器质性病变可能性大。
   - 若以上检查都为阴性，且无报警症状，考虑功能性胃肠病或功能性腹泻可能性大。

- 进一步检查：分型。

表4-4-2　慢性腹泻的其他检查

分型	检查
水样	粪便渗透压差：290-2×（粪钠+粪钾） 最好计算渗透压差而非直接测量，因为人工测量存在延时 压差大于125（渗透型）：粪便中存在高渗物质→乳糖不耐受，木糖醇摄入，渗透型泻药 压差为50~125（正常或混合型）：功能性胃肠病或乳糜泻 压差小于50（分泌型）：感染（霍乱弧菌，产气单胞菌，贾第鞭毛虫），结构异常，内分泌疾病（甲亢，库欣综合征），肿瘤（嗜铬细胞瘤，VIP瘤，良性肿瘤），胆汁吸收异常
炎性	钙卫蛋白，结肠镜，粪便培养，贾第鞭毛虫抗原检测
吸收不良	脂肪泻，粪便查虫卵+寄生虫，怀疑胰腺功能不足，查粪胰蛋白酶

- 影像：病史提示分泌型或炎性腹泻，可行影像学检查。
- 结肠镜：结合临床表现及检测结果提示，或病因不明时。

4. **治疗**

- 病因治疗：经验性治疗指征：①症状在评估过程中好转；②特发性腹泻；③原发病无法治疗或经验性治疗有诊断意义；按急性腹泻治疗。
- 转诊：考虑炎性疾病，实验室检查异常但诊断不明，内镜有提示，症状严重/持续。

4.5 吞咽困难

1. 概述

- **定义**：液体、固体或固液混合物经口进入胃困难。
- **分类**：
  - ✓ 咽喉部：经口进入食管困难；
  - ✓ 食管部：经食管入胃困难。
- **流行病学**：随着年龄增大，发病率增加，50岁以上人群发病率7%～10%；若40岁以上发病，女性患者，伴有体重下降，要考虑肿瘤可能。
- 吞咽困难病因多种多样，肿瘤的病死率较高，需提高警惕，仔细探究病因。

2. 评估

原则：首先明确吞咽困难类型，然后根据病史缩小诊断范围。

表4-5-1　吞咽困难表现

分型	表　　现
口咽型	吞咽动作无法完成，咳嗽，哽咽/吸入；可能是结构性的（脓肿，Zenker憩室，肿瘤，放疗术后） 神经肌肉性（老年痴呆，多发性硬化，帕金森病，脑卒中）
食管型	进食固体±液体时有哽咽感 机械性：固体重于液体，外压或内压（狭窄，肿瘤，Schatzki环，纵隔肿块） 动力性：进食固体及液体感觉相同（贲门失弛缓，硬化）

- **病史**：慢性病程或突然发生，间断性（Schatzki环），进行性加重（狭窄，新生物），食物"卡住"的感觉（病变处通常位于此感觉处或之上）。
  - ✓ 伴随症状：胃灼痛，肺炎，发热，吞咽痛（食管炎），体重下降，胸痛，口干，味觉障碍（念珠菌感染），流涎，关节痛，说话带"鼻音"，声音沙哑，颤音，共济失调，复视。

- ✓ 既往史：胃食管反流病，慢阻肺，头颈部恶性肿瘤/手术/放疗史；脑卒中，自身免疫性疾病，乳糜泻，过敏（嗜酸性粒细胞食管炎），雷诺现象。
- ✓ 药物/毒物：吸烟，饮酒（食管癌），NSAIDs类药物，阿仑膦酸（类似焦磷酸盐合成物），多西环素，钾（药物性食管炎）。
- 查体：细致神经查体，口腔检查；口干，口腔前庭红斑（GERD，食管炎），鹅口疮；颈部检查（甲状腺肿大，颈部淋巴结肿大），腹部查体。

3. 诊断

表4-5-2　吞咽困难分型

分型	检查
口咽型	吞咽试验：进食后可见食物被钡剂包裹，分析吞咽困难机制 若见结构异常，可请耳鼻喉科会诊，及消化内镜检查
食管型	胃镜：常见排序狭窄–正常–食管炎/溃疡–食管癌 若正常，行吞咽试验；若怀疑动力性行食管测压

- 转诊：神经系统问题（怀疑肌萎缩性侧索硬化，多发性硬化），转诊神内；咽喉部结构异常，耳鼻喉科会诊；食管问题，消化科会诊。

4.6 胃食管反流病GERD

1. 概述
- **定义**：生理性反流是存在的，若有症状及并发症时，称为胃食管反流病；
  - ✓ 食管性：胃灼痛感，食管炎，狭窄，腺癌；
  - ✓ 食管外：咽喉炎，咳嗽，或反流相关哮喘。
- **并发症**：男性多于女性，①食管性：食管炎、狭窄、Barrett食管、腺癌；②食管外：咽炎、咳嗽、哮喘、鼻窦炎、肺纤维化、喉炎、复发性中耳炎少见。
- **流行病学**：胃灼痛是消化道疾病最常见的主诉。
- **危险因素**：腹型肥胖，吸烟，饮酒，暴饮暴食；食管裂孔疝，食管下括约肌压力下降，胃排空延迟，食管蠕动功能受损，胃酸高分泌。

2. 评估
原则：GERD是临床诊断；对于胸痛的病人，要警惕心脏问题。

表4-6-1　GERD的临床表现

典型	胃灼痛：胸骨后烧灼感，常在餐后或夜间出现，进食油腻食物/平躺/劳动后加重
不典型	劳力性烧心（注意与心绞痛鉴别），胸痛（GERD较食管痉挛常见） 顽固性咳嗽，喘息/气短，反酸，声嘶

- **病史**：询问危险因素及特征性症状，既往史，用药（NSAIDs类药物、阿仑膦酸→食管炎，茶碱、抗胆碱药物、钙离子拮抗剂、α受体阻滞剂、前列腺素、硝酸酯、镇静剂可加重GERD症状）。
  - ✓ 对鉴别诊断或并发症有提示的证据：消瘦，消化不良，早饱（胃癌或食管癌），发热（感染性食管炎），吞咽痛，持续性呕吐。
- **查体**：一般情况，头部检查（牙齿，咽喉，淋巴结），心肺腹。

- 鉴别诊断：冠心病，消化道溃疡，食管动力障碍，胆绞痛，继发于其他因素的食管炎。
- 诊断方法：不适用于非复杂性GERD。
  - ✓ 经验性治疗：在糜烂性食管炎患者中，奥美拉唑20～40mg qd，治疗2周，敏感性等同于24小时食管pH值测定。
  - ✓ 内镜：约有50%的GERD患者，胃镜检查未见异常；若病史及查体提示存在并发症或其他诊断，经验性治疗效果不佳，出现呕吐及食管外症状，可行内镜检查。
  - ✓ 其他诊断方法：当内镜无特殊提示时，可行pH值监测，吞钡造影，食管测压；但对GERD诊断意义不大。
  - ✓ 幽门螺杆菌检测：不常规做该项检查。

3. 治疗

原则：典型的胃食管反流可经验性治疗，若存在并发症可能→消化科转诊；食管外症状经PPI治疗后缓解，有诊断提示意义；对PPI治疗反应不佳的患者应进一步评估。

- 非药物性治疗
  - ✓ 饮食：避免能降低LES压力及减慢胃排空的食物，如巧克力，薄荷糖，洋葱，大葱，碳酸饮料，枸橼酸饮料，烟草，油腻食物，大餐。
  - ✓ 行为：减重，抬高床头，餐后3h内避免平卧，左侧卧位，戒烟酒。
- 药物疗法
  - ✓ 质子泵抑制剂：中-重度GERD的一线治疗，有效性达80%～100%；早餐前30min服用，剂量与疗效无正相关，若反应不佳，可改为bid治疗；作为预防性治疗，需4天起效，按需服用疗效不佳；
    - ◆ 药物相互作用：虽然在观察性研究中发现其影响氯吡格雷代谢，但大型RCT研究并未证实；
    - ◆ 不良反应：长期使用，血清胃泌素增加，萎缩性胃炎，吸收不良（钙/镁），骨质疏松、难辨梭菌感染增加。
  - ✓ 酸中和剂：如碳酸钙，速效，可按需服用，控制症状；不良反应：影响其他药物吸收，腹泻或便秘。

- ✓ H_2受体阻滞剂：如雷尼替丁150mg bid，起效时间1小时，可持续9小时，有效性50%~60%；是轻度GERD或间断发作的一线治疗，与苯妥英钠/华法林有相互作用。
- 手术治疗：如胃底折叠术，内镜下缝合，LES射频消融；适用于药物治疗有效，但对长期治疗有顾虑的患者；手术治疗效果佳，能改善生活质量。
- Barrett食管：食管远端异型增生（鳞状上皮→柱状上皮），在10%~15%行胃镜的患者中会发现该癌前病变；部分患者无症状。
  - ✓ 筛查：筛查人群至今无定论，目前发现肥胖、男性、大于50岁人群中发病率较高。
  - ✓ 随访：若诊断明确，患者需定期复查内镜；无吞咽困难→3~5年/次，轻度吞咽困难→6~12个月/次；重度吞咽困难→内镜下黏膜活检。
- 转诊
  - ✓ 消化科：PPI治疗无效，并发症存在，出现报警症状（消瘦，吞咽困难），Barret食管筛查。
  - ✓ 耳鼻喉科、变态反应科、呼吸科：GERD相关的食管外症状反复，PPI治疗无效。

4.7 幽门螺杆菌感染

1. 概述

- 幽门螺杆菌是在胃和十二指肠近端发现的革兰阴性需氧菌；粪-口传播，口-口传播。
- 流行病学：中国人感染率大于50%，部分省份达90%；大部分的消化道溃疡及消化不良与之相关，与胃癌也有一定关系（Hp根除不降低相关风险）。

2. 评估及治疗

- 检测适应证：消化道溃疡，胃黏膜相关淋巴瘤，功能性消化不良；长期使用NSAIDs类药物或存在其他溃疡风险；若不准备对阳性结果进行处理，无需检测。

表4-7-1 Hp检测方法

血清学	现症感染及既往感染均为阳性，根治后几年仍为阳性
大便抗原	RNA检测：现症感染，可作为排除诊断
呼气试验	测量呼气中被标记的CO_2，可用于诊断及Hp根治后复查，费用较高
内镜	胃镜下活检，多取胃窦，行快速尿素酶试验

表4-7-2 Hp治疗方法

方　案	关键点
三联：PPI（标准剂量bid）+克拉霉素（500ng bid）+阿莫西林（1g bid）×7~14天	克拉霉素耐药性高达70%~85%
四联：PPI（bid）+铋剂（2片 qid）+克拉霉素（500ng bid）+阿莫西林（1g bid）×14天	89%根除率

注：青霉素过敏者可使用左氧氟沙星。

4.8 消化道溃疡

1. 概述

- 定义：胃或近端十二指肠局部黏膜损害；在高胃酸分泌患者中，溃疡可发生在从食管到远端十二指肠的任一部位。
- 流行病学：患病率约10%，男性多于女性，高发年龄25~64岁；随着PPI使用及Hp根除治疗，发病率有所下降。
- 危险因素：幽门螺杆菌感染（约占48%），NSAIDs类药物/ASA使用（24%），吸烟（23%），肿瘤，高分泌状态（卓-艾综合征），严重疾病或糖皮质激素所致的应激性溃疡，术后应激性溃疡。

2. 评估

- 原则：若有如下症状，考虑消化道溃疡可能；询问相关危险因素及报警症状。
- 消化道溃疡典型表现。
- 病史：阵发性上腹痛/烧灼感，餐后2~5小时或空腹出血（胃溃疡进食加重，十二指肠溃疡餐后加重，但不确切），夜间腹痛，有时可痛醒。
- 查体：体征不明显，可能有上腹压痛或黑便。
- 报警症状：黑便（参见4.13"消化道出血"），腹膜刺激征，持续性呕吐→急诊。
- 鉴别诊断：消化不良，GERD，胰腺炎，胆绞痛。
- 诊断：若有便潜血阳性或报警症状（消瘦，早饱，贫血，吞咽困难），行胃镜检查。
- 幽门螺杆菌检测。

3. 治疗

- 治疗原发病：促进溃疡愈合，降低复发风险；如根除幽门螺杆菌，停用NSAIDs类药物，戒烟酒；若有冠心病，可继续服用阿司匹林。
- 抑制胃酸分泌：疗程：胃溃疡6~8周，十二指肠溃疡4周；PPI优于H2RA，但随访中发现缓解率均大于90%；在使用抗血小板药物或复发风险高的患者中，应长期使用。

- 黏膜保护剂：不能作为急性缓解治疗，如硫糖铝（覆盖于溃疡表面），米索前列腺素（刺激黏液和碳酸氢钠分泌，可致腹泻），酸中和剂（中和胃酸）。
- 胃镜随访：**胃溃疡治疗8～12周后，溃疡巨大、存在并发症或治疗后症状持续需内镜检查；十二指肠溃疡常规不需内镜随访。**
- 转诊：需行胃镜时转诊；若症状持续或加重，转诊至消化科。

4.9 异常肝功能检查

1. 概述

肝功能检查使用范围相当广，从疾病评估到药物监测，需要仔细解读。

表4-9-1 肝功能指标

肝功能指标	特　　点
转氨酶ALT，AST	肝细胞破坏时，细胞内酶释放入血，ALT比AST特异性更强；在心肌/骨骼肌中也存在（肌溶解时也会上升），与肝脏破坏不一定平行
碱性磷酸酶ALP	该酶主要分布在肝血窦侧和毛细胆管绒毛侧，在骨骼、小肠、肾、胎盘中也存在；肠梗阻时合成增加，梗阻解除时达峰延迟/减少
γ-谷氨转肽酶 γ-GGT	分布于肝细胞表面及胆管上皮，在肾、胰、心、肺、脑中也有，但骨骼中无；当与ALP同时升高时，考虑肝损；摄入酒精/华法林/苯妥英钠后升高
胆红素	红细胞代谢产物，经肝脏合成，胆道分泌，直接胆红素+间接胆红素=总胆红素
白蛋白	肝合成功能指标，肝损时下降较慢（半衰期20天），肾病综合征时下降
凝血酶原时间PT	肝合成功能指标（除Ⅷ，凝血因子均于肝脏合成）；肝损早期即有改变，与出血风险相关性较差

2. 评估

- 原则：明确持续时间及严重程度，详细询问既往史，用药情况，饮酒史，仔细查体。
- 严重程度与症状有无：如果无临床表现且化验指标小于上线2倍→复查后30%患者会降至正常。
- 指标上升类型：
  - ✓ 肝细胞型：转氨酶升高，±胆红素或ALP升高；
  - ✓ 胆汁淤积型：ALP升高，±转氨酶，胆红素升高；
  - ✓ 浸润性病变：ALP升高，±胆红素或转氨酶升高；
  - ✓ 单纯性黄疸：胆红素升高。

3. **鉴别诊断**

- 肝细胞型：可能与非酒精性脂肪肝病有关，若AST/ALT大于2，考虑酒精性，肝硬化，横纹肌溶解；如果ALT小于5倍上线，参考下列表格，若满足可转诊至消化内科。

表4-9-2　肝功能异常病因

病　因	特　点
药物，毒物	酒精最常见，其他详见表4-9-3
病毒性肝炎	乙肝原抗体，丙肝抗体（参见"7.1乙肝"及"7.2丙肝"）
非酒精性脂肪肝病	与代谢综合征及胰岛素抵抗相关，病理方面：脂肪变→脂肪肝炎→肝硬化；完善腹部超声；若年龄大于50岁且BMI大于40，或糖尿病，或肝脏合成功能异常，可行肝活检
自身免疫性肝炎	女性多于男性，年龄分布双峰；血清蛋白电泳（80% IgG升高），完善ANA，抗SMA，可溶性肝抗原检查，肝活检
其他	α-抗胰蛋白酶缺乏——与肺气肿相关，小于80mg/dl有诊断意义；Wilson's病：通常小于40岁，铜蓝蛋白

- 胆汁淤积浸润型：通常为肝内/外胆管梗阻或浸润性病变，若有γ-GGT升高，行腹部超声；若超声下未见胆管扩张，考虑如下：
  - ✓ 药物：详见表4-9-3，停用可能的药物，观察反应；
  - ✓ 原发性胆汁性肝硬化：女性多于男性，40～50岁高发，乏力，瘙痒；AMA（敏感性/特异性95/98%），血清蛋白电泳（IgM增加）；若为阳性，提交肝活检申请；
  - ✓ 其他：肝炎致胆管上皮损害（ALT升高）或肝硬化（PT升高，白蛋白降低），浸润性病变包括肝脓肿，肝淀粉样变，真菌感染，肝细胞癌（查AFP），淋巴瘤，转移癌，结节病，结核；完善MRI或CT，转诊至消化内科。

- 若超声下见胆管扩张，考虑如下：
  - ✓ 胆石症：中度可疑行MRCP或超声内镜检查，高度怀疑行ERCP（一般不主张行诊断性ERCP）；
  - ✓ 胆管癌或胰腺癌：行MRI或CT→转诊行活检或ERCP；
  - ✓ 原发性硬化性胆管炎：男性多于女性，30～40岁高发，与炎症性肠病相关，常常累及胆总管；转诊行MRCP，消化科会诊。

表4-9-3　常见引起肝损药物

肝细胞型		混合型	胆管型
阿卡波糖	氯沙坦	硫唑嘌呤	阿莫西林-克拉维酸
对乙酰氨基酚	甲氨蝶呤	阿米替林	类固醇
别嘌醇	奥美拉唑	卡托普利	氯丙嗪
胺碘酮	帕罗西汀	卡马西平	氯吡格雷
氯苯氨丁酸	吡嗪酰胺	克林霉素	口服避孕药
5-氟嘧啶醇	利福平	赛庚啶	红霉素
抗逆转录病毒治疗	利培酮	依那普利	雌激素
中草药：胡椒，石蚕	舍曲林	氟他胺	厄贝沙坦
异烟肼	他汀	呋喃妥英	米氮平
酮康唑	四环素	苯巴比妥	吩噻嗪
赖诺普利	曲唑酮	苯妥英	特比萘芬
	曲伐沙星	磺胺	三环抗抑郁药
	丙戊酸钠	曲唑酮	
		复方新诺明	
		维拉帕米	

4. **单纯性高胆红素血症**：参见4.10"黄疸"。

179

4.10 黄疸

1. **概述**
   - 定义：
     - ✓ 黄疸：高胆红素血症使皮肤、巩膜、黏膜黄染［通常TB＞51μmol/L（3mg/dl）］；
     - ✓ 高胆红素血症：胆红素超过上限［＞25.7μmol/L（1.5mg/dl）］。
   - 血色素代谢：
     - ✓ 血红蛋白在网状内皮系统分解→间接胆红素；
     - ✓ UCB被白蛋白转运至肝脏；
     - ✓ UCB与葡萄糖醛酸结合→水溶性胆红素（直接胆红素）；
     - ✓ CB经胆管分泌。
   - 病理生理：红细胞过度破坏或UCB结合障碍→高UCB血症；CB排泄受阻，胆管梗阻或胆管上皮受损→高CB血症。
   - 病因分为良性及恶性；全面评估后分诊。

2. **评估**
   - 原则：黄疸类型（主要是UCB或混合型），若为新发黄疸或一般情况较差，及时转急诊/住院。
   - 病史：伴随症状，如乏力，发热，意识障碍，出血；气短，劳力性呼吸困难；右上腹痛，瘙痒；上腹痛，体重下降；近期患病，旅行，吸毒史。
     - ✓ 药物/毒物：酒精，药物（参见4.9"异常肝功能检查"）；
     - ✓ 疾病史：肝病，HIV，胆结石，消瘦，自身免疫性疾病，腹部手术史（如胆囊切除），肝病家族史。
   - 查体：黄疸（结膜，舌下），终末期肝病表现（腹腔积液，肝掌，蜘蛛痣，脾大，乳房发育），黄瘤，色素沉着。

3. **诊断**
   - 实验室检查：TB+CB，血常规，肝功能，凝血；
   - 影像学：若CB升高，首先行腹部超声；

表4-10-1 高胆红素血症病因

非结合胆红素血症	
生成过量	溶血，红细胞生成障碍，血肿吸收，大面积肺栓塞
结合异常	Gilbert：葡萄糖醛酸转移酶缺乏，通常表现为总胆红素轻度升高，肝酶正常，在压力/生病/空腹时可能出现黄疸，可自行消退 Crigler-Najjar：葡萄糖醛酸转移酶缺失
结合胆红素血症	
梗阻	肝内：原发性胆汁性肝硬化，药物（避孕药，红霉素） 肝外：胆管结石/狭窄，胆管癌，胰腺癌，原发性硬化性胆管炎
胆管上皮受损	肝炎（病毒，酒精，自身免疫），肝硬化
排泄障碍	遗传：Dubin-Johnson，Rotor综合征，胆管转运蛋白异常

- 鉴别诊断。

4. **治疗**
   - 治疗原发病，对于Gilbert病可给予安慰。
   - 若病因不明、肝功能持续异常→消化科转诊（参见4.9 "异常肝功能检查"）。
   - 若一般情况较差，伴急性黄疸表现，或肝功能指标突然升高→急诊。

4.11 肝硬化

1. **概述**
   - 定义
     - ✓ 肝硬化：慢性肝病终末期表现，病理表现为肝纤维化及假小叶形成，可分为代偿与失代偿期；
     - ✓ 失代偿性肝硬化：肝硬化并发症存在，如门脉高压（腹腔积液，静脉曲张出血），肝功能异常（黄疸，肝性脑病）。
   - 病因：中国为乙肝，国外最常见为酒精性肝硬化。
   - 自然病程：58%的代偿性肝硬化患者在10年内会发展为失代偿；失代偿的危险因素为：肥胖，饮酒，肝炎病毒感染，病因未治疗；指标：终末期肝病评分大于10，白蛋白小于35g/L，肝静脉压力梯度大于10mmHg。

2. **评估**
   - 原则：所有慢性肝病患者都应行肝硬化评估，包括病史，查体，实验室检查；肝硬化患者应常规监测病情进展。
   - 病史：评估肝损风险：既往史（HBV，HCV，肥胖，高脂血症，糖尿病）；药物史（对乙酰氨基酚，NSAIDs类药物）；个人史（饮酒史，静脉毒品使用）；
   - 查体：门脉高压及肝脏失代偿表现
     - ✓ 头眼耳鼻喉：巩膜黄染；
     - ✓ 胸部：乳房增大；
     - ✓ 胃肠道：肝脏硬、结节感，肝脾大，腹腔积液，"海蛇头"（腹部静脉曲张）；泌尿系：睾丸萎缩；
     - ✓ 皮肤：黄染，体毛减少，蜘蛛痣，肝掌；
     - ✓ 四肢：杵状指，水肿，Terry nail（甲床近端色素缺失，呈银白色）；
     - ✓ 神经：共济失调。
   - 实验室检查：血常规，贫血，血小板计数下降，Na下降，总胆红素升高（直胆为主），ALP/GGT升高，AST/ALT升高（与疾病严重程度无关），白蛋白下降，INR升高。

- 诊断：若怀疑肝硬化→肝活检（存在腹水或凝血障碍，优选经颈静脉穿刺），或生化标记物（如在肝细胞癌中的AFP），消化内科转诊。
- 预后：MELD评分（终末期肝病评分）：总胆，肌酐，INR→对生存期预测及肝移植评估有指导意义。

表4-11-1　MELD评分

MELD评分	3个月死亡率
大于40	大于70%
30 ~ 39	50%
20 ~ 29	20%
10 ~ 19	6%
小于9	2%

3. 治疗
- 原则：消化内科医生及全科医生共同协作，定期随访失代偿肝病情况，给予合适的原发病治疗；部分失代偿肝硬化可长期稳定，甚至逆转。
- 治疗原发病：HCV、HBV治疗，减重，戒酒。
- 预防接种：HBV、HCV、流感、肺炎相关疫苗接种。
- 咨询
  ✓ 生活方式：戒烟酒，部分研究表明咖啡能改善预后；肥胖及糖尿病会使疾病恶化，应减重、限糖。
  ✓ 药物：每日对乙酰氨基酚用量应小于2g，避免NSAIDs类药物、苯二氮䓬类药物及阿片类药物的使用；中草药使用需谨慎，腹水患者应避免PPI，会增加自发性腹膜炎风险。
  ✓ 饮食：50% ~ 90%的肝硬化患者营养不良，会增加死亡率；与健康成年人相比，他们对蛋白质的需求更高［1.5g/（kg·d）］，同时应补充维生素A\D\E\K及硒、锌等微量元素；限制碳水化合物摄入。
- 筛查：对代偿性肝硬化。

表4-11-2 筛查内容

合并症	筛查项目
肝细胞癌	每6~12月查腹部超声±AFP→降低死亡率
静脉曲张	诊断时即行胃镜检查，此后每3年复查一次
失代偿	规律随诊，病史、查体、血常规、生化指标

- 建议肝移植：发生一次失代偿症状，肝细胞癌，MELD大于14分。

失代偿肝硬化

- 急性并发症应住院或由消化内科医生处理。
- 任何新发失代偿表现都应住院评估，如新发腹腔积液→急诊行诊断性腹穿，进一步评估。

表4-11-3 合并症处理方法

合并症	处理
静脉曲张出血	预防：非选择性β受体阻滞剂（普萘洛尔，目标心率60次/分或较基础心率下降25%） 一级预防：静脉曲张病人 二级预防：β受体阻滞剂+内镜下套扎（较单纯套扎，死亡率下降） 复发/反复：TIPS（经颈静脉肝内门脉分流术）
自发性腹膜炎 SBP	自发性腹膜炎发作→急诊 预防：诺氟沙星400mg qd或TMP-SMX 一级预防：腹腔积液中总蛋白小于15g/L且肾衰竭及肝衰竭可逆 二级预防：既往SPB病史
腹水	新发或腹水加重→急诊 稳定：限钠饮食（＜2g/d）；若肌酐稳定，可予螺内酯50~100mg qd（最大剂量400mg）；若血钾高或体重下降不满意，可加呋塞米20~40mg qd（最大剂量160mg）；监测肌酐/尿素氮/钠/钾，若肌酐升高，将利尿剂停用或减量

184

合并症	处 理
肝性脑病	新发或肝性脑病加重→急诊 稳定期：蛋白质1.5g/kg·d，口服乳果糖30ml/d，保证每日大便2～3次；加用利福西明400mg tid或550mg bid，可减少住院次数 复发：加用利福西明
肝肾综合征	通常发生在腹腔积液患者中 1型：肌酐迅速升高（中位生存期2周） 2型：肌酐逐渐升高（中位生存期6个月） 若肌酐大于1.5mg/dl或大于1.5倍上限，应迅速停用利尿剂，并请消化内科会诊
肝移植评估	发生一次失代偿症状，肝细胞癌，MELD大于14分

4.12　胆囊结石

1. **概述**
   - 定义：
     - ✓ 胆结石：胆囊分泌物的晶体状沉积；
     - ✓ 胆石症（胆绞痛）：因胆道系统短暂梗阻产生的症状；
     - ✓ 胆囊炎：胆囊感染或缺血，90%是因为胆道梗阻，是外科急症；其他并发症包括但胆总管结石和胆源性胰腺炎。
   - 病理生理：胆汁内胆固醇升高，胆红素升高，胆盐减少或胆汁排空不全。
   - 自然病程：无症状胆石症：10%在5年内出现症状；胆绞痛：20%的胆绞痛患者不治疗，会发展成胆囊炎。
   - 危险因素：女性（特别是怀孕女性，激素替代治疗或口服避孕药；雌激素会增加胆汁分泌，降低胆囊排空速率；但男性胆石症患者患胆囊炎风险较高），肥胖，迅速减肥，家族史，糖尿病，年龄大于60岁，肠外营养，镰状细胞贫血，肝硬化，克罗恩病。
   - 并发症增加的危险因素：糖尿病，镰状细胞贫血，遗传球细胞增多症，胃旁路术后。

2. **评估**
   - 原则：取决于临床表现。
     - ✓ 急性发作：评估病情→急诊；
     - ✓ 曾有腹痛：目前无症状，评估胆石症可能；如有胆绞痛→腹部超声+外科会诊；
     - ✓ 检查发现胆结石：评估症状及是否有并发症，如有并发症应与病人讨论外科手术。
   - 疾病特点
     - ✓ 胆石症：右上腹或上腹痛，定位不明，突然发作，常在餐后，几小时内缓解，偶有放射至左肩胛/背部，±恶心呕吐，定位困难（内脏痛）；
     - ✓ 急性胆囊炎：症状类似，但持续，定位于右上腹，伴发热/全身症状；

- 右上腹超声：对大于5mm的结石，敏感性/特异性均大于95%（患者空腹敏感性最高，因为胆囊扩张），Murphy's征（超声探头触及胆囊时疼痛）；
- 鉴别诊断：消化不良，肝脓肿，十二指肠溃疡，心绞痛，Oddi括约肌痉挛或功能障碍，胆囊收缩不良。

3. **治疗**
- 怀疑急性胆囊炎→急诊；
- 胆绞痛病史+超声下发现结石→外科转诊；若结石小于1cm，症状轻微，轻度钙化，或无法耐受手术，可选熊去氧胆酸；
- 胆绞痛但未见结石→其他病因，消化科会诊；
- 无症状结石→无足够临床证据，对于胆囊癌风险较高患者了，可行胆囊切除。

4.13 消化道出血

1. **概述**
   - 消化道是常见的出血部位；
   - 血流动力学改变或急性出血，应即刻急诊或入院；轻中度消化道出血可在门诊治疗；
   - 定义：消化道出血：可发生在消化道任一部位，病史及危险因素对定位有诊断有指导意义，屈氏韧带是上下消化道的分界；便潜血阳性，缺铁性贫血；
   - 危险因素：高龄，肝脏疾病，既往史，NSAIDs类药物，抗凝剂使用；
   - 一般来说，失血量与症状平行。

2. **评估**
   - 原则：怀疑出血，评估是否需入院。
   - 出血症状：呕血，"咖啡样呕吐物"—胃酸反应结果；黑便（血液消化后呈黑色柏油样，有恶臭），便血（快速失血），便后滴血。
   - 病史：发病，持续时间（急性，慢性，间歇性）。
     - ✓ 伴随症状：腹痛，体重下降，排便改变，发热，低血容量表现（直立性低血压，晕厥）或贫血表现（气短，劳力性呼吸困难，乏力）；
     - ✓ 其他出血表现：鼻出血，咯血，月经，血尿；
     - ✓ 既往史：肝脏疾病，肿瘤，凝血功能异常，消化道或主动脉手术，炎症性肠病，既往消化道出血，消化道溃疡，憩室病，痔疮，乳糜泻；
     - ✓ 药物/毒性：酒精，阿司匹林，NSAIDs类药物，抗血小板药，抗凝剂，中草药。
   - 查体：生命体征，一般情况；评估容量情况，贫血，肝病；腹部查体；肛诊：肿块，痔疮，肛裂，大便形态，颜色（黑色，鲜血，棕褐色）。

3. 轻度或隐匿性消化道出血

表4-13-1　下消化道出血

病因	临床表现
结肠癌	体重下降，高龄，近期无结肠镜检查，贫血，排便习惯改变
结肠息肉	息肉病史，近期无结肠镜检查，高龄
憩室出血	无痛性便后带血或便血，通常大于50岁，慢性便秘
炎症性肠病	里急后重，急迫感，乏力，发热，腹泻带血或血便
痔疮	瘙痒，便秘病史，厕纸染血，便中无血，查体发现痔疮
肛裂	查体可见，便秘或排便困难病史，排便痛
缺血性肠病	餐后痛，血管病

表4-13-2　上消化道出血

病因	临床表现
食管炎/溃疡	吞咽困难，吞咽痛；感染，药物相关，GERD
胃炎/胃溃疡十二指肠炎/十二指肠溃疡	上腹痛，NSAIDs类药物，阿司匹林，酒精
胃癌	早饱，腹痛，消化不良
血管畸形	慢性肾衰竭，遗传性毛细血管扩张症，西瓜胃（系统性硬化症/CREST综合征），与阿司匹林/NSAIDs类药物相关
食管癌	体重减轻，老年男性，吞咽困难
乳糜泻	炎性腹泻，家族史，脂肪泻，腹胀

- 实验室检查：Hb/Hct下降（急性出血时因血液浓缩常下降延迟）；MCV，铁代谢检查，生化，肝功，凝血，根据查体及病史选择检查。
- 急性评估指征：血流动力学不稳定，大量出血（低血压，心动过速，直立性低血压），合并症（终末期肾期，慢性心力衰竭，冠心病），贫血表现→急诊。

4. 治疗

- 大便潜血阳性：结肠镜或胃镜，若无缺铁性贫血，上消化道出血可能性大；在大部分病人中，可找到出血部位；进一步检查包括，胶囊内镜，小肠镜，需转诊至消化科。
- 如为上消化道出血或报警症状（如腹痛，消化困难，体重减轻），急诊胃镜。
- 若病史/查体提示已知病因的下消化道出血（感染性结肠炎，痔疮），无缺铁性贫血表现，近期已行结肠镜，可直接治疗原发病；若出血持续，消化科转诊。

4.14 痔疮

1. 概述
   - 定义：肛门或直肠下端静脉肿胀或发炎。
     - ✓ 内痔：内脏神经支配，无痛性，齿状线之上。
     - ✓ 外痔：体神经支配，痛性，齿状线之下。
   - 病理生理：腹压增加（便秘，怀孕，腹腔积液，憋大便）→黏膜下静脉扩张+结缔组织薄弱→痔下垂。
   - 流行病学：高发年龄是45～65岁。
2. 评估：
   - 痔疮的经典临床表现
     - ✓ 出血：便中带血，厕纸染血。
     - ✓ 瘙痒：继发于炎症或卫生问题。
     - ✓ 疼痛：静脉膨胀嵌顿；血栓可致急性疼痛。
     - ✓ 体格检查：腹部查体+会阴检查+肛诊+直肠镜；外痔呈暗红色；内痔，直肠镜下可见蓝紫色静脉，可能会下垂。
   - 病史：起病，诱因（排便情况，憋大便，膳食纤维），若伴有出血，询问是否使用阿司匹林、抗凝剂。
   - 报警症状：大便习惯改变，腹痛/腹胀，消瘦，血便，结直肠癌家族史。
   - 鉴别诊断：术后瘢痕（痔切除术后），疣，肛瘘（克罗恩病），肿瘤，息肉，直肠脱垂。
   - 诊断：①年龄大于50岁，且10年内未行肠镜检查；②40岁以上未行肠镜，但家族中有60岁以下结肠癌病人；③缺铁性贫血或粪便潜血阳性；以上需行结肠镜。
3. 治疗：
   - 非手术治疗：适用于轻度（有痔疮出血，但无下垂）
     - ✓ 进食膳食纤维可明显改善症状，可尝试坐浴，减少排便时间；使用泻药或大便软化剂减轻排便困难；
     - ✓ 药物：局部激素（避免长期使用），麻醉药，止血药，可用消毒剂；
     - ✓ 若有血栓形成：利多卡因乳膏。

- 手术治疗：使用于中-重度痔疮，或血栓形成72小时内；效果显著，但不能防止复发；包括橡皮圈套扎，红外线凝结，痔吻合器固定术，痔切除术。
- 转诊：慢性便秘的青年患者，发现痔疮，考虑梗阻性排便困难可能，应申请直肠镜检查。

4.15　肛裂

- 定义：远端肛管撕裂，伴疼痛；可分为急性及慢性。
- 病史：排便疼痛明显，厕纸染血或粪便表面带血。
- 查体：肛门后正中线裂口常见，若肛裂不在中线上，可能提示其他诊断，如肿瘤、炎性肠病；在慢性肛裂中，可能发现肛门变硬，乳头增大，前哨痔。
- 病因：暂不明，可能机制为粪块造成肛门损伤→排便疼痛→肛门内括约肌紧张→损伤扩大。
- 治疗：
  - ✓ 大便软化剂。
  - ✓ 若症状持续或已为慢性病变→消化科会诊，治疗包括局部钙离子拮抗剂，肉毒素注射。
  - ✓ 人工松弛括约肌不适用，会加重损伤。
- 转诊：慢性，大便软化剂效果不佳，正中线以外的肛裂。

4.16 肠易激综合征 IBS

1. 概述

- **定义**：腹痛或腹部不适症状，每月出现大于3天，持续3个月，总病程大于6个月；且满足下列至少两个特点：①便后缓解；②症状发作与排便频率相关；③症状发作与大便性状改变相关。

- **分类**：根据排便情况分为以下亚型；IBS-C（便秘）硬便＞25%；IBS-D（腹泻）不成形便＞25%；IBS-M（混合）硬便＞25%及不成形便＞25%；未分型。

- **病理生理**：多因素相关，遗传，黏膜屏障受损，胃肠菌群失调，压力→神经内分泌失调，神经传导改变。

- **流行病学**：患病率较高，通常在50岁之前发病，约半数患者有精神症状。

- **IBS患者生活质量不佳，常常寻求医疗帮助；但也有部分患者选择不就医。

2. 评估

- **原则**：依据典型病史及初步查体诊断，若怀疑其他诊断应行进一步检查；病人对病因的相关，对诊断有一定的价值。

- **病史**：主要主诉是腹痛/腹胀（96%）；询问排便情况、大便性状、排便是否有急迫感，或费力，或排便不尽感；缓解/加重因素（排便，压力，饮食）。

  ✓ **伴随症状**：发热，寒战，消瘦，血便。

  ✓ **既往史**：抑郁，焦虑，甲状腺疾病，自身免疫性疾病，免疫抑制，旅行史。

  ✓ **药物**：部分药物可改变排便情况（参见4.3 "便秘"，4.4 "腹泻"）。

  ✓ **家族史**：自身免疫性疾病，胃肠道肿瘤，乳糜泻，IBS，IBD。

- **查体**：全身查体，包括甲状腺，皮肤，口腔，腹部/肛诊；向病人说明不存在器质性问题。

- **报警症状**：大于50岁发病，症状进行性加重，消瘦，夜间腹泻，贫血，血便，结直肠癌家族史，乳糜泻，IBD。

- 鉴别诊断：甲亢/甲减，乳糜泻，IBD，感染，恶性肿瘤，憩室病，药物不良反应，乳糖不耐受，慢性缺血性肠病。
- 诊断：无报警症状，且满足诊断标准的病人不推荐行以下检查。

表4-16-1　检查方法

检　　查	临床意义
结肠镜	指征：报警症状，或年龄大于50岁 若IBS-D及IBS-M患者行结肠镜检查，请内镜医师随机活检，以排除显微镜下结肠炎
生化，血常规，TSH，便常规，腹部影像学	提示较少，仅用于报警症状或考虑其他疾病时

3. **治疗**
- 咨询服务：IBS治疗需要良好的医患关系。
  - ✓ 支持治疗：相信病人是真的不舒服。
  - ✓ 教育：向病人解释该疾病，如肠道的神经调节十分复杂，肠道对刺激物（食物，激素，药物，压力）反应过度→痉挛或牵拉→疼痛，肠道功能改变。
  - ✓ 安抚：向患者解释该疾病并无器质性损害，并不危险。
- 替代治疗：临床研究中，针灸与伪针灸均能改善症状，且无显著差异。
- 饮食：许多IBS患者认为饮食与症状相关，但目前无证据支持。
- 纤维素：大量摄入纤维素增加便量有一定作用，但其与安慰剂效果差别不大。
- 过敏/不耐受：相较于健康人群，乳糖不耐受患病率较高；IBS患者可记录饮食日记，观察是否存在乳糖不耐受；果糖不耐受也较多；食物不耐受往往是IBS的合并症，而非病因。
- 运动：运动可减轻IBS症状。

- 心理治疗：认知行为疗法，压力管理等均能改善IBS症状；对于那些愿意接受心理治疗，且认为心理治疗优于药物治疗的患者，该疗法效果佳。
- 益生菌：疗效与益生菌种类、剂量相关，目前研究表明双歧杆菌能改善症状，乳酸杆菌不能。
- 处方药物：取决于患者的症状及严重程度。

表4-16-2　IBS的药物治疗

症状	药物	评价
腹痛/腹胀	三环类抗抑郁药	对中枢/内脏疼痛有一定作用；IBS-C患者慎用，可能致便秘
	选择性5-HT再摄取抑制剂	IBS症状改善不明显，对伴有焦虑患者有益
	抗痉挛药	短期缓解有效，餐前30min服用可改善症状；不良反应：口感，眩晕，视物模糊，长期反应未知
腹泻	止泻药	可控制症状
	利福西明	可改善IBS-D患者腹胀症状，但该用法未被审批
便秘	膨化剂	排便困难可使用车前草，不良反应为腹胀
	泻药	聚乙二醇效果尚可
	其他（消化科用药）	鲁比前列素：氯离子通道激活剂

- 转诊，症状严重/反复，诊断不明，报警症状→消化科。

4.17 胰腺炎

慢性胰腺炎

1. 概述

- 定义：胰腺炎症，从轻度间质水肿到重度坏死。
- 流行病学：急性胰腺炎：随着年龄增长，发病率增加；大部分为轻型胰腺炎，重症约占20%。
- 危险因素：吸烟（酒精性急特发性胰腺炎风险增加）；腹型肥胖（与严重程度及发病率相关）；2型糖尿病（风险增加1.5~3倍），酒精→急性胰腺炎风险增加4倍，慢性胰腺炎风险增加。

表4-17-1　胰腺炎病因

梗阻	结石（常见病因，占35%~40%），囊肿，胰腺分裂
药物/毒物	酒精（~30%；通常酗酒>5年），有机磷 药物：TMP/SMX，呋塞米，氢氯噻嗪，糖皮质激素，硫唑嘌呤，美沙拉嗪，阿片，丙戊酸，卡马西平，6-巯基嘌呤，四环素，抗反转录药（拉米夫定，阿德福韦），红细胞生成素，对乙酰氨基酚
代谢	高脂血症［甘油三酯>11.3mmol/L（1000mg/dl）］，高钙血症
基因/免疫	自身免疫（IgG4相关疾病：多表现为胰腺肿大），SLE，干燥
其他	术后：ERCP，腹部手术，心脏手术 感染：支原体，军团菌，沙门菌，膀胱炎，柯萨奇，HBV，CMV，VZV

- 并发症：系统性（急性肾功能衰竭，急性呼吸窘迫综合征，弥散性血管内凝血），代谢性（低钙，血糖升高），渗出，坏死，假性囊肿。大部分急性胰腺炎病人都需住院治疗，出院后密切随着，警惕复发。

2. 评估

- 原则：评估疾病严重程度，是否需住院；分析病因；

- 急性胰腺炎的典型表现；
- 病史：腹痛（上腹痛，放射至背部，无法自发缓解），恶性呕吐，与进食相关。
- 既往史及危险因素：胆结石，酗酒，吸烟，胆囊切除史（胆源性胰腺炎可能性大），高甘油三酯，糖尿病病史，ERCP操作后；药物相关胰腺炎罕见。
- 查体：上腹/脐周压痛，可放射至胸背部，板状腹±肠鸣音下降；屈曲位腹痛缓解。
- 实验室检查：脂肪酶或淀粉酶（同时检查并不能提高诊断准确性），肝功能，甘油三酯，血常规，生化。
  - ✓ 脂肪酶：较淀粉酶敏感，持续时间更长；在头颅外伤，颅内肿瘤，CKD及使用肝素的患者中也会升高；
  - ✓ 淀粉酶：敏感性较高，特异性较差；在CKD，唾液腺或输卵管疾病，小肠缺血，消化道穿孔时也会升高。
- 影像学：
  - ✓ 首先行腹部超声检查（为了观察胆结石）；
  - ✓ 若诊断不明或考虑并发症存在（渗出，坏死），可行CT。
- 若怀疑胆道梗阻（胆管炎，总胆升高，胆管扩张且腹痛加剧），或脓毒血症，可行急诊ERCP。
- 报警症状：生命体征不稳定（发热，低血压），腹膜炎，经口进食受限，多种合并症，高龄，剧痛→急诊。
- 鉴别诊断（参见4.1"腹痛"）：消化道溃疡，慢性胰腺炎，胆绞痛，胆囊炎，肾绞痛，阑尾炎，异位妊娠。
- 危险度预测：
  - ✓ 非重度急性胰腺炎（HAPS评分）：无反跳痛，Hct及Cr正常；准确性达98%。
  - ✓ 床旁胰腺炎评分（BISAP评分）：BUN>25，GCS<15，SIRS，年龄>60，胸腔积液（一侧1分），起病24小时内计算：0~2分，病死率<2%；3~5分，病死率15%。

3. **治疗**
- 大部分住院治疗；轻型病人若能经口进食/补液，可在门诊治疗。

- 预防再发：
  ✓ 饮酒后可能复发（即使胰腺炎继发于其他原因）→戒酒；
  ✓ 戒烟；
  ✓ 若甘油三酯升高，口服降脂药。

慢性胰腺炎

1. **概述**
   - 定义：慢性炎症导致胰腺纤维化及细胞破坏→内外分泌功能受损，肿瘤风险增加。
   - 病因：毒性作用（45%～80%因为酒精），急性胰腺炎反复发作或重症胰腺炎，遗传，自身免疫性胰腺炎（γ球蛋白升高，IgG4升高），梗阻，特发性。
   - 危险因素：急性胰腺炎发作，吸烟。
   - 并发症：慢性疼痛，糖尿病，假性囊肿/脓肿，营养不良，20年胰腺癌发生率4%。
2. **评估**
   - 临床表现：间断或慢性上腹痛，胰腺功能不足表现（脂肪泻，消瘦，高血糖）。
   - 实验室检查：淀粉酶/脂肪酶均正常；ALP，胆红素，血糖，粪便脂肪，维生素D可能升高；若怀疑外分泌功能不足，检查粪便弹性蛋白酶或血清胰蛋白酶。
   - 影像学：通常经超声内镜，MRI/MRCP或CT诊断；ERCP并非诊断必需。
   - 功能试验：分泌试验（当影像学无法确诊时，消化科医生可申请此检查）。
   - 鉴别诊断：胰腺癌，导管内乳头状黏液瘤，胆管/十二指肠梗阻。
3. **治疗**
   - 转诊：若考虑慢性胰腺炎即转诊至消化科；若症状严重或持续，申请外科或内镜中心会诊；降低住院要求（新发黄疸、发热，症状改变都应积极评估）。
   - 生活方式：低脂饮食，戒烟酒，补充钙和维生素D（测量骨密度）。

- 镇痛：选用对乙酰氨基酚/NSAIDs类药物，若效果不佳，可选曲马多，加巴喷丁，抗抑郁药（参见1.5 "慢性疼痛"）。
- 外分泌治疗：若分泌不足，可在餐中补充胰酶；同时假用PPI，H_2RA增加其活性。

4.18 炎症性肠病IBD

1. 概述

- 定义：炎症性肠病是胃肠道的慢性、特发性炎症改变。
  - ✓ 克罗恩病（CD）：系统性疾病，表现为肠道全层炎，可累及全消化道。
  - ✓ 溃疡性结肠炎（UC）：结肠黏膜炎症。
- 病理生理：克罗恩病与溃疡性结肠炎都与肠道免疫失调相关，它们的遗传易感性、临床特点、症状、并发症并不完全相同。
- 流行病学：
  - ✓ 溃疡性结肠炎：青年人多见，男性多于女性；危险因素包括，家族史，既往细菌性结肠炎（如沙门菌，志贺菌），可能与NSAIDs类药物、避孕药使用相关；阑尾切除及吸烟似乎有保护作用。
  - ✓ 克罗恩病：发病呈双峰，20岁及50岁；女性多于男性；危险因素包括，吸烟，家族史，既往胃肠炎病史。

2. 评估

- 原则：症状是否符合炎性肠病，转诊至消化内科行内镜检查；依靠病史和初步诊断为IBD，确诊需要内镜及相关检查。

表4-18-1 IBD的临床特点

	溃疡性结肠炎	克罗恩病
分布	E1直肠型，E2左半结肠型，E3广泛结肠型	小肠型（～40%），回结肠型（～40%），结肠型（～20%）
病史	可表现为轻度腹泻，间断便血，炎性腹泻，或直肠炎（大便不成形，血便，里急后重），小于10%呈暴发性表现，全身症状明显→急诊	症状多样，全消化道可受累；弥漫性全腹绞痛±间断黏液便，血便，乏力，发热，消瘦，口腔溃疡

- 病史：起病，严重程度，症状类型，大便情况；全身症状（发热，寒战，消瘦）。
  - ✓ 既往史：自身免疫性疾病，深静脉血栓，肝脏疾病，近期胃肠炎，胆结石（克罗恩病），肾结石（克罗恩病）。
  - ✓ 其他：IBD家族史，用药史，吸烟，旅行史。
  - ✓ 伴随症状：皮疹，眼痛/刺激，关节炎，黄疸。
- 查体：生命体征，BMI，一般情况；头眼耳鼻喉：口腔溃疡，角膜炎；皮肤：黄染，结节红斑，坏疽性脓皮病；腹部查体：右下腹包块（克罗恩病中的回盲部炎症或脓性蜂窝织炎）；肛诊：肛裂，肛瘘或肛周硬块，肛门内触及肿块，退指染血。
- 实验室检查：血常规，肝功能，ESR，CRP，铁4项+叶酸+维生素B_{12}，维生素D。
  - ✓ 粪便检查：若腹泻显著，行便培养，查虫卵+寄生虫，便白细胞，便钙卫蛋白或乳铁蛋白。
- 影像学：怀疑梗阻行立位腹平片，考虑脓肿，结肠炎或憩室炎等，行CT检查。
- 内镜：纤维内镜评价受累范围。
- 并发症：
  - ✓ 狭窄（克罗恩病或溃疡性结肠炎）：梗阻表现，克罗恩病所致回肠末端梗阻常见。
  - ✓ 瘘（克罗恩病）：肠道-膀胱瘘（复发性多细菌尿路感染），肠道-皮肤，肠道-阴道，肠-肠。
  - ✓ 脓肿（克罗恩病）：发热+腹膜炎/腹痛或肛周疼痛。
  - ✓ 肛周疾病（克罗恩病）：克罗恩病患者约有1/3，表现为肛周脓肿、肛瘘。
- 鉴别诊断：范围较广，主要包括：感染性结肠炎，憩室炎，结直肠癌，乳糜泻，功能性肠病。

3. 治疗
- 转诊：若病情较重（生命体征不稳定，虚弱，经口进食受限，考虑脓肿、梗阻可能）→急诊；考虑IBD可能→消化科。
- 健康管理：

- ✓ 预防接种：按时接种疫苗（流感，肺炎球菌），免疫抑制剂使用8周内，慎用活疫苗。
- ✓ 结直肠癌筛查：原发性胆汁性肝硬化患者，IBD患者，结直肠癌的发病率较高；诊断8年后行结直肠癌筛查，之后定期随访，一年一次或遵消化科医生医嘱。
- ✓ 其他肿瘤筛查：如淋巴瘤，黑色素瘤。
- ✓ 传染病筛查：若使用抗TNF制剂，每年检测结核感染情况。

- 非药物治疗
  - ✓ 益生菌：有限数据表明可减轻溃疡性结肠炎风险，在克罗恩病中有明确证据证实有效。
  - ✓ 饮食：无相关证据，但可减少与症状相关食物摄入。
  - ✓ 戒烟：克罗恩病患者需戒烟；对溃疡性结肠炎患者整体健康有益，但可能会引起疾病发作。

- 药物治疗

  通常由消化科医生制定，分为诱导缓解及维持治疗；药物如下：

  - ✓ 5-氨基水杨酸合成物：轻型溃疡性结肠炎的一线用药，诱导缓解及维持治疗均可使用；克罗恩病中效果一般；起效需3~4周，少部分患者（-5%）在治疗中出现病情加重。
    - ◆ 用法：回肠、右半结肠或横结肠病变可口服，远端病变可经肛门给药（直肠受累→置肛，直乙型或左半结肠型可灌肠）。
    - ◆ 药物：如美沙拉嗪该药物对pH敏感，可延迟释放、柳氮磺吡啶（在结肠起作用）。
    - ◆ 监测指标：每年查血常规，肝肾功能，尿常规（警惕间质性肾炎）。
  - ✓ 巯基嘌呤：溃疡性结肠炎及克罗恩病的维持治疗。
    - ◆ 特殊制剂：6-巯基嘌呤，硫唑嘌呤；
    - ◆ 用药前需检测TPMT基因突变，若存在则药物毒性大（白细胞减少，肝功能异常）；

- ◆ 监测指标：用药初每两周监测血常规，肝功能，电解质，淀粉酶/脂肪酶，后改为1~3月1次。
- ✓ 糖皮质激素：通常在诱导缓解期使用。
  - ◆ 泼尼松：诱导期使用量为40~80mg/d，通常2~3周起效。
- 其他：中-重度疾病（住院治疗），以上治疗效果不佳：
  - ✓ 抗TNF：英夫利昔单抗，阿达木单抗，依那西普。

第五章　内分泌系统

5.1 糖尿病DM

1. 概述

- 定义：糖尿病是因胰岛素分泌障碍，或靶器官对胰岛素抵抗，引起的以血糖升高为特点的代谢性疾病。
- 流行病学：中国成年人糖尿病患病率9.7%（WHO 1999标准）或11.6%（WHO 1999标准或HbA1c≥6.5%），糖尿病中>90%的病例是2型糖尿病；过去30年里2型糖尿病的患病率升高了3倍，主要由于生活方式改变：饮食（碳水化合物增加，能量摄入增加），体力活动减少以及肥胖；各年龄1型糖尿病亦增加。
- 并发症：微血管病变（肾病，外周和自主神经病变，视网膜病变）；大血管病变（冠心病，脑卒中，周围血管病），伤口愈合缓慢和免疫缺陷；糖尿病是导致终末期肾病、非创伤性下肢截肢、失明的最主要原因。
- 致死率：与同年龄人相比，糖尿病患者心肌梗死、卒中、死亡的风险增加2~4倍；大部分糖尿病患者死于心血管事件。因此应积极控制心血管疾病危险因素（血脂、血压、戒烟）。

2. 分类

表5-1-1　糖尿病分型

异常	注意点
1型糖尿病（5%~10%）	自身免疫相关，破坏胰岛β细胞，导致胰岛素缺乏；通常在青春期前出现，但也可在成年期发病；在消瘦、有自身免疫疾病家族史、无2型糖尿病史者应疑诊，有胰腺自身抗体（胰岛细胞抗体、胰岛素或谷氨酸脱氢酶抗体）、新诊断的在服用口服降糖药时仍存在极度高血糖的患者应考虑
2型糖尿病（90%~95%）	与靶器官对胰岛素抵抗，或相对胰岛素缺乏相关；治疗针对靶器官抵抗和（或）胰岛素缺乏

异常	注意点
其他综合征	酮症倾向的"Flatbush"糖尿病：以严重、可逆的胰岛细胞功能障碍为特点；类似2型糖尿病，但是易发生酮症酸中毒；积极控制后部分β细胞功能可恢复，胰岛素或口服药需要量可减少。 MODY（青年人的成人起病型糖尿病）：罕见，见于青年人，常染色体显性遗传
糖尿病前期	与2型糖尿病在一连续谱上；即空腹血糖受损或糖耐量异常（诊断依赖糖耐量试验）；定义为空腹血糖5.6～6.9mmol/L（100～125mg/dl）之间，糖化血红蛋白5.7%～6.4%；5年内进展为2型糖尿病的风险约为15%～30%
继发性糖尿病	病因包括血色病、囊性纤维化、胰腺癌、全胰腺切除
药物相关	降低糖耐量或影响胰岛素分泌：糖皮质激素、非经典的抗精神病药（奥氮平、利培酮）、氢氯噻嗪类、他克莫司

2型糖尿病

1. 疾病预防

- 危险因素：肥胖、活动减少、糖尿病家族史、多囊卵巢综合征、高血压、高血脂、妊娠期糖尿病史。
- 生活方式：糖尿病前期患者，减轻体重（5%～10%），饮食控制，运动（每周150分钟中等强度运动，如行走），3年期间进展为2型糖尿病的风险下降58%。
- 二甲双胍：二甲双胍（850mg，口服，BID）可使进展为2型糖尿病风险降低31%；对于极高风险的患者，美国糖尿病协会推荐在改善生活方式的基础上，口服二甲双胍。
- 手术：对于肥胖患者（BMI男性大于34，女性大于38），减重手术可降低2型糖尿病的风险。

2. 诊断

- 随机血糖大于11.1mmol/L（200mg/dl），空腹血糖大于7.0mmol/L（126mg/dl），或OGTT［口服75g葡萄糖后

血糖大于11.1mmol/L（200mg/dl）]；初始试验为阳性时，应该再次重复，除非患者存在高血糖的症状（例如多饮、多尿、不明原因的体重下降）。

- 筛查人群：35岁以上伴有高血压；45岁以下，如BMI大于25且伴有1项危险因素，或所有40岁以上人群。

3. **监测**

- 首选糖化血红蛋白（血红蛋白分子中糖基化百分比）：估计近90天血糖水平的平均数，受近30天改变红细胞更新速率的因素影响，如血红蛋白病、溶血、妊娠。糖化血红蛋白7%相当于平均血糖8.5mmol/L（154mg/dl）；糖化血红蛋白每升高1%，平均血糖升高1.7mmol/L（30mg/dl）；如，糖化血红蛋白8%相当于平均血糖10.0mmol/L（180mg/dl）。

- 家庭血糖监测：用于使用胰岛素或存在低血糖风险的患者。
  - ✓ 非降糖方案：未发现可改善结局。
  - ✓ 降糖口服药方案：必要时可用于监测低血糖。
  - ✓ 单次胰岛素：清晨空腹和两个最高的餐后和（或）睡前。
  - ✓ 多次胰岛素：进餐/零食前、睡前、运动或关键任务前、怀疑低血糖时，和（或）餐后。
  - ✓ 监测的工具：血糖仪，试纸和采血针。

4. **评估**

- 病史：
  - ✓ 行为方式：躯体活动、吸烟、酒精摄入。大血管病变：心绞痛、活动耐量下降、心血管危险因素。
  - ✓ 微血管病变：视力改变，感觉神经病变。
  - ✓ 自主神经病变：直立性低血压、勃起功能障碍（ED）、胃肠动力障碍。自主神经病变与冠心病关系密切。
  - ✓ 糖尿病治疗：依从性、不良反应、低血糖或高血糖。
- 检查：BMI、血压；颈动脉杂音、远端脉搏、足部查体（包括搏动、视诊、单丝试验，如有足癣，应警惕糖尿病足发生），黑棘皮征。

- 实验室检查：每年查尿微量白蛋白/肌酐比；基线肌酐及心电图（即使下一步可能考虑起始高强度运动方案，如无症状且心电图正常，无需进一步行心脏检查），每年查血脂（如低危可每2年查1次）。

5. 治疗
- 降低心血管风险：运动、减重、血脂及血压控制，尤其要戒烟。
  - ✓ 血压：控制目标仍有争议；JNC7推荐＜130/80mmHg；无肾脏病/慢性心衰竭者＜140/90mmHg。ADA 2013推荐＜140/80mmHg，年轻患者可降低收缩压目标；ACEI及ARB类药物是一线用药（微血管有保护作用），但血压控制比药物选择更重要。
  - ✓ 血脂：通常LDL目标值＜2.6mmol/L（100mg/dl），HDL＞1.0mmol/L（40 mg/dl），TG＜1.7mmol/L（150 mg/dl）。
- 血糖控制
  - ✓ 目标：避免高血糖症状，减少微血管并发症发生；严格血糖控制并不能降低心血管疾病风险及死亡率。
  - ✓ HbA1c目标：＜7%，但需根据患者临床表现和病程个体化；老年或有严重合并症、晚期并发症、低血糖高危或预期寿命短者应放宽目标［例如HbA1c＜8%，空腹血糖5.6～8.3mmol/L（100～150mg/dl）］；制定目标值时应参考患者意见。
  - ✓ 血糖目标：空腹血糖80～130mg/ml（4.4～7.2mmol/L）；目标值下限应根据患者低血糖风险或个体化血糖目标制定；餐后＜180mg/dl（10mmol/L）；嘱患者每次随诊携带血糖记录本。
- 转诊：起病时或必要时转诊营养科医生、糖尿病教育者，必要时足科医生，每年眼科检查（如检查正常＞1次，可2～3年检查1次）；若慢性肾功能不全＞Ⅲ期→肾脏科。如果患者需要大于80U的基础胰岛素时，空腹血糖仍不理想时；持续性、频繁的低血糖；怀疑迟发的1型糖尿病，转诊至内分泌科。
- 非药物治疗

✓ 饮食：低碳水化合物饮食（地中海饮食）

◆ "餐盘法"=1/2不含淀粉的蔬菜，1/4瘦肉/蛋白质，1/4全麦食物；低饱和脂肪酸、反式脂肪酸的心脏健康饮食；监测并知晓碳水化合物摄入。

✓ 减重：对肥胖患者，最佳起始减重目标为5%～10%。

✓ 运动：是独立于减重的控糖因素，降低心血管问题；目标为每周5次，每次30分钟，目标心率达最大心率的50%～70%（最大心率=220-年龄，例如年龄60岁，最大心率160次/分，目标心率约115次/分）说明强度足够，即"运动时可说话但无力唱歌"。

✓ 教育

✓ 手术：减重手术可改善肥胖患者的血糖控制情况，减少糖尿病药物使用；减重的同时，还能在单一用药或非药物治疗时，使血糖达到目标值。

• 药物治疗

✓ 合并症：阿司匹林100mg（男性大于50岁，女性大于60岁，存在1项其他的心血管危险因素，除非出血风险增加）；他汀类药物（对于任何并存冠心病的糖尿病患者，或>40岁合并高血压、吸烟、心血管疾病家族史或白蛋白尿者，无论血脂水平如何）；ACEI或ARB：高血压或微量白蛋白尿的一线治疗；免疫接种：肺炎链球菌、流感（每年）、乙肝（推荐<60岁者，≥60岁者可考虑）；周围神经病药物选择参见10.11"周围神经病变"。

✓ 二甲双胍：除非有禁忌，此为2型糖尿病的一线用药。平均降低HbA1c 1%～2%，能帮助减重，低血糖罕见。机制：双胍类药物（增加胰岛素敏感性，减少糖异生）；不良反应：①胃肠道不适常见，可通过低剂量起始，与饭同服来减轻。②乳酸酸中毒（B型，罕见），通常不会引起低血糖，特别是单一用药时罕见。禁忌：充血性心力衰竭、终末期肝病；若CrCl<60ml/（min·1.73m^2），或eGFR急剧下降时禁用（乳酸酸中毒风险，但有争议）。剂量：500mg qd随餐起始，可增至1g bid。

表5-1-2　糖尿病常用药物

药物	机制	知识点
磺脲类（格列吡嗪——短效，肝脏代谢；格列苯脲，格列美脲）	提高胰腺β细胞对糖的敏感性，促进胰岛素释放	随着β细胞功能减低，药物失效；在老年人及CKD患者的半衰期延长，低血糖风险增加，尤其是格列苯脲；不良反应：低血糖，增重；肝肾功能异常者慎用；磺胺过敏禁用
GLP-1类似物（艾塞那肽，利拉鲁肽）	促进胰岛素分泌，延迟胃排空	注射使用，昂贵；可引起体重减轻，低血糖罕见；可致恶心、呕吐，胰腺炎；CKD患者需调整剂量
噻唑烷二酮类（吡格列酮）	增加胰岛素敏感性	可引起体重增加，加重慢性充血性心力衰竭、骨折风险增加、肝毒性；监测肝功能
阿卡波糖	抑制消化道碳水化合物代谢	消化道不适症状常见
格列奈类（瑞格列纳，那格列奈）	刺激β细胞分泌胰岛素	可能引起体重增加及低血糖，昂贵
DPP-4抑制剂（西格列汀）	阻断肠促胰岛素（如GLP-1）降解	CKD患者需调整剂量，对体重影响中性，可能致胰腺炎，昂贵
胰淀粉样肽类似物（普兰林肽）	减少碳水化合物吸收及胃肠动力	注射使用，昂贵；可引起体重减轻；与胰岛素联用可引起严重低血糖；胃瘫、骨质疏松患者慎用

✓ 胰岛素
- ◆ 指征：口服药治疗的2型糖尿病患者，间隔3个月两次HbA1c＞8%（老年人8.5%）；自行监测血糖者；
- ◆ 优势：相对便宜，剂量无上限；
- ◆ 劣势：体重增加、低血糖、需要规律监测血糖；
- ◆ 用法：脂肪分布区域（腹部、大腿）皮下注射；注意注射部位轮换以避免脂肪萎缩；
- ◆ 胰岛素给药方式；

表5-1-3　常用胰岛素

制剂	起效	高峰	持续时间
门冬、赖脯（超短效）	5～15min	30～90min	5h
常规胰岛素（短效）	30～60min	2～3h	5～8h
NPH（中效）	2～4h	4～10h	10～16h
甘精胰岛素（长效）	2～4h（达稳态）	无明显	20～24h

表5-1-4　高血糖控制

问　题	调　整
清晨高血糖	增加甘精胰岛素量或睡前NPH量；可考虑测定凌晨2点血糖，除外夜间低血糖
午餐前高血糖	加用/加量早餐前胰岛素
晚餐前高血糖	加用/加量清晨NPH，或加用/加量午餐前胰岛素量

（1）胰岛素笔/笔芯：调至需要的剂量，患者自行注射（警惕针刺伤）；需更换笔芯、针尖；也有一次性笔和笔芯（预充），但仍需更换针头，价格略高。一支笔芯=300U胰岛素。（常用胰岛素笔有诺和笔、优伴笔、甘舒霖笔、秀霖笔等，对应不同品牌胰岛素；来得时均为预充）。

（2）药瓶/注射器：每次注射前患者需从药瓶中抽取药液；可混合胰岛素，费用相对减少〔此类包装有普通胰岛素（猪）、诺和灵R、诺和灵N等，400U/10ml，可用注射器抽取药液注射〕。

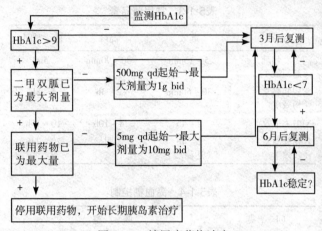

图 5-1-1　糖尿病药物治疗

✓ 第一步：起始治疗（生活方式±二甲双胍）；若患者血糖明显高或HbA1c>9%→直接到第三步，生活方式/单药物治疗不能控制血糖。

✓ 第二步：若HbA1c仍大于目标值，加用磺酰脲类药物或GLPl-1类似物。

✓ 第三步：若HbA1c仍大于目标值，加用基础胰岛素 [0.1U/（kg·d）]，通常起始予甘精胰岛素10U睡前，每3天加量2U，直至餐前血糖<130mg/dl（7.2mmol/L）；若患者BMI>30，或每次血糖均>200mg/dl（11.1mmol/L），可由20U起始；嘱患者每晚注射时间固定（范围不超过1h）；除二甲双胍（可减少胰岛素需求量）外停用所有降糖药物。

✓ 第四步：加用餐时胰岛素：用于空腹血糖达标，但HbA1c仍高于目标值或餐后血糖升高；通常起始剂量为4U/餐，每3天加量2U，直至餐后血糖<180mg/dl（10mmol/L）；考虑计算碳水化合物摄入（营养科转诊）。

低血糖

1. **概述**
   - **定义**：血清葡萄糖<3.9mmol/L（70mg/dl）；可有或无症状，若有神经系统表现（意识不清、癫痫、昏迷），无法自救时，为重度低血糖。相对低血糖：对于长期高血糖患者，血糖值接近70mg/ml时，有低血糖症状；一般无生命危险但会给患者造成痛苦。未察觉的低血糖：无法察觉低于安全阈值的低血糖，所有患者需筛查胰岛素水平。
   - **病因**：低血糖是糖尿病治疗的常见并发症，血糖受进食、运动、药物相互作用、饮酒、胰岛素吸收、清除等多种因素影响。血糖控制改善后常导致低血糖发作增多；多发生在使用胰岛素或胰岛素促泌剂（如磺酰脲类）的患者中，在服用胰岛素增敏剂（如吡格列酮）患者中较少出现。
   - **发病率**：严重低血糖与大血管、微血管事件风险增高相关，死亡风险增加3.3倍。
   - **病理生理**：糖尿病患者对低血糖的生理反应受损（胰岛素不下降，胰高血糖素不升高，肾上腺素升高幅度减少）。既往多次低血糖发作的糖尿病患者，其低血糖可无症状；以上情况一般可逆。
   - **危险因素**：高龄、糖尿病病程长、肌酐升高、认知功能减退、胰岛素使用或多于两种口服降糖药、1型糖尿病、慢性胰腺炎或胰腺切除病史（胰高血糖素缺乏）、吸烟、既往微血管病变史、血糖严格控制；低血糖发作可见于任何HbA1c水平的接受降糖治疗的患者。
   - **临床表现**：症状多样，但针对个体而言相对一致；患者可自我识别在某个血糖值时提示低血糖的症状。自主神经：心悸，出汗，震颤，饥饿感；神经低血糖：神志改变，可能导致癫痫、昏迷甚至死亡。

2. **治疗**
   - **宣传教育**：对所有患者均需辅导低血糖的诱发因素及

潜在的后果（包括驾驶时），并制定症状出现时的对策；通过了解出现症状时的血糖值筛查未察觉的低血糖，若该阈值<60mg/dl（3.3mmol/L），放宽血糖控制目标，并嘱开车前或其他危险活动前测量血糖。

- 预防：在低血糖风险大于获益的情况下，调整血糖控制目标及用药方案。
- 发作期治疗：怀疑低血糖发作时，建议患者测量血糖（若可行）并摄入约15g碳水化合物，如半杯果汁或含糖苏打水，或4片葡萄糖片，或1大汤勺糖或蜂蜜；15分钟后复测血糖，若仍<70mg/dl（3.9mmol/L），重复上一步骤；告知患者在反复发作或诱因不详时呼叫他人，尽早就诊。

5.2 甲状腺疾病

- 甲状腺激素能调控能量代谢，增强交感神经系统张力，调节多种身体组分（脂肪、碳水化合物、维生素）的转化/清除和组织（肌肉、骨骼）代谢；甲状腺激素受体存在于人体全身。
- 甲状腺激素异常会影响到身体的方方面面，通常程度轻且缺乏特异性，有时严重威胁生命；但通常可逆。
- 生理：受TSH调节（下丘脑分泌TRH，促进垂体分泌TSH）；甲状腺负责合成、储存和释放甲状腺激素（T4和T3）；血清中大于90%的T4和T3为结合形式（大部分为TBG）；T3活性更强，其水平由外周T4向T3的转化调节；游离T4（FT4）水平最能反映组织可利用的激素量。
- 大多数甲状腺疾病是由于甲状腺本身原因引起的（原发性），而非中枢性（继发性）。

甲状腺功能减退

1. 概述

- 分类：诊断依赖实验室检查。
  - ✓ 原发性（最常见）：TSH升高且FT4下降；
  - ✓ 亚临床：TSH升高而FT4正常（要求甲状腺功能稳定，无近期或现患疾病，且下丘脑-垂体-甲状腺轴正常）；部分与冠心病发病率和死亡率增加相关；
  - ✓ 中枢性（垂体或下丘脑功能异常）：TSH下降或正常且FT4下降；占甲减患者比例＜1%。
- 流行病学：临床甲状腺功能减退症发生率约为1%；老年人、女性中较多；产后、有自身免疫性病史、有甲状腺疾病家族史及颈胸部放疗史者患病风险增高。

表5-2-1 甲状腺功能减退病因

病因	鉴别特点
自身免疫	慢性自身免疫性甲状腺炎（桥本），可合并多种自身免疫性内分泌疾病
医源性	甲亢或甲状腺癌治疗后（放射性碘、手术）；颈部放疗
中枢性	中枢神经系统肿瘤、炎症、浸润性疾病、希恩综合征、放疗
一过性	产后甲状腺炎、亚急性肉芽肿性甲状腺炎
药物	锂剂、胺碘酮、PPI、舒尼替尼（酪氨酸激酶抑制剂）
其他	碘缺乏（推广含碘盐后罕见）、先天性（新生儿常规筛查）

2. **评估**
   - 表现多样广泛：
     - ✓ 全身：体重增加、乏力、怕冷；
     - ✓ 头颈：声音改变、甲状腺肿；
     - ✓ 心血管：舒张性高血压；
     - ✓ 肺部：睡眠呼吸暂停；
     - ✓ 消化道：便秘；
     - ✓ 四肢：非凹陷性水肿；
     - ✓ 神经肌肉：腕管综合征、肌痛、腱反射松弛期延长（敏感性/特异性高）；
     - ✓ 内分泌：血脂异常；
     - ✓ 泌尿生殖：性欲减退、月经不调；
     - ✓ 皮肤：头发/指甲质脆、皮肤干燥，外侧眉毛脱失；
     - ✓ 严重长期甲减→黏液性昏迷（低体温、低血压、低通气、神志异常），特别在其他应激因素（外伤、感染、药物）下→立即转诊至急诊。
   - 筛查：症状常轻度且无特异性的，治疗反应佳，患病率较高，应降低筛查阈值；推荐对高危人群、可能会因甲减加重的患者人群或有症状/体征者进行筛查。
   - 实验室检查：筛查只需查TSH；若升高（当怀疑中枢性甲减时，正常或降低）→查游离T4；若无甲状腺肿，临床表现符合自身免疫性甲减，无需进一步检查；亚临床甲减患者可查抗TPO抗体：阳性提示进展为临床甲减的风险大（桥本甲状腺炎抗TPO抗体常为阳性，但治疗无差别）；无需查T3。

- 甲减时其他异常指标：低密度脂蛋白升高，高密度脂蛋白降低，贫血，肌酶升高，轻度低钠血症，轻度低血糖。

3. **治疗**
   - 原则：对于无并发症的原发性甲减，社区医生可予左旋甲状腺素片治疗；需转诊情况详见下。
   - 亚临床甲减：当TSH>10、有症状或抗TPO阳性时考虑治疗；左旋甲状腺素片初始剂量25～75μg，监测TSH。
   - 如何处方合成甲状腺素：
     - ✓ 处方选择：需考虑到不同制剂的药代动力学/生物利用度不同；指南推荐同一患者坚持使用同一种制剂/品牌（如必须更换时，需在6～8周后复查TSH）。
     - ✓ 起始剂量：经验剂量为1.6μg/（kg·d）（体重70kg者约110μg）；健康青年可从足量起始；老年人或合并冠心病者从25～50μg/d起始，逐渐加量以减少不良反应。
     - ✓ 用法：早餐前1～2小时服用（漏服可当天补），与钙剂、铁剂间隔2～3小时；也可睡前服用（距前一餐4小时）。
     - ✓ 监测：6～8周后复查TSH并调整剂量；目标控制TSH在正常范围内；此后6～12个月复查1次；若TSH正常但患者仍有症状，可增加药量，将TSH控制在正常低值。
     - ✓ 治疗中断：尽量避免；若停药<6周，一般可继续之前剂量（如无心血管事件及体重下降）。
   - 甲减患者持续/新发TSH升高：评估依从性（最常见），此剂量服用的时长；检查用药，制剂是否改变。
   - 转诊：难以恢复正常甲状腺功能的患者、合并心脏疾病、备孕或妊娠女性、甲状腺结构异常、其他内分泌疾病（肾上腺、垂体）、检查结果难以解读、怀疑罕见病因→内分泌科。

甲状腺功能亢进症

1. **概述**
   - 流行病学：女性多于男性，我国城市患病率为3.7%。
   - 病因：Graves病（自身免疫性疾病，TSH受体刺激性抗体）占60%～80%；甲状腺炎（淋巴细胞性或肉芽肿性），毒性腺瘤，毒性多结节性甲状腺肿（TMNG）占5%（通常年龄较大，长期甲状腺肿）；药物（胺碘酮、碘剂、甲状腺素过量）；罕见病因包括垂体TSH瘤、分泌β-HCG泌瘤、卵巢甲状腺肿、广泛转移的甲状腺滤泡状癌。
   - 表现：多样，轻-重均有。
     - ✓ 全身：多汗、消瘦；
     - ✓ 头颈：凝视、上睑下垂（Graves甲亢）；
     - ✓ 皮肤：甲床分离、指甲软化、色素沉着（继发于ACTH升高）、皮肤瘙痒、毛发稀疏；
     - ✓ 心血管：心动过速、房颤；
     - ✓ 内分泌：骨密度下降；
     - ✓ 四肢：胫前黏液性水肿（Graves甲亢）；
     - ✓ 神经：震颤、焦虑、反射亢进。

2. **评估**
   - 如果怀疑甲亢，应全面评估，包括病史：上述症状体征出现、持续时间，所有用药和营养品，近期是否行CT扫描；查体：生命体征（心率、血压、呼吸频率、体重）；HEENT：眼部查体（眼球运动、突眼），甲状腺（大小、压痛、结节）；心血管、肺功能、是否有水肿。
   - 诊断：首先查TSH；若降低→T3，FT4（T3增高为主提示Graves），吸碘率试验（最好近期无过量碘暴露，因其可造成假性低摄取）；若考虑外源性T4摄入过多，查甲状腺球蛋白（降低）；如查体发现甲状腺结节，查超声。

表5-2-2　吸碘率试验

低摄取	高摄取
甲状腺炎	Graves病（弥漫摄取）
外源性甲状腺激素	毒性多结节性甲状腺肿（多灶）
碘过量（包括胺碘酮）	毒性腺瘤（单灶）

3. 治疗

- 急性期治疗：一线治疗为甲巯咪唑（孕妇中为丙硫氧嘧啶）；合并冠心病、静息心率＞90次/分，或有甲状腺毒症症状的老人，使用β受体阻滞剂（如，普萘洛尔10~40mg tid）。

- 内分泌科转诊：所有甲亢患者；Graves病的治疗包括放射性碘-131（^{131}I）治疗、抗甲状腺药物、手术；中-重度Graves眼病可使用糖皮质激素。

- 亚临床甲亢：TSH下降，FT4正常，常见于毒性多结节性甲状腺肿；
  - ✓ 若无症状，3~6月复查甲状腺功能，注意甲亢持续还是缓解；
  - ✓ 若持续异常且TSH＜0.1，可考虑治疗；
  - ✓ 若TSH在0.1~0.5之间：高龄、有症状及合并心血管疾病的患者考虑治疗。

甲状腺结节

1. 概述

- 甲状腺结节是影像学发现的甲状腺内占位；可触及或不明显；成年人中4%~7%有甲状腺可触及结节；60岁以上人群50%尸检发现甲状腺结节；约5%为恶性。

- 对于偶然检查发现或触及的甲状腺结节，其癌变风险相同，应进行相同的评估。

2. 评估

- 详细询问病史及查体，关注甲状腺及颈部淋巴结查体，评估癌变危险因素。

表5-2-3　临床表现

病　　史	查体/影像学
儿童期头颈部放疗史	声带麻痹
全身放疗史	颈部淋巴结肿大
甲状腺癌家族史或甲状腺癌相关综合征（例如多发内分泌瘤病2型）	结节固定 微钙化
儿童期放射线暴露史	回声低或血流丰富
结节/占位增长迅速	边缘浸润
声嘶	横断面上高度大于宽度（即纵横比失调）

- 所有甲状腺结节：完善甲状腺超声及TSH检查；若TSH减低→RAIU；若查体发现结节，但超声未见→重新确认。
- 细针抽吸活检（FNA）适应证：单纯性囊肿无适应证；颈部淋巴结肿大；其他根据结节大小决定的一般适应证：
  - ✓ 0.5cm结节：有危险因素病史；
  - ✓ 1cm结节：实性低回声或有结节伴微钙化；
  - ✓ 1~1.5cm结节：实性结节，等回声或高回声；
  - ✓ 1.5~2cm结节：有可疑特征的混合性结节；
  - ✓ 2cm结节：无论有无可疑特征的混合性结节，或海绵状结节。

3. 治疗

表5-2-4　甲状腺结节的治疗

良性	随访（见下）
无法诊断	重复；若仍无法诊断→密切随访或手术
中性	甲状腺滤泡性肿瘤细胞→手术 滤泡状→RAIU：高功能→随访；其他→手术
可疑	术前超声→手术
恶性	术前超声→手术

- 监测：无需活检或FNA细胞学阴性的结节→动态随访（如，每6个月1次）；如果结节稳定不变，延长至每

年1次或更长；许多结节会缓慢增长；但是若直径增大>20%→重复FNA。

- 转诊：多发结节、模棱两可的检查结果、结节合并高风险、FNA结果异常，转诊至内分泌科及外科。

5.3 骨质疏松症

1. **概述**
   - 骨质疏松症的特征是骨骼脆性增加导致易发生骨折；可分为轻（骨量减少）或重度；是可在骨折前预防、诊断和治疗的，说明早发现和早治疗以降低风险的重要性。
     - ✓ 原发性骨质疏松症：见于性腺功能衰退的老人中；
     - ✓ 继发性骨质疏松：由药物、内分泌疾病、毒物或全身性疾病引起；
     - ✓ 脆性骨折：轻度创伤造成的骨折（如，从≤站立高度的地方摔倒，不存在基础骨骼问题情况下不会发生的骨折=可诊断骨质疏松症，无论骨密度结果如何）。
   - 生理：骨强度由多种因素决定：骨骼大小/形状、骨密度、矿化、骨转换与微结构。
   - 流行病学：我国50岁以上骨质疏松症患病率女性20.7%，男性15.4%，而骨量减少的患病率约为骨质疏松症的3倍（基于椎体和股骨颈骨密度）。50岁以上髋部骨折发生率为男性为129/10万，女性为229/10万，且呈增长趋势。

2. **诊断**
   - 原则：所有患者应行危险因素（如下）的评估；如果存在→FRAX±骨密度检测。
   - 筛查：即使未骨折的临床寂静患者也非常重要；所有成年人应行骨质疏松的危险因素评估；建议所有女性>65岁，男性>70岁，年轻人有骨折风险升高（10年约9.3%）者均应行骨密度检查。平均筛查>1000例65岁以下平均风险女性能预防1例髋部骨折（见疾病筛查）。
   - 评价骨折风险：FRAX（http://www.shef.ac.uk/FRAX/tool.aspx?country=2）可估计未治疗患者10年主要骨质疏松性骨折的风险；可结合BMD信息；但无法评估未测定的危险因素（如跌倒风险、骨折数量）。

表5-3-1　骨质疏松筛查

	推荐筛查
个体情况	高龄、体重<59kg（女性）
药物	糖皮质激素（泼尼松>5mg qd或相当量，持续>3个月）、GnRH激动剂、药物相关性腺功能减退（芳香化酶抑制剂，去势治疗）、PPI，高效抗逆转录病毒治疗，大剂量甲状腺素
既往病史	类风湿关节炎、炎症性肠病、骨折史（成年期）、麦胶性肠病、胃旁路术后、HIV、终末期肾病、终末期肝病、慢性阻塞性肺疾病、充血性心力衰竭
生活/运动	钙摄入不足、维生素D不足、缺乏负重运动、酗酒、吸烟
遗传病	家族史、囊性纤维化、血色病
内分泌疾病	性腺功能减退（如厌食症、PRL升高、卵巢早衰、早绝经）、皮质醇降低或增多，肢端肥大症，甲状腺激素增多

- 骨密度评估：通过双能X射线吸收法测量。
  - ✓ 骨骼部位：最佳评估骨折风险的部位：股骨颈密度是标准；高风险、高龄、既往骨折史、身高缩短>1.5cm的患者推荐测量椎体（如既往有压缩性骨折、骨质增生或脊柱侧弯，则结果解读困难）。
  - ✓ 适应证：通过筛查受益的人群（见上）；50岁以上发生骨折者；考虑或正在接受抗骨质疏松治疗者。
  - ✓ 评分：测定区域骨骼密度实际测量值与人群标准值比较的标准差。
  - ✓ T值：与30岁成年人骨密度比较，不宜用于绝经前女性或50岁以下男性的骨质疏松症诊断。
  - ✓ Z值：与患者同年龄、同性别人群的骨密度对比，用于评价绝经前女性或50岁以下男性；任何患者Z值低应考虑继发病因。
  - ✓ DXA解读：不同部位测量结果中，通常由最低T值决定；正常：T值≥-1；骨量减少：T值介于-1和-2.5之间；骨质疏松：T值≤-2.5。

3. **评估**
   - 新诊断骨质疏松症的患者，评估潜在病因（若怀疑继发）或促进因素（若怀疑原发）十分重要。
   - 病史/查体：身高、体重，评估骨质疏松的危险因素（例如回顾用药情况、性腺功能减退症状/体征、既往病史，并发症情况（脊柱后凸、局部背痛提示压缩性骨折）和跌倒风险（评价步态及平衡）。
   - 诊断：血常规、钙、磷、肌酐、ALP、肝功能、25-OH-Vit D、PTH、TSH、次尿钙/肌酐比值；根据检查结果决定进一步评估方法（参见6.1"贫血"，5.9"高催乳素血症"，5.7"库欣综合征"，和5.10"男性性腺功能减退症"）。

4. **治疗**
   - 非处方药物治疗：适用于所有骨密度降低或脆性骨折患者。
     - ✓ 钙剂：碳酸钙或柠檬酸钙；进食及PPI不影响柠檬酸钙的吸收；每日补钙剂量为1200mg（元素钙量）。
     - ✓ 维生素D：补充至目标血清值＞20ng/L；常用剂量800IU/d。
     - ✓ 运动：如步行，即使每周步行1小时也较不运动者降低20%的髋部骨折风险；获益与活动量呈正比。
     - ✓ 戒烟：增加骨密度。
     - ✓ 限酒：饮酒会降低骨密度，增加跌倒风险；每日饮酒＞3杯，骨折风险增加38%。
     - ✓ 防止跌倒：尤其对于跌到风险增加者。
   - 药物治疗：适用于绝经后女性或50岁以上男性骨质疏松症（包括有脆性骨折史者）和骨量减少（FRAX估计10年髋部骨折风险＞3%，或10年主要骨质疏松性骨折风险≥20%）患者；绝经前女性及50岁以下男性应转诊至内分泌科。
     - ✓ 口服双膦酸盐：大部分患者的一线治疗；阿仑膦酸盐已被证实可降低髋部和椎体骨折。

表5-3-2 双膦酸盐

处方举例	阿仑膦酸盐 10mg qd或70mg qw（降低食管炎风险）利塞膦酸盐35mg qw或 150mg qm
服用方法	清晨服用，餐前或其他药物前30分钟；服药时需饮水250ml，保持直立/坐位30分钟，以降低食管炎风险
禁忌证	肌酐清除率＜35（CKD Ⅲ期考虑调整剂量），吞咽困难或胃动力障碍患者，维生素D缺乏或低钙血症
不良反应	食管炎、下颌骨坏死（年发生率0.01%～0.1%，95%病例见于用药剂量超出10倍的癌症患者），不典型股骨骨折（绝对风险低，疗程＞5年者更易发生），低钙血症（维生素D缺乏时风险增加，保证起始治疗前补足维生素D）
疗程	双膦酸盐作用时间长（停药后持续存在）；治疗5年后如T值＞-2.5、无骨折史或未来顾着风险相对低者可停药，治疗10年如骨折风险增加可停药；考虑更换治疗方案时停药

- ✓ 静脉双膦酸盐：适用于因口服双膦酸盐造成食管炎/GERD的患者，或其他原因不能耐受口服制剂患者；唑来膦酸注射液5mg，每年1次；不良反应为流感样症状、肌痛及关节痛。

- ✓ 雷洛昔芬：选择性雌激素受体调节剂；效果劣于双膦酸盐，可用于双膦酸盐使用禁忌（如CKD）的绝经后女性，或有乳腺癌家族史者（雷洛昔芬降低ER阳性乳腺癌风险）；不良反应：DVT/PE、周围性水肿、潮热、肌肉震颤。

- 监测治疗反应：无明确共识，可在治疗2年后复查骨密度检查；若骨密度稳定或增加，降低监测频率；若骨质疏松加重，需进一步评估。

- 转诊：骨密度正常的脆性骨折；反复骨折或治疗后BMD恶化；骨质疏松异常严重或伴有特殊表现；伴有影响治疗选择的合并情况，或需要其他治疗（包括rPTH、SERM雷洛昔芬），转诊至内分泌科。

5.4 维生素D缺乏

1. **概述**
   - 定义：维生素D缺乏，血清25-OH-维生素D$<20\mu g/L$；维生素D不足，$20\sim29\mu g/L$。
   - 生理：维生素D是一种激素，可增加胃肠钙吸收，减少肾脏钙排泄，降低PTH生成，保证正常骨骼生长/矿化。
   - 并发症：维生素D缺乏引起继发性甲状旁腺功能亢进和骨质矿化不足（＞骨软化），会增加老年人骨折和跌倒风险；还与多种骨骼外疾病相关，如糖尿病、癌症及多发性硬化。
   - 代谢：从食物中摄取维生素D_2（植物来源的麦角骨化醇）或维生素D_3（动物来源的胆骨化醇），及身体合成的维生素D_3（紫外线照射皮肤产生），三者均在肝脏转化成25-OH-VitD→肾脏转化为1,25-OH-VitD；体内钙、PTH与磷酸盐水平调节肾脏羟化过程。
   - 摄入减少（饮食摄入减少、胃肠吸收减少、紫外线暴露减少）、肝脏转化受损（罕见）、肾转化受损（常见，见于CKD）均可造成维生素D缺乏。
   - 流行病学：我国人群维生素D缺失普遍存在，多数地区报道维生素D缺乏患病率＞90%，维生素D不足患病率＞60%。
   - 高风险群体：老年人（皮肤合成功能减退）、北方居民、肥胖（维生素D隔离在脂肪组织中）、不外出者、住院者、其他阳光暴露不足者、绝经后女性、胃肠道疾病（吸收减少：IBD、麦胶性肠病、胆道疾病）、药物（如苯妥英钠、糖皮质激素、利福平）。

2. **评估**
   - 筛选：无症状个体是否值得筛查尚存争议；所有患者均应临床筛查，高危人群查血维生素D水平。
   - 实验室检查：大多数人查25-OH-VitD即可；对终末期肾病患者，同时完善PTH、1,25-OH-VitD（因肾脏转化功能减低，即使25-OH-VitD正常也可存在维生素D不足）。

3. **治疗**

- 维生素D缺乏症：麦角钙化醇50000IU（每周1次，共8周）；肥胖或极度缺乏的患者中，可能需要更长的疗程。
- 维生素D不足：成人800～2000 IU（每日1次）治疗3个月。
- 预防：推荐所有成年人每日摄入元素钙1000mg、维生素D 600IU；超过70岁老年人每日摄入元素钙1200mg，维生素D 800IU；成人维生素D摄入量上限为4000IU/d。
- 骨化三醇：仅限CKD低钙血症或甲状旁腺疾病患者使用。
- 转诊：补充维生素D疗效不佳或病因未明→内分泌科。

5.5 肾上腺结节

1. 概述

- 定义：影像学上肾上腺>1cm的占位病变，常为偶然发现，又称意外瘤。
- 流行病学：尸检发生率为8.7%，因其他原因行腹部CT扫描发现率为4.4%。10%~15%的结节是双侧的。
- 相关因素：年龄、肥胖、糖尿病、高血压。
- 恶变危险因素：恶性肿瘤病史，病变>4cm，CT密度>10HU，造影剂洗脱迟。

表5-5-1　肾上腺结节分类

良性、无功能性	腺瘤（占所有病变的80%），神经节细胞瘤，髓样脂肪瘤，良性囊肿
良性、内分泌性	占所有病变的5%~15%，嗜铬细胞瘤（3%~5%），皮质醇瘤（亚临床库欣病，5%~6%），醛固酮瘤（0.5%~1%）
恶性	最常见肾上腺皮质癌（肾上腺皮质癌占2%~5%），转移癌（0.7%~2.5%）

2. 评估：

- 原则：①结节分泌激素吗？②影像学上存在恶性肿瘤的征象吗？③恶性肿瘤病史。
- 病史/体格检查：恶性肿瘤病史；肾上腺高功能状态表现，如高血压、阵发性惊恐样发作（嗜铬细胞瘤）、水肿、高钙血症、紫纹（库欣病）、低钾血症、雄激素过多。
- 实验室检查：所有的肾上腺结节都应进行皮质醇的检测，可包含嗜铬细胞瘤。

表5-5-2 常用检查

检查	适用范围
皮质醇检查	所有潜在腺瘤患者：首选地塞米松抑制实验（DST）（参见5.7 "库欣综合征"）
嗜铬细胞瘤	所有患者：血清游离变肾上腺素（如降低需疑诊）或24h尿儿茶酚胺/变肾上腺素（如升高需疑诊）
醛固酮：肾素比值	若高血压：清晨8：00时取血，大于30为阳性（肾素活性单位为ng/（ml·h），醛固酮单位为ng/dl）；服用螺内酯或依普利酮（肾素水平升高）可造成假阴性
雄激素	怀疑高雄激素血症：查雄激素、性激素结合球蛋白（SHBG）、硫酸脱氢表雄酮

- 影像学：对于病变＜4cm，肾上腺CT或MRI可区分良性、恶性。

3. **治疗**
   - 所有＞4cm的病变，存在恶性特征的，或有恶性肿瘤病史，或功能性，转诊至外科切除或活检；功能性腺瘤也可转诊至内分泌科治疗；存在恶性肿瘤病史者，转诊至肿瘤科。
   - 如果是非恶性肿瘤性，无功能的，影像学上符合髓样脂肪瘤或单纯囊肿，不需要进一步的监测。
   - 所有其他的病变（无功能性，影像学上为良性，无恶性肿瘤病史），定期随访监测。
     - ✓ 血清激素水平：每年评估，共评估5年；如果发现分泌激素，转诊至外科切除；
     - ✓ 影像学：每3～6个月评估，然后每年；如果增长＞1cm，转诊活检或切除。
   - 原发性醛固酮增多症：不适宜手术者可考虑内科治疗：限钠，戒酒，健康的体重。
     - ✓ 螺内酯：非选择性盐皮质激素受体拮抗剂；监测血压、血钾、肌酐；不良反应：男性乳房发育、阳痿、月经紊乱；慎用地高辛、NSAIDs类药物。

- ✓ 依普利酮：选择性盐皮质激素受体拮抗剂；昂贵，且未进入国内市场。螺内酯不耐受者可考虑。
- 转诊：若诊断不明确、实验室检查结果难以解读或有内分泌功能，转至内分泌科。

5.6 钙代谢疾病

- **定义**：由具有生物活性的离子（游离）钙决定。总钙（mg/dl）包括白蛋白结合的钙，受白蛋白水平影响，校正公式如下：校正的总钙= [实测钙] +0.8×（4- [白蛋白]）（Ca和白蛋白单位均为mg/dl）。

- **生理**：血清钙稳态正常情况下受严格调节。血钙来源于饮食、骨转换和肾脏重吸收。低血钙导致甲状旁腺激素（PTH）升高，从而升高血钙（也降低血磷）、增加骨释放、增加肾脏重吸收；还增加1,25-$(OH)_2$-VitD 的合成，增加胃肠道对钙的吸收（同样增加骨释放）。

高钙血症

1. 概述

- **病因**：最常见为原发性甲状旁腺功能亢进（HPT）：PTH升高，伴血钙升高或正常高限，见于良性腺瘤（80%）＞腺体增生（15%~20%）＞腺癌（约1%）。

- **流行病学**：发病年龄高峰在70~79岁，男：女=3：1（年轻患者男女比例相同），约5%是遗传性的 [如多发性内分泌腺瘤病-1型（MEN-1）、多发性内分泌腺瘤病-2a型（MEN-2a）、家族性低尿钙性高钙血症（FHH）、甲状旁腺功能亢进症-颌骨肿瘤综合征]。

2. 评估

- **原则**：是否有症状（提示血钙升高的程度和速度），如有症状，考虑收入院治疗，否则继续门诊诊治。若怀疑药物相关（通常轻度），如有可能停用药物，复查血钙。

- **症状体征**：脱水（尿钙分泌增加导致多尿）、肾结石史、CKD（还需考虑多发性骨髓瘤）、便秘、骨痛、肌肉无力、恶心，也可导致乏力、情绪或认知改变；严重可导致嗜睡、心电图T波高尖。

表5-6-1 高钙血症病因

病　因	机　　制
原发性HPT	同上述
药物（通常是轻度）	锂剂（通过升高PTH），维生素D、钙、维生素A、噻嗪类过量
恶性肿瘤	实体器官肿瘤（产生PTH-rP和（或）局部骨溶解＞＞异位PTH分泌），多发性骨髓瘤（细胞因子），淋巴瘤（产生1,25-（OH）$_2$-VitD）
肉芽肿性疾病	结节病，结核（在肉芽肿中1,25-（OH）$_2$-VitD可转变为1,25-（OH）$_2$-VitD）
肾脏疾病	早期：肾脏中1,25-（OH）-维生素D的转换减少，导致PTH升高（继发性甲状旁腺功能亢进，通常见于低钙） 晚期：随病程延长，刺激甲状旁腺，导致PTH自主分泌（三发性甲状旁腺功能亢进，罕见）
其他	甲状腺毒症，制动（尤其合并Paget病），乳碱综合征，Addison病，FHH（CaSR基因失活突变）

- 实验室检查：PTH水平指导诊断。
  - ✓ PTH受抑：过多维生素D吸收或合成，或恶性肿瘤（溶骨性骨破坏导致不受调节的钙释放或产生PTH-rP）。
  - ✓ PTH正常或升高：原发或三发甲状旁腺功能亢进（根据病程中存在长期的CKD鉴别三发）或家族性低尿钙性高钙血症（FHH）。
  - ✓ 25-（OH）-VitD：过多的摄入时升高。
  - ✓ 1,25-（OH）$_2$-VitD：如果转化增多（肉芽肿性疾病，淋巴瘤）升高。
  - ✓ 24小时尿钙/肌酐比：如PTH正常或升高→若尿钙/肌酐比降低，提示FHH。
  - ✓ 其他实验室检查：根据患者病史、查体和上述实验室检查结果考虑血清蛋白电泳（SPEP）、PTH-rP、促甲状腺激素（TSH），肝功能。

3. 治疗
  - 严重疾病（如钙＞14mg/ml或症状明显），无论病因→补液，转诊至急诊；

- 原发性HPT：有经验的外科医生行甲状旁腺切除，指征：有症状或年龄＜50岁，钙高于正常上限1mg/dl，T评分＜-2.5（骨密度），肾结石史，术前超声+甲状旁腺显像常有助于定位；
- 若考虑药物治疗：持续的钙监测（至少每12个月1次），避免过度补充维生素D、噻嗪类；避免脱水；如果BMD下降应用双膦酸盐；可使用西那卡塞（原发性HPT无法改善）；
- 三发性HPT：治疗参见9.1"慢性肾脏病"；
- 恶性肿瘤相关的高钙血症：一般肿瘤科治疗原发病，治疗一般包括双膦酸盐（例如唑来膦酸）；输注后4~7天血钙最低，药效持续1~3周；
- 外源性维生素D或转化异常：治疗潜在疾病；低钙饮食；糖皮质激素可减少向$1,25-(OH)_2-$维生素D转化，转诊至内分泌科；
- 转诊：诊断不明，经对因治疗血钙持续升高，转诊至内分泌科。

低钙血症

1. 病因
- 甲状旁腺功能减退：获得性：最常见，甲状腺切除术或其他颈部手术术后；浸润性疾病（血色病，Wilson病，转移癌）；遗传性：DiGeorge综合征，*22q11.2*微缺失，常染色体显性遗传低钙血症；重度镁缺乏（PTH分泌减少，并抵抗增加）。
- 维生素D不足：严重维生素D缺乏，CKD（继发性HPT），终末期肝病，异烟肼，酮康唑（参见5.4"维生素D缺乏"）。
- 其他：双膦酸盐或地诺单抗（若维生素D缺乏和CKD），甲状旁腺切除术后，PTH抵抗（假性甲状旁腺功能减退，尽管PTH升高，但血钙降低）或维生素D抵抗。

2. **评估**
- 症状体征：
  - ✓ 肌肉搐搦、麻木、感觉异常；
  - ✓ Chvostek征：在面神经部位敲击面颊；如同侧上唇抽动为阳性；
  - ✓ Trousseau征：血压计袖带充气至收缩压以上20mmHg持续3分钟，若诱发手掌痉挛为阳性（敏感性94%，特异性99%）；
  - ✓ 严重者可出现癫痫发作、充血性心力衰竭、喘鸣或喉痉挛。
- 诊断性检查：血游离钙（或总钙和白蛋白）、血磷、血镁、尿素或肌酐、PTH、维生素D，可考虑查24小时尿钙。

表5-6-2　常见病因及表现

诊　断	实验室检查
甲状旁腺功能减退	低钙，高磷，低PTH
维生素D缺乏	低钙，低磷，高PTH
假性甲状旁腺功能减退	低钙，低磷，PTH明显升高

3. **治疗：**
- 严重疾病或有症状→急诊静推钙，序贯静脉滴注。
- 纠正维生素D缺乏（参见5.4"维生素D缺乏"），慢性肾脏病治疗（参见9.1"慢性肾脏病"）。
- 原发性甲状旁腺功能减退者：
  - ✓ 目标为症状缓解，控制总钙在正常值低限（即7.5～8.5mg/dl），避免高尿钙；
  - ✓ 口服钙剂治疗（与PPI同用时优选柠檬酸钙，例如元素钙500mg每日3次），和1,25（OH）$_2$维生素D（例如骨化三醇0.25μg 每日两次），剂量个体差异大；
  - ✓ PTH替代治疗仍在研究中。
- 如果尿钙升高（＞300mg/d），可考虑噻嗪类利尿剂。

5.7 库欣综合征

1. 概述

- **定义**：库欣综合征指长期过量暴露于糖皮质激素所产生的临床表现，无论病因如何。库欣病是继发于垂体过量分泌ACTH所致的内源性皮质醇过多。
- **库欣综合征的并发症和致死率（心血管事件＞感染）较高。**
- 病因：
  - ✓ 医源性（外源性）：最常见，长期应用糖皮质激素（通常是口服的，也可见于局部应用、吸入、鼻内或注射剂型）；1%患者长期使用糖皮质激素，其中70%可出现不良反应，10%表现出临床库欣综合征；医生应警惕全身皮质醇过多的症状体征。
  - ✓ 内源性：罕见（每年发病率＜百万分之三）；库欣病（70%），肾上腺肿瘤（15%，腺瘤＞增生＞腺癌）或异位产生（15%，可分泌ACTH或CRH：小细胞肺癌、类癌、胰岛细胞瘤、甲状腺髓样癌、嗜铬细胞瘤）。
- 以下患者需考虑皮质醇增多症：①特异性发现（见下）。②一般人群中不常见的非特异性表现（例如年轻人骨质疏松）。③影像学符合肾上腺腺瘤（见肾上腺结节）。④生长延迟（儿童或青少年）。

2. 评估

- **原则**：因症状体征可轻微多样，如疑诊需全面询问病史及查体；若查体有提示或有评估指征（见上）→完善实验室检查。
- **特异性表现（高度提示皮质醇增多）**：易出现淤斑、面部多血质（对比旧照片）、紫纹、近端肌无力、股骨或肱骨头坏死。
- **敏感性表现（不特异但多见）**：内分泌，高血糖（新发或原有2型糖尿病加重）、肥胖、月经失调、多囊卵巢综合征、椎骨骨质疏松；皮肤，痤疮、皮肤愈合缓慢、多毛症、皮肤色素沉着（ACTH升高）；神经精神，抑郁、失眠、易怒；性欲减退；其他，颈背（水牛背）及锁骨上脂肪垫、高血压（新发或加重）、肾结石、新发或不常见的感染、周围性水肿、脸圆、低钾性代谢性碱中毒。

3. **诊断：**

- 对于外源性库欣综合征，主要靠临床诊断；如疑诊内源性库欣综合征，需完善筛查试验（如下，通常需转诊至内分泌科）。

- 假阳性的病因包括：

  ✓ 口服避孕药：雌激素→皮质醇结合球蛋白升高→总皮质醇升高，检查前需停药6周；

  ✓ 还包括酒精、控制不佳的糖尿病、怀孕、抑郁，进食障碍，规律高强度锻炼、躯体应激（外伤、手术、住院、急性疾病）；

表5-7-1 常用检查

筛查试验	解　读
24小时尿游离皮质醇（UFC）	从第1天第一次排尿后开始，包含第2天第1次尿；收集于普通尿瓶中（符合实验室要求）；轻度升高者特异性较低；如果大于正常高值4倍有病理意义；患者留尿较麻烦；慢性肾功能不全者应避免
地塞米松抑制试验（DST）	前1天夜间11时口服1mg，然后在晨8时测定血清皮质醇，若$>1.8\mu g/dl$（50nmol/L）则为阳性；肾上腺意外瘤或服用增加地塞米松代谢药物（如苯妥英）的人应避免；用于临床考虑可能性不大时（敏感性$>95\%$）

  ✓ 如果上述试验阴性：继续监测临床症状，在6个月后重复试验；

  ✓ 如果上述试验阳性：进行第二个筛查试验（重复原有试验或进行其他试验），查ACTH，或转诊治内分泌科进一步治疗；治疗取决于病因。

- 医源性或外源性库欣综合征：尽可能减少皮质醇的用量及疗程，可考虑使用不含皮质醇的药物；可考虑肺孢子菌病预防性治疗和骨密度检查。

- 转诊：如果试验阳性或结果解读不确定，临床高度怀疑；或有多发性内分泌瘤病家族史，转诊至内分泌科。

5.8 尿崩症

1. **概述**
   - **定义**：尿崩症是由抗利尿激素缺乏（最常见，中枢性尿崩症）或抗利尿激素抵抗（肾性尿崩症）引起；分为遗传性与获得性，表现为多尿及代偿性多饮。
   - **生理**：机体将血浆渗透压及动脉血容量严格控制在正常范围内；下丘脑合成抗利尿激素（又称血管紧张素或精氨酸加压素）→储存并经垂体后叶释放→激活肾血管紧张素受体→水通道嵌入集合管→自由水重吸收增加。
   - **病理生理**：功能性抗利尿激素减少→自由水重吸收减少→血清渗透压升高（即血钠浓度升高）及血容量减少→渴感→代偿性多饮→血钠及血容量正常或接近正常。
   - **病因**：
     - ✔ 中枢性（最常见）：下丘脑或垂体前叶结构破坏或阻断（外伤、手术、肿瘤、肉芽肿、卒中、感染；25%特发性）；罕见下丘脑损伤→渗透压感受器功能受损→影响抗利尿激素分泌及渴感（引起血钠升高，血容量下降）。
     - ✔ 肾性：药物相关性（长期服用锂剂者10%~20%出现尿崩症），多西环素、顺铂；浸润性疾病（结节病、淀粉样变性、多发性骨髓瘤、干燥综合征）、镰状细胞贫血；因肾脏能通过其他途径浓缩尿液，肾性尿崩症状通常较轻。
   - **鉴别诊断**：原发性多饮（渴感中枢受损，多饮→多尿），精神性多饮，可因口干引发。

2. **评估**
   - **原则**：根据病史及查体寻找病因线索，若明确低渗性多尿→内分泌科转诊。
   - **病史**：精神病病史、神经过敏体质、症状波动（原发性多饮）；头部创伤、手术史、突然起病、夜间同样需不断饮水、喜饮冷水（中枢性尿崩症）；顺铂治

疗（肾性尿崩症），逐渐发生（肾性尿崩症或原发性
多饮）。

- 实验室评估：首先，明确低渗尿；测量血、尿渗透压
  （血渗透压下降提示原发性多饮，升高提示尿崩症）
  ±外源性ADH（即去氨加压素，DDAVP）±脑MRI；
  建议转诊至内分泌科。

5.9 高催乳素血症

1. 概述

- 定义：单次测量血清催乳素（PRL）＞正常值上限可为生理性或病理性；可有症状或无症状。
- 生理：垂体前叶催乳素细胞分泌PRL；PRL功能是促进有准备的乳腺泌乳；下丘脑分泌的多巴胺可抑制其分泌，雌激素及TRH（促甲状腺激素释放激素）可促进其分泌。
- 病因：可由于下丘脑抑制作用受损（例如，服用多巴胺受体拮抗剂、结构损伤如转移癌及颅咽管瘤等），或自主PRL分泌（催乳素瘤：良性肿瘤，微腺瘤＜10mm，大腺瘤≥10mm，PRL水平通常与肿瘤大小呈比例）。
- 催乳素升高的部分原因（催乳素瘤以外）。

表5-9-1　高催乳素血症治疗

药物	典型抗精神病药（40% ~ 90%服药者） 利培酮（50% ~ 100%使用者） 奥氮平（35%患者） 维拉帕米（8%使用者） 甲氧氯普胺、阿片类	用药后缓慢升高；停药后需3天洗脱 通常轻度升高（25 ~ 100μg/L） 罕见＞200μg/L，特别是利培酮
生理性	睡眠、应激、妊娠、运动、大量进食碳水化合物	轻度升高或临界
颅内	头颅放疗、外伤、手术、癫痫、肿瘤、肉芽肿	
全身疾病	原发性甲减、终末期肝病、终末期肾病（PRL经肾清除）、妊娠、哺乳、刺激乳头、胸壁疾病（外伤、VZV感染、手术）	

- 流行病学：终生患病率＜0.1%；在使用第一代抗精神病药物和非典型抗精神病药物的患者中（如利培酮，使40% ~ 60%患者PRL升高）常见。

2. 评估

- 原则：评估PRL升高症状；对于那些症状明显或PRL显

著升高者，需除外怀孕、药物、终末期肾病、甲状腺功能减退及鞍区肿瘤，再诊断。

- 病史与查体
  - ✓ 病因的线索：药物、近期妊娠（未哺乳女性几周后，哺乳女性6个月后恢复正常）、中枢神经系统疾病、胸壁外伤、抽血时应激（可轻度升高），病因见上表。
  - ✓ 症状体征：男性乳房发育、溢乳、月经稀发或闭经、痤疮、多毛、不孕；性欲低下、勃起功能障碍、睾丸小；头痛、双颞侧视野缺损（占位效应导致视交叉受压）、骨质疏松（继发于性腺功能减退）。
- 检查：
  - ✓ 无症状临界升高者，复查以除外一过性生理性升高；
  - ✓ 查TSH、肌酐、肝功能、β-HCG（育龄妇女）、T/LH/SHBG（性激素结合球蛋白男性可查）及垂体MRI；
  - ✓ 若以上均正常，考虑巨催乳素血症（PRL分子聚集成多聚体，导致清除减少，血清PRL浓度升高，见于10%高催乳素血症，通常无症状且无需治疗）；
  - ✓ 怀疑药物相关PRL升高，如有可能停药/换药一周后复查→若PRL正常，提示药物相关；若无法停药或PRL持续升高→MRI；
  - ✓ 视力主诉或查体发现视野缺损→全面神经系统、眼科检查；
  - ✓ 继发于高PRL的闭经：需进一步评估（参见13.8"闭经"）。

3. **治疗**
- 药物相关高催乳素血症：
  - ✓ 如果有症状，考虑换药（如抗精神病药物阿立哌唑，咨询精神科医生）；无替代方案的患者→内分泌转诊，考虑睾酮治疗性腺功能减退，以预防骨质疏松。

- ✓ 无症状：无需特殊治疗，定期监测血PRL水平及骨密度。
- 微腺瘤：多巴胺受体激动剂治疗指征为有症状或腺瘤逐渐增大、女性有生育需求、明显溢乳。
  - ✓ 闭经：多巴胺受体激动剂或口服避孕药；其他指征，多巴胺受体激动剂（见下）；
  - ✓ 监测：未治疗的无症状患者，每年复查PRL及MRI×3年，后每两年监测一次。
- 大腺瘤：减轻肿瘤负荷/颅内症状，多巴胺受体激动剂（卡麦角林是一线，但在国内未上市，仅可选择溴隐亭）；若PRL轻度升高，应连续稀释后复测以除外"Hook效应"（因检测限制导致PRL假性减低）；评估垂体其他轴系。
- 多巴胺受体激动剂：降低PRL水平、恢复生育功能、缓解溢乳、缩小肿瘤体积；不良反应包括直立性低血压及胃肠不适；卡麦角林疗效好，但可能会诱发瓣膜病（基线时及12个月查经食管超声）；对于有生育需求的女性，溴隐亭更佳（应转诊至内分泌科；已怀孕应停药）。
- 转诊：病因不明，或PRL持续升高；考虑起始多巴胺受体激动剂或其他药物（例如持续性性腺功能减退者的激素替代治疗），有生育需求的女性（需要更密切监测），转诊至内分泌科。

5.10 男性性腺功能减退

1. 概述

- **定义**：睾丸不能产生正常水平睾酮和/或正常数量精子的临床综合征；由于下丘脑-垂体-性腺（HPG）轴受损。

- **流行病学**：通常血清睾酮水平每年下降1%~2%；80岁以上男性中50%睾酮水平低于健康青年参考值下限。

- **生理**：睾酮水平由HPG轴调控，下丘脑脉冲式释放促性腺激素释放激素（GnRH）→垂体前叶释放LH + FSH→睾丸合成精子和释放睾酮，精子生成需要睾酮（及其代谢产物双氢睾酮），同时睾酮影响性欲、性能力、肌容积及骨密度（还包括前列腺增生及男性秃顶）。

- **病理生理**：睾丸间质细胞功能衰竭（原发性性腺功能减退）或下丘脑/垂体病变所致LH/FSH不足（继发性性腺功能低下，更多见）；可致不育和低睾酮相关症状体征。

表5-10-1　病因举例

病因	举例
先天	原发：Klinefelter综合征，46，XY/XO，47，XXY（常见，男性中1/500）；隐睾，雄激素合成障碍 继发：LSH，FSH或GnRH受体突变，Kallmann综合征，Prader-Willi综合征
原发获得性	自身免疫疾病，化疗，药物（酮康唑），感染（HIV，腮腺炎），双侧睾丸切除，放射线，扭转，外伤
继发获得性	糖尿病，肥胖，药物（GnRH激动剂，阿片类药物），严重疾病，PRL升高，中枢神经系统肿瘤，垂体卒中，结核，中枢神经系统放疗，外伤
混合性	慢性全身疾病（肝硬化、CKD），浸润性疾病（血色病、结节病），镰状细胞贫血，地中海贫血，酗酒，药物（糖皮质激素），DAX1变异，高龄

2. 评估

- 原则：在某些特异性表现或多种症状同时出现时（见下），应考虑性腺功能减退；若有症状，通过病史/查体和实验室检查排查可能病因（病史和实验室检查可不特异），需根据症状和实验室检查异常给出诊断。

- 特异表现：高度提示性腺功能减退：第二性征发育不完全或延迟、勃起障碍、射精量减少、睾丸缩小、不育；体毛减少；内分泌：骨密度下降、潮热。

- 常见表现：特异性低，如认知/精神改变、精力减退、抑郁、注意力/记忆力下降；睡眠障碍；性欲减退、勃起功能障碍；肌肉体积/力量下降，体脂增多，体力下降易疲劳；轻度正细胞正色素贫血。

- 病史：尽可能明确起病时间、生育情况和病因线索：医药、酒精、肥胖史、糖尿病、阻塞性睡眠通气障碍、放化疗史。

- 查体：BMI、第二性征（面部及体毛）；睾丸容积。

- 实验室检查：如病史/查体提示性腺功能减退，首先查上午血总睾酮，异常结果均需复查，其中30%复查正常；复查血睾酮时，送检LH/FSH、PRL、±雌二醇和SHBG。

  ✓ 睾酮（T）测定：血清中98%睾酮与SHBG或白蛋白结合，2%是游离的，但与白蛋白结合疏松的睾酮也是"生物可利用"的；SHBG变化明显→总T不可靠→测定游离T；假阳性（低T）见于急症、使用糖皮质激素、甲减、肥胖、糖尿病。

  ✓ 其他检查：主诉不育时查精液分析；继发性性腺功能减退且病因不明（糖尿病，肥胖）时，查PRL、铁代谢；继发性性腺功能减退伴有睾酮显著下降或中枢神经系统症状时，行垂体MRI；骨密度（参见5.3"骨质疏松"）；进一步检查需根据症状并在内分泌科医生指导下进行。

表5-10-2 筛查项目

筛查	机制/解读
总睾酮 （首选）	上午8～10点抽血（日间水平波动，上午测定值标准化最佳） 优点：标准化，反映游离及"生物可利用"睾酮水平 缺点：当性激素结合球蛋白（SHBG）浓度改变时解读困难，如肥胖、糖尿病、高龄、肝硬化、终末期肝病、甲减、抗癫痫药、HIV；若总T正常低值，查游离T
游离睾酮	需计算（需要同步测量总T、SHBG、白蛋白），游离T的直接检测通常未标准化，不可靠
生物可利 用睾酮	即游离+白蛋白结合T；与游离T意义类似，怀疑SHBG异常时测定；许多方法未标准化或不可靠

3. **治疗**
   - 合并症：若患者有已知导致低睾酮的疾病，如肥胖、糖尿病，治疗基础疾病可能有效。
   - 睾酮替代治疗：适用于有性腺功能减退症状患者；禁用于乳腺癌及前列腺癌患者；慎用于前列腺癌风险高的患者［PSA升高、体检发现前列腺结节、家族史、IPSS（国际前列腺症状评分表）＞19、前列腺增生/下泌尿道症状控制不佳］、慢性心功能不全、阻塞性睡眠通气障碍、HCT＞50；不良反应：痤疮，HCT增加，OSA加重，精子计数减少，±男性乳房发育、男性秃顶。
     - ✓ 制剂：
       - ◆ 睾酮凝胶（即将上市）：起始5g每天，局部用药，涂抹于肩、上臂或腹部；不良反应：皮肤刺激，异味；
       - ◆ 肌内注射：庚酸睾酮/丙酸睾酮：100～300mg，2～3周1次；不良反应：睾酮水平波动相关症状，注射部位疼痛。（常用十一酸睾酮，250mg q30d）；
       - ◆ 贴剂：每天5毫克/片，贴于背部、腹部、上臂、大腿；剂量2.5～10mg。
   - 血清睾酮水平：治疗目标是正常中值。

- ✓ 注射：注射间期抽血（目标500～600ng/L），或下一次注射前抽血（目标200～400ng/L）。
- ✓ 贴剂：任一时间抽血（目标400～700 ng/L；对于60岁以上男性，300～400 ng/L可接受）。
- 监测：第1～2个月查一次血清睾酮，此后每3个月1次×4次，此后每年查1次：-评估治疗反应，并行肛诊；实验室检查，每6个月→每年查HCT；PSA若基线水平>0.6ng/L，在第3和第6个月复查，后每年复查；基线时出现骨密度下降，治疗后1～2年复查。
- 转诊：诊断未明，检查结果不易解读；怀疑垂体疾病；生育需求（继发性性腺功能减退成功率高，注射人绒毛膜促性腺激素），转诊内分泌科。

第六章　血液疾病

6.1 贫血

1. 概述

- **定义**：红细胞数量的减少；贫血的定义根据年龄、性别、种族不同而各异。我国海平面地区，成年男性Hb<120g/L，成年女性（非妊娠）Hb<110g/L，孕妇Hb<100g/L既有贫血。其他影响红细胞数量的因素还包括海拔高度、是否吸烟、是否是运动员、机体容量状态。

- **病理生理学**：肾脏产生红细胞生成素（EPO）刺激骨髓的造血功能；正常红细胞的寿命为120天左右。

表6-1-1　贫血的原因

分类	病　因
小细胞性	缺铁性贫血（常见）、铜缺乏（很罕见）、铅中毒、先天性/获得性铁粒幼细胞性贫血；地中海贫血、Hb病
正细胞性	慢性病性贫血、铁缺乏早期、慢性肾脏病、甲状腺功能低下、出血、脾亢、溶血［球形红细胞、镰状细胞、红细胞葡萄糖-6-磷酸脱氢酶（G6PD）缺乏症、自身免疫病、机械性］
大细胞性	维生素B12、叶酸缺乏，网织红细胞增加，药物（羟基脲、齐多夫定、化疗），饮酒，肝脏疾病，甲状腺功能减低，骨髓增生异常综合征

2. 评估：

- **病史**：病程；劳力性呼吸困难、易疲劳、头晕、头痛、心悸、注意力不集中、晕厥、月经量过多、黑便、便血、骨痛、减肥；系统性疾病的征象（发热、盗汗、厌食症、体重下降、精神萎靡）；药物服用史（尤其是非甾体类抗炎药、阿司匹林）、饮酒、其他药物；异食癖（异常渴望吃不宜食用的东西）、食土癖（渴望食用黏土或泥土）、食冰癖（渴望食用冰）；不宁腿综合征（铁缺乏）；家族史（如地中海贫血）或其他血液病家族史；输血献血史；冷暴露后出现症状（如冷凝集溶血性贫血）；Hp感染、消化道溃疡、乳糜泻或自身免疫性疾病史。

251

表6-1-2 贫血的鉴别诊断

病因	鉴别诊断
红细胞破坏增加	• 鉴别诊断：镰状细胞，重型地中海贫血，遗传性球形红细胞性贫血，自身免疫性疾病，感染（疟疾，巴贝虫，巴尔通体），G6PD缺乏症，脾亢，药物（氨苯砜），自身免疫性溶血性贫血（AIHA），微血管病性PNH；血管内溶血（机械性创伤，感染，与补体结合，或发生在肝/脾的血管外溶血（与抗体结合，红细胞变形性降低） • 自身免疫性疾病：直接Coombs试验阳性；冷凝集素（IgM，支原体肺炎，单核细胞增多症）或温抗体[IgG，自身免疫性疾病，药物导致（多见于NSAIDs）]攻击RBC表面蛋白—破坏；在恶性疾病中（CLL，淋巴瘤，Waldenstrom）中可出现这两种抗体 • Evans综合征：温抗体型AIHA+ITP • 破碎溶血：在DIC，TTP/HUS，HELLP综合征中可发现破碎红细胞（>1%）；在安装人工心脏瓣膜，恶性病相关DIC，严重HTN中也可见到破碎红细胞 • G6PD缺乏症：G6PD产生的NADPH保护红细胞免受氧化应激的影响；X连锁；G6PD缺乏时面对生理性应激和药物（如对乙酰氨基酚，阿司匹林，伯氨喹，磺胺甲噁唑，氧化应激时氧化↑—↑氧化↓或缺乏—RBC破坏；缺乏的程度和后果各异 • 珠蛋白生成障碍性贫血（地中海贫血）：α或β Hgb链的合成↓或缺乏—无效的红细胞增生+溶血—大细胞，低色素性贫血；分为重型（杂合体≥小体，多症状&轻度贫血（输血依赖）&轻型（杂合体≥小体，多症状&轻度贫血；依赖输血的病人由于铁↑易患耶尔森鼠疫杆菌感染

252

病因	鉴别诊断
红细胞生成减少	• 鉴别诊断：由于营养不良、吸收障碍导致缺铁，维生素B12、叶酸缺乏，慢性疾病（MDS、肿瘤、AA、药物、放疗）；EPO↓（肾衰），甲状腺、性腺功能减退
	• 铁缺乏：铁缺乏性贫血在美国成人在出现贫血时的发生率：男性4%、女性11%；无贫血的男性为3～4g的铁储存，女性则有2～3g，大多数铁储存在Hb中；有铁缺乏未在美国成人发生率为1%～2%；铁储存量（mg）可能能月8～10×铁蛋白（ng/ml）来估算；炎症性疾病（如RA）铁蛋白↑
	• 慢性病性贫血：继发于慢性疾病的骨髓RBC产生↓，铁失利用
	• 老年人：20%～30%的老年人有不明原因的贫血，多是多方面的原因与不明原因的骨髓功能减退有关，EPO↓与早期MDS相关
	• 铁粒幼细胞性贫血：血红素或血红蛋白合成的先天性或获得性的〔骨髓发育不良、药物（氯霉素、异烟肼、利奈唑胺）〕缺乏〕低色素性，通常是小细胞性贫血+铁过载
	• 酒精滥用：血红素合成受抑制，营养不良，曲张静脉出血，不明原因的大红细胞症
	• 获得性纯红再障：RBC产生↓，骨髓中缺乏RBC前体；多是特发性的；可能与白血病、MDS、胸腺瘤、药物（异烟肼、丙戊酸、霉酚酸）、细小病毒、自身免疫性红细胞、血液中缺乏网织红细胞；治疗上给予对症输血、免疫抑制剂
	• 再障：造血干细胞衰竭——全血细胞减少不伴有脾大——贫血+反复感染和出血；先天性（范可尼贫血），获得性（药物：氯霉素、磺胺药、苯妥英、卡马西平、丙戊酸、吲哚美辛）、感染：细小病毒、EBV、肝炎、HIV；特发性
	• 依靠骨髓活检诊断；治疗：去除导致再障的药物，支持治疗（输血、抗生素、造血干细胞移植、免疫抑制剂HIV）；特发性
丢失过多	• 胃肠道出血，月经量过多，献血，出血至大腿或腹膜后（易忽视），医源性（如多次采血）

- 体格检查：苍白（皮肤、掌褶、口腔黏膜、甲床、睑结膜）、心动过速、直立性低血压、心脏收缩期杂音（心输出量增加）、萎缩性舌炎（铁、叶酸、维生素B_{12}缺乏）、口角炎、黄疸（溶血性贫血）、脾大、反甲（在铁缺乏时可见匙状指）；淋巴结检查。
- 诊断检查：
  - ✓ 全血细胞分类计数、网织红细胞计数、外周血涂片、生化检查、便潜血检查。
  - ✓ 进一步的检查则基于临床情况：如铁、总铁结合力、铁蛋白、叶酸、维生素B_{12}、血红蛋白电泳、TSH、EPO、血清蛋白电泳、Hp、结肠镜或胃肠镜检查、ANA。
  - ✓ 网织红细胞指数（RI）：=网织红细胞数量×（病人红细胞比容/正常红细胞比容）/成熟因子；红细胞比容（HCT）代表成熟因子；HCT 45=成熟因子1，HCT 35=成熟因子1.5，25=成熟因子2，20=成熟因子2.5；RI>2% =骨髓代偿；RI<2 = 骨髓代偿不足。
- 转诊：上述检查仍不能明确需行骨髓活检等检查。

表6-1-3　常见贫血类型相关检测

疾病	检测和评估
铁缺乏	小细胞性，Fe↓，铁蛋白↓，转铁蛋白饱和度↑，总铁结合力↑，±反应性血小板增多症；铁蛋白<41ng/ml有98%的敏感性/特异性
慢性病性贫血	Fe↓，总铁结合力正常或↓，铁蛋白正常或↑，网织红细胞指数↓
α或β轻型地中海贫血	血红蛋白电泳；贫血家族史，Fe、铁蛋白正常或↑
VitB$_{12}$或叶酸缺乏	大细胞性+中性粒细胞核多分叶
溶血	LDH↑，结合珠蛋白↓，间接胆红素↑，±网织红细胞↑；血管内溶血时尿血红蛋白↑及尿含铁血黄素↑
脾亢/出血	网织红细胞数↑，网织红细胞指数>2%同时没有溶血的证据
自身免疫性溶血性贫血（AIHA）	直接抗人球蛋白试验

3. 治疗:

- 输血: 若Hb<80g/L或病人有贫血相关的症状则考虑输血; 1U红细胞里包含200mg铁, 约可使Hb升高10g/L, Hct升高3% ~ 4%
- 缺铁性贫血:
  ✓ 口服铁剂的同时还要补充维生素C或饮用果汁以增加铁的吸收; 服用钙剂、抑酸药物、饮茶及食用大豆蛋白均可减少铁的吸收; 避免与食物同时服用; 目标: 每天补充铁的剂量是150 ~ 200mg; 不能口服或不能耐受口服铁剂的病人可以通过静脉补充(如炎症性肠病、胃旁路手术、血液透析病人、严重缺乏); Hb正常后即可停止治疗, 除非严重缺乏及补足铁储备; 开始口服补铁后1周网织红细胞开始升高说明治疗有反应。
  ✓ 预防: 孕妇应该每天额外补充30mg铁; 如果发现铁缺乏则给予60 ~ 120mg的补充治疗。
  ✓ 对治疗无反应: 可能是因为合并其他疾病(如慢性病贫血、MDS、RA等)、维生素B_{12}或叶酸缺乏、恶性肿瘤、地中海贫血、依从性不好、吸收障碍(如抑酸药的应用、胃旁路手术)、出血。

表6-1-4　常用口服补铁药物

名称	规格	元素铁含量	补充元素铁量
多糖铁复合物	150毫克/片	150毫克/片	150 ~ 300mg qd
富马酸亚铁	200毫克/片	60毫克/片	60 ~ 120mg tid
琥珀酸亚铁	100毫克/片	30毫克/片	60mg tid
硫酸亚铁	300毫克/片	60毫克/片	60mg tid
硫酸亚铁控释片	525毫克/片	100毫克/片	100mg qd
葡萄糖酸亚铁	300毫克/片	360毫克/片	36 ~ 72mg tid
蛋白琥珀酸铁口服溶液	15毫升/支	40毫克/支	40 ~ 80mg bid

表6-1-5　常用静脉补铁药物

名称	规格	元素铁含量	用法	补充元素铁量
山梨醇铁	2毫升/支	100毫克/支	肌内注射	100mg qd
右旋糖酐铁	1毫升/支	25毫克/支	肌内注射	25mg qd
蔗糖铁	5毫克/支	100毫克/支	静脉滴注	100~200mg 2~3次/周

- 慢性病性贫血：治疗病因；可伴有缺铁性贫血。
- 溶血性贫血：与血液科医生共同管理患者。
- 免疫因素：停用相关药物；存在温凝集素时：应用激素、免疫抑制剂、细胞毒性药物、IVIg治疗；病情严重者可切脾治疗；存在冷凝集素时：要注意保暖，应用细胞毒性药物、利妥昔单抗，病情严重者可行血浆置换。
- G6PD缺乏：停用相关药物；补充叶酸。
- 遗传性球形红细胞增多症：叶酸、输血，同时预防铁过载；切脾。
- 重型地中海贫血：输血同时应用预防铁过载药物及或叶酸；处理内分泌异常及骨质减少；轻型地中海贫血：提供遗传咨询。
- 叶酸或维生素B_{12}缺乏：
  - ✓ $VitB_{12}$代谢的病理生理学：维生素B_{12}（又称钴胺素）是同型半胱氨酸转化为甲硫氨酸过程中的辅助因子；缺乏时会导致同型半胱氨酸（有细胞毒性）升高、甲硫氨酸（中性粒细胞毒性）降低、FH4降低（使DNA合成减少——RBC成熟延迟——巨细胞性贫血）；氰基钴胺素是钴胺素的一种前体类似物；维生素B_{12}吸收需要：①合理的摄入；②胃酸及胃蛋白酶以帮助维生素B_{12}从蛋白中释放；③帮助维生素B_{12}从R因子中释放的胰蛋白酶；④结合维生素B_{12}的内因子；⑤促进回肠吸收的功能性维生素B_{12}-内因子受体。
  - ✓ 恶性贫血：因内因子抗体或自身免疫性萎缩性胃

炎导致内因子缺乏——抗体损害壁细胞（分泌内因子）；>60岁的老年人中有达2%的病人会出现这种情况；是严重维生素B$_{12}$缺乏的最常见病因。

✓ 危险因素：孕期素食、严格素食主义者、热带口炎性腹泻、胃切除术后、慢性胃炎、HIV感染、长期应用抗生素——细菌过度生长、PPI/抑酸药/H$_2$受体阻滞剂、二甲双胍、酒精滥用、减重手术、干燥综合征。

• 叶酸缺乏的病理生理学：不恰当的摄入或饮酒（吸收减少）；叶酸（即维生素B$_9$）是自然存在形式，合成叶酸是一种治疗用维生素。

✓ 危险因素：叶酸需求增加（如孕期、溶血性贫血、严重皮炎）或服用影响代谢的药物（如甲氧苄啶、乙胺嘧啶、MTX、苯妥英）；食欲不振、抑郁——营养不良；存在小肠吸收不良、炎症性肠病、短肠综合征、胃旁路手术。

✓ 神经管缺陷（NTD）：补充叶酸可以预防NTD。

表6-1-6　维生素B$_{12}$或叶酸缺乏

分类	维生素B$_{12}$缺乏	叶酸缺乏
推荐摄入量	推荐摄入量为2μg/d，体内储存量为2~5mg	推荐摄入量为400μg/d（孕妇为600μg/d，哺乳期为500μg/d）；体内储存量为5~10mg
时间	数年后出现缺乏	4~5个月后即可出现缺乏
吸收部位	经回肠末端吸收	在空肠吸收
同型半胱氨酸变化	同型半胱氨酸↑&甲基丙二酸↑	只有同型半胱氨酸↑
营养来源	只有肉类中才存在	存在于肉类或叶类蔬菜中
缺乏原因	多数是由于吸收不良引起	多是因为吸收不良/饮酒引起
贫血分类	大细胞性贫血	大细胞性贫血
神经精神行为异常	可能会出现神经精神行为方面的改变	没有神经精神行为异常

✓ 评估

◆ 病史：贫血的症状，严重者可有全血细胞减少；对称性感觉异常、肢体麻木感、步态不稳、记忆力下降、性格或精神行为改变（仅在维生素B$_{12}$缺乏时）；吸收障碍（体重下降、腹泻）；血栓形成包括同型半胱氨酸升高时大脑静脉窦血栓；饮食：询问是否有进食障碍或导致食欲下降的抑郁症等；正在服用的药物；胃肠疾病史：胃炎、胃切除术后、克隆恩病、小肠手术史、胰腺炎、炎症性肠病；饮酒；自身免疫性疾病：1型糖尿病、甲状腺疾病、白癜风。

◆ 体格检查：体重；过早花白的头发；舌炎；步态、外周感觉（包括震动觉/位置觉；Romberg征）、肌力；简易精神状态测试、抑郁筛查；苍白、白癜风、色素沉着；阴道萎缩。

◆ 实验室检查：血清维生素B$_{12}$及叶酸水平（如果血清叶酸处于临界值则检测红细胞叶酸）、血常规及其分类、MCV、外周血涂片（中性粒细胞核分叶过多）、网织红细胞数目、若有贫血则完善贫血相关检查。

✓ 治疗/疾病管理

◆ 补充维生素B$_{12}$：无症状者予胺素1mg po qd直至血清维生素B$_{12}$水平正常；有症状者予1mg im × 7d，然后每周一次直至4周；及时识别及治疗可以预防永久性神经系统损害；由维生素B$_{12}$引起的神经系统症状恢复可能需1.5～3个月时间。

◆ 维持治疗：1mg po qd或者1mg im 每月一次（如果有神经系统症状——2次/月，直至6个月，然后每月一次）；对于无法吸收维生素B$_{12}$的患者可能需要永久地肌内注射治疗（如恶性贫血、胃大部切除术后、减重手术后）。

◆ 监测：治疗开始后每个月行1～2次血常规检查（一般需6～8周血红蛋白才恢复正常），之后可

表6-1-7　评估维生素B$_{12}$和叶酸缺乏的常用指标

指标	病因
维生素B12水平	<200pg/ml=很可能缺乏（敏感性/特异性=65%～95%/50%～60%），>350pg/ml=正常；假性↓：孕妇、服用OCP、MM、叶酸缺乏、Vit C摄入过多；假性↑：肝脏疾病、骨髓增生性疾病；临床高度怀疑时单凭维生素B$_{12}$水平不能排除维生素B$_{12}$缺乏；开始治疗叶酸缺乏前要评估维生素B$_{12}$水平
叶酸水平	>4ng/ml=正常；血清叶酸代表短期内的叶酸平衡，可能受饮食的影响，但它是很好的初始筛查指标；红细胞叶酸代表组织储存量，对于血清叶酸处于临界值/怀疑叶酸+维生素B$_{12}$缺乏的病人很有用
甲基丙二酸（MMA）和同型半胱氨酸	维生素B$_{12}$缺乏时两者都↑（敏感性94%，特异性99%）；MMA正常+同型半胱氨酸↑提示叶酸缺乏（敏感性86%，特异性99%）；若两者都正常则维生素B$_{12}$缺乏的可能性小；对于维生素B$_{12}$（200～350pg/ml）和叶酸处于中间水平，或病人维生素B$_{12}$水平呈假性↑或↓但临床表现符合缺乏者，测量MMA和同型半胱氨酸很有用；应在补充维生素B$_{12}$之前检测；同型半胱氨酸升高而MMA正常提示叶酸缺乏、肾疾病或同型半胱氨酸血症；在肾衰时MMA会假性↑
抗内因子（IF）抗体	对于恶性贫血：敏感性60%～70%，特异性>95%；抗壁细胞抗体：敏感性↑但特异性↓，限制了应用；在诊断恶性贫血时可以取代Schilling试验

每6～12个月查一次；严重维生素B$_{12}$缺乏者补充治疗同时要补钾，因为骨髓红系造血增加可能会导致低钾。

✓ 恶性贫血：最初开始纠正维生素B$_{12}$缺乏时需肌注治疗，因为存在着严重的胃肠道吸收障碍；维持治疗期间可以继续肌注，或者口服大剂量的维生素B$_{12}$（比如1～2mg/d）也可能会有效；由于常合并甲状腺疾病所以可完善甲状腺功能检查；恶性贫血合并萎缩性胃炎者胃癌的风险增加。

✓ 叶酸缺乏：口服叶酸1mg qd 直至HCT或Hb正常；在补充叶酸之前要检查是否有维生素B_{12}缺乏。

✓ 肠道细菌过度生长：胃肠蠕动差——细菌过度生长；可能继发于炎症性肠病、胃肠息肉病、胃肠动力障碍（使用麻醉药后）；可以应用抗生素治疗（如利福昔明、诺氟沙星），也可用促进胃肠动力恢复（如停用相关药物，或应用甲氧氯普胺）。

✓ 热带口炎性腹泻：在温热气候的发展中国家发现，胃肠道过度生长的细菌释放毒素进而损害肠道，导致维生素吸收障碍；完善便培养；合理地应用抗生素/驱虫药+叶酸+维生素B_{12}（缺乏时）。

✓ 预防：素食主义者、孕妇、哺乳期女性、曾行减重手术或其他肠道手术者要注意补充维生素B_{12}；维生素B_{12}缺乏时，一氧化氮不可逆地氧化钴胺素中的钴导致其沉淀，进而改变患者的精神行为；计划怀孕的女性可在孕前1月开始补充叶酸（如产前维生素0.4~0.8mg qd），可维持至前第一个妊娠期（前3个月）。

6.2　白细胞减少症

表6-2-1　中性粒细胞减少的原因

分类	病因
感染	病毒（HIV、IIBV、IICV、EBV、CMV）；细菌（志贺菌属、布氏杆菌、TB）；寄生虫；蜱传播疾病（埃立克体、立克次体病、洛杉矶斑点热）
药物	骨髓抑制或引起自身免疫反应；ACEI、对乙酰氨基酚、阿昔洛韦、抗生素（氨苄西林、复方新诺明、头孢类、大环内酯类、万古霉素）、齐多夫定、化疗药、氯吡格雷、氯氮平、地高辛、双嘧达莫、氟西汀、呋塞米、更昔洛韦、免疫抑制剂、甲巯咪唑、NSAIDs、泼尼松、普萘洛尔、丙硫氧嘧啶、雷尼替丁、螺内酯、柳氮磺吡啶、噻嗪类利尿剂、三环类抗抑郁药、丙戊酸钠及许多其他种类药物
自身免疫	胶原性血管病、再障、范可尼贫血、Felty综合征（RA+脾大+中性粒细胞减少）、结节病
恶性肿瘤	白血病、骨髓发育不良、骨髓转移瘤、淀粉样变
其他	维生素B12、叶酸、铜缺乏、饮酒、普通变异性免疫缺陷病、纯白细胞再生障碍、脾亢；MPO缺乏会导致人为中性粒细胞绝对值减低，因为自动计数器通过这个酶来辨别并计数中性粒细胞
先天性	Chediak-Higashi、Kostman综合征、糖原累积症、周期性中性粒细胞减少（14～35天发生一次）
良性慢性/慢性特发性中性粒细胞减少症	在非洲人种中占病人的4.5%——不需要做进一步检查

表6-2-2　淋巴细胞减少的原因

分类	病因
感染	病毒（HIV、麻疹、HBV/HCV）、细菌（TB、组织胞浆菌、布氏杆菌）、疟疾
药物	利妥昔单抗、类固醇、化疗药物（氟达拉滨、克拉屈滨）
自身免疫性疾病	系统性红斑狼疮（SLE）、类风湿关节炎（RA）、干燥综合征
恶性病	淋巴瘤、骨髓转移瘤
其他	饮酒、锌/维生素缺乏、生理性打击（术后、脓毒血症）

1. **概述**
   - 中性粒细胞减少：（中性粒细胞绝对值进行分度）粒细胞减少——粒细胞$<1.5 \times 10^9/L$；粒细胞缺乏——粒细胞$<0.5 \times 10^9/L$。
     - ✓ 良性慢性中性粒细胞减少/慢性特发性中性粒细胞减少：不需要进一步做其他检查；
     - ✓ 无症状：停用相关药物，每2~12周监测一次血常规，嘱咐病人上报感染征象的重要性；
     - ✓ 发热：静脉应用抗生素的指征；大多数感染来源于胃肠道或泌尿生殖系统（革兰阴性菌，金黄色葡萄球菌）或念珠菌；
     - ✓ 粒细胞集落刺激因子（G-CSF）：对于存在反复感染、先天性中性粒细胞减少、白细胞减少伴随发热/感染，以及HIV/AIDs相关白细胞减少的患者，可咨询血液内科医师后给予G-CSF；急性期不良反应包括骨痛、肌痛、流感样症状；长期应用G-CSF可能会致骨质疏松或增加恶性肿瘤风险。
   - 淋巴细胞减少症：停用相关药物，同时给予支持性治疗；除非是肿瘤所致，大多情况下淋巴细胞会恢复至正常。
2. **评估及疾病管理**
   - 病史：评估的最重要部分——首先需关注是否有其他伴随症状或者近期感染史；大多数无症状的白细胞减少是慢性的、家族性的；通常偶然发现；也可能表现为发热、寒战、腹泻、腹痛、关节痛、机会性感染或反复感染、生长迟缓、食物过敏；易疲劳、苍白、易擦伤或出血、身上经常有淤点（当红细胞或血小板受影响时）；详细的用药史；周期性症状（如每3周即出现一次症状可能提示周期性白细胞减少症）。
   - 体格检查：完善淋巴结、脾脏、口腔检查以排除脓肿或牙龈炎。
   - 实验室检查：全血细胞分类计数，外周血涂片；可考虑以下检查：病毒血清学（HIV、HBV、HCV、EBV），维生素B_{12}，叶酸，同型半胱氨酸，铜或铜蓝蛋白水平，ESR/CRP，ANA，补体，流式细胞检查，网织红细胞；临床怀疑时：PPD，类风湿因子及抗CCP抗体；若上述检查无明确提示意义、白细胞减少持续存在则可能需要转诊行骨髓检查。

6.3 白细胞增多症

1. **评估**
   - 病史：近期感染史、发热、寒战、盗汗、体重下降；完整的用药史；过敏反应或过敏原暴露史；旅游史；哮喘、支气管扩张、炎症性肠病史；吸烟史。
   - 体格检查：淋巴结、脾脏、皮肤（是否有皮疹）。
   - 实验室检查：全血细胞分类、外周血涂片、病毒血清学（HIV、EBV、CMV）、流式细胞仪（有助于诊断慢性淋巴细胞白血病或其他类型白血病）、外周血FISH检测是否存在融合基因 BCR-ABL（费城染色体，以助于诊断慢性粒细胞性白血病）、ESR、CRP、血清蛋白电泳、TSH；根据临床情况予便培养、虫卵及寄生虫的检查；外周血涂片中出现原始细胞或大量非典型淋巴细胞则考虑恶性可能；若上述检查未能明确诊断或提示恶性疾病，需转诊行骨髓检查。

2. **疾病管理**
   - 对于急性白血病的病人而言，及时识别并转诊是关键；
   - 伴有其他两系抑制（如红细胞、血小板）、凝血功能障碍（出血、淤斑）、发热以及外周血出现原始细胞时常提示急性白血病；
   - 根据病因给予进一步处理（如停用导致白细胞增多的药物，戒烟），急慢性白血病则需转诊至血液科，治疗感染或自身免疫性疾病。

表6-3-1　白细胞增多症

分类	病　因
中性粒细胞增多	• **感染**：任何急性感染性疾病，尤其是难治性梭状芽胞杆菌、肺炎球菌、葡萄球菌 • **吸烟**：ANC↑的最常见原因，可能是慢性炎症所致；在人群研究中吸烟者的WBC数比不吸烟者高27%；白细胞增多可能会持续存在至戒烟后5～10年 • **药物**：类固醇，锂 • **恶性疾病**：白血病，MDS，MM，大细胞性肺癌，

分类	病　因
	慢性髓细胞性白血病（CML）：在90%～95%的病人中发现由于BCR-ABL易位（t9；22）导致成熟/不成熟粒细胞的增生（主要是中性粒细胞，但也可能是嗜酸性粒细胞&嗜碱性粒细胞） ● 其他：怀孕，生理性应激（过度锻炼、手术、脓毒血症），IBD，支气管扩张，甲亢危象，无脾，真性红细胞增多症（伴有Hct↑），癫痫发作后，中暑，镰状细胞性贫血，PLT聚集或冷球蛋白血症（都可导致假性ANC↑），遗传性中性粒细胞增多症，慢性特发性中性粒细胞增多症
淋巴细胞增多	● 感染：病毒（HIV、EBV、CMV、HTLV-1、乙肝&丙肝，肠道病毒），细菌（百日咳，布氏杆菌，TB，弓形虫，斑疹伤寒，巴贝虫） ● 药物：血清病&其他药物高敏反应 ● 恶性疾病：胸腺瘤，淋巴瘤（套细胞、滤泡细胞、淋巴浆细胞、脾边缘区），幼淋巴细胞白血病，毛细胞白血病 慢性淋巴细胞白血病（CLL）：流式细胞仪计数显示克隆性淋巴细胞绝对值≥5000 单克隆性B细胞淋巴细胞增多症（MBL）：克隆性淋巴细胞数≤5000，不伴有血细胞减少、淋巴结大、脏器肿大或其他临床症状；有MBL&CLL表型的细胞发展为CLL的概率是1%/年，所以需要治疗 ● 其他：甲亢，脾切除术后，淋巴细胞增殖性疾病移植术后，吸烟，RA，艾迪生病，脾大
单核细胞增多	● 感染：布氏杆菌病，水痘-带状疱疹病毒，TB，疟疾，细菌性心内膜炎，梅毒，锥虫病，伤寒症 ● 恶性疾病：白血病，HL，MDS 慢性单核细胞髓系白血病（CMML）：外周血单核细胞绝对值＞1000持续≥3个月，并有骨髓发育不良/骨髓增生；排除CML&PDGFR重排很重要 ● 其他：类固醇，怀孕，无脾，结节病，IBD，SLE
嗜酸性粒细胞增多	白血病（通常是CML），淋巴瘤，PCV，骨髓纤维化，肾上腺功能不全，实体肿瘤，过敏反应，RA，SLE，艾迪生病；哮喘，变应性肉芽肿块；药物过敏；感染（HIV、猩红热、麻风、泌尿系感染、真菌）
嗜碱性粒细胞增多	白血病（通常是CML），骨髓纤维化，PCV，特发性血小板增多症，MDS，过敏性疾病，UC，RA，甲低，雌激素补充治疗，排卵，感染（病毒、TB、寄生虫、水痘、慢性鼻窦炎）

6.4 血小板减少症

表6-4-1 血小板减少症

PLT计数	出血风险
$(149 \sim 50) \times 10^9$/L	无症状、即使大的创伤也没有增加出血风险
$(40 \sim 20) \times 10^9$/L	创伤后有少量出血的风险
$(20 \sim 10) \times 10^9$/L	创伤后出血风险大，轻微自发性出血
$<10 \times 10^9$/L	自发性出血
$<5 \times 10^9$/L	严重的自发性出血
	出血风险也与PLT功能（阿司匹林、尿毒症）和年龄有关
PLT目标	手术、内镜需$>50 \times 10^9$/L；神经/眼科手术、硬膜外手术需要$>100 \times 10^9$/L；牙科操作需$>(30 \sim 50) \times 10^9$/L；如果病人有发热/脓毒症可能需要更高水平的PLT数；抗凝药物（阿司匹林、氯吡格雷、华法林等）：需要权衡出凝血的利弊，通常以$>50 \times 10^9$/L为临界值

表6-4-2 血小板减少症的原因

分类	病因
破坏增加	免疫介导： 药物：肝素（HIT-Ⅱ）、吲哚美辛、噻嗪类、磺胺类、奎宁、奎尼丁 ITP（除外性诊断） 感染：HIV、HCV、Hp 风湿免疫：SLE、APS、RA、结节病 肿瘤：CML、霍奇金病、实性肿瘤 异常球蛋白疾病：IgA缺乏、丙种球蛋白低下血症 非免疫介导： 药物 感染：脓毒血症、单核细胞增多症、CMV、HSV、洛杉矶斑点热、埃立体病、巴贝斯虫病 微血管病性溶血性贫血（MAHA）：TTP、HUS、DIC、HELLP、血管炎 其他：HELLP、DIC、TTP-HUS、巨细胞性贫血

分类	病　因
生成减少	药物/毒素：酒精、噻嗪类、雄激素、干扰素、化疗药/其他；放疗 感染：脓毒血症、细小病毒、CMV、HSV、流感、HIV、风疹、单核细胞增多症 癌症：白血病、淋巴瘤、骨髓瘤、CLL、骨髓纤维化、骨髓发育不良、CML、再障、PNH 骨髓浸润：实性肿瘤、TB、骨质疏松 营养素缺乏：维生素B_{12}、叶酸，铁缺乏罕见 遗传性：威斯科特–奥尔德里奇综合征、May-Hegglin异常
计数错误	脾亢进：门脉高压、肝/门脉/脾静脉血栓、淋巴瘤、PE、骨髓纤维化、结节病；妊娠；假性血小板减少症：样本凝结或EDTA介导的PLT凝集（有0.1%健康人出现这种情况）

6.5 血小板功能异常

1. 病因

- 阿司匹林、NSAIDs类药物/肝疾病、尿毒症、多发性骨髓瘤、华氏巨球蛋白血症；
- 免疫性（特发性）血小板减少性紫癜：单纯血小板减少症的一种除外性诊断；抗血小板膜蛋白/巨核细胞抗体IgG——PLT生成减少，破坏增加；
- 血栓性血小板减少性紫癜-溶血性尿毒症综合征：血小板减少+不明原因的微血管病性溶血性贫血（在高倍镜下每100个细胞中有≥2个破碎红细胞）±神经系统/肾脏系统功能异常，发热等紧急情况下应转诊至上级医院行血浆置换术。

2. 评估

- 病史：黏膜出血（鼻出血、呕血、牙龈出血、咯血、黑便、直肠出血），月经量过多，子宫出血；近期病毒感染、腹泻（尤其是血性）、服用新的药物（包括替代疗法或补品）、食物、B症状、出血或/白血病家族史、癌症筛查、HIV/TB风险；DVT病史；轻微受伤即出血不止、牙科操作、易擦伤、输血史。
- 体格检查：脾大、淋巴结大、淤点、紫癜、淤斑、便潜血。
- 实验室检查：外周血涂片；血常规、若有血小板聚集则在枸橼酸中进行分类。若血小板计数在（50~100）×10^9/L但是没有出血倾向则1~2周后复查，暂不进行进一步的检查；需完善的检查：生化、维生素B_1/叶酸、HIV、HCV、腹部超声（检查是否有脾大）。

3. 治疗

- 基本原则：治疗潜在的病因（如自身免疫性疾病、感染性疾病）。
- 药物导致的血小板减少：停用相关药物；一般血小板会在1~2周后恢复。
- 特发性/免疫性血小板减少性紫癜：是否治疗取决于出血风险及出血史，通常血小板<$30×10^9$/L时或有出血

症状时开始治疗；首选糖皮质激素；IVIG和抗Rh（D）抗体是暂时性治疗手段；持续性血小板减少的病人可以考虑行脾切除术、利妥昔单抗或TPO。

6.6 出血性疾病

1. **背景:**
   - 病因: 凝血瀑布、血小板、血管或纤溶系统的异常。

表6-6-1 出血性疾病的特点

症状	血小板疾病	凝血功能异常疾病
部位	皮肤/黏膜（口、鼻、胃肠道、泌尿道）	深部组织（肌肉关节=关节血肿）
创伤后出血	立即	延迟
淤点	常见	罕见
淤斑	小、表面	大的皮下/软组织

- 血管性血友病: 是很常见的出血性疾病（占1%，男:女=7:3），继发于vWF缺乏或功能障碍（vWF的作用是结合血小板使其黏附于血管内皮），进而导致血小板或凝血功能障碍; vWF也可结合Ⅷ因子并保护它不会被降解; 常是不明原因月经过量的原因。
  - ✓ 1型: 常显遗传（60%~80%）; vWF和Ⅷ因子轻中度缺乏。
  - ✓ 2型: 常显或常隐（10%~30%）; vWF数量异常的4种亚型。
  - ✓ 3型: 严重型（1%~5%），常隐; vWF严重或完全缺乏，Ⅷ因子中重度缺乏。
  - ✓ 获得性: 罕见，常由抗体或者其他疾病导致vWF破坏，这些疾病包括骨髓瘤、淋巴瘤、CML、CLL、尿毒症、甲减、自身免疫性疾病（如SLE）、特发性血小板增多症、心脏瓣膜疾病、药物。
- 肝脏疾病: 出血风险增加（继发于凝血因子合成减少，血小板减少、脾滞留、TPO减少）、血栓风险增加（蛋白C、蛋白S、抗凝血酶减少）。
- 血友病: Ⅷ因子缺乏（A型）、Ⅸ因子缺乏（B型）; X连锁隐性遗传，常有关节、肌肉、胃肠道的出血; 根据因子水平不同常有不同的表型。

2. **评估**

- 病史：幼年起病、手术、牙科治疗或轻微受伤后就出血不止，常有鼻出血（>10分钟），月经量过多，贫血，黑便，直肠出血史；出血性疾病家族史；输血史；药物服用史（尤其是抗生素、阿司匹林、NSAIDs类药物、激素、SSRIs+阿司匹林/氯吡格雷、华法林）。

- 体格检查：紫癜（出血导致的紫色或红色的斑疹或斑点、常源于毛细血管受到损坏），淤点（小的紫癜，多在1~3mm，针尖大小），淤斑（大的紫癜=淤青）；淋巴结大、脾大。

- 实验室检查：

  ✓ 外周血涂片；纤维蛋白原、Ⅷ因子、vWF抗原、vWF活性（瑞斯托菌素辅助因子活性）；凝血功能（见下面）；若vWF抗原或活性提示vWF病则转诊至血液科完善进一步检查。

  ✓ 凝血酶原时间（PT）：用来测定外源性凝血途径［Ⅶ因子、凝血酶激酶（组织因子）］及共同途径（凝血酶原（Ⅱ因子、Ⅴ因子、Ⅹ因子、纤维酶原）；INR=病人PT/对照PT。

  ✓ 活化部分凝血酶原时间（APTT）：用来测定内源性凝血途径（Ⅷ、Ⅸ、Ⅺ、Ⅻ因子）及共同途径。

  ✓ 正常血浆纠正试验：用于鉴别是凝血因子缺乏还是病人血浆中存在抑制物。

  ✓ 凝血酶时间：用来测定纤维蛋白原转变为纤维蛋白所用的时间及凝血酶凝块形成的时间。

3. **转诊**

- von Willebrand 病：口服或局部应用氨基己酸或氨甲环酸来治疗轻度的黏膜出血（牙科治疗、月经量过多）；局部应用凝血酶来治疗鼻出血或牙龈出血；去氨加压素（促进内皮细胞的vWF释放）、浓缩Ⅷ因子/vWF治疗；对于月经量过多的病人可以应用结合口服孕激素或左炔诺孕酮宫内节育环；进行家族评估或筛查。

表6-6-2　部分出血性疾病的实验室指标变化

诊　断	PT	APTT	血小板
凝血素、纤维蛋白原、V或X因子缺乏、肝脏疾病、严重的VitK缺乏	↑	↑	正常
Ⅶ因子或轻度VitK缺乏、肝脏疾病、华法林	↑	正常	正常
血友病A或B、vWF、Ⅺ/Ⅻ因子缺乏	正常	↑	正常
血管性疾病、结缔组织病、胶原疾病、PLT功能障碍、坏血病、类固醇性紫癜、血管炎	正常	正常	正常

- 血友病：加强健康教育，做好预防出血宣传工作，如注意卫生、动作轻柔、剪短指甲、软毛刷刷牙。无论何时何地因何种疾病就医，均应向医护人员说明患有血友病。本病为遗传性疾病，应行产前诊断。

6.7 红细胞增多症

1. 背景

- **定义**：RBC数量增加（男性Hb＞185 g/L，女性＞165g/L，或男性Hct＞52%，女性Hct＞48%）；地中海贫血者可能RBC数增加但是Hb/Hct正常和（或）MCV下降。

- **病理生理学**：相对红细胞增多是由于血浆浓缩导致，通常无症状；继发性红细胞增多：是对低氧血症（如COPD、高海拔、吸烟、OSA、慢性CO暴露、右向左分流）的一种代偿；也可能是继发于其他情况导致的EPO分泌增加，如肾血管疾病、肾癌、子宫癌、卵巢癌、小脑肿瘤、肝癌、子宫肌瘤、肾移植或睾酮/合成类固醇的应用。

- **真性红细胞增多症（PCV）**：克隆性扩增所致红细胞增多 ± 非生理刺激的粒细胞及PLT的增多；由JAK2基因V617F（95%～97%的患者）或第12号外显子发生突变所致慢性髓系增殖性疾病；50%的原发性血小板增多及骨髓纤维化的病人发现有JAK2基因V617F突变。

2. 评估和预后

- **病史**：血栓史、红斑肢痛症（烧灼样痛、肢体远端有红斑和肢体肿胀）；高黏滞血症（头痛、头晕、耳鸣、视物模糊）；出血（易擦伤、鼻出血、胃肠道出血、咯血）；沐浴后皮肤瘙痒、痛风；吸烟史；职业或家庭CO暴露。

- **体格检查**：多血质、脾大、高血压、紫癜、视网膜静脉肿胀、发绀、静息或活动状态下（如走路）的SaO₂。

- **实验室检查**：血常规及其分类（反复检测以明确RBC是否有增多）；EPO水平（在继发性红细胞增多症时会增加；在真性红细胞增多症时明显下降）；碳氧血红蛋白水平（因CO暴露致继发性红细胞增多时会升高）；JAK2突变基因分析；若怀疑肺病行胸片检查。

- **预后**：诊断后10年相对生存率是72%，20年是46%；有各种预后指标；有AML、MDS、冠心病致死事件、中风者风险升高。

3. 治疗

- 所有患者：低剂量阿司匹林（75~100mg/d），除非有禁忌。

- 继发性红细胞增多：治疗潜在病因（戒烟、COPD）。

- 真性红细胞增多症：若血栓风险增加（年龄＞60岁，血栓史）或症状较重（瘙痒、骨痛、体重下降、脾大）则转诊至血液科进行放血（目标 Hct＜45%）或羟基脲治疗；避免补充铁；若尿酸升高用别嘌醇；瘙痒时可用抗组胺药治疗，同时避免热水浴及淀粉浴。

6.8 血色病

1. 背景

- 遗传学：
  - ✓ 常染色体隐性遗传，铁吸收增加 铁过载+器官损害；外显率（有症状的血色沉着病）各异，在纯合子男性中有1%～28%的外显率，在纯合子女性中有1%的外显率（女性经期会丢失一部分铁）；
  - ✓ HFE C282Y突变：错义突变，出现于70%～90%的血色病患者；
  - ✓ 其他：HFE C282Y/H63D杂合突变（3%～5%），H63D纯合突变（1%）。
- 病理生理学：正常情况下，从食物中吸收的1～2mg的铁与经胃肠道、皮肤、月经、出汗丢失的铁相平衡；由于没有排泄机制存在，铁储存量随吸收量而定；HFE突变导致铁蛋白表达增加——铁吸收增加。
- 鉴别诊断：由于慢性输血、溶血性贫血、肝脏疾病（丙型肝炎、非酒精性脂肪肝、酒精性脂肪肝）、透析、α1-抗胰蛋白酶缺乏、血浆铜蓝蛋白缺乏症、卟啉病、非洲铁过量病（由于饮用富含铁的啤酒）等导致的铁过载性贫血。

表6-8-1 铁过载的风险（在杂合突变中罕见）

受累器官	临床表现
肝脏	肝细胞癌↑20～220倍；肝硬化（尤其是病人每天饮酒量＞30～60g时），肝大，肝功能异常；铁蛋白＞1000μg/L的C282Y纯合子患者发展为肝硬化的风险↑20%～45%，而铁蛋白＜1000μg/L患者风险为0～2%
内分泌	铁沉积在胰腺导致2型糖尿病；垂体铁过载导致性腺功能减低（男性阳痿，女性停经，肌肉/骨量↓）；甲状腺功能低下
骨关节	关节过多的铁——炎症及钙结晶形成；关节病，尤其是第2和第3掌指关节及腕关节；骨质疏松
心血管	铁累积导致的心肌病/充血性心力衰竭；心律失常（SSS、AF）
皮肤	由于黑色素/铁沉积导致的"青铜样"色素沉着

2. **评估**

- 病史：乏力、阳痿、关节痛、易疲劳；大多数病人无症状。
- 体格检查：皮肤检查、肝脏触诊、脾脏。
- 实验室检查：血常规、肝功、心电图、AFP、糖化血红蛋白、贫血时查便潜血（血管曲张所致胃肠道出血）、肝硬化时行胃镜检查是否有食管胃底静脉曲张；有肝炎风险时行病毒血清学检查；有心脏症状时做经胸超声心动图。

  ✓ 铁指标：转铁蛋白饱和度女性≥50%或男性≥60%和（或）铁蛋白：女性>200 μg/L、男性>300μg/L时要怀疑血色病。男性和女性均>45%；转铁蛋白饱和度<45%而血清铁蛋白正常时可排除血色病（特异性97%）；

  ✓ 其他可致铁蛋白明显升高的原因：饮酒、HIV、炎症、恶性肿瘤、代谢综合征、肝炎、自身免疫性疾病、肾功能不全；

  ✓ 基因检测：适用于转铁蛋白饱和度>45%或不明原因铁蛋白异常的血色病患者；对常见突变阴性而仍怀疑血色病的患者，需做肝脏MRI或肝脏活检。肝脏铁过载提示存在罕见的基因突变 转诊至遗传病医师做特殊检测；肝脏铁正常时提示炎症或其他铁过载性贫血（如地中海贫血、铁粒幼细胞性贫血溶血性贫血、再生障碍性贫血）；HFE杂合突变伴铁蛋白显著升高者应该检测基因突变&肝脏活检；

  ✓ 肝脏活检：病人>40岁同时肝功异常或铁蛋白>1000ng/ml时；

  ✓ 肝MRI：适用于HFE基因突变阴性但是有铁过载疾病的临床症状或实验室指标异常时；有助于量化肝脏铁含量。

- 筛查：

  ✓ 血色病患者的一级亲属：检测空腹转铁蛋白饱和度、铁蛋白水平及HFE突变基因（若患者有HFE基因突变）；含有HFE纯合子突变的亲属&一级亲属分别有50%和10%的可能会出现疾病相关症状；

✓ 肝病患者：美国肝病协会所有的肝病患者都行血色病筛查。

- 预后：未发展至肝硬化或DM2的病人生存期不会减少；有 C282Y纯合子突变且铁蛋白＞1000μg/L的男性患者更可能出现症状或肝病；治疗可能会逆转肝硬化、心功能不全、性腺功能减退及静脉曲张。

3. 治疗

- 观察：适用于无症状且铁蛋白＜1000μg/L者；随访内容包括每年一次问诊查体和铁指标检测；每6个月复查超声（±AFP）以筛查肝细胞癌。

- 治疗时机：有症状和（或）器官衰竭；铁蛋白＞1000μg/L的无症状者；有肝病风险（如饮酒、肥胖、肝炎）的患者无论铁蛋白水平均考虑治疗。

✓ 放血治疗：每排出1g血红蛋白等于排铁3.4mg，500ml血中有200～250mg的铁，放500ml血可以使铁蛋白降低30μg/L；放血疗法期间应保持Hb及Hct＞基线水平的80%；每3个月检测一次铁蛋白；具体安排：每1～2周放血1U直至铁蛋白＜50～150μg/L，转铁蛋白饱和度＜30%～50%，这可能需要1～3个月才能达到；使铁达到正常水平所需的时间可按如下方式估算：（病人铁蛋白-150）/30=所需的放血次数；长期放血治疗（每2～6个月一次）使铁蛋白达50～300μg/L（最佳水平仍有争议）；

✓ 献血：需接受血液专科医师及献血中心咨询及评估方可考虑；

✓ 放血治疗的效果：对于无症状的病人，放血治疗可预防铁过载的并发症；放血治疗能改善疲劳感、关节痛、皮肤色素沉着、使肝酶降至正常、↓肝大及右上腹痛；对恢复垂体和甲状腺功能、降低肝癌或感染风险无效；可改善心肌病变、肝硬化、糖尿病。

- 饮食：避免含铁丰富或富含维生素C的食物（后者有助

于氧化损伤、铁动员）、生海鲜（弧菌感染）、饮酒（有致肝硬化的风险）；否则没有限制。

- 杂合体：大多数不需治疗；每年复查一次铁蛋白水平，对于出现铁过载表现的患者应给予治疗。

6.9 血小板增多症

- 原发性血小板增多症：与骨髓增殖异常或反应性血小板增多（除外性诊断）无关的长期PLT升高（$>450 \times 10^9/L$）；中风；下肢深静脉血栓、肺动脉栓塞、肾动脉血栓、出血和急性髓性白血病的风险增加；50%的病人存在JAK2 V617F变异；低剂量的阿司匹林可能对治疗血管舒缩症状有用；予羟基脲或阿那格雷治疗可能会降低PLT数量。

- 血小板增多症的症状：头痛、胸痛、血栓或出血相关的症状、视觉异常。

表6-9-1 血小板增多症的病因

分类	病因
反应性 （85%）	• 急性/慢性炎症：感染（TB、骨髓炎），风湿免疫性疾病（RA、血管炎、结节病），IBD（UC、CD）；无脾，CKD/肾病综合征；大量运动后的反应 • 非恶性的血液系统异常：贫血（铁缺乏、出血、急性溶血），反弹性↑：与ITP、维生素B12缺乏、化疗等治疗后 • 恶性疾病：转移瘤、淋巴瘤 组织损伤：手术、外伤、烧伤、锻炼后；急性胰腺炎、急性心肌梗死 • 药物：全反式维甲酸、肾上腺素、糖皮质激素、长春新碱、IL-1-β
原发性 （15%）	骨髓增生性肿瘤：原发性血小板减少症、真性红细胞增多症、CML、CMML、伴有血小板增多的含铁血黄素恶性贫血（RARS）、原发性骨髓纤维化（initial state）、骨髓发育不良；家族性血小板增多症

6.10 深静脉血栓及肺栓塞

1. **评估**
   - 深静脉血栓的鉴别诊断：静脉曲张、浅表血栓性静脉炎、肌肉劳损、蜂窝织炎、淋巴水肿、腘窝脓肿；
   - 病史：水肿、小腿/大腿痛、静脉扩张、呼吸困难、胸膜炎性胸痛、咯血、晕厥、端坐呼吸或无症状；血栓病史；口服避孕药或他莫西芬；流产；癌症史，包括是否规律筛查肿瘤；怀孕；深静脉血栓和（或）肺栓塞家族史、癌症家族史；
   - 体格检查：深静脉血栓：红、肿、热、皮肤红线；Homans征（足被动背屈时腓肠肌痛），双小腿直径不同；肺栓塞：呼吸频率增加、心动过速、氧分压低、肺部啰音、胸膜摩擦音、JVP升高、发热；
   - 实验室检查：D-Dimer（对于低验前概率的病人有96%~99%的阴性预测价值）和CTPA或下肢超声；下肢超声的敏感度为94%（近端DVT），63%（远端DVT），特异性为94%（两者均是）；若临床高度怀疑深静脉血栓而下肢超声检查阴性，应在5~7天后复查或行MRV检查（敏感性接近100%）；完善心电图、凝血、血常规及其分类、生化、尿酸（肾病综合征者）检查；对于病态肥胖、有慢性肾功能不全或不能耐受PECT的病人可行V/Q显像。抗凝前需做便潜血检测。
     - ✓ 高凝方面检查：对于特发性静脉血栓（VTE）形成、家族性VTE、反复流产、反复VTE者应筛查抗凝期间不受影响的检查包括：V因子、凝血酶原基因变异，抗磷脂抗体（IgG、IgM），尿检（肾病综合征）；血栓急性期或抗凝治疗会影响的检查包括：抗凝血酶、Ⅷ因子、狼疮抗凝物、蛋白C、蛋白S水平，故应在DVT解除或停止抗凝后检查；同型半胱氨酸；
     - ✓ 恶性病的筛查：病因不明的VTE者应该常规行肿瘤筛查，仔细询问肿瘤族史，密切随访；潜在的肿瘤风险在VTE者为6%，12个月后则为10%；

✓ 妊娠病人的肺栓塞诊断：高度怀疑者首先进行下肢静脉超声检查，然后行胸片检查以除外其他病因；螺旋CT对胎儿的影响<V/Q显像。

表6-10-1　VTE疾病的Wells诊断标准

DVT可能性评估（评分）	PE可能性评估（评分）
整个下肢水肿（1）	DVT的临床症状体征（3）
不对称性肿胀，双侧相差≥3cm（1）	其他诊断可能小于PE（3）
下肢制动（1）	HR>100次/分（1.5）
卧床>3天或近期（1月内）手术史（1）	固定≥3天或4周内接受过手术（1.5）
沿静脉系统分布区的触痛（1）	
凹陷性水肿（1）	DVT/PE病史（1.5）
活动性癌症（1）	咯血（1）
侧支浅表静脉形成（1）	恶性肿瘤（1）
与DVT诊断可能性相当或更有可能的其他诊断（-2）	
低危（0分）、中危（1～2分）：D-dimer阴性：除外DVT；D-dimer阳性——下肢静脉超声	PE可能性小（≤4分）：D-dimer阴性或<500ng/ml，PE基本可以排除；D-dimer阳性或≥500ng/ml——CTPA
高危（≥3分）：下肢静脉超声	PE可能性大（>4分）：CTPA

2. 治疗

- VTE的抗凝治疗疗程：
  ✓ 有诱因（如手术、卧床等）的首次VTE或者自发的远端DVT（如小腿）：3个月。
  ✓ 首次自发的近端DVT（如腘静脉、股静脉、髂静脉）或肺栓塞及反复VTE者：3个月后再次评估出凝血风险：低出血风险——继续抗凝；中度出血风险——共同商讨后做决定；出血风险高——3个月后停用抗凝药。

- ✓ 出血风险：个体化评估；出血的危险因素有：年龄＞75岁、胃肠道出血或颅内出血史、慢性肾病、肝病、抗血小板治疗、INR超过治疗范围。
- ✓ 癌症病人：持续治疗（转移瘤患者）或直至病人癌症根治。
- 弹力袜：30～40mmHg的压力可以预防DVT的血栓后综合征。
- D-Dimer测定：对于D-dimer升高的首次出现原因未明PE/近端DVT的患者，以及停用华法林1月后D-dimer异常的患者，其再次发生DVT风险较D-dimer正常的患者增加（15% vs 6%）。
- 阿司匹林：与安慰剂组相比，停止抗凝药后继续口服100mg阿司匹林的自发性VTE患者再次出现VTE的风险降低（11% vs 6%），而出血的风险并没有增加。
- 超声复查的必要性：与接受固定抗凝疗程的病人相比，首次出现近端DVT及经过3个月的持续性抗凝治疗仅剩残余血栓的病人再发VTE的风险降低（17% vs 12%），但同时出血风险增加。

表6-10-2　抗凝药物剂量和监测

药物	说明	拮抗方法
华法林（INR目标是2～3）检查病人药物种类是否服用干扰华法林的药物；腹泻、发热可能会增强抗凝作用	根据INR调整；老年人要从更低的剂量开始应用；推荐用抗凝监测系统（↓并发症、↑有效药物浓度时间）	INR3.0～5.0无出血——减量 INR5.0～9.0无出血——停药+VitK$_1$1～4mg口服 INR＞9.0无出血——停药+VitK$_1$3～5mg口服 INR＞20有出血——停药+VitK$_1$10mg静推+FFP INR无论多少严重出血——停药+VitK$_1$10mg静推+凝血酶原复合物

药物	说明	拮抗方法
达肝素或依诺肝素（LMWH）：在癌症相关的DVT时效果好于华法林	达肝素：100U/kg q12h 或200U/kg qd 依诺肝素：1mg/kg q12h（更适用于癌症、大量血凝块、肥胖病人）或1.5mg/kg qd 不需要抗Xa除非体重<50kg或>150kg或孕妇	鱼精蛋白拮抗 禁忌证：CrCl<30，HIT 相对禁忌证：体重<50kg或>150kg 更适用于需抗凝的门诊怀孕病人
磺达肝癸钠（合成Xa抑制剂）	<50kg——5mg qd 50~100kg——7.5mg qd >100kg——10mg qd 不需要监测	没有拮抗药 细菌性心内膜炎（↑颅内出血风险）、体重<50kg、CrCl<30患者禁忌；HIT时应用安全
利伐沙班（Xa因子抑制剂） FDA批准的DVT用药	15mg bid×3周，20mg po qd，此方案在急性期PE的治疗中并不劣于依诺肝素华法林的方案，但出血风险降低	CrCl 30~49：15mg每天 孕妇、肝损伤、CrCl<30时禁忌；与华法林不同，单次漏服时——不能达到疗效

6.11 淋巴结肿大

1. 概述

- 人体有＞600个淋巴结；仅1%最终诊为恶性疾病，恶性风险随年龄及淋巴结大小而增加；
- 异常淋巴结肿大：腹股沟淋巴结＞2cm、滑车上淋巴结＞5mm、任何可触及的锁骨上淋巴结/髂总淋巴结/腘窝淋巴结、任何＞1cm的其他部位淋巴结在正常人常可触及腹股沟和颈部淋巴结；广泛淋巴结肿大：≥2个淋巴结群的肿大；
- 淋巴管炎：淋巴管的炎症，通常表现为从伤口到最近的淋巴结的红色条纹；由化脓性链球菌引起；
- 淋巴结炎：淋巴结的炎症，常表现为红、肿或痛。

2. 评估

- 病史：病程、易疲劳、易感染、易出现淤伤、瘙痒、新出现的皮肤损伤或皮疹、关节痛、虚弱；暴露因素：旅游、与病人接触史、宠物、兔子（土拉菌病）、猫（猫爪病）；饮酒、过敏、静脉注射药物、性行为、药物、摄入生的或未煮熟的食物/牛奶（弓形虫或布氏杆菌）、牙科操作；个人或家族的传染病史、恶性肿瘤史、自身免疫性疾病史；饮酒后出现淋巴结痛（霍奇金病）。
- 体格检查：
  - ✓ 淋巴结大小的描述：大小、质地（固定、质韧、质硬、不规则/融合、质软、皮温）；锁骨上淋巴结触诊时做Valsalva动作更易触及肿大的淋巴结；检查皮肤以除外黑色素瘤；评估牙齿情况；
  - ✓ 咽淋巴结环：咽部淋巴系统由扁桃体淋巴结和舌扁桃体淋巴结组成。
- 诊断线索：
  - ✓ 质韧的淋巴结——淋巴瘤；固定的、质硬淋巴结——转移癌；在淋巴瘤/慢性淋巴细胞性白血病中，淋巴结可增大和消退交替出现，所以即使淋巴结正常后仍需随访。

✓ 生长的速度（病程<2周或>1年无变化提示良性）；
疼痛（感染或炎症），B型症状（发热>38℃、盗
汗、6个月内体重下降>10%）——要考虑淋巴瘤。

- 实验室检查：
  ✓ 由临床病情决定：血常规及其分类、外周血涂片、
  生化、HIV、CMV（PCR、IgM）、EBV血清学、
  乙肝病毒、LDH、CRP、ESR、RF、ANA、RPR、
  PPD、弓形虫IgM、咽拭子培养、莱姆病。
  ✓ 胸片、怀疑肿瘤时做CT；超声/MRI可以区分出淋巴
  结和其他解剖结构。
  ✓ 活检：适用于淋巴结大、生长速度快、持续存在或
  可疑异常的淋巴结。选取最可疑的（最大、最不正
  常的）淋巴进行活检以提高检出率；腹股沟或腋窝
  淋巴结因较易出现反应性增生而缺乏诊断意义；由
  于细针穿刺淋巴结活检检到的组织少，不足以评估
  淋巴结的组织结构，进而很难诊断淋巴瘤，所以需
  要进行整个淋巴结切除活检术；若淋巴结位置难以
  切除则行中心穿刺活检；因出血风险大一般不做脾
  活检。
  ✓ 流式细胞术：适用于淋巴结大&淋巴细胞增多且缺
  乏感染征象时。

3. 治疗
- 病因治疗：要密切随访直至痊愈。
- 经验性治疗：一般不建议激素治疗，因为糖皮质激素
  可能会影响淋巴结病理结果；只有怀疑感染时才考虑
  应用抗生素。
- 不明原因的淋巴结肿大：恶性肿瘤可能性小时：观察
  4~8周复诊。
- 高度怀疑恶性或淋巴结持续增大时：（如年龄大、固定
  的淋巴结、持续有症状、病程>4~6周、锁骨上淋巴
  结受累）——活检。

6.12 脾脏疾病

1. 概述

- 脾大：最远直径＞11～13cm；脾脏大小通常与身高成正比；约3%的健康青年人脾大。
- 无脾/脾功能减退：脾脏吞噬细菌及衰老的红细胞，产生的IgM抗体攻击有包膜的细菌（如肺炎链球菌、脑膜炎奈瑟菌、B型流感嗜血杆菌）；无脾或脾功能减退时感染的风险（3.2%）及死亡的风险（1.4%）增加。
- 脾功能低下：通常由镰状细胞、炎症性肠病、乳糜泻、Whipple病、肝炎、饮酒、肝硬化、骨髓移植、白血病、骨髓增生性疾病、自身免疫性疾病、HIV、大剂量激素、脾脉管系统血栓、全肠外营养、淀粉样变等引起；诊断依据为脾脏变小、外周血涂片出现Howell-Jolly小体（有残核的红细胞）。

2. 评估

- 脾大症状：早期有厌油腻、左腹饱胀感/疼痛、左肩痛。
- 脾脏的体格检查：诊断差异很大，正常大小的脾脏很难触及，可通过Traube区（病人取仰卧位，由第6肋、腋中线及左肋缘组成）的叩诊发现脾大，由于肺和胃泡的存在正常情况下叩诊常呈鼓音，脾大时则叩诊为浊音；病人较瘦或饮食量较少时叩诊的敏感度/特异度↑。
  - ✓ 脾脏大测量：甲乙线（"1"线）——左锁骨中线与左肋缘交点至脾下缘的距离；甲丙线（"2"线）——左锁骨中线与左肋缘交点至脾最远点的距离；丁戊线（"3"线）——脾右缘与前正中线的距离。超过正中线，测量脾右缘与正中线的最大距离，以+表示；未超过正中线，则测量脾右缘与正中线的最短距离，以-表示。
  - ✓ 脾肿大分度：分为轻中高三度。脾下缘不超过肋下2cm为轻度肿大；超过2cm，在脐水平线以上为中度肿大；超过脐水平线或前正中线则为高度肿大，即巨脾。

表6-12-1 淋巴结病和脾大的鉴别诊断

部位	疾病
脾大	良性疾病：门静脉血栓/高压、CHF、肝硬化、溶血、慢性贫血、疟疾、感染、自身免疫性疾病、结节病、淀粉样变、Gaucher/Niemann-Pick疾病、地中海贫血；恶性疾病：白血病、淋巴瘤、骨髓增生性疾病、转移瘤
广泛淋巴结大	良性疾病：感染：病毒［EBV、CMV、HIV、HHV8（Castleman）、HBV、链球菌］、真菌、细菌、原虫、蜱传播疾病、弓形虫；自身免疫性疾病：RA、SLE、结节病；药物过敏反应：别嘌醇、阿替洛尔、卡托普利、卡马西平、头孢、肼曲嗪、吲哚美辛、青霉素、苯妥英、扑米酮、乙胺嘧啶、奎尼丁、磺胺药、舒林酸、硅胶/树脂恶性疾病：白血病、淋巴瘤
头/颈淋巴结大	良性疾病：上呼吸道感染、皮肤/头皮/耳/眼/鼻窦/牙齿/软组织感染、EBV、CNV、HIV、弓形虫、风疹、巴氏通体、分枝杆菌、CTD；恶性疾病：头/颈癌症、黑素瘤、淋巴瘤、白血病
锁骨上淋巴结大	多数考虑恶性肿瘤：左锁骨上淋巴结引流腹部、右锁骨上淋巴结引流纵膈/肺；良性疾病：真菌、分支杆菌、CTD；恶性疾病：左侧（Virchow结节）：腹部/胸腔/睾丸/盆腔恶性肿瘤、乳腺癌、淋巴瘤、白血病；右侧：食管癌、肺癌、乳腺癌、甲状腺或鼻咽肿瘤、淋巴瘤、白血病
滑车上淋巴结大	良性疾病：手/前臂感染、兔热病、结节病、2度梅毒、CID；恶性疾病：黑色素瘤、淋巴瘤、白血病
腋窝淋巴结大（引流颈部、上肢、单侧乳房、胸壁）	良性疾病：胳臂、胸壁或乳房的皮肤/软组织感染、巴氏通体病、兔热病、CTD；恶性疾病：乳腺癌/肺癌、黑色素瘤、淋巴瘤、白血病
腹股沟淋巴结大（引流腹股沟、会阴部、肛管下段、下腹壁）	引流下肢、腹股沟、臀部、脐下腹壁；良性疾病：性传播疾病、下肢的皮肤/软组织感染；恶性疾病：阴茎/阴道或外阴的鳞状细胞癌、黑色素瘤、淋巴瘤、白血病
胸腔淋巴结大（肺门及纵膈）	良性疾病：肺炎、分枝杆菌、结节病、CTD；恶性疾病：肺癌、食管癌、乳腺癌、黑色素瘤、淋巴瘤、白血病
腹部淋巴结大（肠系膜、腹腔后淋巴结）	脐旁淋巴结引流腹部（Sister Mary Joseph结节）——可能是腹腔/盆腔来源的癌症；良性疾病：分支杆菌、结节病、CTD；恶性肿瘤：胃肠道/泌尿系肿瘤、黑色素瘤、淋巴瘤、白血病

3. **治疗**

- 预防性应用抗生素：脾切除后如有发热/寒战，应指导患者尽早经验性服用抗生素并尽快就诊，以免延误诊治。
- 疫苗：最好在脾切除前2周或脾切除后至少2周以后接种肺炎链球菌疫苗；每年接种一次流感疫苗，尤其可以预防继发细菌感染；没有减毒活疫苗应用的禁忌证（如带状疱疹）；每10年接种一次破伤风疫苗；避免同时接种两种及以上疫苗。

第七章　感染疾病

7.1 乙肝

1. 背景

- **病原学**：双链DNA逆转录病毒，主要感染肝细胞；目前已知8种基因型。
- **传播**：血制品传播、性接触传播、垂直传播。
- **自然病程**：大多数慢性感染患者为儿童时期在流行地区感染；仅有5%的成人急性感染会发展为慢性感染。
- **HBV感染的危险因素**：不同人群风险不同。
  - ✓ 早期感染（感染慢性化的风险↑）：流行地区：非洲、亚洲、南太平洋地区通常为围产期感染，90%感染的新生儿发展为慢性感染；
  - ✓ 后期感染（慢性化的风险↓）：性接触、密切接触、静脉吸毒者、男男同性性行为、血液透析。

2. 急性感染

- **潜伏期**：6周～6月不等，平均90天。
- **临床表现**：通常症状较轻但呈多种表现；仅30%～50%成人出现症状（＜1%严重致命）；典型症状为乏力、发热、黄疸/尿色变深（总胆红素＞2.5μmol/L时）、皮肤瘙痒、右上腹疼痛、恶心呕吐、食欲减退；转氨酶升高常大于1000；老年人严重风险增加；鉴别诊断：CMV，EBV，其他肝炎病毒，急性HIV感染。
- **诊断**：①近期出现无其他原因可解释的乏力和消化道症状，可伴黄疸；
  ②血清ALT、AST升高，可有胆红素升高；
  ③HBsAg（+）（暴露后2～8周"窗口期"有可能阴性）；
  ④有证据表明6月前HBsAg（-）；
  ⑤HBcAg-IgM（+）＞1：1000（临床鉴别，慢性乙肝急性加重时也可出现）；
  ⑥肝组织学符合急性病毒性肝炎表现；
  ⑦恢复期HBsAg转阴，HBsAb转阳；

疑似：①+③或②+③；

确诊：疑似病例+④、⑤、⑥、⑦中任一条。

- 治疗：轻症，支持治疗；怀疑急性肝衰竭，需转诊至当地急诊，予抗病毒治疗；报告当地疾病控制中心（填报传染病卡）。
- 未接种疫苗者暴露后尽快注射乙肝免疫球蛋白及重组乙肝疫苗；如暴露后7天之内注射乙肝免疫球蛋白，可以降低感染风险及严重程度。

3. **慢性感染**

- 预后：即使没出现肝纤维化，也可以导致肝癌。
- 肝硬化的危险因素：年龄无关，基因型C、HBV-DNA↑，男性，酒精摄入、合并HCV，HDV或HIV感染。
- 肝癌的危险因素：年龄增加、酒精摄入、HCV感染、吸烟、男性、阳性家族史、肝硬化。

4. **诊断**

- 定义：HBsAg阳性大于6月。
- 筛查：感染及合并症风险增加的人群，包括妊娠妇女、HCV感染、HIV感染、免疫抑制治疗、化疗、慢性ALT/AST升高、糖尿病。

- 实验室检查
  - ✓ Anti-HBs（HBsAb）：提示免疫；疫苗接种或既往感染后可产生；
  - ✓ Anti-HBc（HBcAb）：提示既往或当前感染；
  - ✓ Anti-HBc IgM：提示急性感染（<6月），6月后转换为IgG抗体；
  - ✓ Anti-HBe（HBeAb）：提示病毒存在，但非复制状态；"血清转换"：HBeAg（+）→HBeAg（-）且产生HBeAb；预后良好但需与HBeAg（-）慢性HBV鉴别，后者通常HBV DNA>2000；
  - ✓ HBsAg：阳性提示急性或慢性感染；约暴露后4周转阳；
  - ✓ HBV DNA：（拷贝/ml）；病毒载量与病毒复制相关（病情活跃的指标）。

表7-4-1　乙肝的初始实验室评估

临床问题	预期结果
患者是否具有免疫力？	Anti-HBs+，HBsAg–
疫苗接种产生？	Anti-HBc IgG–
感染产生？	Anti-HBc IgG+
患者是否有慢性HBV感染？	Anti-HBs–，HBsAg+
携带者状态？	HBeAg–，HBV DNA–/+
活动性肝炎？	HBV DNA＞2000IU/ml，HBeAg+/–，肝功能异常

5. 评估
   - 病史：评估并发症的危险因素，终末期肝病的症状。
   - 查体：评估是否存在肝功能异常表现：黄疸，腹水，蜘蛛痣，肝脾大。
   - 初步检查：肝功，血常规，凝血，HBV DNA和HBeAg/抗HBe，HCV，HIV；风险增加者：HDV，AFP（腹部B超）。

6. 治疗
   - 疫苗接种：所有未免疫患者接种疫苗。
   - 原发性肝癌筛查：（优选）每6～12个月复查腹部B超（±AFP）。
     - ✓ 筛查人群：肝硬化，原发性肝癌家族史，非洲裔＞20岁，或亚裔女性＞50岁/男性＞40岁，或＞40岁且血清ALT升高/HBV DNA＞2000拷贝/毫升。
     - ✓ 疾病监测：

表7-4-2　HBV患者疾病监测

ALT正常，HBV DNA阴性每6个月监测ALT、HBV DNA、AFP、超声显像检查
ALT正常，HBV DNA阳性每3个月复查ALT、HBV DNA，每6个月复查AFP和超声，必要时肝穿
慢性乙肝、肝硬化者每3～6月复查AFP及超声，每1～2年查胃镜或上消化道造影

- 药物治疗：应与专科医师共同考虑/开始治疗；一线用药：替诺福韦，恩替卡韦以及聚乙二醇化干扰素α；目标：控制HBV复制，减少并发症，降低肝衰竭、肝硬化及肝癌的发病率。

- 治疗指征：有肝功能异常及HBV感染的证据（黄疸、肝功能失代偿、肝硬化）ALT持续2倍以上升高，同时HbeAg（+）或HBV＞20,000拷贝/毫升；如果ALT 1~2倍或HBV＞2000拷贝/毫升，考虑行肝活检以指导进一步治疗。

- 何时转诊：考虑开始抗病毒治疗；持续肝功能异常或HBV DNA升高；肝活检结果异常。

- 预防
  - ✓ 建议：建议性伴侣接种疫苗，使用安全套；覆盖保护开放的伤口；不宜捐赠血液/精子/器官；不共用牙刷或剃须刀；无其他限制（日常接触，运动）；
  - ✓ 免疫：如果注射第1剂后中断，尽快予以第2剂，无需重新开始；第2和第3剂间应至少隔8周；
  - ✓ 暴露后预防：未接种疫苗的立即接种；如果免疫力不足可考虑乙肝免疫球蛋白+疫苗加强针（参见1.7 预防接种）。

7.2 丙肝

1. 背景

- 病原学：单链RNA黄病毒，7种主要基因型及其亚型；中国以1b型最为常见。

- 传播途径：主要为血液传播（血液制品输注、器官移植、不洁注射史、静脉吸毒、消毒不合格的有创检查），垂直传播；除合并HIV感染的男同性恋者外性传播极少。潜伏期：4~12周。

- 自然病程：急性感染常无症状；对于感染者，80%发展为慢性携带状态，20%在20~30年发展为肝硬化，每年约1%~5%风险死于原发性肝癌或终末期肝病预防：无疫苗，预防主要来自减少暴露。

2. 危险因素

- 感染危险因素：静脉吸毒（风险↑即使仅有单次注射）、输血及器官移植（尤其1992年前）、凝血障碍输血者（1987年前）、透析的终末期肾病、HIV。

- 疾病进展危险因素：酒精摄入、年龄增加、感染时间↑、HIV、HBV及肥胖。

3. 评估

- 筛查：具有上述感染危险因素的人群，不明原因转氨酶升高的患者，性伴侣患HCV，暴露后，定期接受输血者（或1992年前任何接受过血制品治疗的患者）、血液透析患者及移植受体。

- 急性感染症状（仅约20%有症状）：黄疸，右上腹痛、乏力。

- 慢性感染症状：许多患者无症状或仅乏力，后期可能出现肝炎或肝硬化的症状；肝外表现可以包括血液系统（冷球蛋白血症），皮肤（PCT），肾功能（膜增生性肾小球肾炎），内分泌（甲状腺炎，糖尿病）。

- 实验室诊断：
  - ✓ HCV-Ab：现症或既往感染，感染后1~3月阳性，感染6月后敏感性为97%；
  - ✓ HCV RNA：疾病活动，可定量，感染后2~3周测出；

✓ 治疗指征：Anti-HCV阳性，免疫低下患者肝功异常，急性感染期在anti-HCV转阳前考虑诊断并治疗。

- 进一步检查：如HCV RNA（＋），行肝功能（包括白蛋白及凝血）、基因型（指导治疗选择）；如涉及到进一步治疗决定，可考虑肝活检或间接纤维化（血清学）测定（如FibroSure，Hepscore）。

4. **急性肝炎治疗：**

支持治疗（可考虑早期抗病毒药物），如可能出现急性肝功能衰竭（罕见）→及时急诊转诊。

- 慢性HCV治疗。
- 一般方法：包括监测和处理以降低疾病进展风险，可考虑药物治疗。
- 免疫接种：HAV、HBV（如未感染）、百白破疫苗、每年接种流感疫苗、肺炎链球菌。
- 筛查合并症：HIV、HBV及其他性传播感染。
- 建议：

  ✓ 避免传染他人：了解传播方式，避免献血或与他人血液接触；单阳夫妻间的性生活传播风险：约1/190000次；

  ✓ 防止病情进展：避免致肝纤维化因素（饮酒、吸烟、肥胖），避免NSAIDs，限制对乙酰氨基酚使用（24小时＜2克），女性中垂直传播；

  ✓ 原发性肝癌筛查：仅在肝纤维化患者中有筛查指征（与HBV不同）：每6月复查腹部B超。

- 药物治疗。
- 禁忌证：未控制的抑郁症，有移植手术史（非肝脏）、妊娠、某些自身免疫性疾病，严重的内科并发症。
- 初始方案：根据基因型决定治疗方案；

  ✓ 基因2/3型：Peg-INFα-2a+利巴韦林 800mg/d，疗程24周；

  ✓ 基因1型/4～6型：Peg-INFα-2a+利巴韦林1000mg/d（体重小于75kg）；1200mg/d（体重大于75kg），疗程48周；常见不良反应：IFN/利巴韦林：疲劳、流感样症状、抑郁、恶心/呕吐、贫血；蛋白酶抑制剂：贫血、皮疹、紫癜；

✓ 基因4型：司普瑞韦12周+聚乙二醇干扰素+利巴韦林24~48周。

- 效力：也取决于基因型；基因1型无纤维化→白种人75%、非裔美国人40%达到持续病毒学应答（SVR）；基因型，2→约80%患者达SVR（暂缺亚裔人口数据）。
- 转诊：如肝功能持续异常需考虑治疗、肝脏活检提示肝炎、进展的纤维化/肝硬化，或其他HCV感染相关症状。

7.3 其他病毒性肝炎

甲肝

- 背景：最常见的急性病毒性肝炎病因；甲肝病毒为单链RNA微小病毒，多基因型；粪口传播或污染的食物或水传播。
- 危险因素：看护机构/幼儿园暴发、血制品、性及家庭接触。
- 临床表现：2～6周的潜伏期，随后全身乏力、发热、恶心/呕吐、右上腹疼痛、食欲下降、黄疸；70%有临床症状。
- 诊断：急性期甲肝IgM抗体阳性；如抗HAV IgG阳性有免疫力，无法鉴别是既往感染还是疫苗接种。
- 筛选：一般不需要，因为不存在慢性携带状态；只在有收益成本优势时可考虑在高感染风险患者中监测。
- 治疗：支持治疗——通常自限性感染，很少为爆发型；免疫球蛋白可用于高危暴露后预防（2周内）。
- 预防：宣传安全旅行习惯&有针对的免疫：2剂间隔6～12个月。

丁肝

- 背景：单链RNA，HBV共感染是完整的病毒颗粒组装及分泌的前提；多基因型；通过血液、性接触传播；全球约5% HBV患者合并HDV共感染；增加HBV感染的严重度&增加肝硬化及死亡的风险；如HBV被清除则HDV亦被清除。
- 危险因素：静脉吸毒&多次输血。
- 临床表现：从暴发性肝炎到无症状携带表现不一，可表现为慢性乙型肝炎的一过性加重。
- 诊断：抗HDV（总IgM（+）：急性及慢性状态），HDV RNA（+）。
- 处理：通常聚乙二醇化干扰素 qw × ≥48周。

戊肝

- 背景：小单链RNA病毒；主要通过粪口途径传播，但也可以为动物传播，主要见于亚洲、非洲、中东、中美洲的旅行者。
- 自然病程：通常自限，但在孕晚期出现严重/爆发型的风险增高，免疫低下的患者极少慢性化。
- 临床表现：急性肝炎，无携带者状态。
- 诊断：血液或粪便，抗HEV-IgM阳性或HEV RNA阳性。

其他可能引起病毒性肝炎的因素

- EB病毒：年轻患者，咽喉炎，乏力，脾大，异形淋巴细胞；高达90%的单核细胞增多病例伴转氨酶升高。
- 巨细胞病毒：免疫低下患者中需考虑潜伏感染再活化；单核细胞增多症样症状（咽喉炎、乏力、发热）。
- 单纯疱疹病毒：在新生儿、孕妇或免疫低下患者中可以表现为严重的暴发性肝炎，在免疫正常患者中通常表现较轻微，可伴发生殖器或口周疱疹。
- 水痘-带状疱疹病毒：通常表现为轻微的转氨酶升高伴发疱疹，可以表现得非常严重，在免疫低下患者中可出现播散感染。
- 腺病毒：见于免疫低下的患者，可伴有呼吸系统症状、膀胱炎、腹泻。

7.4 咽炎

1. **背景**
   - 咽炎（咽痛、声嘶）：社区、急诊常见主诉；大多数病因需要支持治疗，但重要的是找出需要针对性治疗的病因。
   - 病因：50%病毒，20%细菌，（混合感染可能发生），30%病原不确定；性传播疾病、链球菌、EBV、梭杆菌感染在年轻患者中更常见。
   - 并发症少见，包括扁桃体周围脓肿、咽旁间隙感染，化脓性颈静脉血栓性静脉炎（坏死梭杆菌引起的Lemierre综合征）；感染播散至颈动脉鞘和下颌下间隙。

2. **临床表现**
   - 病史：通常症状无法区分病原；询问卡他样症状（上呼吸道感染，流感）、疲乏、体重降低（EBV）、发热（A族链球菌、EBV、流感）、多个性伴侣（淋球菌、HIV、HSV）。
   - 查体：口咽部红斑、软腭淤斑、悬雍垂肿胀（A族链球菌）、扁桃体渗出，颈部淋巴结肿大（A族链球菌、EBV）、全身淋巴结肿大、脾大、肝大、或黄疸、皮疹（EBV、急性HIV），口腔溃疡（HSV 1/2）。
   - 其他病原学：HSV（大学生中5%~10%咽炎；少数合并口腔前部及唇部病变）；支原体&衣原体肺炎（咽炎、急性支气管炎）；流感（伴咳嗽、鼻炎）；淋病（性活跃的年轻人）；鹅口疮（糖尿病、近期激素、免疫抑制）；兔热病（暴露、口腔溃疡）。
   - 报警症状：全身中毒或呼吸系统症状；严重单侧口咽疼痛，无法吞咽，数天后症状恶化（扁桃体周围或咽后脓肿），假膜形成、巨大扁桃体肿胀（白喉）。

3. **检验**
   - 常规检查：大部分合并上呼吸道感染&通常自限，予支持治疗；如怀疑轻微的上呼吸道感染不需要进一步检查；其他检查如下：如怀疑EB病毒：查嗜异性抗体（敏感性/特异性85/100%），25%在第1周内假阴性；

或EBV-DNA；血象：淋巴细胞增多伴＞10%不典型
淋巴细胞；轻度血小板下降；肝功能异常；也需考虑
CMV&HIV可能（～1%单核细胞增多者为急性HIV）。

4. **治疗**

- 对症处理：解热镇痛药、NSAIDs类药物，补液，温盐
  水漱口，加湿器。
- 非A族链球菌感染：G或C族β溶血性链球菌；不伴风湿
  热，但治疗可导致早期症状缓解；年轻成年人合并病
  毒感染症状；坏死梭杆菌引起咽炎的比例与A族链球菌
  近似；考虑经验性抗感染（β-内酰胺类、克林霉素或甲
  硝唑，不建议大环内酯类）。
- 淋球菌：治疗同生殖器感染。

5. **何时转诊**

- 报警症状：当出现持续发热，张口困难，吞咽疼痛，
  音调低沉，发音困难，耳痛、悬雍垂侧偏，下颌肿胀
  或咽壁膨出时需急诊就诊。

A族链球菌

- 自然病程：无并发症时通常可自愈；建议使用抗生素
  防止化脓性并发症：鼻窦炎、咽旁脓肿；减轻症状：
  喉咙痛和发热减少0.5～3 d；预防风湿热（在成人中极
  为罕见的）并降低社区感染；治疗并不降低链感后肾
  小球肾炎的风险。
- 检测：快速检测抗原（敏感度 70%～90%；特异性
  90%～100%），如果高度怀疑（符合以下2条以上标
  准）推荐检测；如怀疑其他原因应做咽部培养或以提
  高敏感性；咽部培养：急性感染及无症状携带者中
  （敏感性90%，特异性 95%～99%）（+）；由于成人
  发病率低，通常不需要，但可通过其提高敏感性。
- 抗链球菌抗体：用于链球菌感染后并发症的诊断；对
  急性感染诊断无帮助。
- 随访：建议如果抗生素治疗3～4天后症状无改善，建
  议就诊；如无改善→重新考虑诊断或是否有化脓性并

发症；如果有必要再次治疗，再次使用阿莫西林克拉维酸或一代头孢菌素。

表7-4-1　临床中心评分标准

扁桃体炎症		1分
颈前部淋巴结肿痛		1分
无咳嗽		1分
发热病史		1分
年龄≥45		-1分
治疗流程		
分数	A族链球菌风险	治疗
-1, 0	1%～2.5%	无需治疗或检测
1	5%～10%	无需治疗或检测
2	11%～17%	检测，如阳性治疗
3	28%～35%	经验性治疗；如检测阳性则治疗，根据IDSA推荐大部分成年人使用
4	51%～53%	

7.5 肺炎

1. **背景**
   - 社区获得性细菌性肺炎；和院内获得性肺炎不同，后者指院内、护理机构、血透机构或住院所患肺炎→不同耐药类型&病原。
   - 微生物：肺炎链球菌＞肺炎支原体、流感嗜血杆菌及肺炎衣原体等。
   - 危险因素：年龄、免疫低下（HIV，化疗），肺部疾病（哮喘、慢性阻塞性肺疾病）、吸烟、酒精或合并其他慢性疾病（糖尿病、终末期肝病、慢性肾病、肿瘤）。
   - 潜在风险，但大多数情况下可门诊治疗。

2. **评估**
   - 一般方法：诊断需要临床表现+影像学浸润。
   - 病史：评估咳嗽（有痰/干咳）、发热、寒战、CP、疲乏、气短、胸膜炎、有无鼻炎病史。
   - 既往史：既往所得疾病（包括心脏和肺疾病、吸烟、酒精、免疫抑制）；就医史、旅行史、动物接触史。
   - 检查：生命体征&肺部检查→（-）LR低至0.13。
     - ✓ 生命体征：发热、心动过速、缺氧（合并SaO_2<90%死亡率增加30天发病率/死亡率）；
     - ✓ 肺部检查：评估呼吸，听诊是否存在哮鸣音、羊鸣音或支气管呼吸音；
     - ✓ 容量：皮肤张力，黏膜是否干燥；精神状态变化；
     - ✓ 影像学：怀疑肺炎患者均应该完善胸片；影像学多变：大叶或多叶实变、斑片间质或网状结节样变，或空洞；如有脱水、免疫低下或年老等情况，24小时内异常可能较小；
     - ✓ 实验室检查：严重程度评估：考虑血常规、电解质、BUN/Cr、血糖、肝功能试验。

3. **诊断**
   CRP可有一定预测作用&降钙素原↑可能有助于提示细菌性疾病。

- 微生物检测：（痰培养 ± 血清学、PCR）门诊患者选做，因经验性抗感染治疗通常有效&仅有1/2情况下能够识别病原体。
- 进一步寻求病原，如高度怀疑流行病学上的重要生物（流感病毒、军团菌、结核杆菌，社区获得性MRSA）、出现空洞性病变、胸腔积液、严重肺部基础疾病、治疗效果欠佳或出现不常见的表现。

表7-5-1　社区获得性肺炎病原学

病原学	伴随特征
肺炎链球菌	最常见；包膜；1/3出现菌血症
流感嗜血杆菌	包膜；吸烟者、COPD患者感染率高
肺炎支原体	年轻人；冷凝集素（+），皮疹；可自限
肺炎衣原体	年轻人；可自限
卡他莫拉菌	间质性改变；通常在原有肺部疾病基础上发生
军团菌属	2周内旅行史；高热；消化道症状，神志改变
金黄色葡萄球菌	通常流感后；脓肿、脓胸概率高
肺炎克雷伯菌	嗜酒者患病率高；可有咯血
A组链球菌	不常见，明显咳嗽，早期脓胸

- 其他病因：病毒性（流感病毒、腺病毒、呼吸道合胞病毒、副流感病毒、SARS病毒、偏肺病毒、汉坦病毒）、真菌（组织胞浆菌、隐球菌、肺孢子菌）、人畜共患病（鹦鹉热、Q热、兔热病）。

4. 何时入院
- 关键处理决策：医院获得性肺炎通常需要住院治疗；社区获得性肺炎，则根据肺炎风险评分（PSI/PORT、CURB-65，见下）、妊娠或免疫低下状态（降低住院阈值）&个人的社会状况（有照顾者，功能状态，服药依从性等）。

表7-5-2　肺炎严重度指数（PSI/PORT评分）

计算以下各项评分之和：

年龄（+年龄数）	女性（-10）	住护理院（+10）
恶性肿瘤（+30）	肝脏疾病（+20）	慢性心力衰竭（+10）
慢性肾功能不全（+10）	神志状态改变（+20）	呼吸频率>30（+20）
收缩压<90（+20）	体温<35或>40（+15）	心率>125（+10）
pH<7.35（+30）	尿素氮>30（+20）	血糖>250（+10）
Het<30（+10）	氧分压小于60（+10）	胸膜炎（+10）

等级	积分	病死率	处理
Ⅰ	年龄<50&健康	0.1%	门诊治疗
Ⅱ	≤70	0.5%	门诊治疗
Ⅲ	71~90	1%	可考虑门诊治疗
Ⅳ	90~130	9%	住院治疗
Ⅴ	大于130	27%	住院治疗

C［U］RB-65：预测病死率，积分——每条1分：C-神志改变，B-BUN>20，R-呼吸频率RR>30，B-BP<90/60，年龄>65岁→0~1分可门诊治疗；≥2分建议住院治疗

5. **门诊治疗**

- 一般方法：根据肺炎链球菌耐药风险选择相应的经验性治疗方案；治疗至少5d或体温正常48~72小时以上；如根据临床表现↑怀疑非常见微生物，可据此调整诊断试验和治疗覆盖范围。
- 耐药肺炎链球菌（DRSP）的高危因素：年龄>65，过去3个月使用抗生素，酗酒、伴发疾病（慢性心、肺、肝、肾疾病、糖尿病、恶性肿瘤）、脾缺如，免疫功能低下，与托儿所孩子接触。

表7-5-3　经验性抗生素方案

危险因素	抗生素选择
低耐药肺炎链球菌风险	阿奇霉素500mg×1d，250mg qd×4d（推荐） 或：阿奇霉素500mg qd×3d，2g×1d，或克拉霉素1g qd×5d 伴↑QTc及心血管病死率：可考虑替换或监测 如依从性不佳，短疗程如单剂或3日阿奇霉素（长半衰期）
	多西环素100mg bid×7～10d 参考当地耐药数据，如25%以上肺链对大环内酯类高度耐药（MIC＞16μg/ml），建议使用多西环素
高耐药肺炎链球菌风险	呼吸氟喹诺酮（推荐） 左氧氟沙星750mg qd×5～7d，莫西沙星或吉米沙星 如可能为结核，避免使用氟喹诺酮（结核的二线治疗）
	（大环内酯类或多西环素）&（阿莫西林/克拉维酸2g bid 或阿莫西林1g tid或二代头孢） 阿莫西林或阿莫西林克拉维酸钾优于头孢；头孢泊肟优于头孢呋辛

- 随访：症状应在治疗后出现改善，但是一些症状（咳嗽、疲劳）可持续长至30天；通常无需重复胸片；如需除外恶性肿瘤或/如吸烟者可考虑复查。
- 对症治疗：止咳药和祛痰药。
- 戒烟：所有肺炎患者筛查并建议戒烟，予戒烟支持。
- 预防：根据指南注射肺炎链球菌疫苗，预防侵袭性肺炎球菌感染（减少血流感染&脑膜炎，但不减少肺炎）（见1.7"预防免疫"）。

7.6 获得性免疫缺陷综合征（HIV）

1. **定义**
   - 人类免疫缺陷病毒（HIV）：ELISA法HIV抗体阳性，并通过Western印迹法确证或检测到血浆HIV RNA。
   - 获得性免疫缺陷综合征（AIDS）：HIV感染+ CD4 T细胞计数<200/mm^{3}或出现AIDS指向性机会性感染或肿瘤。

2. **背景**
   - 病原学：单链RNA慢病毒；逆转录病毒；两种亚型；HIV-1（主要致病亚型）、HIV-2（主要限于西非患者）。
   - 传播途径：血液传播（静脉吸毒、输血）、性传播、垂直传播（妊娠、分娩、哺乳）、职业暴露（如针刺伤），病毒载量增加传播风险增加。
   - 自然病程：差异很大，如不治疗通常1~10年进展至临床症状。
   - 预防：目前尚无疫苗；唯有通过减少暴露来预防。

3. **流行病学**
   - 性传播已成为中国新发病例最常见的传播方式；如不使用安全套，每次性交的传播风险升高20倍。
   - HIV感染尤其多见于在男同性恋，双性恋及其他男男性行为者，静脉吸毒中发生概率高；但各地域人群中传播率均高。
   - 传播途径：性传播（阴道性交0.05/0.1%的风险，肛交0.06/0.5%），静脉吸毒者（0.7%），垂直传播（如无药物阻断，10%~40%），输血（现美国<1/200万），职业暴露（针刺0.3%）；感染风险取决于病毒载量。

4. **急性逆转录病毒综合征**
   - 40%~90%的感染会出现，见于病毒感染后2~6周病毒载量达峰时（10^{6}拷贝/微升）。
   - 表现："传单样症状"，伴发热、病毒性皮疹（面部及躯干红斑丘疹），淋巴结肿大、咽炎、肌痛/关节痛。
   - 诊断：病毒载量（或P24抗原试验）；ELISA可能为阴性或弱阳性，WB<1个条带。

- 治疗：支持治疗；及时转诊以进行抗病毒逆转录治疗。
- 二级预防：急性逆转录病毒综合征的患者病毒载量高，因此具有很高传染性；及早诊断→减少高危行为→减少传播。

5. **诊断**
   - 筛查：15～64岁所有人群应常规筛查一次；如接受抗结核治疗或其他性传播疾病的患者、所有怀孕女性及感染风险较高者应再次筛查。
   - 实验室检测：
     - ✓ 抗体检查：ELISA法初筛（慢性感染敏感性99%，急性感染2～8周后阳性）→Westen印迹法确证；
     - ✓ 快速检测：使用唾液（也有家庭测试装：OraQuick）、血液、血浆或血清测试，10～20分钟出结果；敏感性及特异性98.4%～100%；但必须经常规ELISA+Western印迹试验确认；
     - ✓ HIV RNA：PCR测量；目前检测范围20～10 000 000拷贝/毫升；
     - ✓ 如怀疑急性感染，必须测试HIV RNA或P24抗原。

6. **新诊断的HIV感染**
   - 告知诊断：首先评估患者对HIV的理解及其焦虑；简要传达信息&耐心等待患者反应；避免谈话过快进展至特定药物治疗选择；评估患者的应对能力&家庭/社区资源；提供咨询机会/同伴小组/社会工作机会；强调艾滋病已转型为慢性疾病&下一步的处理计划。
   - 伴侣告知/病例上报；考虑向伴侣告知的时机以决定检测的适当时间；注意当地公共卫生部门的报告要求和资源（很多机构提供匿名伴侣告知）。
   - 初步临床评价：目标是①评估疾病进展的风险；②评估OI的风险，以指导预防教育&预防用药；③根据HIV感染阶段评估当前症状；④筛查常见并发症；⑤提供适当的干预措施。

7. **HIV感染者的初步评估**
   - 病史：了解详尽的既往史，包括有无高脂血症，冠心病、糖尿病、慢性肾病、神经病变、抑郁、焦虑、创伤综合征、结核病、肝炎史、单纯疱疹病毒、带状疱疹，免疫接种史，既往肿瘤筛查。

- ✓ 艾滋病分期：当前病毒载量、当前及基线CD4计数、诊断时间（&传播途径/暴露时间）。
- ✓ 艾滋病毒治疗史：既往方案（包括不良反应）、耐药检测（尽可能获取医疗记录），当前/既往服药依从性："你有时忘了服药吗?""在过去2周你漏了几次药?"。
- ✓ 用药情况：吸烟、饮酒、毒品及处方药使用情况。
- ✓ 社会史：职业，住所，社会支持，国籍，伴侣是否稳定。
- ✓ 性生活史：强调行为（如："你与男人、女人发生性关系，或二者都有？"而不是使用标签如"同性恋"），评估性行为（阴道、口腔、肛门）及是否使用安全套、既往性传播病史、避孕用药。

- 查体：全部查体，包括体重、皮肤、口咽部、淋巴结检查。
- 实验室检查：
  - ✓ HIV：CD4$^+$计数，HIV RNA定量，HIV耐药基因检测;
  - ✓ 内科：血常规，电解质，BUN，Cr，肝功能、空腹血糖+血脂、G6PD、尿常规;
  - ✓ 感染：胸部CT；结核；梅毒血清学、弓形虫、巨细胞病毒、水痘-带状疱疹病毒，甲型肝炎病毒、乙肝病毒、丙肝病毒。
- 诊断：基线胸片、眼底检查、女性宫颈+肛门PAP涂片，男性肛门PAP涂片。
- 疫苗接种：CD4细胞影响疫苗效力→CD4<200即将开始抗病毒治疗的患者暂推迟治疗；如有替代选择不应使用活病毒疫苗（例如鼻内流感疫苗）；如CD4>200可考虑疫苗（麻腮风三联疫苗，水痘疫苗）。
- 推荐：灭活流感疫苗、百白破、乙肝（如抗HBs抗体阴性可重复接种）、甲肝、HPV疫苗（如<26岁），肺炎球菌疫苗（PCV13及PPSV23）；如CD4>200可考虑麻腮风三联疫苗、水痘疫苗、IPV；如不确定可咨询感染科医生。

- 健康维护：
  - ✓ 每年筛查：血压；血脂；心电图（男性>40岁或女性>50岁）；尿常规；评估脂肪分布变化；
  - ✓ ART治疗中监测：血糖、eGFR（每6~12月）；ALT/AST（每3~6个月）；
  - ✓ 性传播疾病：有性生活者每年筛查GC/CT&梅毒；
  - ✓ 精神/心理：定期评估神经认知功能损害和/或抑郁；
  - ✓ 肿瘤筛查：结肠癌，乳腺癌筛查同HIV阴性患者；建议每年筛查宫颈癌TCT；男同性恋每6~12月筛查肛门PAP涂片。

8. HIV患者冠心病风险

- HIV感染者冠心病的死亡风险↑由多因素导致：①危险因素↑（如吸烟）；②治疗药物毒性（↑血脂，↑胰岛素抵抗）；③HIV自身（炎症→动脉粥样硬化；即使HIV控制良好仍风险↑）。需要重点关注预防（如戒烟，根据建议服用阿司匹林，见2.4 "冠心病"）。
- 使用他汀类药物治疗高脂血症；然而，他汀类药物与蛋白酶抑制剂合用需谨慎（蛋白酶抑制剂→他汀类血清浓度↑；普伐他汀影响最小；NNRTIs→↑他汀类血清浓度）；需要更频繁监测不良反应（肝功能、肌酶）。

9. 抗逆转录病毒治疗

- 抗逆转录病毒疗法（高活性抗逆转录病毒治疗，HAART）应由有经验的HIV专科医生制定起始；所有患者治疗前应检测HIV基因分型，以评估治疗前的原发耐药。
- 开始ART的指征：无论CD4细胞计数多少，建议所有HIV感染者治疗；随CD4计数↓推荐强度↑（CD4<350必须治疗，CD4 350~500强烈推荐，CD4>500可考虑治疗）。
- 其他绝对治疗适应证：妊娠（防止围产期母婴传播；建议转诊至有相关经验的妇产科医师处）；现症或既往艾滋病指向性疾病；HIV相关性肾病（HIVAN）；合并HBV感染且HBV需要治疗时。

10. HIV/AIDS的感染及肿瘤并发症

- 一般介绍：HIV/AIDS患者出现典型及不典型感染的风险均↑；新发/持续症状评估阈值较低；如果报警症状持续，根据慢性化/严重度及时咨询感染科医师或急诊医师。

表7-6-1　抗逆转录病毒药物

分类及药物		不良反应&主要证据
NRTI	阿巴卡韦 （ABC；Ziagen）	高敏综合征：发热，肌痛，消化道反应&皮疹（与HLA B*5701密切相关）
	去羟肌酐 （ddl；Videx）	胰腺炎，周围神经病↑，乳酸酸中毒&与司他夫定合用时肝脏脂肪变
	恩曲他滨 （FTC；Emtriva）	头痛、恶心、失眠症，手掌/脚掌色素沉着
	拉米夫定 （3TC，Epivir）	头痛、口干；也具有抗HBV活性
	司他夫定 （d4T；Zerit）	周围神经病，乳酸酸中毒，胰腺炎，血脂异常，腹泻
	替诺福韦 （TDF；Viread）	急性肾衰竭，范可尼综合征，慢性肾功能不全，骨质丢失，消化道症状
	齐多夫定 （AZT；Retrovir）	血细胞减少，乏力，不适，头痛，消化道症状，脂肪萎缩，肌痛/肌病、皮肤/指甲皮肤色素沉着
NNRTI	利匹韦林 （RPV，Edurant）	皮疹，抑郁，失眠症
	依非韦伦 （EFV；Sustiva）	神经系统症状（多梦，头晕，眩晕；开车需警惕）；肝功能异常；美沙酮水平降低；致畸
	依曲韦林 （ETR；Intelence）	肝功能异常，皮疹，药物相互作用（可与美沙酮合用），Steven-Johnson综合征（渗出性多形红斑）
	奈韦拉平 （NVP；Virapine）	肝炎——女性CD4$^+$计数高时更常见（中国人群女性及男性均有），合并HBV/HCV感染肝损风险更高；降低美沙酮水平，皮疹

分类及药物	不良反应&主要证据
PI 阿扎那韦 （ATZ；Reyataz）	↑胆红素，肝功能异常，PR间期↑，皮疹，禁与PPI合用，与其他PI类相比发生高脂血症较少
地瑞那韦 （DRV；prezista）	肝功能异常，磺胺过敏者有皮疹风险，升高他汀类水平（阿托伐他汀除外）
福沙那韦 （FPV；Lexiva）	肝功能异常，血脂升高，消化道症状
印地那韦 （IDV；Crixivan）	肾结石，胆红素上涨，肝功能异常，脱发，失眠
洛匹那韦/利托那韦 （LPV/r；Kaleria）	消化道症状，头痛，乏力，血脂异常，肝功能异常，胰腺炎，药物相互作用
奈非那韦 （NFV，Viracept）	腹泻，恶心/呕吐，肝功能异常
利托那韦 （RTV；Norvia）	药物相互作用，肝功能异常，消化道症状
沙奎那韦 （SQV；Invirase）	肝功能异常，消化道症状，头痛，QT间期延长
替拉那韦 （TPV；Aptivus）	肝功能异常，血脂异常，磺胺过敏者出现皮疹风险，药物相互作用
FI 恩夫韦地 （ENF；Fuzeon）	局部反应如注射处结节，中性粒细胞减少
EI 马拉韦罗 （MVC；Selzentry）	药物相互作用，消化道症状，肝功能异常，肝炎，肝衰竭，关节肌肉痛，上呼吸道感染，低血压
Ⅱ 拉替拉韦 （RAL；Isentress）	消化道症状，肝功能异常及淀粉酶升高，中枢神经系统症状，肌痛，皮疹/淤斑，通常耐受良好

NRTI：核苷类逆转录酶抑制剂；NNRTI：非核苷类逆转录酶抑制剂；PI：蛋白酶抑制剂；FI：融合抑制剂；EI：进入抑制剂；Ⅱ：整合酶抑制剂

优选抗逆转录病毒疗法：
基于非核苷类逆转录酶：EFV/TDF/FTC
基于蛋白酶抑制剂：ATV/r + TDF/FTC，或 DRV/r + TDF/FTC
基于整合酶抑制剂：RAL+TDF/FTC

- 门诊常见的疾病类型：
  - ✓ 皮肤黏膜念珠菌病：口腔烧灼/疼痛，白色斑块；可通过临床症状或氢氧化钾染色诊断。治疗：氟康唑、克霉唑片剂或锭剂；如果怀疑食管受累（吞咽疼痛，吞咽困难）→感染科/消化科转诊。
  - ✓ 水痘-带状疱疹病毒、单纯疱疹病毒：参阅相关章节，如症状严重转诊至感染科/皮肤科。
- 报警症状：发热、疲劳、夜间盗汗、体重降低、新发头痛、视力变化、持续咳嗽、腹泻。

表7-6-2　机会性感染

CD4计数（/mm³）	机会性感染或肿瘤	推荐一级预防（如未列出，则仅需ART进行预防）
<500	反复细菌感染，结核感染，皮肤念珠菌感染（口腔白斑、阴道炎）	如潜伏结核筛查（+）（且无活动性结核或多耐药结核风险）：异烟肼+维生素B6 9月或利福喷丁/利福平治疗4月
	卡波西肉瘤、口腔毛状白斑、宫颈癌	如上注射VZV、PSV23、PCV13、PCV13、流感及HPV疫苗
<100~200	肺孢子菌病，弓形虫脑炎，单纯疱疹/水痘带状疱疹，组织胞浆菌感染，隐孢子虫肠炎，新型隐球菌脑炎，等孢球虫病	PCP（当CD4<200）：复方磺胺甲噁唑（TMP-SMX）双剂或单剂每日1次，或双剂每周3次，氨苯砜100mg qd，或阿托伐醌1500mg qd或喷他脒雾化每月1次300mg弓形虫（如IgG+且CD4<100）：TMP-SMX单剂每日1次或（氨苯砜50mg qd+乙胺嘧啶50mg 每周1次+亚叶酸25mg 每周1次）
	内脏卡波西肉瘤，非霍奇金淋巴瘤，进行性多灶性白质脑病（PML）	组织胞浆菌病（流行区且CD4<150）：伊曲康唑200mg qd
<50~100	侵袭性念珠菌病/曲霉菌病，播散性MAC（鸟胞内分枝杆菌复合体）、CMV（视网膜炎、食管炎、肠炎）、中枢淋巴瘤、青霉菌病	MAC（CD4<50时）：阿奇霉素1200mg 每周1次或克拉霉素500mg bid或阿奇霉素600mg 每周2次青霉菌病（东南亚）：氟康唑400mg qw

11. 预防

- 暴露前预防：如性传播感染风险高可考虑（主要是MSM），HIV（-）（RNA & Ab）、HBV（-）且肾小球滤过率正常；预防性使用舒发泰300/200每日1次；定期检查肾功能。
- 非职业暴露后预防：用肥皂及水清洁暴露部位；清水冲洗暴露黏膜；在暴露后48～72 h内由HIV专科医生评估暴露部位&用药方案；如果启动延迟（＞暴露后72小时），不建议暴露后预防。
- 监测：评估暴露后0、1、3、6月时HIV状态（HBV/HCV血清学）；如使用暴露后预防每周监测不良反应及依从性；
- 患者教育：减少传播风险的措施直至明确除外HIV感染；
- 如为职业暴露，职业暴露健康服务处应行评估并记录。

7.7 单纯疱疹病毒

1. **背景**
   - 病原学：双链DNA疱疹病毒；单纯疱疹病毒1（HSV-1）&2（HSV-2）是常见的皮肤黏膜感染病因，其特点在于终身感染，潜伏期与激活期交替。
     - ✓ HSV-1：绝大多数口唇感染&新发生殖器感染的原因；也可累及皮肤（如湿疹）、眼（角膜炎）&中枢神经系统疾病（脑炎）。
     - ✓ HSV-2：主要表现为生殖器病变，也可感染口腔黏膜；女性感染→新生儿HSV感染风险↑。
   - 传播：通常是直接黏膜接触传播；口–口、口–生殖器、生殖器–生殖器；此外可以通过共用餐具或毛巾；大多数传播发生在病毒复制的无症状期。
   - 自然病程：潜伏期2～20天。
   - 原发感染：可为亚临床感染，也可出现溃疡或全身症状（咽炎，传单样症状）→潜伏：中枢神经节（口面部）或骶区（生殖器）→再激活：通常每年发作1～6次，时程较原发感染短。

2. **危险因素**
   - 感染危险因素：非裔美国人（HSV-1和2），女性（HSV-2），既往性传播疾病（HSV-2），终生伴侣数↑（HSV-2）、未行包皮环切术（男性手术减少25%的HSV-2患病）。
   - 再激活的危险因素：免疫抑制→更易激活&播散、紫外线照射、外伤、发热。
   - 传播的危险因素：HIV（+），原发感染后＜12月，感染时有临床症状；10.2%无症状的血清学阳性患者可产生病毒（vs 20%有症状患者）。

3. **评价**
   - 病史：全身症状（发热，乏力，浅表淋巴结肿大）+病变部位的突然疼痛，新的或HSV（+）的性伴侣（原发感染）、前驱皮肤黏膜灼烧刺痛感→既往病变区域的皮肤病变（再激活），排尿困难（生殖器），诱因（紫外线照射，局部外用维甲酸、应激、局部创伤），免疫抑制剂应用史。

- 特征性病变：红斑基底上的成簇水疱，进展至贝形边界的糜烂/出血性皮损。

  ✓ 口面部：原发病变常见于儿童期（口腔痛性病变+全身症状）再激活；通常症状轻微且持续时间较短，往往出现在同一位置；唇疱疹（"冷疮"）：位于外唇黏膜上的结痂丘疹或糜烂、出血性皮损；口腔疱疹：角化黏膜上的糜烂（硬腭、齿龈、舌背）；

  ✓ 生殖器：大小不等的水疱；女性见于小阴唇、阴道口、尿道口，年老女性的臀部皮肤可有再激活；男性见于阴茎及龟头；

  ✓ 其他亚型：疱疹性指炎（远端指节）；特应性皮炎或烧伤患者出现疱疹性湿疹；"穿孔"性出血水疱和糜烂，+发热/不适→紧急转诊至急诊。

- 诊断：如果诊断不确定，可行直接荧光抗体（24～48h出结果），Tzanck涂片（最快），病毒培养（金标准），皮肤活检。

  血清学检测：由于人群血清学阳性很高，血清学阳性对诊断具体病变作用有限；不能区分口腔和生殖器感染HSV-1；潜伏感染抗体可为阴性；可有助于确立HIV（+）者基线状态；当反复溃疡及病毒培养/PCR均为阴性时，可助于诊断。

4. **处理**

- 信息告知：复发（1～6次/年）；通常较轻微&持续时间较短，往往随时间延长频率↓；规律防晒可以↓口面部疾病的复发风险；保持手卫生以预防自身接种。

- 性传播疾病的风险：生殖器HSV感染可因黏膜屏障受损增加感染HIV的风险。

- 伴侣传播风险：当病变可见，风险↑；然而大多数感染来自无症状患者的传播；建议患者告知性伴侣、使用安全套（尤其初次感染后12月内）&避免在有症状期进行性接触。

- 药物治疗：可缩短病程；治疗从皮肤首次出现烧灼刺

痛感开始（对于反复发作患者可提供取药处方以便复
发即开始用药）。
- 抑菌治疗指征：每年发作大于＞6次，HSV（-）的性
伴侣，感染艾滋病毒的风险↑。

表7-7-1　免疫功能正常患者的HSV治疗

药物	临床表现	用量
阿昔洛韦	原发性生殖器感染	400mg po tid × 7 ~ 10d
	复发性生殖器感染	400mg po tid × 5d
	抑制治疗（每年发作 大于6次）	400mg po bid
	唇疱疹	400mg × 5d 5%乳膏外用每日5次 × 4d
伐昔洛韦	原发性生殖器感染	1g po bid × 7 ~ 10d
	复发性生殖器感染	500mg bid × 3 ~ 5d
	唇疱疹	2g po bid q12h用2剂
	抑制治疗	500mg po qd

7.8 肺孢子菌病（PCP）的预防

1. **背景：**
   - 肺孢子菌肺炎（PCP）肺炎是耶氏肺孢子菌的临床感染；通常仅见于免疫缺陷的患者，可能也有广泛的无症状感染。
   - 微生物学：耶氏肺孢子菌，旧名卡氏肺囊虫，现已重新命名。病原无法培养，因此通过诱导痰、组织活检或支气管镜灌洗诊断。

2. **流行病学**
   - 传播：空气传播；感染可为新获得，也可为潜伏感染激活；健康人可能为病原储存库；约7/8健康成人具有抗体。
   - HIV感染者的感染危险因素：CD4$^+$T细胞<200/μl，或占T细胞百分比<14%；既往PCP；鹅口疮；复发性细菌性PNA；非预期体重减轻；↑↑血浆HIV-RNA；大部分出现PCP感染者为未诊断未治疗的HIV患者。
   - 非HIV感染的高危人群：移植受者（干细胞与实体器官）；肿瘤患者（尤其血液系统恶性肿瘤）；接受糖皮质激素、化疗或其他免疫抑制剂的患者。

表7-8-1　PCP预防性治疗指征

HIV（+）	HIV（-）
CD4$^+$T细胞<200 CD4$^+$T细胞<14%T细胞总数 口腔念珠菌病 AIDS指向性疾病史（结核、隐球菌、CMV、卡波西肉瘤） CD4$^+$T细胞200～250且无法每1～3个月监测一次	泼尼松>20mg qd（或当量），时间持续>1月，同时伴另一免疫抑原因（如白血病、其他免疫抑制剂） 原发免疫缺陷（如高-IgM、SCID） 异体干细胞移植，实体器官移植、选择性自体干细胞移植 考虑：接受免疫抑制性生物制剂的患者（单克隆Abs，TNF-α抑制剂等）无特定指南，但风险增加

3. 预防性治疗

表7-8-2 肺孢子菌病预防方案

药物	剂量	不良反应
复方磺胺甲噁唑（TMP-SMX 一线）	每日1片双剂（优选）或每日1片单剂	发热、皮疹、中性粒细胞减少症、消化道症状、肝功能异常
其他方案		
TMP-SMX	双剂1片每周3次	同上
阿托喹酮	1500mg 每日口服	消化道不适、皮疹、花费高
氨苯砜	100mg口服每日1次或50mg口服每日2次	发热、皮疹、消化道不适、溶血性贫血（查G6PD），高铁血红蛋白症
雾化喷他脒	300mg 每月	咳嗽，喘鸣，肺外PCP
静脉喷他脒	4mg/kg 每月1次静脉	肾毒性、↑Ca、血糖降低、低血压、胰腺炎、心律失常、肝功能异常

- 预防停药时间：
  - ✓ HIV（＋）：患者接受治疗后CD4⁺T细胞计数＞200且持续＞3个月可考虑停用预防药物；如病毒控制良好，CD4⁺T计数101～200间停药可能安全，但不建议；
  - ✓ HIV（－）：CD4⁺T细胞计数不是可靠的判断指标，个体化方案。

7.9 咬伤

1. 动物咬伤

- **背景**：约20%的动物咬伤需要就医，其中狗咬伤较为常见，猫咬伤通常较深，因而感染风险增加。
- **病原学**：伤口感染通常为混合感染，病原种类反映了相应动物的口腔菌群（巴氏菌，犬咬嗜二氧化碳菌，厌氧菌）及人类皮肤菌群（葡萄球菌，链球菌）。
- **评估**：
  - ✓ **病史**：叮/咬时间，位置，深度，免疫接种史；
  - ✓ **既往史**：免疫力低下，脾切除后，镰状细胞病（功能性无脾）；
  - ✓ **查体**：伤口深度，范围大小、部位及全身感染征象，炎症反应（发热、红斑、水肿、引流），伤口以远神经血管检查；
  - ✓ **检查**：如果严重，完善血常规、血培养、超声；必要时行其他影像学。
- **治疗**：冲洗，评估，行浅表清创术；浅表撕裂创口 < 12h且无感染症状，考虑1期缝合；手/足伤口或猫咬伤不缝合；复杂伤口&任何涉及手或关节的伤口考虑手术；面部伤口考虑整形手术。
- **抗生素**：临床感染或较深刺伤，手、关节损伤或免疫抑制患者；选择：阿莫西林/克拉维酸（875/125mg bid × 3～5天预防性应用，临床感染则时间延长）；或选择多西环素、复方磺胺甲噁唑片，或氟喹诺酮类+克林霉素（覆盖厌氧菌），如MRSA风险↑需考虑覆盖（如已知MRSA携带者，免疫低下者，或有脓液引流及周围蜂窝织炎）。
- **预防接种**：如疫苗过期（ > 5年或已接种 < 3剂）或不确定时，注射破伤风类毒素；如伤口严重（时间 > 6 h & 深度 > 1厘米 & 感染或坏死迹象）而疫苗接种史未知，注射破伤风免疫球蛋白；狂犬病预防（人二价细胞疫苗+ 免疫抗体）：所有野生动物咬伤需考虑；对于家养动物咬伤，观察动物 × 10 d → 如动物行为正常，无需狂犬病治疗，如动物发病，则需检测狂犬病毒。

2. **人类咬伤**
   - 背景：感染风险比动物咬伤↑。
   - 病原学：病原体=口腔&皮肤菌群；葡萄球菌，链球菌，嗜血杆菌，艾肯菌属最常见，常混合厌氧菌。
   - 治疗：与猫狗咬伤类似，人咬伤不考虑1期缝合；所有患者需接受预防性抗生素；如握拳被咬伤（凸出齿咬伤）通常需要静脉抗生素&手外科会诊。
   - 血流病原：HCV，HIV传播风险极低；但如果唾液中含血→需要咨询是否HIV预防；HBV病毒传播有可能；未接种疫苗或检测不到anti-HBs应接受HBV免疫球蛋白并接种HBV疫苗。
3. **昆虫叮咬**
   - 通常为自限性，局部反应很少→全身反应或过敏反应。
   - 局部反应：移除刺激源，冷敷，非镇静类抗组胺药；如水肿严重，可考虑口服类固醇激素；处理可能的感染。
   - 全身反应：入院评估，出院时予肾上腺素自动注射器，变态反应科会诊行皮肤测试&考虑免疫治疗。
   - 虱子
     - ✓ 头虱（头虱病）：儿童＞成人，通过共用物品传染；
     - ✓ 症状：头皮瘙痒；细齿梳子看见头虱±虱卵可诊断；
     - ✓ 治疗：加热清洗床单/衣物+局部氯菊酯，隔7天用2次（或者：马拉硫磷、苯乙醇、0.5%伊维菌素乳液）；
     - ✓ 若治疗失败，使用复方新诺明/氯菊酯或口服博伊维菌素；
     - ✓ 体虱（体虱病）：斑疹伤寒、战壕热&回归热的传播媒介；流行↑：贫穷、战争、自然灾害地区；感染风险↑：衣物被虫体污染；
     - ✓ 症状：腰&腋下瘙痒丘疹；身体或衣服上可见虱体或幼虫；

✓ 鉴别诊断：疥疮、过敏性皮炎；如诊断不清楚皮肤刮片检查；

✓ 治疗：洗澡，加热洗涤床单/衣物，如果身上带幼虫，全身应用氯菊酯10小时；

✓ 阴虱（阴虱病）：通过性活动传播，同时筛查其他共感染性传播疾病；症状：外阴及腋窝瘙痒，头发见虱体或幼虫；

✓ 鉴别诊断：疥疮、腋毛癣、白癣；

✓ 治疗：1%氯菊酯，1周随诊，必要时重复治疗；治疗性伴侣，加热洗涤床单&衣物。

- 蜘蛛咬伤

  ✓ 大部分蜘蛛对人类无毒&无临床意义；如反应严重需考虑其他鉴别诊断；常为误诊的耐甲氧西林金黄色葡萄球菌（MRSA）软组织感染；

  ✓ 黑寡妇蛛&假黑寡妇蛛通常导致轻微的局部反应（丘疹、脓疱）±局部疼痛；隐士蜘蛛叮咬很少→局部坏死，全身症状&溶血性贫血；支持治疗。

- 臭虫（温带臭虫）

  ✓ 背景：全球普遍存在，患病率↑；大小5mm→肉眼可见；黄色/红色；夜间觅食；生活靠近人的家具、床垫、地板上；存活1年；尚无有关传播媒介的报道。

  ✓ 体征和症状：通常被咬后没有反应，常被发现的是2～5mm的痒疹、斑丘疹、红斑；蜕皮容易继发感染；个案曾报告过一些更严重的反应（过敏、复杂皮疹）。

  ✓ 治疗：如全身症状重，可考虑局部糖皮质激素治疗；如果继发感染→口服或局部抗生素。

  ✓ 根除：非常困难，需要系统治疗&通常需要专科帮助；建议预防（检查酒店的房间，二手物品及图书馆藏书等）。

7.10　感染性心内膜炎的预防

1. 背景

- 病原学：瓣膜表面形成非细菌性血栓性心内膜炎（NBTE）→菌血症时，细菌黏附于NBTE→细菌在赘生物内增殖→感染性心内膜炎（IE）。
- 预防：围操作期菌血症→患者病变瓣膜的IE；使用抗生素↓细菌负荷→↓IE风险；但大部分病例并非操作后出现。

2. 有限抗生素预防的原理

- 围操作期降低菌血症概率是否降低IE风险存在争议；"高风险"手术仅导致很小比例IE。
- 牙科疾病更易造成菌血症；可发生于日常活动中（吃饭、刷牙）；改善口腔卫生可能比预防性抗生素使用更有效。
- 预防使用抗生素的不良反应：肠胃不适、腹泻、过敏反应、耐药菌的选择。

3. 预防时机

- 推荐在接受高风险操作的高风险患者中预防性使用抗生素（二者必须同时具备）。

表7-10-1　高风险情况及操作

情　况	操　作
既往IE	涉及牙龈组织/牙周组织的牙科操作
人工心脏瓣膜或瓣膜修复时使用假体材料	口周黏膜穿孔
先天性心脏病，且未治疗的发绀型心脏病（可能已行姑息性分流术&管道）	对感染皮肤或皮肤结构，或骨骼肌肉组织进行手术操作*
使用假体材料或装置行瓣膜修补术6个月内	涉及切开或修复黏膜的呼吸道相关操作（如扁桃体切除术、腺样体切除术）
已行修补，但人工材料或装置附近残留缺陷	在消化道/泌尿道活动性感染时进行相关操作（包括上消化道内镜及结肠镜检查）（注意：这些患者应选用抗肠球菌的抗生素[如阿莫西林]；如无活动性感染，操作不需要预防性使用抗生素）
心脏移植术后出现心瓣膜病	
先天性心脏瓣膜疾病本身并非预防性使用抗生素的指征	

　*这些患者应选用对A组链球菌及金黄色葡萄球菌有抗菌活性的方案

4. 预防性抗生素方案
- 抗生素预防性使用应为操作前30～60分钟单剂用药；
- 既往使用青霉素出现过敏、血管神经性水肿或荨麻疹患者，禁止使用头孢类。

表7-10-2 牙科操作预防性抗生素选择

情 况	方 案
常规	阿莫西林 2g 口服
无法口服患者	氨苄西林 2g 肌注/静注或头孢唑林 1mg 肌注/静脉
青霉素/氨苄西林过敏	头孢氨苄 2g 口服或克林霉素 600mg 口服或阿奇霉素500mg 口服或克拉霉素500mg 口服
青霉素/氨苄西林过敏且无法口服	（头孢唑啉或头孢曲松）1mg肌注/静注或克林霉素 600mg肌注/静注

7.11 不明原因发热

1. 背景

- 定义：①发热至少持续3周；②体温多次测量均超过38.3℃；③在1周详细检查后仍不能明确诊断。
- 病因：通常病因为常见疾病少见表现＞少见疾病，病因因年龄、地理位置及免疫状态而有所差异。通常：感染性疾病25%～30%，结缔组织病20%～25%，恶性疾病15%，其他5%，诊断不清20%～30%；院内发生发热、粒细胞缺乏、艾滋病患者不明原因发热应该另行考虑。

表7-11-1　不明原因发热病因分类

分类	常见病因
感染性	结核：中国较为常见感染性病因；PPD、胸片、血培养、痰抗酸染色、T.SOT.TB
	脓肿：通常为腹部或盆腔（如肝、脾、肾、前列腺）；可能腹膜后、牙周、椎旁；危险因素包括终末期肝病、使用免疫抑制剂、近期手术或糖尿病
	骨髓炎：如椎体、下颌骨等；局部症状可不突出
	感染性心内膜炎：5%培养阴性，可延长培养时间至21天±特殊培养基以除外苛养菌；血清学检测巴尔通体&Q热（立克次体）；经胸壁超声心动图可发现90%表现为FUO的感染性心内膜炎
免疫性	巨细胞动脉炎：15%的老年人FUO病因（见123"视力异常"）
	成人斯蒂尔病：（青年多见）发热＋红色躯干斑疹往往在关节炎前出现
	此外，还可见于系统性红斑狼疮，混合性冷球蛋白血症
肿瘤	白血病，淋巴瘤（尤其是非霍奇金淋巴瘤）
	肾细胞癌：15%～20%伴随发热
	原发肝细胞癌或肝转移癌
	心房黏液瘤：约33%出现发热，关节痛，栓塞，IgM↑
其他	药物热：抗生素（青霉素、碳青霉烯类、头孢菌素、磺胺类、呋喃嘧啶、异烟肼）、抗癫痫药、H_1&H_2受体拮抗剂、抗心律失常药、NSAIDs类药物、降压药（肼苯哒嗪、ACEI）、抗甲状腺药（PTU）；仅约25%出现嗜酸性粒细胞增多&皮疹
	内分泌：甲亢、甲状腺炎、嗜铬细胞瘤、肾上腺皮质功能不全
	其他：遗传性周期性发热综合征（家族性地中海热FMF）；血栓（肺栓塞、下肢深静脉血栓、血肿）；伪热

2. **诊断**
- 详细病史：旅游史，患者接触史，动物暴露史，户外暴露史（森林、湖泊、海洋），免疫抑制，毒物药物史，少见食物，定位症状。
- 细致查体：淋巴结，皮疹或皮损，新发心脏杂音，肝脾大，关节炎，颌跛行。
- 腹/盆CT可能提示至多20%的病因。
- 最后考虑活检（骨髓、肝、淋巴结、颞动脉），或当出现局部症状时。

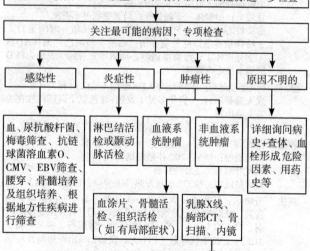

图 7-11-1 FUO 的诊断流程

3. 治疗

- 经验性抗生素通常无效，粒缺状态可考虑；
- 仍有多至50%的病例原因不明，其中一部分可自行缓解；
- 转诊：如确诊按需转诊；如诊断不清，请感染科会诊。

第八章 肌肉骨骼疾病

8.1 腰背痛

1. 概述

- 流行病学：有研究显示此为全科医生工作第二常见的主诉。
- 腰背痛的病因和常见的临床症状：
  - ✓ 肌肉和韧带损伤（70%）：快速运动下的突发疼痛，可放射至臀部、大腿上部，"过电感"；
  - ✓ 关节退行性病变（10%）：慢性、亚急性疼痛，常见于骨关节炎；
  - ✓ 椎间盘突出（4%）：L5-S1最常见；直腿抬高试验阳性；咳嗽、牵拉时加重；神经节分布区的坐骨神经痛（锐痛/烧灼痛，向下放射至臀部、大腿、小腿）；
  - ✓ 压缩性骨折（4%）：有骨折危险因素（如骨质疏松症、使用糖皮质激素、恶性肿瘤、老年人）的患者在咳嗽、屈伸或轻微的创伤时突发疼痛；身高变矮；压痛点；可表现出骨质疏松的症状；
  - ✓ 椎管狭窄症（3%）：下腰痛，臀部（间歇性跛行），步态宽，感觉异常（常是双侧），站立，行走时症状加重（下山比上山更明显），坐着、弯腰、斜靠着症状减轻；
  - ✓ 腰椎滑脱症（2%）：椎骨向前半脱位导致慢性韧带疼痛，活动时加重，休息时减轻；
  - ✓ 恶性肿瘤（1%）：随活动而逐渐出现的疼痛，仰卧位加重，可能伴随尿失禁或尿潴留，鞍区感觉缺失，肌无力，体重减轻；常见于乳腺、胃肠道、肺、淋巴瘤/白血病、骨髓瘤、前列腺等肿瘤转移；
  - ✓ 硬膜外脓肿，椎体骨髓炎，椎间盘炎（0.01%）：发热，腰背痛，少数患者出现神经损伤症状；高危因素包括内固定、HIV、静脉注射吸毒者或者结核患者，以及起源于泌尿系感染、导尿管或脓肿的血行性播散；
  - ✓ 脊柱关节病（<1%）：银屑病性关节炎、炎症性肠

病的脊柱表现；强直性脊柱炎：隐匿起病，表现为腰背痛，活动后改善，晨重暮轻，好发于20~40岁男性；

- ✓ 脊柱外疾病（2%）：臀部、骶关节牵涉痛，常见于腹主动脉瘤/胸主动脉瘤、子宫内膜异位症、子宫肌瘤、肾结石、胰腺炎、胆囊炎、肾盂肾炎、神经病、间歇性跛行。

- 坐骨神经痛的解剖定位：
  - ✓ L4神经根：感觉障碍，疼痛放射至大腿前侧，伴大腿前外侧、小腿内侧感觉异常。运动障碍，起立困难，伸膝困难，脚跟步行，膝反射减弱。
  - ✓ L5神经根：感觉障碍，疼痛放射至臀部，大腿外侧、小腿及足，伴小腿外侧、踇趾感觉异常。运动障碍，脚跟步行困难，足背屈困难，反射正常。
  - ✓ S1神经根：感觉障碍，疼痛放射至臀部、大腿后侧、小腿至足外侧，伴小腿后侧、足背侧感觉减退。运动障碍，踇趾步行困难，足跖屈困难，踝反射减弱。

2. **评估**
   - 病史：疼痛的部位，加重/缓解因素，性质，放射痛，程度，持续时间，创伤史或腰背痛史；伴随症状：发热，大小便失禁，神经损伤，鞍区感觉缺失；危险因素：使用糖皮质激素，恶性肿瘤，感染，抑郁症，回避行为。
     - ✓ 职业伤害：受伤史，功能受限；慢性致残性腰背痛的危险因素包括前期和（或）现有的心理问题/慢性疼痛，工作不满意。
   - 查体：脊柱活动度，脊柱压痛，踇趾/足跟步行，从椅子上起立，神经系统检查（肌力、感觉、反射），足背动脉，观察步态，自发性活动（如上下实验桌，穿衣），检查髋关节。
     - ✓ 直腿抬高试验：对检测椎间盘突出有一定帮助（敏感性91%，特异性26%）。患者仰卧位，双下肢伸直，检查者一手扶住患者膝部，另一手握住踝部并徐徐将之抬高，如果抬高的角度在30～70度即出现下肢放射痛，判定试验阳性。交叉直腿抬高试验：将另一侧腿抬高也产生疼痛症状。

- 检查：大多数病例根据病史和体征即可初步判断。影像学检查仅为诊断提供辅助依据，异常的表现在无症状的患者中很常见（如退行性改变、突出、狭窄）。
  - ✓ 实验室检查：基于临床情况，如血沉/C反应蛋白、血常规、血培养、碱性磷酸酶、HLA-B27（不典型的腰背痛，持续时间>3月，年龄<45岁要怀疑强直性脊柱炎）。对长期使用阿片类药物的患者，可检测药物浓度；
  - ✓ X线：对诊断压缩性骨折、强直性脊柱炎有帮助；
  - ✓ MRI：马尾神经综合征，硬膜外脓肿，恶性肿瘤；约2/3的健康正常人虽无腰背痛但在脊柱MRI有异常发现，提示临床症状可能与影像学发现无密切相关性；
  - ✓ 肌电图和神经传导检测：对亚急性神经根病、MRI未见明显异常的患者有帮助。

表8-8-1　影像学检查的指征

不明原因的发热或体重减轻	创伤/提重物，年龄>50岁
免疫抑制	恶性肿瘤或静脉注射吸毒史
年龄>70岁	长期使用糖皮质激素
骨质疏松症	局部神经损害症状
持续时间>6周	年龄>50岁新发腰背痛
留置导尿管，近期泌尿系感染或蜂窝织炎	夜间痛
大便/小便失禁	尿潴留

3. 治疗
- 急性/亚急性期（<12周）
  - ✓ 紧急手术指征：提示马尾神经损伤，运动无力，脊髓压迫。

✓ 药物：对乙酰氨基酚/NSAIDs类药物，一线用药，短期使用。

　◆ 局部用药：利多卡因。

　◆ 肌松剂：琥珀胆碱、巴氯芬可与NSAIDs类药物短期内合用，注意不良反应，如镇静作用、药物的相互作用，避免在心律失常、慢性心力衰竭、甲亢的患者应用环苯扎林；小剂量的地西泮也可以使用（二线用药）。

　◆ 阿片类药物：必要时可小剂量、短期疗程使用。

　◆ 双膦酸盐类：应用于骨质疏松性压缩性骨折、口服药物疼痛不缓解的患者。

✓ 非药物治疗：

　◆ 功能锻炼：相比于卧床休息，适度运动更有利于缓解疼痛和改善功能。

　◆ 心理安慰：90%伴有急性、非特异性腰背痛的患者在心理干预后症状在2周内有所改善。

　◆ 其他治疗：物理疗法，瑜伽（慢性下腰痛），针灸法，推拿按摩法，水疗法；热敷法，冷敷法（急性腰背痛）。

　◆ 生活方式的调整：好的拾物技巧（屈膝，而不是弯腰）；背部支撑支架或腰带，平躺，枕头置于膝盖下以使脊柱伸直；使用硬质床垫；工作场所应用人体工学的设计；对于长时间站立可以鞋底加垫，虽然证据推荐等级低，但或许会有帮助。

● 慢性期（＞12周）

✓ 硬膜外糖皮质激素注射：适用于椎间盘突出导致的慢性神经根性疼痛，而在亚急性和慢性下腰痛中应用证据不足，但不能除外部分患者可能会有一定疗效。警惕继发局部或全身感染的风险。

✓ 药物：去甲肾上腺素重吸收抑制剂（如度洛西汀）、三环类抗抑郁药（参考1.5"慢性疼痛及长期阿片类药物使用"）。

✓ 行为方式的调整：减轻体重，认识行为改变，戒烟。

✓ 椎间盘突出和椎管狭窄：椎间盘突出的外科手术治疗，如髓核摘除术、微创椎间盘切除术；椎间管狭窄的外科治疗，如椎板切除术。手术治疗相比于保守治疗仅只是短期内获益，需谨慎评估。

✓ 脊柱融合：退行性脊柱前移行椎板切除术，适用于持续时间超过1年、伴有功能障碍的非特异性腰背痛患者，且经过行为调整和各方面的康复训练均无效。

✓ 骨质疏松性压缩性骨折：椎板成形术相比于椎体充填材料无明显益处。

8.2 髋关节痛

1. 概述

- 解剖：髋关节，由股骨头与髋臼组成；股骨头、股骨颈的血液供应来自于旋股内动脉；共有18个滑囊；受闭孔神经、股神经和坐骨神经支配。

表8-2-1 髋关节痛的病因

疾病	症　状	危险因素
骨关节炎	活动时腹股沟疼痛，休息时缓解，活动范围受限。诊断标准：髋关节痛+以下≥2条：血沉<20mm/h；骨赘；关节间隙狭窄	老年人
大粗隆滑囊炎	髋关节外侧疼痛，粗隆部肿胀，局部可有压痛，步行、直接受压（如侧卧）疼痛加重；欧伯试验阳性，髂胫束挛缩	中年妇女年轻患者跑步者
感觉异常性股痛（股外侧皮神经卡压综合征）	股前外侧麻木、烧灼感（缘于股外侧皮神经受压于髂前上棘附近的腹股沟韧带）	肥胖，妊娠；糖尿病；穿紧身衣
隐匿性髋关节骨折	部分承重时即疼痛明显，被动旋转时疼痛	老年人，骨质疏松使用糖皮质激素
股骨头坏死	腹股沟或髋部不适，位置不确定，可发生于大腿和臀部疼痛之后；静息痛、夜间痛多见	使用糖皮质激素，长期大量饮酒，髋关节受伤史，镰状细胞贫血，系统性红斑狼疮，外伤史
腹主动脉血栓形成综合征	间歇性跛行，臀部及髋部疼痛，下肢动脉搏动减弱。可继发于髂股动脉粥样硬化	严重的外周动脉疾病
牵涉痛和椎管狭窄	背部、臀部和髋部疼痛，可继发于腰椎间盘突出、小关节病变	中老年人

疾病	症　状	危险因素
化脓性关节炎	发热，低血压，髋关节前侧疼痛	免疫抑制，静脉吸毒，全身性感染
臀中肌肌腱炎	髋关节外展、外旋时大粗隆部疼痛，Trendelenburg征（单足站立试验）阳性	女性多见（骨盆较宽）
梨状肌综合征	坐骨神经痛（从骶髂关节或坐骨切迹放射至足），无麻木、乏力；长时间坐在硬板上疼痛加重，走路可缓解。继发于坐骨神经受压于梨状肌之后	坐骨神经或梨状肌解剖异常（如外伤后局部纤维化）
盂唇撕裂	髋关节前侧或腹股沟疼痛，伴髋关节交锁、摩擦声响	骨关节炎患者，运动员
髋臼撞击伤	慢性腹股沟前外侧疼痛，髋关节旋转时疼痛加重，活动范围受限，可发展为骨关节炎（髋关节退行性关节病变的一种形式）	运动员（危险系数：曲棍球＞高尔夫＞跳舞＞足球）
恶性肿瘤	体重减轻，便潜血阳性，或持续性疼痛	肿瘤史或肿瘤家族史
疝	腹股沟疼痛，可放射至髋部	举重运动员，老年人
肌肉拉伤	活动后新发的疼痛	运动员，老年人

2. 评估

- 病史：疼痛的部位和特点（68%的患者以腹股沟疼痛为主诉），加重/缓解的因素，时间（持续性疼痛提示感染、炎症或肿瘤），外伤，药物（糖皮质激素、饮酒史→股骨头坏死），背部疼痛，跛行，感觉异常，骨科病史，对关节功能的影响。
- 查体：观察步态、脚跟到脚趾走路，有无Trendelenburg步态（每走一步，躯干向负重侧倾斜）、减痛步态（患侧站立相时间缩短，步幅变短）、长短腿跛行。
  - ✓ 下蹲：中-重度骨关节炎、滑囊炎、肌无力时动作受限；

- ✓ 髋关节屈曲、外展、外旋是否受限，88%的髋关节病变患者阳性；
- ✓ 内旋、外旋：重度骨关节炎和化脓性关节炎时活动受限；
- ✓ 触诊转子部囊肿：髋关节屈曲90°，触诊转子部有无压痛；
- ✓ 感觉检查：感觉异常性股痛时，股前外侧感觉减退；
- ✓ 直腿抬高试验：若抬高不足60°，且伴有下肢后侧的放射痛，则为阳性，提示骶1和腰5神经根受刺激；
- ✓ 直腿抬高加强试验：大腿屈曲及内旋，阻抗外展和内收产生的症状（牵拉坐骨神经）；
- ✓ 血管检查：腹主动脉血栓形成时，下肢动脉搏动减弱；
- ✓ 欧伯试验：又称髂胫束挛缩试验。患者取侧卧位，健肢在下并屈髋屈膝。检查者立于患者背后，一手固定骨盆，另一手握住患肢踝部，并将膝屈曲90°，而后将髋外展后伸，再放松握踝的手。正常时应落在健腿之后方，若落在健腿之前方（即髋关节表现为屈曲）或保持上举外展的姿势即为阳性，提示髂胫束挛缩或阔筋膜张肌挛缩。

- 诊断：急性髋关节疼痛，X线片评估有无骨折，尤其是承重部分如前后侧骨盆、髋关节、股骨近端轴向交叉处。
  - ✓ MRI：当怀疑骨折、股骨头坏死、感染及肿瘤，而X线片不能明确时。若存在MRI检查禁忌，可行放射性核素骨扫描；
  - ✓ 超声检查：可行超声引导下穿刺，一般疑有感染时，行髋关节穿刺（影像学引导下进行）。

3. 治疗
- 滑囊炎
  - ✓ 避免髋关节局部受压、弯曲，减少上下楼梯；
  - ✓ 拉伸训练，热疗，对乙酰氨基酚及NSAIDs类药物，理疗（用于矫形和步态的评估）；

✓ 若保守治疗无效，可考虑局部注射糖皮质激素。
- 髋臼撞击伤
　　　✓ 休息，物理治疗，NSAIDs类药物及对乙酰氨基酚；
　　　✓ 难治性病例，建议转诊行关节镜下矫形治疗。
- 盂唇撕裂：物理治疗，可能需要关节镜下手术。
- 感觉异常性股痛
　　　✓ 自限性疾病，状态良好时可自发缓解；
　　　✓ 避免穿紧身衣，减轻体重；
　　　✓ 若持续性不适可考虑加巴喷丁、卡马西平、苯妥英
　　　　 钠等药物。
- 骨关节炎
　　　✓ 避免高强度运动，休息，热疗，拉伸训练；
　　　✓ 若保守治疗无效或存在严重功能障碍，可行髋关节
　　　　 置换术。
- 股骨头坏死
　　　✓ 休息，在可耐受范围内负重，控制疼痛；
　　　✓ 保守治疗无效、疾病进行性恶化需转诊至骨科行手
　　　　 术治疗。
- 梨状肌综合征
　　　✓ 物理治疗，拉伸训练，NSAIDs类药物，加巴喷丁，
　　　　 去甲替林；
　　　✓ 若保守治疗失败，可注射糖皮质激素或A型肉毒
　　　　 毒素。

4. **转诊**
- 诊断困难；
- 治疗反应不佳或需调整方案；
- 需外科或专科干预；
- 出现药物不良反应。

8.3　膝关节痛

1.　概述

- 根据膝关节疼痛部位的鉴别诊断：
  - ✓ 前侧：见于股四头肌、髌骨及其肌腱受伤，滑膜皱襞综合征，髌股关节疼痛综合征，重度骨关节炎，髌前滑囊炎，类风湿关节炎，痛风，假性痛风，化脓性关节炎。
  - ✓ 外侧：见于外侧半月板损伤，外侧副韧带损伤，髂胫束摩擦综合征。
  - ✓ 内侧：见于骨关节炎，鹅足滑囊炎，内侧副韧带损伤，内侧半月板损伤，胫骨平台骨折，滑膜皱襞综合征。
  - ✓ 后侧：积液，腘窝囊肿，深静脉血栓。

2.　评估和治疗

- 病史：外伤史或全身症状，疼痛的具体部位（用单个手指指出），急性/慢性，加重/缓解因素，骨科病史，肿胀，僵硬，关节不稳，感染，爆裂声，摩擦感，感觉/运动异常。
  - ✓ 危险信号：外伤后疼痛；伴有全身症状；伤残性疼痛。
- 查体：检查双侧膝关节（未受伤一侧可做对照）、髋关节和踝关节。观察步态、蹲坐、鸭步态（患者蹲下并向前移动）。检查股四头肌、腿筋的力量。
  - ✓ 视诊：关节外形，有无发红、肿胀、积液。
  - ✓ 触诊：皮温（正常膝关节温度低于胫前温度），血管检查，压痛（髌骨、肌腱、关节内外侧、鹅足滑囊），髌骨向外侧移动引起的疼痛（髌股关节综合征）。
  - ✓ 运动范围：主动和被动伸展（正常0~135°），内翻和外翻0° 关节不稳是外侧副韧带损伤，30° 是内侧副韧带损伤；骨擦音；关节弹响。
- 检查：首选影像学，诊断不明时行MRI评估有无半月板或韧带损伤。若存在全身症状，完善血常规、血沉、C反应蛋白。若怀疑腘窝囊肿，行超声检查。

✓ 渥太华膝关节准则：膝关节损伤病史并有下列任何一项，需要拍X线片除外骨折：年龄≥55岁；髌骨压痛；腓骨头压痛；无法弯曲90°；受伤后及在急诊科无法承受重量（只走4步）。该准则对膝关节骨折诊断的敏感率为98.5%，特异性为48.6%。

表8-3-1　实用膝关节查体操作（以右膝关节为例）

名　称	操　作
Lachman试验（前交叉韧带损伤）敏感性87%，特异性93%	患者仰卧或俯卧位，屈膝约30°。检查者用左手固定大腿，右手试图向前移动胫骨。阳性结果提示有前交叉韧带损伤
后抽屉实验（后交叉韧带损伤）敏感性51%～86%	仰卧位，屈膝90°，双手放在膝关节后方，拇指放在伸侧，重复向后推拉小腿近端，胫骨在股骨上向后移动为阳性，提示后交叉韧带部分或完全断裂
麦氏试验（半月板损伤）特异性53%～97%	患者仰卧，右膝最大限度地屈曲，左手固定右膝关节，右手握右足，尽力使胫骨长轴外旋，左手在腓骨推挤，使右膝关节外翻，在此外翻、外旋力量继续的同时，慢慢伸直膝关节。如果内侧有弹响和疼痛，则证明内侧半月板有破裂

● 髌股关节综合征（"跑步膝"）
　✓ 基本医疗中膝关节疼痛最常见的原因。患者多为女性，年龄<45岁，上下楼梯时、坐位起立时、跑步时或长期坐着出现疼痛，可发出爆裂声、摩擦声、啪啪声。
　✓ 查体：髌股关节或髌骨后面压痛，主要由于髌股关节应力增大，为除外性诊断。
　✓ 治疗：休息，冰敷，NSAIDs类药物，物理治疗，伸展运动，减轻体重。加强股四头肌力量；佩戴足矫形器；难治性病例转诊至骨科专科。
● 骨关节炎
　✓ 活动时疼痛，休息时缓解，活动范围受限，伴关节肿胀、僵硬，病情缓慢进展，可有骨擦音，关节内部疼痛明显。

✓ 诊断标准：膝关节疼痛+以下任意3条：年龄>50岁；晨僵<30分钟；骨擦音；骨压痛；骨性肥大；皮温正常。

✓ 治疗：明显肥胖的患者建议减肥，以减轻下肢关节的负担；物理治疗；对乙酰氨基酚等。

- 前交叉韧带损伤
  ✓ 病史：外伤→膝关节内撕裂声，随即关节疼痛剧烈，迅速肿胀，"机械型"症状。
  ✓ Lachman试验阳性，MRI可评估韧带损伤的情况。
  ✓ 患者无法下蹲及鸭步态行走。
  ✓ 好发于女性，可增加OA的发生率。
  ✓ 治疗：休息，冰敷，患侧抬高，对乙酰氨基酚，加压包扎，物理治疗。
  ✓ 转诊：年轻患者，存在明显的关节不稳，期望恢复后能再次参加激烈的运动，合并有其他关节损害的表现。康复治疗+早期前交叉韧带修复。

- 滑囊炎
  ✓ 运动、休息时局部疼痛；鹅足滑囊位于膝关节内侧6cm深处；典型的夜间痛。髌前滑囊：位于膝关节前面，介于髌骨和皮肤之间；外伤、反复跪着可导致其炎症。
  ✓ 治疗：加压包扎/支架固定/护膝装置，NSAIDs类药物，冰敷，物理治疗。对于慢性滑囊炎，囊内注射糖皮质激素可能有一定疗效。

- 髂胫束摩擦综合征
  ✓ 膝关节外侧，尤其是股骨外上髁或其周围的疼痛，以烧灼痛或刺痛为主，疼痛可放射至臀部。
  ✓ 经常见于骑自行车、跑步者，奥伯测试可评估髂胫束的收缩强度。
  ✓ 治疗：冰敷，NSAIDs类药物，伸展运动，暂时避免引起疼痛的活动。针对难治性病例，保守治疗无效，可局部注射糖皮质激素或手术治疗。

- 痛风/假性痛风
  ✓ 合并其他关节受累，表现为关节肿胀、压痛，常伴有关节积液。

- ✓ 病程、疼痛性质、诱因等病史采集。
- ✓ 关节穿刺可见双折光晶体。
- 内侧副韧带损伤
  - ✓ 膝关节内侧疼痛，步行、旋转时疼痛加重，膝关节过度旋转、过伸时容易受伤。
  - ✓ 治疗：休息，冰敷，加压包扎，患侧抬高，关节保护；阿司匹林或NSAIDs类药物；早期康复训练。
  - ✓ 转诊：关节不稳、持续性疼痛或功能障碍。
- 半月板损伤
  - ✓ 通常无症状，但可表现为"机械型"症状（关节变形、交锁）；存在关节压痛，旋转时疼痛，常发生于足部固定而膝关节旋转时；不能鸭步态行走。
  - ✓ McMurray试验阳性；MRI可评估半月板损伤情况。
  - ✓ 治疗：休息，避免引起疼痛的活动，冰敷，挂拐杖，髌骨支架固定，物理治疗。持续性疼痛可能需要开窗/关节镜下修复。
- 皱襞综合征
  - ✓ 皱襞，为滑膜组织的一部分，其反复受到损伤或刺激而引起膝关节内病变和损伤。
  - ✓ 跑步者、运动员或外伤后膝关节内侧疼痛、屈膝时有弹响声。
  - ✓ 久坐后站起膝关节疼痛明显，伸屈受限。
  - ✓ 治疗：休息，冰敷，伸展运动，NSAIDs类药物，物理治疗。关节镜下手术可能治愈。
- 腘窝囊肿
  - ✓ 位于膝关节后侧，关节内压力增高形成，是腘窝内滑液囊肿的总称；囊肿在屈膝45°时可触及体积缩小。
  - ✓ 可继发于某些关节疾病（如类风湿关节炎、骨关节炎、半月板损伤）。
- 应力性骨折
  - ✓ 活动后出现疼痛；活动时疼痛加重，休息后缓解
  - ✓ 早期两周内X线片可无明显异常，但MRI可以用于早期诊断。

✓ 治疗：避免引起疼痛的活动，对乙酰氨基酚，支架固定，鞋垫，补充钙和VitD，物理治疗。

✓ 转诊：存在高风险的骨折，如髌骨、胫骨前面骨折

• 肌腱炎：上下楼梯时疼痛明显，常见于跑步者。

8.4 肩痛

1. 概述

- 流行病学：有研究显示为全科医疗所接触肌肉骨骼系统中第三常见主诉。年轻患者主要是与外伤、运动伤有关（如盂肱关节不稳或过度使用），而老年患者更常见肩袖肌腱炎、撕裂伤、肩周炎和骨关节炎。
- 解剖：盂肱关节（GH），肩锁关节（AC）和胸锁关节（SC）；肩袖（RC）周围肌肉群：冈上肌（外展和外旋，最常受伤），冈下肌（外旋和外展）、小圆肌（外旋和外展），肩胛下肌（内旋）。

2. 评估

表8-4-1　肩痛的鉴别诊断

疾病	临床表现
颈椎病	疼痛可放射至肘部以下，颈椎的运动范围受限
盂唇撕裂	上肢外展位摔倒或反复头部承重；深部疼痛伴有感觉异常、关节不稳
肩袖撞击伤	外展或反复抬举上肢达肩以上水平时（如游泳、举重、投掷、打网球等），肩前外侧疼痛加重
肱二头肌肌腱炎	进行性出现的肩前侧疼痛，手提重物时尤为明显
肩袖撕裂伤	抬肩时疼痛、无力（如梳头时）。若外展60°~120°时明显疼痛、内旋无力、落臂试验阳性，要怀疑肩袖全层撕裂
肩周炎	进行性肩部疼痛，主动/被动活动受限，夜间痛常见于合并糖尿病、甲状腺疾病、创伤史和脑卒中等。X线片和MRI均正常，诊断主要依靠临床表现
骨关节炎	多见于50岁以上，活动后疼痛，伴有硬感，活动范围受限，抬臂时有骨擦音，可累及肩锁关节（抬臂＞90°时感疼痛）或盂肱关节（中立位、内旋或外旋时疼痛），通过X线片可与肩周炎相鉴别
盂肱关节不稳	投掷运动员出现肩痛
其他	骨折，颈椎间盘突出牵涉痛，神经卡压综合征，心肌梗死，化脓性关节炎，上肢深静脉血栓，肺栓塞，缺血性坏死，风湿性多肌痛

3. **查体**

- 颈椎，包括双肩和双臂：活动度、压痛、感觉、反射。
- 触诊肩锁关节、胸锁关节、盂肱关节、肱二头肌肌腱、肩峰下滑囊、斜方肌。
- 区分疼痛类型：主动活动时伴有疼痛，见于肌肉或肌腱损伤；被动活动时疼痛，考虑关节受累。
- 通过评估外旋和外展时上肢无力来鉴别肩袖撕裂和撞击及滑囊炎。

表8-4-2　肩部检查试验

项目	操　作	阳性意义
摸背试验	检查时嘱患者患肢后伸，手指尖向背部对侧肩胛骨触摸，正常时可触及肩胛下角以上	肩袖损伤或骨关节炎
落臂试验	检查者将患者肩关节外展至90°以上，嘱患者自行保持肩外展90°～100°的位置，患肩无力坠落为阳性	肩袖撕裂伤
肩峰撞击诱发试验	检查者立于患者背后，一手固定肩胛骨，另一只手保持肩关节内旋位，使患肢拇指尖向下；然后使患肩前屈过顶。如果诱发出疼痛，即为阳性	肩峰下撞击伤
冈上肌撞击试验	检查者立于患者后方，使患者肩关节内收位前屈90°，肘关节屈曲90°，前臂保持水平。检查者用力使患侧前臂向下致肩关节内旋，出现疼痛者为试验阳性	
外旋抗阻试验	患者肩处于内收位，屈肘90度，肘部处于体侧并夹紧。嘱患者抗阻力将双肩外旋，使双手远离体侧	小圆肌和冈下肌撕裂或撞击伤
"倒罐头"试验	肩关节水平位内收30°，冠状位外展80°～90°，肩内旋、前臂旋前使拇指指尖向下，双侧同时抗阻力上抬。检查者于腕部施以向下的压力。患者感觉疼痛、无力者为阳性	冈上肌撕裂或撞击伤
雅加森试验	中立位，屈肘握拳，掌心向下，抗阻外旋时二头肌腱沟区疼痛为阳性	肱二头肌肌腱炎

4. **检查**
   - 影像学检查适应证：
     - ✓ 外伤史，考虑骨折或脱位；
     - ✓ 查体提示关节受累或肩袖撕裂；
     - ✓ 严重畸形；
     - ✓ 肩锁关节或胸锁关节局部肿胀/压痛；
     - ✓ 关节不稳；
     - ✓ 保守治疗2~3月无效。
   - X线：包括肩胛骨正位（盂肱关节）、腋位、前后位（肩锁关节）。
   - MRI：肩袖撕裂诊断的敏感性和特异性达95%。可识别无症状患者的局部异常。对持续性疼痛，X线无明显异常，无典型病史者有诊断价值。
   - 关节造影术：非侵袭性检查，主要用于鉴别完全性肩袖撕裂、盂唇撕裂、滑囊炎等。
   - 超声：对完全性肩袖撕裂、滑囊炎比较敏感，但受医师主观性影响较大。
   - CT：对微小错位、人工关节的检查很有帮助。

5. **治疗**
   - 一般治疗：对于老年人的肩痛，如无关节不稳的证据，突出表现为肌无力、肌萎缩或感染，可口服NSAIDs类药物，若伴有活动受限或肌力下降，可考虑物理疗法，疗程2~4周。如上述治疗症状无明显改善，可考虑神经阻滞或转诊。如果是撞击伤、肌腱炎或滑囊炎，早期穿刺有助于疾病诊治。
   - 肩部撞击伤：一般治疗包括休息、冰敷、理疗，病情反复可考虑注射糖皮质激素。
   - 肩周炎：口服NSAIDs类药物，物理治疗，加强功能锻炼，注意防寒保暖（受凉常是诱因）。糖皮质激素（如泼尼松、地塞米松），不主张首选和长期使用。症状严重、病情反复可转诊至外科手术。
   - 骨关节炎：一般治疗包括休息、局部热疗及理疗、适度的功能锻炼等。药物治疗有NSAIDs类药物、阿片类、氨基葡萄糖抗炎药等，可减轻症状。发展到晚期唯一有效的治疗方法是人工关节置换术。

- 肩袖撕裂：非手术治疗包括休息、冰敷、理疗、口服NSAIDs类药物、注射糖皮质激素、肩袖肌力训练、肩峰下间隙封闭等。对经正规非手术治疗3～6个月无效者应考虑手术治疗。急性完全性肩袖撕裂应立即外科手术行肩袖撕裂的修复。
- 脱位或骨折：急性期的复位、固定和恢复期的功能锻炼。

6. **转诊**

- 骨折，关节脱位/分离，肩袖撕裂，关节不稳/感染，需紧急评估；
- 严重畸形，或关节不稳急需手术；
- 职业运动员损伤；
- 可疑盂唇撕裂或肩袖全层撕裂；
- 因出现药物不良反应或其他原因不能耐受药物治疗者；
- 保守治疗3月症状无明显改善。

8.5 肌痛

1. 概述

- 定义：
  - ✓ 肌痛：肌肉疼痛；
  - ✓ 肌病：肌肉疾病；
  - ✓ 肌炎：肌肉炎症；
  - ✓ 抽搐：痛苦的、不自主的肌肉收缩；
  - ✓ 肌肉挛缩：肌肉无法松弛，与糖酵解过程和神经系统疾病有关。
- 皮肌炎（DM）及多发性肌炎（PM）：免疫介导的炎

表8-5-1 肌痛的鉴别诊断

病因	举例
感染	病毒（肠道病毒，乙型/丙型肝炎病毒，流感，登革热，HIV），细菌（金黄色葡萄球菌，草绿色链球菌），螺旋体，坏死性筋膜炎
肌痛综合征	纤维肌痛综合征，慢性疲劳综合征
风湿病	风湿性多肌痛，多发性肌炎/皮肌炎，类风湿关节炎，系统性红斑狼疮，脊柱关节病，血管炎
代谢性	坏血病，代谢性肌病，VitD缺乏症
内分泌	肾上腺功能不全，甲状腺功能减退症，神经病
药物	他汀类药物，抗精神病药，贝特类药物，秋水仙碱，齐多夫定，可卡因，美沙酮，拉贝洛尔，西咪替丁，环孢素，环丙沙星，双膦酸盐，芳香化酶抑制剂，停用抗抑郁药，乙醇
局部肌痛	锻炼/肌肉运动过度，外伤，脓性肌炎，肌梗死，筋膜室综合征，滑囊炎，坏死性筋膜炎，肌肉劳损/扭伤
夜间腿部痛性痉挛	足部功能障碍（扁平足），长时间的站立或坐着，利尿剂，妊娠，血液透析，椎管狭窄，帕金森病，神经根病，锻炼，药物，跛行，血钙、血镁下降，神经病，深静脉血栓

表8-5-2　肌痛的鉴别特征

临床特征	可能的疾病
疼痛与损伤程度不成比例	坏死性筋膜炎/蜂窝织炎/肌炎，筋膜室综合征
急性起病	急性细菌或病毒性疾病
缓慢起病	他汀类药物，丙型肝炎病毒，内分泌疾病，多发性肌炎/皮肌炎，疼痛综合征
关节受累	风湿性多肌痛，类风湿关节炎
发热，头痛，不适	病毒感染（如流感病毒），脓肌炎
肌无力	多发性肌炎/皮肌炎，甲状腺功能减退症，他汀类药物
吞咽困难，呼吸困难	皮肌炎，多发性肌炎
红/棕色尿，肌无力	横纹肌溶解（血清CK升高，肌红蛋白尿）
发红，肿胀，非对称性	脓肌炎，筋膜室综合征
反射减退	甲状腺功能减退症

皮疹：色素沉着→肾上腺功能不全；面部蝶形红斑→SLE；游走性红斑→莱姆病；技工手→多发性肌炎；Gottron征（四肢肘膝尤其掌指关节和指间关节伸面出现紫红色丘疹），上眼睑发出紫红色斑，面部红斑→皮肌炎。

性肌病，25%~50%患者起病隐匿，主要表现为轻度肌痛，以及对称性近端肌无力（如三角肌、颈肌、臀肌：表现为抬头、爬楼梯、搬运重物困难），部分患者可有吞咽困难、肺间质病变、多关节炎；皮肤改变主要见于皮肌炎，而不是多发性肌炎。

- 化脓性肌炎：骨骼肌的感染，通常为血源性感染，与外伤、HIV感染、静脉吸毒、营养不良等相关，主要致病菌是金黄色葡萄球菌。

2. **检查**
- 实验室检查：
  - ✓ 血常规，尿常规，肝功，肌酐；
  - ✓ 血钙、血磷、白蛋白，肌酸激酶，血沉，C反应蛋白，血培养；

- ✓ 促甲状腺激素，促肾上腺皮质激素刺激试验，25-羟维生素D。
- ✓ 抗核抗体，类风湿因子，抗CCP抗体。
- 影像学：一般用于评估炎性肌病，脓肌炎，肌梗死。
- 肌电图：用于诊断肌病，可伴有神经传导障碍，必要时可行肌活检。
- 皮肌炎/多发性肌炎：CK、LDH升高，ANA、抗Jo-1抗体阳性；胸片评估有无肺间质病变；必要时考虑皮肤或肌肉活检；肌电图、MRI。
- 脓肌炎：CT或MRI，血培养，高度怀疑时需除外坏死性筋膜炎。

3. **疾病管理**
- 药物诱导性肌痛：停止服用相关药物，数周至数月症状可缓解。
- 慢性疲劳综合征：心理咨询，采取认知行为疗法和分级运动疗法，目前尚无药物或饮食调整治疗相关证据。
- 皮肌炎/多发性肌炎：
  - ✓ 糖皮质激素（1mg/kg，最大剂量80mg→4~6周后规律减量，监测血糖、血压、电解质、便潜血，警惕低钾等激素相关不良反应）；
  - ✓ 免疫抑制剂，针对肌肉症状常用甲氨蝶呤，出现血管炎、肺间质病变常用环磷酰胺，其他可选择的有硫唑嘌呤、雷公藤、环孢素等；
  - ✓ 长期大剂量激素且存在肺间质病变者可根据血淋巴细胞数目，必要时应用磺胺预防肺孢子菌肺炎；
  - ✓ 若存在吞咽困难，需警惕误吸致吸入性肺炎，PPI抑酸护胃，嘱高枕位，少食多餐。
- 脓肌炎：抗感染治疗（评估耐甲氧西林金黄色葡萄球菌感染的风险）和充分引流。常用抗生素包括万古霉素、替考拉宁、利奈唑胺等。

4. **转诊**
- 诊断不明；
- 生命体征不稳定，如高热、低氧血症；
- 治疗效果欠佳；

- 存在明显的药物不良反应；
- 药物相关性肌痛，存在停药禁忌。

纤维肌痛综合征

1. **概述**
   - 定义：是一种非关节性风湿病，临床表现为全身肌肉骨骼疼痛、僵硬和疲劳感，并在特殊部位有压痛点。
   - 发病机制：尚不清楚，认为与睡眠障碍、血清素（5-HT）和P物质等神经递质分泌异常及机体免疫紊乱等有关。
   - 流行病学：多见于女性，多发病于25～45岁。
   - 危险因素：抑郁、焦虑，睡眠障碍，生活及工作压力，家族史、创伤史等。
   - 鉴别诊断：自身免疫性疾病（如系统性红斑狼疮、类风湿关节炎、肌炎、风湿性多肌痛），恶性肿瘤，药物不良反应（如他汀类药物），阻塞性睡眠呼吸暂停，甲状腺功能低下，抑郁症，长期慢性乏力，莱姆病等。

2. **评估**
   - 病史：广泛性疼痛＞3个月，疼痛开始时可以局限于一处，如肩、颈或腰背部，最终波及全身，所有患者均广泛存在压痛点，对称分布于肌腱、肌肉及其他组织中。晨僵见于76%～91%的患者。90%的患者主诉乏力、睡眠障碍、焦虑、抑郁。有的患者还可出现认知障碍，伴有思考困难和短期记忆丧失。
     - ✓ 评估有无合并抑郁症、焦虑症、睡眠呼吸暂停、不宁腿综合征等。
   - 查体：有9对特殊的压痛点（图8-5-1），用拇指按压18个压痛点中至少有11个疼痛。
     - ✓ 不支持纤维肌痛综合征有：关节肿胀，肌萎缩，皮疹，脱发，实验室检查异常，局部神经系统异常（麻木、无力）等。
   - 检查：一般无实验室异常，但可以除外一些其他的

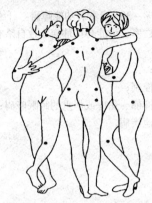

图8-5-1　纤维肌痛综合征9对压痛点

疾病，如血常规、血沉、抗核抗体、类风湿因子及肌酶等。

3. **诊断标准**

- 1990年ACR标准：敏感性85%～90%，特异性80%以下，需满足以下两条：

✓ 持续3个月以上的全身性疼痛，位于身体的左右侧，腰的上下部及中轴骨骼（颈椎或前胸或胸椎或下背部）等部位同时疼痛才称为全身性疼痛；

✓ 用4kg压力按压9对压痛点，至少有11个疼痛。9对压痛点部位是：枕骨下肌肉附着处、斜方肌上缘中点、C5～C7颈椎横突间隙的前、冈上肌起始部，肩胛棘上方近内侧缘、肱骨外上髁远端2cm处、第2肋骨与软骨交界处的外上缘、臀外上限的臀肌前皱襞处、大粗隆后方、膝内侧脂肪垫关节褶皱线内侧。

4. **治疗**

- 患者教育：告知患者本病不危及生命，也不会引起肢体关节畸形，以解除患者的忧虑和焦虑；
- 药物治疗：可选用抗抑郁药物、安定类药物等，主要是改善睡眠质量；
- 其他：局部痛点封闭、干扰电刺激、生物反馈训练、针灸、按摩等；

- 预后：10%～30%患者有功能障碍。纤维肌痛本身并不会影响死亡率，可能与抑郁症导致自杀有关。

5. **转诊**
   - 诊断不明；
   - 症状难以控制；
   - 存在情绪抑郁、焦虑或严重的睡眠障碍；
   - 继发于其他疾病。

8.6 风湿病相关实验室检查

1. **炎症指标**
   - C-反应蛋白（CRP）：由肝脏生成，属于先天性免疫系统的一部分，调节炎症反应，激活补体，在血液中浓度迅速升高，直接反映炎症的指标。
   - 红细胞沉降率（ESR）：间接反映炎症的指标，呈缓慢升高。ESR升高表明血浆中急性期蛋白（如纤维蛋白原、球蛋白等）导致红细胞的聚集性增加。妊娠、年龄增长、某些药物（如口服避孕药）、贫血都会引起血沉加快。

2. **抗核抗体（ANA）**
   - 检测时机：当临床高度怀疑结缔组织病时可进行检验。低效价的ANA可在正常人（女＞男）、感染、恶性肿瘤、肝肺疾病、妊娠中出现。注意：ANA并不是一项排除风湿性疾病的检查，一般情况下认为效价≥1∶160（阳性，见于5%的正常人）且存在自身免疫性疾病的临床表现，则判读为有临床意义。
   - 荧光类型：大致有五种：①均质型（H）：与抗组蛋白抗体有关，见于许多自身免疫病患者；②核膜型（P）：与此型相对应的为抗双链DNA抗体，多见于SLE；③斑点型（S）：与此型相关的抗体为抗可溶性核抗原抗体，应进一步做相关特异性抗体的检查；④核仁型（N）：与核内的核糖体抗体有关，多见于SLE，在SSc阳性率可达40%；⑤着丝点型（C）：主要与雷诺现象有相关性。

3. **抗可提取性核抗原抗体（抗ENA抗体谱）**
   - 检测时机：ANA斑点型阳性，怀疑自身免疫病，对疾病分类有提示意义。

4. **抗中性粒细胞胞浆抗原（ANCA）**
   - 按照免疫荧光法判读ANCA分两型：
     ✓ p-ANCA：核周型，对应多种抗原成分，自身免疫病中主要靶抗原是髓过氧化物酶（MPO）；并不特异

表8-6-1 抗可提取性核抗原抗体

疾病	抗　体	临床意义
系统性红斑狼疮	抗ds-DNA抗体、抗Sm抗体、抗SSA抗体、抗SSB抗体、抗RNP抗体、抗rRNP抗体、抗组蛋白抗体	抗SSA抗体与先天性房室传导阻滞相关 抗组蛋白抗体与药物诱导性狼疮相关 抗ds-DNA抗体与疾病活动度相关
皮肌炎/多肌炎	抗Jo-1抗体	
系统性硬化症/CREST	抗Scl-70抗体、抗CENP-B抗体	抗Scl-70抗体疾病相关性：SSc＞CREST 抗CENP-B抗体疾病相关性：CREST＞SSc
干燥综合征	抗SSA抗体、抗SSB抗体	
混合性结缔组织病	高滴度抗RNP抗体	
原发性胆汁性肝硬化	抗线粒体抗体（M2型为特异性抗体）	
自身免疫性肝炎	抗平滑肌抗体	

CREST=钙质沉着、雷诺现象、食管运动功能障碍、指端硬化、毛细血管扩张

性对应于某一疾病；可见于系统性血管炎、肾小球肾炎（GN）、系统性红斑狼疮、类风湿关节炎等。部分正常老年人、甲亢药物丙硫氧嘧啶相关的血管炎等情况下亦可出现。

✓ c-ANCA：胞浆型，主要抗原成分为人类中性蛋白酶3（PR-3）；主要见于肉芽肿性多血管炎（GPA，早期韦格纳肉芽肿），也可见于寡免疫复合物型GN。10%～30%GPA患者c-ANCA（-）；病情复发时效价升高，可用于监测病情变化。

5. 类风湿关节炎（RA）的抗体谱

表8-6-2　RA抗体谱

抗体	临床意义
类风湿因子（RF）	是诊断RA的重要血清学标准之一，但不是唯一的标准，阳性率为80%；并不是RA独有的特异性抗体，可在多种疾病中出现，如SS、SLE、PM/DM、结核、结节病等；持续高效价的RF常提示RA活动，且骨侵蚀发生率高
抗核周因子（APF）	是一种RA特异性的Ig，对RA诊断的特异性高达90%以上，对幼年RA有一定的诊断价值
抗角蛋白（AKA）	与疾病严重程度和活动性相关
抗环瓜氨酸多肽抗体（抗CCP）	可作为RA的早期诊断指标，对RA的关节损害和放射学损伤具有一定的预测价值

6. 抗磷脂抗体谱

- 临床上常规检测的有：抗心磷脂抗体（ACL）、抗β2-GP1、狼疮抗凝物（LA）；
- 临床意义：抗磷脂抗体综合征（APS）；自身免疫性疾病（SLE、SS、MCTD、RA）；非风湿性疾病，如急、慢性白血病；药物诱发性疾病、感染和神经系统疾病。与这些疾病的凝血系统改变、血栓形成、血小板减少等密切相关。

7. 冷球蛋白

- 概述：B细胞产生的免疫球蛋白，存在于血清中，具有遇冷（4℃）沉淀、遇热（37℃）又溶解的特性。参考值：阴性（容积法）；<80mg/L（分光光度法）。这种冷球蛋白存在于许多临床疾病中，能固定补体产生炎症反应，类似免疫复合物引起的疾病，冷球蛋白血症分三型：
  - ✓ Ⅰ型：单克隆免疫球蛋白（IgG或IgM），与骨髓增生性疾病（如多发性骨髓瘤）相关；可导致血管闭塞及高黏滞症；
  - ✓ Ⅱ型：含单一克隆成分和其他免疫球蛋白的混合物（单克隆IgG&多克隆IgM），与HBV、HCV感染有关，可导致免疫复合物介导的血管炎；

✓ Ⅲ型：混合多克隆免疫球蛋白（多克隆IgG&IgM），与自身免疫性疾病（如SSc），感染（HBV，HCV，HIV），恶性肿瘤（血液系统肿瘤＞实体瘤）相关。

- 临床意义：冷球蛋白水平升高在混合性冷球蛋白血症中可能提示病理性的因素（如血管炎），但低水平的冷球蛋白看似无害却也出现在某些其他疾病中（如SLE），10%的冷球蛋白血症是特发性的。若检查结果阴性而临床高度怀疑，应该重新检测，该实验假阴性率较高。

- 冷沉淀比容：冷球蛋白的浓度，与疾病的严重程度相关，建议连续多次检验。

8.7 关节炎

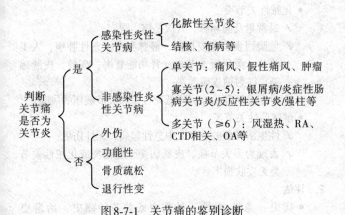

图 8-7-1 关节痛的鉴别诊断

单关节炎

1. **概述**
   - 鉴别诊断
     - ✓ 外伤（如关节积血，骨折），感染（莱姆关节炎，金黄色葡萄球菌＞链球菌＞革兰阴性杆菌，真菌，结核分枝杆菌），股骨头缺血性坏死；
     - ✓ 除此之外，晶体性关节炎、骨关节炎、类风湿关节炎、血清阴性脊柱关节病、结节病等也可表现为寡或多关节炎；
     - ✓ 单关节炎的各种病因可同时存在，其中首先需要考虑并除外感染因素。
   - 滑囊炎
     - ✓ 滑囊（起保护骨隆突的作用）的炎症或外伤，可继发于退行性变、感染、创伤、晶体性关节炎、类风湿关节炎；
     - ✓ 运动和休息时均可出现疼痛，常伴有肿胀、局部压痛，部分出现活动范围受限；

✓ 酒精、糖尿病、免疫抑制是化脓性滑囊炎的危险因素。

- 化脓性关节炎
  ✓ 最常累及髋和膝，其次是腕、踝；
  ✓ 危险因素：免疫抑制，静脉吸毒，恶性肿瘤，人工关节，类风湿关节炎，肾功能衰竭，高龄，皮肤感染，注射糖皮质激素；
  ✓ 早期诊断和治疗可降低死亡率和关节破坏的风险。
- 淋球菌性关节炎
  ✓ 性生活频繁的成年人中急性起病，无外伤史；
  ✓ 表现为多关节痛、皮肤病变、腱鞘炎或化脓性关节炎无皮肤损害症状。

2. **评估**
- 病史：急性/慢性，外伤史或关节肿痛史，冶游史（淋球菌性关节炎），饮食习惯如喜好饮酒、红肉、贝类（晶体性关节炎），旅游史（莱姆性关节炎、感染）。
  ✓ 合并症：类风湿关节炎、人工关节、糖尿病可增加化脓性关节炎的风险，抗凝药、出凝血障碍增加了关节积血的风险，静脉吸毒是化脓性关节炎的高危因素；
  ✓ 关节外表现：发热、寒战（化脓性关节炎），胃肠道疾病（反应性关节炎、肠病性关节炎），生殖器疼痛或病变（淋球菌），皮疹（银屑病、狼疮、病毒疹、莱姆病的游走性红斑），口腔溃疡、脱发、光过敏（系统性红斑狼疮），炎症性眼病（血清阴性脊柱关节病、类风湿关节炎）。
- 查体：皮温，局部红、肿、关节压痛，屈曲时伴有骨擦音，皮疹或皮肤破溃，软组织肿胀，痛风石，充分评估以上关节外表现：
  ✓ 活动范围受限：关节主动活动受限而保留被动活动功能，提示软组织病变；主动及被动活动均受限需考虑关节受累；疼痛明显而轻微活动受限需警惕化脓性关节炎。

- 检查：关节穿刺是最重要的检查。关节液：细胞分类计数、革兰染色、培养、晶体分析。
  - ✓ X线可以判断骨折（有外伤史）或软骨钙质沉着病（见于焦磷酸钙沉着病），关节侵蚀见于类风湿关节炎、痛风、骨髓炎；
  - ✓ 若怀疑化脓性关节炎，抽血培养；
  - ✓ 其他如血沉、C反应蛋白、尿酸、泌尿生殖道拭子培养、抗莱姆病抗体；
  - ✓ 滑囊炎：穿刺抽取滑囊液：细胞分类计数、培养、晶体分析。滑囊深部感染可行MRI或超声检查。

表8-7-1　关节液分析

检查项目	正常范围	非炎症性	炎症性	化脓性
颜色	无色	黄色	黄色	黄色/绿色
透明度	透明	透明	透明-浑浊	浑浊
白细胞（×10⁶/L）	<200	0~1000	1000~1000000	15000~100000
中性粒细胞比例（%）	<25	<25	>50	>75
细菌培养	阴性	阴性	阴性	常阳性

3. 治疗
- 化脓性关节炎
  - ✓ 及早、足量、经验性应用抗生素，通常静脉给药；
  - ✓ 受累关节制动，石膏托或皮牵引固定，防止感染扩散和减轻肌肉痉挛；
  - ✓ 关节引流，主要有穿刺引流、单纯切开引流、持续冲洗负压吸引引流三种，目的在于去除脓液中的有害物质，降低关节内压力，缓解全身毒血症；
  - ✓ 康复治疗，炎症消退后，应尽早进行关节功能锻炼，以减少关节粘连和强直的程度。
- 关节积血
  - ✓ 输液、输血、镇静、止痛；
  - ✓ 穿刺抽出积血，灌洗并放置引流；

✓ 局部加压包扎防止再次大量积血；

✓ 评估有无出凝血障碍。

- 滑囊炎

  ✓ 关节保护和休息，避免引起疼痛的活动；

  ✓ NSAIDs类药物、冰敷、热疗、理疗；

  ✓ 难治性病例，囊内注射糖皮质激素，注射前抽尽滑囊内液体，注射后加压包扎。

4. **转诊**

- 诊断不明；
- 合并骨折或其他脏器受累表现；
- 存在危险因素，如糖尿病、免疫抑制；
- 治疗后症状加重；
- 局部脓肿形成，需穿刺引流。

感染性关节炎

1. **细菌性关节炎**

- 需要重点关注的人群：

  ✓ 已有关节病变（类风湿关节炎，骨关节炎，痛风，人工关节）；

  ✓ 免疫抑制者；

  ✓ 皮肤感染；

  ✓ 静脉吸毒者；

  ✓ 关节腔内注射过糖皮质激素。

- 处理措施

  ✓ 血液检查：血常规、ESR、CRP、血培养，淋病患者行泌尿生殖道拭子培养；

  ✓ 关节腔穿刺：滑囊液细胞计数、涂片、培养；

  ✓ 影像学：X线、CT；

  ✓ 治疗：送检血液和关节液培养后经验性抗生素治疗，原则是早期、足量、足疗程；

  ✓ 如确证或高度怀疑化脓性关节炎，及时急诊或骨科就诊行关节腔穿刺+冲洗引流，对于人工关节感染，则需要关节腔内注射药物。

- 可分为两大类
  - ✓ 非淋球菌性化脓性关节炎：以金黄色葡萄球菌最常见，其次是G+或G-杆菌。受累关节多为单关节（大关节），20%的患者可累及2个及以上关节，全身症状可有可无。关节感染方式包括直接侵袭、播散性感染以及菌血症（如感染性心内膜炎）；
  - ✓ 淋球菌性感染：通常发生于有不洁性交史的年轻人，表现为急性寡关节炎或多关节炎，呈典型的播散性感染，可出现皮疹，如红斑、皮疹、小水疱或脓疱等。
- 转诊
  - ✓ 婴幼儿、老年衰弱患者；
  - ✓ 使用免疫抑制剂、糖皮质激素治疗患者；
  - ✓ 生命体征不稳定，血压<90/60mmHg，RR>20次/分，少尿，持续高热；
  - ✓ 诊断不明，足疗程抗生素治疗效果欠佳。

2. 病毒性关节炎

急性发作、对称性、非侵蚀性多关节炎，主要是对症治疗。常见病毒感染：

- 细小病毒B19
  - ✓ 以儿童多见，单关节炎或多关节炎，持续时间<48h，症状类似于类风湿关节炎，细胞数可减少；
  - ✓ 自限性疾病（症状持续1周左右）；
  - ✓ 诊断依据血清学anti-B19 IgM，或PCR。
- 风疹
  - ✓ 可累及冠脉左前降支，伴有斑丘疹，关节受累表现为类似于RA的对称性关节炎；
  - ✓ 自限性疾病（病程约2周）；
  - ✓ 诊断依据anti-Rubella IgM。
- 肝炎
  - ✓ 2%~4%丙肝患者可出现慢性关节炎（通常伴有冷球蛋白血症）；
  - ✓ RF假阳性多见，有时甚至抗CCP（+）；

✓ 急性丙肝患者可出现短期类似于RA的关节炎症状，合并结节性多动脉炎则罕见。

- 莱姆病

  ✓ 游走性关节疼痛→非对称性"反复间歇性发作（数周至数月）"的单关节炎或寡关节炎（膝关节及其他大关节），持续性/慢性关节炎罕见，如未经治疗，关节炎症状会逐渐加重；

  ✓ 早期治疗可预防关节炎症状，口服抗生素（如多西环素）四周起效，也可静脉滴注；

  ✓ 诊断依据血清学中强阳性的IgG，滑囊液中人伯氏疏螺旋体的DNA。

- 其他：结核和真菌感染罕见；类风湿因子阳性时需考虑。

血清阴性脊柱关节病

1. 概述

- 定义：一组以炎性腰背痛、中轴关节为主伴或不伴外周关节炎为特征的炎症性关节炎：强直性脊柱炎、反应性关节炎、银屑病关节炎、肠病性关节炎、未分化脊柱关节病。

  ✓ 炎性下腰痛诊断标准（IPAIN）：I-隐匿起病，P-夜间痛，A-40岁以前发病，I-活动或热敷后疼痛减轻，N-休息无改善。可伴有晨僵，NASIDs类药物治疗有效。

  ✓ 指/趾炎（累及整个手指或足趾）；肌腱炎（附着点炎）。

  ✓ 关节外表现：眼部疾病（如葡萄膜炎）、皮肤病变。

- 强直性脊柱炎

  ✓ 最常见，多见于青年男性，以炎性下腰痛为突出症状（晨起明显）；

  ✓ 关节外表现包括虹膜炎、肌腱炎、主动脉瓣关闭不全；

  ✓ 90%患者可有HLA-B27（+），影像学MRI比X线片更早发现骶髂关节炎；

✓ 治疗以NSAIDs类药物、DMARDs和TNF抑制剂为主。

- 反应性关节炎
  ✓ 急性无菌性滑膜炎，起病于消化道、泌尿道感染后1～2周（亦可无感染症状）；
  ✓ 常见的致病菌包括耶尔森菌、沙门菌、空肠弯曲菌、衣原体等；
  ✓ 非对称性单关节炎或寡关节炎（主要累及下肢关节）、肌腱附着点炎；
  ✓ 合并尿道炎、结膜炎时，称为Reiter综合征；
  ✓ 50%～80%患者可有HLA-B27（+）；
  ✓ 有明确的感染症状时主要是抗感染治疗，关节炎症状较重时可用NASIDs或糖皮质激素；
  ✓ 本病通常呈自限性，平均病程3～5月，但也可发展为慢性。

- 银屑病关节炎
  ✓ 主要累及远端指间关节和脊柱关节，早期单/寡关节炎→多关节炎；
  ✓ 远端指/趾间关节红肿、畸形；可有皮疹，表面覆有大量银白色鳞屑；
  ✓ ＞50%的患者有银屑病史（寻常型银屑病最常见）；
  ✓ 20%的患者可有HLA-B27（+）；
  ✓ 未经治疗可导致关节侵蚀/畸形，DMARDs疗效不一，TNF抑制剂治疗有效。

- 炎性肠病关节炎。有3种不同的亚型：
  ✓ 中轴型关节炎，类似于强直性脊柱炎或孤立性骶髂关节炎；
  ✓ 外周型关节炎，分为两种类型，一种是累及大关节（下肢的寡关节炎），与炎症性肠病的活动期有关；
  ✓ 累及小关节（多关节炎），特点是对称性、持续性、与炎症性肠病的疾病活动性无关。

多关节炎

1. **概述**
   - 病史：急性或慢性（病程＞2月）；炎症性或非炎症性；受累关节的类型（外周或中轴关节，自体或人工关节，小关节或大关节）；对称性或非对称性；间歇性或持续性或游走性；根据受累关节的数目分为：单关节炎（累及1个关节）、寡关节炎（累及2~4个关节）、多关节炎（累及＞4个关节）；有无结节；是否合并其他系统症状或疾病。
   - 实验室检查：RF，抗环瓜氨酸抗体（针对RA），ESR，CRP；急性起病（＜6周），需考虑筛查微小病毒B19、HBV、HCV、莱姆病抗体。
   - 鉴别诊断：需与以下疾病鉴别，如：骨关节炎、痛风/假性痛风；狼疮、风湿性多肌痛、副肿瘤性多关节炎；结节病（常有肺门淋巴结增大、结节性红斑）；成人Still病（高热、皮疹、转铁蛋白升高）；系统性血管炎（如肉芽肿性多血管炎、变应性肉芽肿性血管炎）；血色素沉着症（特别是累及掌指关节和/或腕关节）；多肌炎和皮肌炎；纤维肌痛综合征；反应性关节炎（赖特综合征）；血清病。

2. **类风湿关节炎**
   - ✓ 定义：是一种以外周多关节病变为主的对称性炎症性关节炎。
     - ◆ 关节外表现：见于30%~50%的患者，包括继发干燥综合征（口眼干，较常见），肺间质病变，血管炎，心脏（心包炎/冠心病），皮肤（类风湿结节），慢性病贫血，骨质疏松，Felty综合征（RF阳性+中性粒细胞减少+脾大+反复感染）。
   - ✓ 危险因素：老年，女性，家族史，吸烟。
   - 病史：典型多关节炎（常见受累关节包括：近端指间关节、掌指关节、腕关节、膝关节、颈椎、颞下颌关节）；亚急性起病（健康→未定型关节炎→早期RA→RA）；晨僵，持续时间＞45分钟；关节外表现；症状对日常生活的影响。

表8-7-2　2010年ACR/EULAR的关于RA的分类标准

分　类	标准（得分）
关节受累情况（任何肿胀或压痛关节，除外远端指间关节、第一跖趾关节、第一腕掌关节）	1，中-大关节（0） 2～10，中大关节（肩、肘、髋、膝）（1） 1～3，小关节（如掌指关节、近端指间关节）（2） 4～10，小关节（3） >10，至少1个小关节（5）
血清学检测	RF及anti-CCP阴性（0） 低滴度RF或anti-CCP（2） 高滴度RF或anti-CCP（3）
急性期反应物	ESR或CRP正常（0） ESR或CRP升高（1）
病程	<6周（0） ≥6周（1）

　　总分≥6分即可诊断RA。对于高度怀疑RA而未达到诊断标准的患者需定期随访，在随访的过程中可能会逐渐满足诊断标准。

　　慢性病程且关节X线片有两处及以上的骨侵蚀，符合1987年ACR标准也可诊断RA。

- 查体：类风湿结节（多见于关节伸面）；关节受累数目，关节红、肿、热、痛情况，关节活动度，关节功能；关机外表现。
- 实验室检查：血常规、尿酸，ANA；关节X线在疾病进展期可有明确的骨侵蚀、对称性关节间隙狭窄（可与骨关节炎的非对称性鉴别），通常不可逆。
- 治疗：目前尚无特效根治疗法，治疗的目的在于早期积极干预，控制症状，使病情处于缓解期，连续性管理。
  - ✓ 急性期：卧床休息，服用NSAIDs类药物（如吲哚美辛、布洛芬、塞来昔布）和（或）糖皮质激素类药物；弱阿片类药物（如曲马多、可待因）弊大于利；密切监测药物疗效和毒不良反应，以达到严格控制的目标（即病情缓解或低活动度）。
  - ✓ 改善病情抗风湿药物（DMARDs）：早期应用可预防关节破坏和功能障碍；根据病情选择具体药物；可用于重症/复发性RA的联合治疗。

- ◆ 非生物制剂：甲氨蝶呤（大多数患者的首选治疗，治疗期间限制酒精摄入量，监测叶酸水平），来氟米特，雷公藤多苷，羟氯喹，柳氮磺胺嘧啶；
- ◆ 生物制剂：肿瘤坏死因子（TNF-α）拮抗剂，白介素-1受体拮抗剂，白介素-6受体拮抗剂，治疗前筛查HBV、HCV、TB等。

✓ 一般治疗：物理疗法（理疗、运动），作业疗法（功能训练、心理治疗、日常生活训练），患者的疾病教育，适当锻炼。

✓ 手术治疗：病变后期症状严重、关节功能丧失的患者，药物治疗无效，可考虑滑膜切除术或关节置换术。

8.8 痛风

1. 概述

- 长期嘌呤代谢紊乱：嘌呤摄入↑或尿酸排泄↓，基础是高尿酸血症（正常血尿酸值为3.5mg/dl~6.8mg/dl），血清尿酸超过6.8mg/dl，则形成尿酸钠盐晶体沉积，即痛风石（痛风的特征性病变，可沉积在全身各处，最常见为关节及关节周围、皮肤、泌尿系、耳郭等）。
- 典型表现为反复发作的急性单关节炎［起病急骤，多因午夜足痛惊醒，关节及周围软组织出现明显红肿热痛，大多数患者首发于大脚趾关节MTP1，其次为足背（跗跖）、踝、膝、指、腕、肘关节］，慢性化后出现慢性痛风性关节炎——骨质破坏——关节畸形。
- 肾脏受累：慢性间质性肾炎、尿酸肾结石。
- 无症状高尿酸血症：单纯高尿酸血症而无关节炎发作、泌尿系结石等其他高尿酸血症相关损害存在。注意：所有高尿酸血症者均应充分评估是否合并其他疾病，是否存在痛风性关节炎、泌尿系结石和肾脏损害等，并予以健康宣教，必要时及时转诊。

2. 危险因素

表8-8-1　需要重点关注的人群

年龄	中老年男性、绝经后妇女	
肥胖	BMI＞24kg/m², 尤其是腹型肥胖（男性腹围＞100cm，女性＞88cm）	
饮食	高嘌呤饮食，如动物内脏、沙丁鱼、蚝、蛤、蟹等	
	中等嘌呤饮食，如鱼虾类、肉类、豌豆、菠菜等	
	过度饮酒	
药物	影响尿酸排泄	钙离子阻滞剂：硝苯地平、氨氯地平
		β受体拮抗剂：普萘洛尔、美托洛尔
		排钾利尿剂：噻嗪类、呋塞米
		NSAIDs类药物类：阿司匹林
		抗结核药：乙胺丁醇、吡嗪酰胺
		免疫抑制剂：环孢素
		部分抗菌药：喹诺酮类、青霉素

年龄	中老年男性、绝经后妇女

基础病	升高血尿酸　　降脂药：烟酸类 高脂血症、高血压病、糖尿病、动脉硬化及冠心病
家族史	有痛风家族史

3. 评估
   - 病史：突发的单关节红肿热痛，可逐渐发展为多关节，症状持续数天至数周而自行缓解。注意：如合并发热尤其需与化脓性关节炎相鉴别。
   - 寻找高尿酸血症的继发因素。
   - 既往史、合并症、用药史、家族史等采集。
   - 临床评估痛风的疾病负荷（可触及的痛风石，急性和慢性症状体征的发作频率和严重程度）。
   - 查体：关节红肿热痛，（关节及周围、皮肤、软组织、耳郭痛风石）评估可触及的痛风石（注意：从白色黏稠液体到坚硬结节均可能）。
   - 辅助检查：
     - ✓ 血常规、血尿酸、尿素氮、肌酐；
     - ✓ 滑囊液：细胞计数及分类、培养（除外感染）、偏正光显微镜检：关节腔穿刺并在偏正光显微镜下发现阴性双折光的针状晶体为诊断的金标准；
     - ✓ 血尿酸值：高尿酸血症是痛风最重要的生化基础，但痛风急性发作期时，血尿酸值可正常甚至偏低；（血中尿酸饱和值是6.8mg/dl，超过这个饱和点，渐渐会有针状晶体析出）但研究表明仅22%的患者在血尿酸值>9mg/dl时会出现临床症状。然而，血尿酸值<4mg/dl者发生痛风的可能很低，故在诊断时血尿酸值还有一定除外意义；
     - ✓ 泌尿系B超，肾血流图；
     - ✓ 血脂、血糖等合并症评估；

表8-8-2　2015年ACR/Eular痛风分类标准

		项　目	得分
临床表现	受累关节	踝关节/足中段	1
		第一跖趾关节	2
	临床特征	受累关节皮肤发红	1
		受累关节触痛明显	2
		受累关节活动障碍	3
	发作特征	单次典型发作（反复关节痛≥2次，抗感染治疗无效，疼痛24小时内达峰，14天内症状缓解，间歇期疼痛完全缓解）	1
		上述症状反复发作	2
	痛风石	存在	4
实验室指标	血清尿酸	<360 μmol/L	-2
		360μmol/L～480 μmol/L	2
		480μmol/L～600 μmol/L	3
		≥600 μmol/L	4
	关节液尿酸盐结晶	阴性	-2
影像学	超声或双能CT	存在	4
	X线示痛风侵袭表现	存在	4

* 该标准可能的最大得分是23，总分≥8分诊断痛风。

4. 治疗
- 临床治疗的两个目的
  - ✓ 及时控制痛风性关节炎的急性发作；
  - ✓ 控制高尿酸血症以预防尿酸钠盐沉积造成的关节破坏及肾脏损害。
- 一般治疗
  - ✓ 饮食管理：避免进食富含嘌呤饮食。鼓励进食水果、蔬菜、牛奶、鸡蛋等含嘌呤较少食物。
  - ✓ 生活方式调整：严格戒酒、多饮水、控制体重。

- 治疗合并症：控制血压、血糖、血脂水平，规律服用冠心病二级预防药物，避免使用影响尿酸排泄的药物等。
- 急性痛风性关节炎的治疗：
  - ✓ 卧床休息，抬高患肢，减少活动。
  - ✓ 药物治疗：非甾体抗炎药，如吲哚美辛、布洛芬、洛索洛芬钠等，尽早用药，用药后复查肝肾功；若上述药无效或不能耐受或严重反复发作的急性痛风，可肌注倍他米松2ml。慢性痛风症状难以缓解可同时加用NASIDs和降尿酸药物。
- 评估有无降尿酸药物治疗指征（确诊痛风性关节炎的患者且合并以下情况）：
  - ✓ 临床查体或影像学检查发现痛风石A级。
  - ✓ 急性痛风性关节炎发作频率≥2次/年A级。
  - ✓ CKD2期或以上的患者C级。
  - ✓ 既往尿路结石病史C级。
- 间歇期及慢性期的长期管理（建议由专科医生加用，全科医生长期管理）。
  - ✓ 抑制尿酸生成药：均建议小剂量加用，缓慢加量。别嘌醇不良反应有过敏性皮疹，药物热、肠胃不适、白细胞及血小板减少、肝功能损害等，因此用药过程中应定期复查血象及肝肾功等，肾功能不全者更需小剂量起，缓慢加量。非布司他不良反应有过敏，肝功损害等，CKD4～5期患者无临床试验支持用药安全性。
  - ✓ 促尿酸排泄药：仅用于肾功能正常或有轻度肾损害，且无明确泌尿系结石患者。如苯溴马隆等，治疗期间需大量饮水以增加尿量，监测尿常规pH值（6.5～6.8之间），为促进尿液碱化，可酌情给予碳酸氢钠片。其他常见不良反应有肝功损害等。

Tips：降尿酸治疗时注意预防急性发作（参考急性期治疗）。

表8-8-3　痛风的治疗药物及用法、不良反应

药物	名称（规格）	用　法	不良反应
NSAIDs类药物	依托考昔（120mg）	120mg qd，疗程<8d	肝肾功能不全，肌酐清除率<30ml/min的患者不推荐
	洛索洛芬钠（60mg）	60mg~120mg qd	消化系统症状、水肿、皮疹、嗜睡等
	布洛芬（0.3g）	0.3g bid	肠胃不适、皮疹、头痛、耳鸣、转氨酶升高等
	吲哚美辛栓（100mg）	1/2~2/3（100mg）qd	胃肠道不适、头痛、肾损、皮疹、血三系减少
抑制尿酸生成药	别嘌醇（100mg）	初始剂量50mg qd或bid，每周可递增50~100mg，至200~300mg bid或tid，最大剂量<600mg qd。	肝肾毒性，皮疹，胃肠道反应，白细胞减少，注意复查UA、肝肾功
	非布司他（40mg）	起始剂量为40mg qd。如果2周后，血尿酸水平仍不低于6mg/dl，建议剂量增至80mg qd。	胸痛/不适，水肿，疲劳，步态障碍，流行性感冒症状，疼痛，口渴等
促进尿酸排泄药	苯溴马隆（50mg）	50mg qd，早餐后服用	肠胃不适、皮疹、肝损等

5. 转诊

- 疑诊；
- 经上述治疗后症状控制欠佳，反复出现疼痛；
- 痛风石大量沉积；
- 骨与软骨破坏严重，出现侵蚀缺损，甚至关节畸形；
- 肾脏病变，如蛋白尿、夜尿及尿比重偏低、肌酐清除率下降；
- 有降尿酸治疗指征，转诊至专科医生予以加用；
- 明确药物不良反应；
- 处理复杂或严重合并症者的治疗调整；

- 无症状高尿酸血症者存在以下情况，建议转诊至专科医生处理：
    - ✓ 血尿酸值远高于正常值上限，如男性＞13mg/dl，女性＞10mg/dl。
    - ✓ 准备行放疗或化疗。
    - ✓ 由以下因素导致的尿酸增高，包括：维生素B12缺乏、淋巴系统增殖性疾病、银屑病、溶血、肥胖、饮食/乙醇、慢性肾脏病、甲状腺功能减退症、甲状旁腺功能亢进、慢性心力衰竭、容量不足、利尿剂等。

8.9 骨关节炎（OA）

1. 概述

- **定义**：亦称退行性骨关节病，是一种以关节软骨退行性改变为核心，累及骨质包括骨膜、关节囊及关节其他结构的慢性炎症。关节劳损是OA的发病基础。

- **流行病学**：最常见的慢性关节疾病，临床可出现慢性关节疼痛、僵硬、肥大及活动受限，好发于50岁以上的中老年人，其患病率随着年龄而增加，女性发病率高于男性。

- **病因**：OA可分为原发性和继发性两类
  - ✓ 原发性OA多发生于中老年，无明确全身或局部诱因，与体质、衰老、代谢障碍和遗传因素有关；
  - ✓ 继发性OA可发生于青壮年，可继发于创伤、炎症、关节不稳定、反复积累性劳损或先天性疾病等。

- **病理生理学**：慢性、进展性关节软骨破坏，关节面骨质增生形成骨赘，邻近骨质硬化。
  - ✓ 受累关节包括：常累及膝、手（远端及近端指间关节、拇指基底部、第1掌骨关节）、足、髋、脊柱、肩。很少累及肘、腕、踝。

- **鉴别诊断**：类风湿关节炎，痛风/假性痛风，感染性关节炎（急性起病，发热，白细胞增多，活动范围严重受限），滑囊炎，髋部放射痛，股骨头缺血性坏死，脊柱关节病（通常伴有其他系统的表现，如炎症性肠病）。

2. 评估

- 无特异性的实验室检查，主要依靠临床诊断。

- **病史**：老年人，缓慢起病，症状逐渐加重，主要表现为非对称性关节痛，如上下楼梯时膝关节痛（下楼梯时更甚）、坐骨神经痛（神经受压）、臀部及大腿根部疼痛，经休息可以缓解；手部关节肿大变形明显（骨性增生），可出现Heberten结节、Bouchard结节；晨起出现短暂的关节僵硬，一般不超过30min；关节被动运动时可出现骨擦音，少数出现关节畸形；多无全身症状。

- ✓ 非炎症性OA：疼痛和功能障碍是主要症状，可继发关节肿胀，晨起关节痛时间延长；夜间痛主要见于炎症性OA。
- ✓ 临床类型：根据受累关节数目可分为：单关节（多见于年轻人）、寡关节（一般为大关节）、多关节；其他：急进性或与创伤有关。
- 查体：受累关节常伴有压痛，骨擦音，活动范围受限，关节周围肿胀，局部皮温不高。可能与关节周围肌肉无力或损耗、滑囊炎、肌腱炎有关。Heberten结节（位于远端指间关节的结节）、Bouchard结节（位于近端指间关节的结节）。
- 检查：X线检查有助于诊断，主要改变包括关节间隙变窄，软骨下骨硬化，关节边缘骨赘形成，骨囊性变以及畸形和半脱位，需要注意的是，本病影像学改变可迟于临床表现。
  - ✓ 实验室的调查：无特异性，通常ANA、RF、抗CCP抗体、莱姆抗体阴性，必要时筛查。CRP可轻度升高，ESR多正常。继发性OA患者可出现原发病的实验室检查异常。

3. 诊断标准

表8-9-1　膝关节OA的诊断标准

临床标准	临床、放射学及实验室标准
①年龄≥38岁	①年龄≥40岁
②近一个月多数时间有膝关节疼痛	②近一个月多数时间有膝关节疼痛
③晨僵时间≤30分钟	③晨僵时间≤30分钟
④有骨摩擦音	④X线示骨赘形成
⑤有骨性膨大	⑤关节液检查符合OA
	⑥有骨摩擦音
满足①+②+③+④条或②+④+⑤条或①+②+⑤条可诊断为膝关节OA	满足②+④条或②+③+④+⑥条或①+②+③+⑥条可诊断为膝关节OA

表8-9-2　髋关节OA的诊断标准

临床标准	临床、放射学及实验室标准
①年龄＞50岁	①近一个月多数时间有髋痛
②近一个月多数时间有髋痛	②晨僵时间≤30分钟
③晨僵时间≤60分钟	③X线髋关节间隙狭窄
④内旋＜15°	④X线显示骨赘形成
⑤血沉（ESR）＜45mm/h	⑤ESR≤20 mm/h
⑦屈曲＜115°	
⑧内旋＞150°	
⑨内旋时疼痛	
满足②+④+⑤条或②+④+⑥条或①+②+③+⑦+⑧条可诊断为髋关节OA	满足①+④+⑤条或①+③+⑤条或①+②+③+⑥条可诊断为髋关节OA

4. 治疗
- 根据病因不同，其治疗也略有不同：
  - ✓ 原发性的骨关节炎病因不明，无法去除致病原因，故治疗着重于关节软骨的保护和症状的改善；
  - ✓ 继发性骨关节炎由于具有明确的病因，故以去除致病因素为首要任务，如创伤性骨关节炎可采用关节镜下韧带或半月板修补术，而炎症性骨关节炎也以抗生素或激素控制细菌性或自身免疫性炎症为主要治疗目标。
- 患者教育：
  - ✓ 本病为退行性病变，预后良好，消除患者思想负担；
  - ✓ 尽可能减少各种负重活动，如上下楼梯、爬山、长时间行走或站立等，纠正不良的姿势、体位；
  - ✓ 当发生严重的髋、膝、踝等关节和跟骨病变时，应扶拐杖或持手杖行走；
  - ✓ 合理减肥控制体重，以减轻下肢关节的负担；
  - ✓ 适度锻炼，主要是非负重运动，如游泳，同时加强关节周围肌肉功能及力量锻炼；
  - ✓ 物理治疗：局部热疗、理疗、针灸、推拿、按摩、牵引、夹板或石膏固定，经皮神经电刺激疗法目前尚有争议。

- 药物治疗：症状轻微者不需要药物治疗，症状明显或非药物治疗效果欠佳时采取药物治疗。
  - ✓ NSAIDs类药物：治疗OA最常用的药物，警惕药物不良反应。
    - ◆ 小剂量开始，逐渐增加剂量，一般2～4周可控制疼痛症状；NSAIDs类药物之间不联合使用。
    - ◆ 慎用于慢性肾功能不全、充血性心力衰竭、肝硬化，合用利尿剂时警惕急性心肌梗死的风险；禁用于消化性溃疡和氨基水杨酸过敏者；可增加华法林服用者的出血风险；可使高血压病恶化；布洛芬、萘普生可抑制血小板功能。
    - ◆ NSAIDs类药物与质子泵抑制剂（PPI）或米索前列醇合用可降低消化性溃疡的风险。
    - ◆ 常见不良反应：肝损，肾间质损伤，消化道出血，骨髓抑制等。选择性COX-2抑制剂（如塞来昔布）可减少消化道出血风险。
  - ✓ 关节腔内注射：具有短期缓解关节炎性疼痛的作用，糖皮质激素（维持症状1～2月）或透明质素（维持症状4月左右）。适用于NSAIDs类药物治疗后仍反复关节疼痛的患者。
    - ◆ 氨基葡萄糖和硫酸软骨素：被称为软骨保护剂，研究表明可减轻骨性关节炎的症状。主要适用于中-重度膝骨性关节炎，具有延缓其发展的作用。若治疗3～6月症状无明显改善需停药转诊。需注意的是，氨基葡萄糖禁用于贝类过敏患者。
  - ✓ 局部用药：辣椒素或NSAIDs类药物（如双氯芬酸），局部不良反应小。
- 手术：严重髋关节、膝关节OA，经内科治疗无明显疗效，可考虑关节置换。
  - ✓ 手术时机取决于：关节畸形、功能障碍、肌萎缩以及人工关节使用寿命（10～20年）等。
  - ✓ 常见的手术方式有：关节镜清理术、人工关节置换术。

5. **转诊**
   - 临床症状不典型，为明确诊断；
   - 药物治疗反应差；
   - 严重关节畸形及功能障碍；
   - 明显的药物不良反应；
   - 继发性OA。

8.10 系统性红斑狼疮（SLE）

1. 概述

- 定义：一种累及多系统、多器官并有多种自身抗体出现的自身免疫性疾病。
- 流行病学：好发于育龄期女性，多见于15～45岁，女：男为7～9:1。
- 病因不明：目前认为与遗传（补体缺陷）、激素（雌激素）、免疫（自身抗体）以及环境因素有关。
- 病程：慢性病程，可急性起病，亦可反复发作，常见受累系统包括皮肤、关节、肾脏、中枢神经系统、呼吸系统和血液系统。

  ✓ 加重因素：日晒（皮疹），感染，工作/生活压力，手术，妊娠，其他应激事件。

表8-10-1　SLICC关于SLE的分类标准（2009年）

临床标准	免疫学标准
1. 急性或亚急性皮肤狼疮表现	1. ANA滴度高于实验室参考标准（LRR）
2. 慢性皮肤狼疮表现	2. 抗dsDNA抗体滴度高于LRR（ELISA法测需2次高于LRR）
3. 口腔或鼻咽部溃疡	3. 抗Sm抗体阳性
4. 非瘢痕性秃发	4. 抗磷脂抗体：狼疮抗凝物阳性/梅毒血清学试验假阳性/抗心磷脂抗体是正常水平2倍以上或抗β2GPI中滴度以上升高
5. 炎性滑膜炎，并可观察到2个或更多的外周关节有肿胀或压痛，伴晨僵	5. 补体减低：C3、C4、CH50
6. 浆膜炎	6. 无溶血性贫血，但直接Coombs试验阳性
7. 肾脏病变：用尿蛋白/肌酐比值（或24小时尿蛋白）算，至少500mg蛋白/24小时，或有红细胞管型	

临床标准	免疫学标准

8. 神经病变：癫痫发作，精神病，多发性单神经炎，脊髓炎，外周或颅神经病变，脑炎（急性精神混乱状态）

9. 溶血性贫血

10. 白细胞减少（至少1次细胞计数 $<4.0\times10^9/L$）或淋巴细胞减少（至少1次细胞计数 $<1.0\times10^9/L$）；血小板减少症（至少 1次细胞计数 $<100\times10^9/L$）

---

*急性皮肤型狼疮包括：颊部红斑（若有颊部盘状红斑则不计该项）、大疱性狼疮、中毒性表皮坏死松解症、丘疹样皮疹和光过敏。亚急性皮肤型狼疮主要包括：银屑病样皮疹和环状多形性皮疹。慢性皮肤型狼疮包括经典型盘状狼疮：局部性（颈部以上）和全身性（颈部上下均有累及）、肥厚性（疣状）狼疮、黏膜狼疮、狼疮性脂膜炎（深部狼疮）、肿胀性狼疮、冻疮样狼疮以及盘状狼疮和扁平苔藓重叠。

- 确诊条件：
  - √ 肾脏病理证实为狼疮肾炎并伴ANA或抗dsDNA阳性。
  - √ 以上临床及免疫指标中有4条以上符合（至少包含1项临床指标和1项免疫学指标。
- 该标准敏感性94%，特异性92%。

2. **评估和预后**
- 诊断：符合4项或4项以上者，在除外感染、肿瘤和其他结缔组织病后，可诊断SLE。即满足分类标准4项者，也不一定即是系统性红斑狼疮。
- 病史：存在上述临床表现，注意询问此次病情活动的可能诱因。
- 查体：全身体格检查，包括心血管（心包摩擦音，杂音），皮肤，关节，肝脾等；警惕治疗过程中可能的药物不良反应以及可疑感染的相关体征。
- 实验室检查：定期监测血常规、尿常规、ANA、抗ds-DNA抗体、血沉、C反应蛋白、补体；受累器官相关：肌酐、白蛋白、肺CT、ECHO、抗磷脂抗体谱、Coomb's试验。

表8-10-2 SLE相关自身抗体检测

项目	临床意义
抗核抗体（ANA）	初筛试验，几乎所有SLE患者存在高滴度（1∶160）阳性；若ANA阳性，应进一步完善自身抗体检查
抗ds-DNA抗体	特异性抗体，与疾病活动度相关，尤其与肾脏受累有关；敏感性57%，特异性97.4%
抗Sm抗体	标记性抗体，敏感性低（24%），特异性高（98%）
抗磷脂抗体	包括LA、ACL、抗B2GP1等，与疾病活动度相关

- 影像学：非必要检查，但可证实某些临床表现。X线片（关节，或胸片证实胸腔积液），肾脏超声，心脏超声，胸腹盆CT，MRI（神经系统病变），血管造影（血管炎）。
- 肾脏活检：诊断价值高，明确器官受累程度、类型、判断预后，指导治疗。
- 预后：国外报道5年生存率＞90%；疾病活动合并免疫抑制相关并发症（感染）是主要死因。

3. 治疗
- 一般治疗：避免日晒、吸烟，疾病活动期禁止妊娠；如果怀疑初治及复发SLE可转诊至风湿免疫专科；免疫抑制剂治疗需要监测药物毒性；加强患者教育，宣传疾病活动的预警信号。
- 药物治疗：
  ✓ 糖皮质激素：适用于重要脏器受累（肾脏或中枢神经系统病变），可短期局部应用激素治疗皮疹。注意补钙、补钾，监测血压、血糖、电解质、骨密度等，警惕激素相关不良反应；
  ✓ 羟氯喹：可控制皮疹和减轻光敏感，常用剂量0.2g bid，主要不良反应是眼底病变，有视力明显下降者，应检查眼底。有心脏病史者，特别是心动过缓或传导阻滞者禁用；

✓ 免疫抑制剂：包括环磷酰胺、霉酚酸酯、环孢素、FK506、甲氨喋呤、硫唑嘌呤、雷公藤多苷、利妥昔单抗等。

◆ 环磷酰胺：应注意骨髓抑制（白细胞、血小板减少较常见）、出血性膀胱炎、性腺抑制、胃肠道反应、脱发、肝功能损害等不良反应；

◆ 霉酚酸酯：肝肾毒性和骨髓抑制作用较小，可用于有生育要求的患者，但易发生隐匿感染；

◆ 环孢素A：用药期间注意肝、肾功能及高血压、高血糖、高血脂、高尿酸、高血钾等。其他不良反应包括多毛、齿龈增生等。有效浓度及中毒浓度较接近，条件允许尽量监测药物浓度。无明显骨髓抑制，但抑制T细胞免疫功能；

◆ 甲氨喋呤：可控制关节及肌肉症状。口服成人一次5～10mg，一日一次，每周1～2次；鞘注用于CNS受累，可转诊至上级医院。可有胃肠道反应、肝肾功能损害以及骨髓抑制等不良反应，同时需注意补充叶酸；

◆ 硫唑嘌呤：不良反应包括骨髓抑制、胃肠道反应、肝功能损害等；

◆ 雷公藤多苷：不良反应包括骨髓抑制、肝功能损害、胃肠道反应、性腺毒性等。

4. **识别不典型狼疮**

✓ 原因不明的反复发热；

✓ 反复发作的关节炎；

✓ 持续性和反复性发作的胸膜炎或者心包炎；

✓ 原因不明的肺炎；

✓ 不能用其他原因解释的皮疹、网状青紫以及雷诺现象；

✓ 不明原因的蛋白尿；

✓ 血小板减少性紫癜或者溶血性贫血；

✓ 不明原因的肝炎；

✓ 蛋白丢失性肠病；

✓ 反复自然流产或者深静脉血栓；

✓ 肺动脉高压等。

5. 转诊

- ✓ 怀疑SLE而症状不典型，为明确诊断；
- ✓ 初治SLE、SLE复发者，建议转至专科评估；
- ✓ 有肾脏、神经系统、血液系统、心血管等重要脏器受累；
- ✓ 常规方案：激素和/或免疫抑制剂疗效欠佳；
- ✓ 合并严重感染或股骨头坏死；
- ✓ SLE合并妊娠或习惯性流产；
- ✓ 抗磷脂抗体阳性合并动/静脉血栓形成；
- ✓ 激素依赖；
- ✓ 出现明显药物不良反应。

药物诱导性红斑狼疮（DILE）

是一种药物诱导的自身免疫性疾病，表现为发热、肌痛、关节痛和血清学异常，如ANA、抗组蛋白抗体阳性等（无抗ds-DNA阳性）。停止使用可诱发红斑狼疮的药物后，临床症状会迅速缓解或消失，但血清学异常可持续较长一段时间。目前已知的相关药物超过了80种，目前已经明确的可引起药物诱导性红斑狼疮的药物：肼苯哒嗪、普鲁卡因酰胺、异烟肼、甲基多巴、氯丙嗪、奎尼丁、米诺环素。与药物诱导性红斑狼疮关系密切的药物有：柳氮磺胺吡啶、青霉胺、氢氯噻嗪、特比萘芬、抗癫痫药物、抗甲状腺药物、他汀类药物等。治疗上如症状明显可考虑NSAIDs类药物或激素。

8.11 风湿性多肌痛（PMR）

1. 概述

- 定义：是一种以四肢及躯干近端肌肉疼痛为特点的临床综合征，对小剂量激素治疗反应敏感。常表现为颈、肩胛带及骨盆带肌中2个或2个以上部位的疼痛及僵硬，每次持续30分钟或更长时间，不少于1个月时间，年龄大于50岁。诊断需除外类风湿关节炎、慢性感染、肌炎以及恶性肿瘤等疾病。
- 流行病学：老年人常见，研究发现颞动脉炎与PMR关系密切。
- 鉴别诊断：类风湿关节炎，脊柱关节病，假性痛风，皮肌炎/多肌炎，感染（如病毒性综合征、亚急性细菌心内膜炎），系统性红斑狼疮，内分泌疾病（如甲减或甲亢），骨关节炎，肩袖损伤，纤维肌痛综合征，恶性肿瘤（如多发性骨髓瘤）等。
- 巨细胞动脉炎（GCA）：是一类原因不明的系统性坏死性全层大血管炎，主要累及从主动脉弓发出的动脉分支，也可累及中等大小的动脉。临床表现包括间断性下颌运动障碍，头皮触痛，视物模糊，新出现的头痛等。可与风湿性多肌痛并存或单独存在，目前认为PMR和GCA是同一疾病的不同阶段。研究表明16%～30%PMR患者合并GCA，而40%～60%GCA患者同时伴有PMR。

2. 评估

- 查体：受累关节主动及被动活动范围受限，近端关节肿胀，手足肿胀，非侵蚀性外周性关节炎，头皮及颞动脉触痛。
- 检查：
  - ✓ ESR和CRP升高；
  - ✓ 血常规、尿酸、甲功、IL-6，可合并慢性病贫血；
  - ✓ RF和抗CCP抗体（-）；ANA效价升高与PMR无关；肌酸激酶（-）；
  - ✓ 血沉正常不能除外PMR（10%PMR 患者ESR＜50 mm/h）；

✓ X线片：不是常规检查，诊断价值有限。但对血沉正常的PMR可能有助于诊断。MRI或超声可提示滑膜炎，但不会出现关节侵蚀；

- 巨细胞动脉炎：可根据病史进行初步的判断，如临床有相关症状（如ESR明显升高或全身症状突出），怀疑GCA时，可考虑颞动脉活检以明确。

3. 治疗

- NSAIDs类药物：适用于轻症的PMR，2~4周后无效者，可采用糖皮质激素。
- 糖皮质激素：
  ✓ 首次治疗应以小剂量或中等剂量的泼尼松（强的松）开始，15mg/d（最多20mg/d~30mg/d），预计24~48小时内症状初步改善，后续数周持续改善。
  ✓ 如果服用激素1周内症状得不到改善则要怀疑其他诊断（如血管炎）。
  ✓ 急性发作期可用足量激素，迅速控制症状。
  ✓ 对于长期服用激素的患者，要警惕激素相关不良反应，如骨质疏松、糖尿病等，筛查骨密度、糖化血红蛋白、脂质等，以及PPD试验（主要针对高危患者，如有结核接触史）。
  ✓ 疗程：PMR经治疗稳定后视临床症状及ESR、CRP（IL-6）等炎症指标结果激素逐渐减量，减量过程不宜过快，要因人而异。多数患者需服用激素2~3年，通常维持量为泼尼松2.5mg/d~5mg/d，约一半患者会病情复发。
- 免疫抑制剂：研究报道有成功使用MTX、来氟米特、托珠单抗和TNF-α拮抗剂治疗PMR的案例。

4. 转诊

- 疑诊；
- 服用激素1周内症状无明显改善；
- 明显头痛或视力异常；
- 肌力减退/肌萎缩/肌压痛；
- 激素不耐受。

第九章　肾脏疾病

9.1 慢性肾脏病

1. 背景

- **定义**：GFR＜60 ml/min × 1.73 m² 或有肾脏损伤表现持续时间≥3个月：蛋白尿/白蛋白尿，肾脏活检病理/肾脏影像学检查异常。

  ✓ 估计肾小球滤过率（eGFR）：所有肾小球滤过功能的测量；用来对CKD分期；GFR随年龄增长而下降；用Cockroft-Gault或CKD-EPI或MDRD公式估计GFR（对于GFR接近正常范围的患者最好选用CKD-EPI公式，在线计算地址如下：kidney.org/professionals/kdoqi/gfr_calculator.cfm）；

  ✓ 蛋白尿：单次尿白蛋白：肌酐比值＞30mg/g；单次尿蛋白：肌酐比值＞0.2g/g或24小时尿蛋白排泄量＞0.3g/d；

  ✓ 肾病综合征：尿蛋白＞3.5g/d，伴少量血尿或无血尿，无红细胞管型 ± 水肿，高脂血症；

  ✓ 肾炎综合征：尿中红细胞 ± 蛋白尿，红细胞管型，可合并高血压；鉴别诊断包括IgA肾病，狼疮肾炎，ANCA血管炎，感染后肾小球肾炎，薄基底膜肾病，遗传性肾炎，系膜增生性肾小球肾炎/膜增生性肾小球肾炎，急进性肾小球肾炎，纤维样肾小球病；

  ✓ 干扰血清肌酐测定的药物：甲氧苄胺嘧啶-磺胺甲噁唑，西咪替丁，头孢西丁。

- **病理生理学**：糖尿病（45%），高血压/肾动脉狭窄（27%），肾小球肾炎（10%），肾间质疾病（5%），多囊肾（PKD）（2%）。

- **危险因素**：糖尿病，高血压，冠心病，高脂血症，肥胖，年龄＞60岁，烟草，恶性肿瘤，先天性尿路畸形，家族史（慢性肾脏病，多囊性肾病，Alport综合征，肾髓质囊性病），骨髓瘤，HIV，HCV，自身免疫病，反复尿路感染，药物（NSAIDS，氨基糖苷类，他克莫司，环孢素A），种族（非洲裔，印第安人，亚太岛民，拉美裔），急性肾损伤病史。

- 预防：糖尿病患者控制血糖，控制血压，避免肾毒性物质包括静脉对比剂，NSAIDs。

2. **评估**

- 病史：临床表现多样，从无症状到水肿，高血压，尿毒症症状（恶心、心包炎、厌食、神经病变、意识障碍）血尿，腰痛。

- 体格检查：除了常规检查应注意听诊颈动脉/肾动脉杂音。

- 实验室检查：尿镜检及尿沉渣，生化（Alb、TBil、DBil、Na、K、Glu、Cr），Ca，P，PTH，血脂，血清白蛋白，血常规，尿蛋白：肌酐比值（UPCR），尿白蛋白肌酐比值（UACR）；脂类&甘油三酯；如临床怀疑，可查糖化血红蛋白、肝炎血清学、HIV、RPR；通常遵从专科医生的检查：24小时尿蛋白，血沉，CRP，C3，C4，ANA，ANCA，抗GBM抗体，冷球蛋白，血清/尿免疫固定电泳（寻找淀粉样蛋白），轻链。

- 肾脏活检：肾病综合征/不明原因急性肾损伤，急性肾炎综合征需考虑肾活检。

- CKD筛查：具有上述慢性肾脏病危险因素患者，检查血肌酐及尿酸，尿白蛋白，USPSTF（美国预防工作小组）尚无充分证据推荐对无症状成人进行CKD筛查（除外患有高血压、2型糖尿病人群）。

- 监测：每1～3月检查生化7项；每6个月检查血常规，维生素D，PTH，PO4；糖尿病患者每年检查尿微量白蛋白：肌酐比值（见章节5.1"糖尿病"）。

3. **治疗：**

- 纠正可逆病因：脱水，药物（利尿剂，NSAIDs类药物，ACEI，氨基糖苷类），感染，尿路梗阻改变生活方式：戒烟（见章节1.9"烟草使用"），BMI<25kg/m^2，腰围<102cm男，88cm女；中等强度锻炼30～60分钟/次，每周4～7次。

- 转诊至肾脏专科医生：
  - ✓ 对于CKD3期，任何糖尿病伴微量白蛋白尿；

表9-1-1　肾小球滤过率分级

分期	表现	GFR ml/min × 1.73 m²	处理措施
	高危	≥90+CKD危险因素	筛查，减少危险因素
1	肾脏损伤，GFR正常或升高	≥90+持续白蛋白尿	诊断/治疗原发病，并存疾病及心血管疾病危险因素
2	肾损伤伴GFR轻度下降	60～89+持续白蛋白尿	疾病进展，尽可能减少心血管疾病危险因素
3	GFR中度下降	30～59	评估并治疗并发症，转诊至肾脏病医生
4	GFR重度下降	15～29	准备肾脏替代治疗
5	肾衰	<15或透析	如果出现尿毒症症状或容量负荷增多表现，开始透析

- ✓ 尿白蛋白：肌酐比值≥300mg/g，未知病因，GFR快速下降。
- ✓ CKD并发症需药物治疗（例如：促红细胞生成素，磷结合剂，维生素D）。
- ✓ 高钾血症。
- ✓ 难治性高血压。
- ✓ 复发性肾结石。
- ✓ 怀疑遗传性CKD。
- 延缓CKD进展：
- ✓ ACEI或ARB：对伴有蛋白尿的CKD具有肾脏保护功能；用药后肌酐上升在25%以内可继续使用；联合应用ACEI和ARB可能并无获益，目标血压<130/80mmHg（伴有蛋白尿CKD，尿蛋白>500mg/d），<140/90mmHg（无蛋白尿的CKD，尿蛋白<500mg/d），对于单用ACEI/ARB控制不达标的高血压患者，加用袢利尿剂：地尔硫草和维拉帕米可降低尿蛋白，而氨氯地平则不具有降尿蛋白作用。

✓ 饮食：低盐，低蛋白质（0.8g/kg×d）饮食（极低蛋白饮食可能增加CKD4期患者死亡风险），糖尿病人群控制血糖，低钾低磷饮食（磷摄入800～1000mg/d）；复合维生素B和维生素C。

✓ 高脂血症的治疗：可能延缓肾脏损伤。

✓ 纠正代谢性酸中毒：↓GFR→↓酸排泄→↓HCO_3→骨量减少，↑PTH，↑炎症，肌肉消耗，CKD进行性加重；应用碳酸氢钠或枸橼酸钠纠正酸中毒，目标HCO_3 23～29 mmol/L；枸橼酸盐禁止与含铝药物合用，例如抗酸剂，缓释阿司匹林，硫糖铝和一些磷酸盐结合剂，二者合用时铝吸收增加导致铝中毒和骨软化症。

● 降低心血管病风险：控制血压，脂类和甘油三酯达标。

● 肾脏替代治疗：包括血液透析（HD），腹膜透析（PD），肾移植。

✓ 适应证：心包炎、尿毒症脑病/出血、容量负荷增多，难治性高血压，持续性电解质紊乱、难治性恶心/呕吐，营养不良；出现认知障碍，瘙痒/不宁腿，乏力需考虑；当eGFR5～10同时出现尿毒症症状/容量负荷增多需考虑。

✓ 血液透析准备：对于4期CKD，避免在非优势利侧手臂测量血压及静脉穿刺，避免锁骨下穿刺或放置PICC；当血肌酐＞3.5mg/dl或糖尿病患者＞3mg/dl，应转诊至血管外科医生；自体动静脉瘘需要数月时间可成熟使用；合成移植物血管仅需数周即可成熟使用，但血栓/感染风险较自体动静脉瘘增加。

✓ 血液透析开始时间：早期开始透析不会降低死亡率，也不会降低心血管事件，感染，血液透析相关并发症的发生率。

✓ 腹膜透析：透析导管在放置2周可开始使用。

✓ 肾移植：当GFR＜30，如果患者有意愿且适合肾移植，转诊患者至移植中心。

● 疫苗：肺炎球菌多糖疫苗23（PSV23），流感疫苗，对于血液透析患者，加用肺炎球菌结合疫苗13（PCV13）和HD。

- 移植后护理：生化七项，尿蛋白/白蛋白/肌酐，BK病毒（如果Cr升高）、血脂、糖化血红蛋白、维生素D、PTH、免疫抑制剂血药谷浓度（如果可以检查）；避免活病毒疫苗。

4. CKD并发症及治疗

- 贫血：
  - ✓ 肾EPO生产减少；纠正缺铁（CKD患者转铁蛋白饱和度＜20%＋铁蛋白＜100ng/ml，血液透析患者在使用铁剂前铁蛋白＜200ng/ml）；当CKD和ESRD患者血红蛋白＜100g/L，应用铁剂，血红蛋白目标值为110~120g/L；更高的血红蛋白目标（即血红蛋白＞130g/L）与卒中、慢性充血性心力衰竭、死亡率风险增加相关；
  - ✓ 铁剂不良反应包括高血压、肌痛、纯红细胞再生障碍性贫血（罕见）；
  - ✓ 补铁禁忌证包括脑卒中病史、恶性肿瘤；达贝泊汀比EPO的半衰期更长，不良反应类似；Peginesatide是EPO受体的合成激动剂；
  - ✓ 补铁目标转铁蛋白饱和度20%~50%，铁蛋白＞100ng/ml。
- 钙磷代谢异常
  - ✓ 骨病：↓GFR（通常＜30）→↑PO_4^{3-}→↑PTH，骨化三醇↓→肾性骨营养不良（纤维性骨炎、骨软化症、无动力骨病）；PTH目标值因CKD分期不同而异：3期：35~70 pmol/L，4期：70~110，＜15或血液透析：150~300；对于CKD3~5期，应监测Ca^{2+}、PO_4^{3+}、25-OH维生素D，PTH；PTH升高是肾性骨营养不良的替代指标，其治疗目标如下：
    - ◆ 钙化醇或胆钙化醇：如果25-OH维生素D＜30ng/ml，使用骨化三醇（1,25-二羟维生素D）治疗继发性甲状旁腺功能亢进；类似物包括度骨化醇，帕立骨化醇；当25-OH维生素D水平＞30和PTH水平超过目标时使用；如果高钙血症应停止。
    - ◆ 西那卡塞：甲状旁腺钙敏感受体激动剂用于治疗甲状旁腺功能亢进；↓PTH，↓Ca^{2+}，↓PO_4^{3-}。

- ◆ 高磷血症：P目标值，非血液透析患者是正常范围，血液透析患者范围是3.5～5.5；使用低磷饮食（800～1000mg/d，非加工食物或可乐）；磷结合剂随餐服用。

- ◆ 血钙（＜8.4mg/dl：使用醋酸钙或碳酸钙；中间值的Ca^{2+}（8.4～9.5）：醋酸钙/碳酸钙；如果有骨病，血管钙化，或PTH↓可采用司维拉姆或镧）；Ca^{2+}（＞9.5mg/dl）：使用司维拉姆或碳酸镧（不含钙的磷结合剂）；碳酸司维拉姆和盐酸司维拉姆降磷效果相同，且降低HCO_3^-作用更小）。

- 容量负荷过多/水肿：限制钠摄入＜2g/d，利尿剂。
- 高钾血症：避免富含钾的食物、NSAIDs类药物。

9.2 血尿

1. 背景

- 肉眼血尿：红色或褐色的尿液（1ml血液/升的尿液足够改变尿色）；25%的肉眼血尿患者将患泌尿系肿瘤，34%患其他泌尿系疾病。

- 无症状镜下血尿（AMH）：传统的尿沉渣分析每高倍镜视野≥3个红细胞（清洁中段尿，留取及时送检，女性避开月经）；尿液收集后应立即使用显微镜检测试纸，血红蛋白尿、肌红蛋白尿症可能导致假阳性；9%～18%的成年人发现有无症状性镜下血尿；其中1%～10%患有泌尿系肿瘤，8%～10%未发现明显原因（但该组人群中的1%～3%后来被诊断为恶性疾病）。

表9-2-1　血尿的鉴别诊断

肾性	肾小球性（尿红细胞管型，异常形态红细胞，如棘红细胞）：IgA肾病，薄基底膜肾病，奥尔波特综合征，感染后肾小球肾炎，急进性肾小球肾炎，SLE，血管炎，腰痛血尿综合征，肺出血-肾炎综合征，过敏性紫癜
	非肾小球性：多囊性肾病、肾细胞癌、血管瘤破裂、肾动静脉瘘、胡桃夹综合征（左肾静脉在主动脉和肠系膜上动脉之间受压）、梗死/肾乳头坏死、肾脏结核、血栓性微血管病、结节病、血栓
肾后性	前列腺良性增生、感染（尿路感染、肾盂肾炎、前列腺炎、输尿管炎，病毒感染）、镰形红细胞病，结石，泌尿系肿瘤，肾盂积水、膀胱-输尿管反流，瘘管，出血性膀胱炎（如环磷酰胺导致），近期泌尿系操作
其他	运动（"行军性血尿"），外伤，过度抗凝，导尿；尿路子宫内膜异位症（周期性血尿）；性生活，肛门指诊，药物
假阳性	妇科来源，超范围的抗凝治疗，肌红蛋白尿，精液，pH>9，尿液稀释（导致渗透性细胞溶解）

2. 评价

- 病史：一过性还是持续性血尿，发热，疼痛，药物，外伤，脓尿、排尿困难；血块；下尿路症状；近期尿路感染（感染后肾小球肾炎/IgA肾病）或性活动；个人/家族肾脏病史、恶性肿瘤、出血性疾病；职业暴露，旅行史。

✓ 与红色尿液相关的药物与食品：布洛芬，山梨醇铁、呋喃妥因、食用色素、氯喹、利福平、甜菜、黑莓、大黄。

✓ 药物性血尿：氨基糖苷类、阿米替林、镇痛药、抗惊厥药、阿司匹林、利尿剂、口服避孕药、青霉素（超广谱），华法林过量。

✓ 体格检查：尿道检查，女性患者行盆腔检查，男性患者行肛门指诊评估前列腺增生症；测量血压。

• 检查：尿常规、尿培养、显微镜尿检查（确认尿试纸），血清肌酐，24 h尿蛋白可能通过随机尿蛋白：肌酐比值（mg/mmol）乘以10估计；镜下血尿的患者合并尿路感染的证据，应在6周后需重复镜检确定血尿是否消失。

✓ 尿细胞学：阴性不能除外膀胱癌（敏感性40%～76%），但细胞学阳性可诊断尿路上皮癌；尿细胞学检查及尿标记物不推荐用于常规评价无症状镜下血尿，但当其他结果阴性时可能有用。

✓ 肾、输尿管CT尿路造影：肉眼血尿或者没有感染证据、肾小球源性血尿的镜下血尿的患者首选；孕妇患者可选择MRU或超声。

✓ 膀胱镜检查：可直视前列腺，膀胱，尿道；适应证：肉眼血尿但无肾小球疾病或感染证据，所有血尿中有血凝块的患者；患者有无症状镜下血尿但无肾小球疾病，感染，或其他已知原因血尿的患者，以及有恶性肿瘤危险因素（具体见上表）的患者。

✓ 肾脏专科转诊：肾小球性血尿（红细胞管型，异形红细胞、血凝块的缺失），如Cr升高，eGFR<60，新发高血压，蛋白尿（>500 mg/24 h；详见9.3"蛋白尿"）也要考虑转诊至肾脏专科。

✓ 接受抗凝治疗的患者：应与没有抗凝治疗的患者一样，进行相似的评估；治疗性抗凝并不增加血尿的发生风险。

- 对无症状血尿患者的随访：患者有恶性肿瘤的危险因素，但结果阴性，则每年查一次尿常规+沉渣。

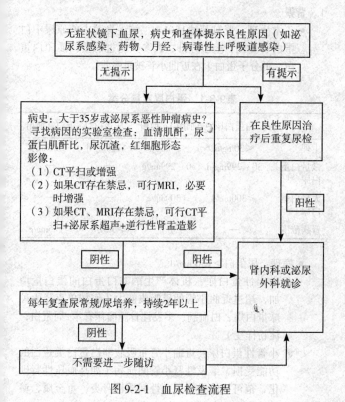

图 9-2-1　血尿检查流程

9.3 蛋白尿

1. 背景

- 正常生理：肾脏超滤180L/d，鲍曼囊腔中的原尿中白蛋白含量约1毫克/分升；大多数滤过的蛋白质（白蛋白、低分子蛋白）在近曲小管被重吸收。

表9-3-1 蛋白尿定量分类

	白蛋白尿	白蛋白：肌酐	尿蛋白	蛋白：肌酐
生理	<30mg/d	<30mg/g	<150mg/d	<0.2mg/g
微量白蛋白尿	30~299mg/d	30~299mg/g	—	—
大量白蛋白尿	≥300mg/d	≥300mg/g	—	—
肾病范围	—	—	>3.5g/d	>3.5mg/g

- 病理：尿蛋白>150 mg/d。
  - ✓ 溢出性蛋白尿：机体产生的非白蛋白的蛋白量增加，超过近曲小管的重吸收能力（例如单克隆丙种球蛋白病、白血病、多发性骨髓瘤伴有本-周蛋白，淀粉样变）。
  - ✓ 小管性蛋白尿：近曲小管重吸收非白蛋白类蛋白的功能受损，继发性肾小管间质病（如高血压性肾硬化，范可尼综合征，急性间质性肾炎，重金属，镰状细胞病，NASIDs，抗生素）。
  - ✓ 肾小球性蛋白尿：最常见；由于GBM孔径增大或者糖蛋白负电荷丧失使得GBM滤过屏障破坏，导致白蛋白丢失。
  - ✓ 肾后性蛋白尿：尿路感染（炎症），恶性肿瘤，肾结石。
- 危险因素：高血压、糖尿病、肥胖、运动、充血性心力衰竭、尿路感染、发热、脱水。

2. 评估

- 病史：泡沫尿；尿色改变；尿量改变；疲劳，水肿，

表9-3-2　肾小球性蛋白尿的鉴别诊断

原发性肾小球病：微小病变肾病，膜性肾病，局灶节段肾小球硬化，膜增生性肾小球肾炎，IgA肾病，纤维样/免疫触须样肾小球病，系膜增生性肾小球肾炎，肾移植排异

继发性肾小球病：糖尿病，系统性红斑狼疮，淀粉样变，冷球蛋白血症，感染（HIV，HBV，HCV，链球菌感染后，梅毒，疟疾，心内膜炎），消化道肿瘤或肺癌，淋巴瘤

药物相关蛋白尿：NASIDs，海洛因，锂

表9-3-3　蛋白尿的特殊病因

糖尿病肾病	1型糖尿病发生糖尿病肾病风险高；2型糖尿病大多发展为ESRD；大通常在确诊时已出现球性硬化；预防措施包括控制血糖及血压
肾病综合征	严重的或肾病范围的蛋白尿（＞3.5g/d），低白蛋白血症，水肿，高脂血症&脂肪尿；原发或继发性肾小球肾病
孤立性蛋白尿	肾功能，尿沉渣和血压均正常；尿蛋白通常＜2g/d；与相同eGFR没有蛋白尿的人相比，进展至肾衰竭的风险可能性升高
一过性蛋白尿	可见于脱水，精神紧张，发热，热损伤，炎性过程，高强度运动，大部分急性疾病；不需要进一步检查不明原因
体位性蛋白尿	站立位时产生蛋白尿&仰卧位消失；预后佳，历经25年也不会进展至持续蛋白尿或肾脏病

体重变化，肿胀；既往史：（糖尿病、充血性心力衰竭、自身免疫病、链球菌感染后）；药物：（尤指NASIDs类药物）；家族史：（Alport综合征等）。

- **体格检查**：血压、体重、眶周或低垂部位水肿，腹水，触诊肾脏，心肺检查。
- **检查**：应用尿常规和试纸评估（与定量尿蛋白检查的对应关系：1+→30～100mg/dl，2+→100～300mg/dl；3+→300～1000mg/dl）；生化、血清白蛋白、血常规、尿蛋白：肌酐比值（UPCR）、尿白蛋白：肌酐比值（UACR），尿沉渣镜检、血清白蛋白电泳、尿蛋白电泳；血脂和甘油三酯（通常肾病综合征时升高）；基

于临床怀疑考虑行HbA1c、肝炎血清学、HIV、RPR等检查；考虑行肾脏超声除外反流性肾病或多囊肾；通常转诊至专科医生行如下检查：24小时尿蛋白、ESR、CRP、C3、C4、ANA、ANCA、抗GBM抗体、冷球蛋白、ASO、肾活检。

✓ 尿试纸：通过显色反应测量白蛋白浓度；如果尿蛋白不是白蛋白成分，会出现假阴性结果，如果尿pH＞7.5，SG＞1.1015血尿、黏液、精液、白细胞，或近期使用静脉对比剂，会出现假阳性结果。

✓ 尿沉渣：可能有助于确定肾小球性蛋白尿（例如，存在红细胞、白细胞、嗜酸性粒细胞、管型）。

✓ 单次尿的尿蛋白/肌酐：可能有助于筛查（对比24小

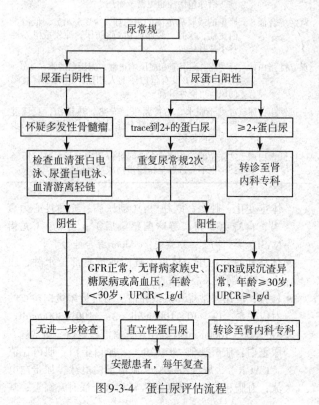

图 9-3-4　蛋白尿评估流程

时尿蛋白；尿蛋白在肌肉发达患者中被低估，恶病质患者中被高估）；尿蛋白排泄率存在日间变异；通常，比值等同于每日尿蛋白排泄的克数。
- ✓ 体位性蛋白尿：晚上睡觉前排空膀胱，睡醒后排尿送检尿蛋白/肌酐；年龄大于30岁很少出现体位性蛋白尿。

3. **管理**
- 一般原则：因病因而异；治疗基础疾病和导致CKD进展的因素。
- 预防CKD进展：减重，控制血压（<130/80mmHg），控制血糖。
  - ✓ ACEI与ARB：减少蛋白尿，降低肾脏病进展的风险；先用ACEI，如果不能耐受，再转换为ARB；二者联用不会增加获益。
  - ✓ 其他的抗蛋白尿剂：β受体拮抗剂、他汀类药物、醛固酮拮抗剂；根据合并疾病选择使用。
  - ✓ 水肿：限制饮食中钠（2g/d）和利尿剂。
  - ✓ 高凝状态：肾病综合征的静脉血栓栓塞发生率增加；有关抗凝未达成共识
  - ✓ 糖尿病肾病：控制血糖和血压（目标血压130/80mmHg），使用ACEI或ARB。
- 转诊至肾内科的时机：血肌酐升高、不明原因的蛋白尿、糖尿病合并微量白蛋白尿，尿沉渣异常，尿蛋白>1克/天。

4. **妊娠期蛋白尿**
- 病理生理学：正常妊娠过程，由于GFR增加和肾小球基底膜通透性增加，尿蛋白排泄增多；在妊娠最后3个月尿蛋白可增至250mg/d。
- 妊娠期病理蛋白尿的标准：妊娠任何阶段24小时尿蛋白>300mg/d（相当于尿试纸蛋白1+）。
  - ✓ 孕20周前发病：提示妊娠前存在肾脏病；
  - ✓ 孕20周后发病：必须要排除先兆子痫。

9.4 钾代谢紊乱

1. 低钾血症

表9-4-1 低钾血症的原因

分类	具体病因
假性低钾血症	慢性髓细胞白血病，慢性淋巴细胞白血病（WBC > 105/μl→过多的白细胞摄取钾造成血钾假性降低）
细胞内转移（最常见）	胰岛素增加（包括静脉输入营养液）、β_2激动剂、咖啡因、甲状腺毒症、家族性周期性麻痹、造血增加（尤其是急性髓细胞白血病，巨幼细胞贫血）、碱血症
消化道丢失	呕吐、慢性腹泻（导泻药滥用、肠道分流）
经肾丢失	醛固酮活性增加（原发性高醛固酮血症，肾血管疾病、库欣病、甘草、咀嚼烟草） 代谢性酸中毒（近段和部分远端肾小管酸中毒） 低镁血症（酒精中毒、长期使用PPI）
药物 & 其他物质	利尿剂［噻嗪类（10% ~ 40%的用药患者）］、泻药、青霉素（尤其是大剂量）、茶碱中毒、化疗、酒精、咖啡因、可乐大于3L/d

- ✓ 评估
  - ◆ 病史：发作性/持续性，既往史（尤其是饮食失调），家族史，消化液丢失，肠外营养，饮食，药物滥用，药物（包括非处方药和减肥药物）；症状主要为肌肉无力、抽搐、便秘、震颤、手足搐搦、横纹肌溶解症；麻痹性肠梗阻→恶心/呕吐。
  - ◆ 体格检查：血压，龋齿，变硬的指关节，肾血管杂音，库欣面容。
  - ◆ 检查：首选除外细胞内转移；如果实验室回报溶血或怀疑实验室误差应重复检测血K；如果存在高血压检查血镁、肌酸激酶，血浆肾素：醛固酮。
  - ◆ 心电图改变：可能与血钾水平无关；QT间期延

长，T波低平，U波→房性期间收缩，室性期前收缩，快速心律失常，二或三度房室传导阻滞，室颤。

✓ 治疗

◆ 补钾：液体/粉末状补钾、缓释钾，可能还需要补充镁，虽然严重低镁（<1.2mmol/L）。

◆ 保钾利尿剂：螺内酯，依普利酮。

◆ 富含钾的食物：1个牛油果含钾约40mmol，1个香蕉约10 mmol（表9-4-3）。

• 转诊：K⁺<2.5 mmol/L → 急诊就诊，尤其之前存在心血管疾病或心电图改变；如果低钾血症持续和/或经过初始检查后原因仍不明，转诊至肾内科或内分泌科；低钾血症合并高血压患者警惕原发性醛固酮增多症。

2. 高钾血症

表9-4-2 高钾血症原因

分类	具体病因
假性高钾血症	肉眼可见的溶血标本，白细胞或血小板明显升高，锻炼（包括抽血时握拳），标本血凝块
细胞外转移（最常见）	酸性血/代谢性酸中毒，胰岛素减少（尤其是伴有慢性肾脏病的糖尿病），大量坏死（肌肉，肿瘤溶解，溶血，肠缺血），周期性麻痹，高血糖，血清渗透压升高
肾排泄功能下降	进展性慢性肾脏病（GFR<15），充血性心力衰竭/肝硬化，肾小管间质性疾病（糖尿病，镰形细胞，SLE，淀粉样变），低醛固酮血症先天性肾上腺增生，4型肾小管酸中毒，肾上腺功能不全（伴随血钠下降）
药物	NASIDs，ACEI/ARB（10%的患者会出现），保钾利尿剂，β受体拮抗剂，磺胺类，地高辛，戊烷脒，钙调磷酸酶抑制剂，环孢素A，含钾液体（输液）

✓ 评估

◆ 危险因素：患者使用ACEI/ARB/醛固酮拮抗剂治疗，肾小球滤过率的下降提示高钾血症的发生风险高。

◆ 病史：症状包括肌肉无力、恶心、感觉异常；与胰岛素、进食的时间关系（特别是糖尿病患者），组织损伤病史，既往病史（尤指充血性心力衰竭，肝硬化，高血压，糖尿病，肾脏病病史），饮食，药物。

◆ 检查：复查K^+，尤其是回报溶血或怀疑实验室误差。

◆ 心电图：通常在血钾>6.0mmol/L：T波高尖，PR间期和QRS延长，P波低平→心脏骤停（可在没有心电图其他改变情况下发生）。

✓ 处理

◆ 膳食管理：避免高钾食物摄入。

◆ 药物：进展性的慢性充血性心力衰竭死亡率高，ACEI/ARB、醛固酮拮抗剂可使患者获益，血钾升高但≤5.5mmol/L，减少药物剂量或采取以下措施；如果上述药物联合使用，停用1种或复核剂量；如果采取了干预措施但血钾仍升高≥5.5mmol/L，停用药物；螺内酯在与ACEI/ARB合用时，剂量不应>25mg；避免使用NASIDs、COX-2抑制剂或其他可以导致血钾升高的药物。

表9-4-3　富含钾的食物

水果	杏，牛油果，香蕉，哈密瓜，大枣，无花果，葡萄柚，猕猴桃，芒果，油桃，橘子，木瓜，石榴
蔬菜	朝鲜蓟，各种豆类，西蓝花，豆芽菜，白菜，萝卜，蘑菇，秋葵，土豆，西葫芦，菠菜，西红柿，紫菜、海带，木耳
其他	麸皮，巧克力，牛奶/酸奶，特定的营养补充物，坚果，花生酱，盐替代物

◆ 利尿剂：使用噻嗪类（GFR>30）或袢利尿剂（GFR<30），促进钠在远端肾小管转运→分泌钾增加，使血钾下降。

◆ 纠正代谢性酸中毒：慢性肾脏病的患者补充碳酸氢钠。

◆ 聚苯乙烯磺酸盐（降钾树脂）：结合胃肠道钾减少吸收；不良反应包括恶心/呕吐、便秘、腹泻、高镁血症、高钙血症、肠坏死（特别年龄＞60岁，存在胃肠基础疾病，慎用于老年患者）。

9.5 钠代谢紊乱

1. 背景

- **定义**：钠代谢紊乱是指机体调节水紊乱，而不是调节体内钠紊乱。

  渗透压：1L血清或尿液中溶质（mmol）=2×［钠］+［尿素］+［葡萄糖］。

- **病理生理学**：血清渗透压在275~290mOsm/kg，这是由下丘脑渗透压感受器通过渴感反应和ADH加压素进行严密调控的。

  尿渗透压：范围在50mOsm/L（无ADH作用）到1200 mOsm/L（ADH作用最大）。

低钠血症

1. 评估

- **病史**：腹泻、呕吐、口渴、乏力、恶心、液体摄入量、尿量、药物（如利尿剂）、充血性心力衰竭、肝硬化、肾脏疾病、乙醇；认知迟缓、步态异常/跌倒、骨质疏松症。

  ✓ 与低钠血症：利尿剂、卡马西平、茶碱、胺碘酮；低钠血症多出现在首次使用药物1~2周内。

- **体格检查**；容量状态评估；容量负荷过多会出现颈静脉升高和水肿。

- **检查**：

  ✓ 血浆渗透压：证实真性低张的低钠血症；排除罕见的等张（严重高甘油三酯血症、副蛋白血症）和高张（严重高血糖）的低钠血症情况。

  ✓ 尿渗透压：替代ADH；容量正常的患者，尿渗透压 >100mOsm/L，且未发现其他病因提示抗利尿激素分泌失调综合征（SIADH）。

  ✓ 尿钠：在非水肿情况下可以很好地提示容量状态，优于体格检查；尿钠<20→容量不足；尿钠 >40→提示正常容量；如果使用利尿剂、醛固酮缺乏、严重CKD，代谢性碱中毒，多饮等尿钠不可靠。

✓ TSH或ACTH刺激试验：排除内分泌疾病。

✓ 假性低钠血症：见于严重高血脂、高甘油三酯或高蛋白血症（多发性骨髓瘤）。

2. **低血容量性低钠血症**
- 肾外丢失（尿钠<20）：腹泻，呕吐，溶质摄入不足；
- 肾丢失（尿钠>40）：利尿剂（特别是噻嗪类）、渗透性利尿，醛固酮缺乏。

3. **等容量性低钠血症**
- 抗利尿激素分泌失调综合征（SIADH）：ADH释放不当，而有效动脉容量（EAV）正常或轻度升高→等容性低钠血症；为排除性诊断；由于SIADH大量补液会加重低钠血症，应限制摄入量。
- SIADH的诊断：

✓ 血浆渗透压下降（<275mOsm/kg），尿渗透压>100mOsm/kg，尿钠>30~40mmol。

✓ 等容，甲状腺、肾上腺功能正常；近期未使用利尿剂。

表9-5-1　SIADH的诊断

门诊患者常见的SIADH病因	
药物	三环类抗抑郁药，抗精神病药，卡马西平，溴隐亭，阿片类，胺碘酮，环磷酰胺，化疗药，NASIDs
中枢神经系统	肿瘤，脑膜炎，蛛网膜下腔出血/硬膜下出血，颞动脉炎，疼痛
肺部	肺炎，哮喘/COPD，结核
恶性肿瘤	小细胞肺癌（最常见），胰腺癌，十二指肠癌，淋巴瘤，白血病

- 渗透压重新调定：SIADH的亚型，对水负荷/容量不足的渗透压调定反应正常，但ADH释放阈值降低；慢性，轻度低钠血症（125~130）需要怀疑该疾病；病因包括严重疾病状态、营养不良、妊娠及特发性。

- 肾上腺功能不全：皮质醇↓→高血钾（由于醛固酮↓）+低钠血症（由于下丘脑ADH伴随CRH分泌）。
- 原发性多饮（尿渗透压<100；由于尿液稀释尿钠通常<20）：在精神性疾病（精神分裂症）和下丘脑疾病，饮水量远远超过肾排泄能力（12 L/d）。
- 溶质摄入不足（尿渗透压<100）：溶质摄入不足以排泄每日水负荷。

4. **噻嗪类引起的低钠血症**
- 肾病理生理：出现于首次用药的1~2周内，急性病程，与剂量相关→因此在开始用药不久后以及临床状态改变时应检查血钠。
- 肾危险因素：老年、低体重、酗酒；避免用于有低钠病史患者。

5. **高容量性低钠血症**
- 病理生理学：充血性心力衰竭，肝硬化，肾病综合征（尿钠<20；尿渗透压>100）：EAV↓→ADH↓→钠↓；严重CKD（尿钠>40），存在自由水排除能力下降。

6. **治疗**
- 低血容量性：如果呕吐/腹泻，应急诊静脉补液；停用利尿剂和引发症状的治疗。
- SIADH：针对病因治疗和停用可疑药物。
  - ✓ 限制液体入量：目标<800毫升/天的液体量是治疗的基础；如果不能依从，考虑限制自由水；
  - ✓ 盐胶囊：有助于放宽液体限制（禁用于水肿状态患者）；
  - ✓ 祥利尿剂：例如：呋塞米20mg/d消除肾髓质渗透压梯度→增加自由水丢失；
  - ✓ 地美环素：抗生素→肾源性尿崩症；应在专科医生开具处方；
  - ✓ 托伐普坦（V2受体拮抗剂）：钠升高，改善认知但增加渴感；应仅由专科医生开具处方；不良反应包括肝功能异常；由于存在矫枉过正过快的风险，该药物通常在住院患者中开始使用；

- 烦渴：咨询水的摄入量；避免应用引起口干的药物（抗胆碱药）；
- 高容量：治疗基础疾病（如，充血性心力衰竭时使用ACEI）；袢利尿剂消除髓质渗透压梯度→增加自由水丢失；如果有症状或症状严重应限制液体入量。

高钠血症

1. **背景**
   - 病理生理：肾外丢失水（从汗液、胃肠道如腹泻、呼吸道丢失低张液体）；经肾丢失水（渗透性利尿如血糖明显升高、袢利尿剂）。
     - ✓ 药物：锂、地美环素、西多福韦、膦甲酸、地达诺新，锂→40%患者出现肾性尿崩症，有些是不可逆的；
     - ✓ 尿崩症：（见章节5.8"尿崩症"）；
     - ✓ 中枢性尿崩症（↓ADH）：下丘脑/垂体疾病/手术、厌食、热损伤、结核、梅毒；
     - ✓ 肾性尿崩症：肾脏对ADH反应下降；
     - ✓ 代谢：高钙血症、持续性低钾血症（<3 mmol/L）；
     - ✓ 肾小管间质：多囊性肾病，镰状细胞病/携带者，干燥综合征，结节病，淀粉样变，妊娠。
2. **评估**
   - 病史：无法获取饮用水（痴呆，老年人）→渴感对高钠的反应下降；嗜睡、虚弱、腹泻、呕吐、烦渴、多尿（渗透性利尿），下丘脑病变（渴感减退）；尿量改变。
   - 体格检查：容量状态（颈静脉压，黏膜），水肿，直立状态，腋汗。
   - 尿渗透压：由于ADH的最大作用尿渗透压应>700；尿渗透压>700→肾外失水；尿渗透压<700→经肾失水
   - 内分泌转诊：如果怀疑尿崩症（例如，多尿、烦渴、轻度高钠血症），禁水试验。

3. 治疗
- 一般性原则：确定获取水的障碍（例如，神志改变，渴感减退，生活需要他人照顾）；如果是获取水障碍导致的，计划每日饮水≥1 L；针对病因治疗，并停用有影响的药物。
- 中枢性尿崩症：转诊至内分泌科使用去氨加压素治疗。
- 肾性尿崩症：噻嗪类→轻度低血容量→近端肾小管水重吸收增加，水排泄减少；如果是由于锂制剂导致的，可使用阿米洛利（可阻断主细胞摄取锂）；考虑转诊至肾内科。

9.6 肾结石

1. 背景

- 危险因素：阳性家族史，久坐/制动，炎症性肠病，脲酶阳性的病原学所致的泌尿系感染（例如，变形杆菌属），CKD，骨病、甲状旁腺功能亢进、冠心病、高血压、2型糖尿病、慢性腹泻、痛风、妊娠、肾小管酸中毒。
  - ✓ 既往有结石：复发风险升高：50%~60%/5年，50%~75%/10年。
- 病理生理：过饱和尿酸盐 + 局部易感代谢因素（↓尿量；↓pH；↑尿钙、↑草酸盐，或↑尿酸盐；↓柠檬酸盐）。
  - ✓ 鹿角形结石：在肾盂及其分支形成，充满肾盏。

表9-6-1　结石类型及特点

结石成分	常见原因	尿pH
草酸钙 > 磷酸钙（最常见，80%）	脱水，饮食（动物脂肪及盐摄入过多），炎症性肠病，慢性肾脏病，远端肾小管酸中毒，甲状旁腺功能亢进，肥胖，胃旁路术	不定
尿酸（5%~10%）（纯尿酸结石在X线下阴性）	容量不足，饮食（高动物蛋白），痛风，肿瘤性疾病接受化疗，TLS，肥胖，骨髓增殖性疾病，在干燥、热带地区更常见	<5.5
鸟粪石（磷酸铵镁）	脲酶裂解的尿路感染（变形杆菌属，克雷伯杆菌属）→鹿角结石；留置导尿管	>7.5
胱氨酸	常染色体隐性基因型→胱氨酸尿	下降

2. 评估

- 病史：疼痛程度从轻微到急性绞痛±恶心；尖锐的腰痛或腹痛，因结石部位不同，疼痛可放射至腹股沟/阴茎；镜下或肉眼血尿（80%患者出现）；输尿管远端结石或尿路感染出现尿路刺激征（尿急，尿频，排尿困

难）；液体摄入量，饮食［盐，动物蛋白，菠菜/坚果
（↑草酸盐）］；患者可能无症状，因其他原因行CT
检查意外发现结石。

- ✓ 药物：维生素C（代谢为草酸盐）、氨苯蝶啶、蛋白
  酶抑制剂（茚地那韦），呋塞米（↑钙排泄）、磺
  胺嘧啶、阿昔洛韦。

- **体格检查**
  - ✓ 腹部检查：肾绞痛的患者因疼痛而扭动（而急腹症
    患者则可以安静地躺着）。
  - ✓ 检查：尿常规（红细胞阳性，白细胞阳性），血常
    规（白细胞>12×10^9/L提示全身感染），生化7项，
    尿培养；CT平扫或KUB平片联合超声发现结石。
  - ✓ 尿液滤器：过滤全部尿液，保留排出的结石进行
    分析。
  - ✓ 24h尿：收集2次24小时尿，测量尿钙、尿酸、柠檬
    酸、草酸的排泄量，指导患者预防结石复发；监测
    对生活方式和药物治疗的效果可能是必要的。
  - ✓ CT：3毫米薄扫是金标准（敏感性97%，特异性
    96%）；不需要使用对比剂。
  - ✓ 腹部X光片：敏感性57%，特异性85%；便宜，辐
    射量最少；不能检测小于2毫米结石或X线阴性结石
    （尿酸、胱氨酸、茚地那韦）；如果患者无症状且
    40天后结石未排出，可连续行腹部平片+超声评估肾
    积水及监控结石位置。
  - ✓ 超声：敏感性61%，特异性97%；尤其适用于儿
    童，孕妇以及对比剂过敏的患者；难以发现小结
    石，可发现肾积水。

- **预后**：饮食，药物治疗可使75%的患者免于再发结
  石，减少98%的新发结石；68%的≤5毫米结石在40天
  内排出；结石越大及位于膀胱输尿管连接处的结石排
  出的可能性较低。
  - ✓ 无症状的结石：约50%在未来5年内出现症状。

3. **治疗**
- 非紧急的治疗选择：

- ✓ 监控+内科治疗：如果肾功能正常，有效止痛，无感染，可充分补液，结石小于10毫米；可使用坦索罗辛治疗4周；如果4周内结石未自发排出，需重复影像学检查；
- ✓ 口服补液：每天摄入≥2.5升的液体，水或柠檬水；目标每日尿量>2L；
- ✓ 疼痛：NASIDs为一线用药（避免在孕妇、慢性肾脏病、胃肠道出血以及年龄>65岁患者使用）；止痛药物；乙酰对氨基酚；
- ✓ α受体阻滞剂：坦索罗辛（促进结石排出，缩短排出时间2～4天，减轻疼痛感）；
- ✓ CCB类：效果不佳，不推荐；
- ✓ 胱氨酸结石：水化，减少膳食中钠和蛋白，碱化尿液。
- 无症状，非梗阻性结石：每6个月复查B超。
- 手术方式的选择：
  - ✓ 体外冲击波碎石术：无创、传递能量脉冲穿透液体和机体组织到达结石；小于2厘米的输尿管和部分肾结石治疗成功率60%～80%；对胱氨酸结石、坚硬的结石无效；
  - ✓ 经皮肾镜取石术：创建通道进入肾集合系统，通过肾镜弄碎结石并取出；成功率70%～95%（可能需要多次操作）；用于直径大于2cm的结石，鹿角状结石；
  - ✓ 输尿管镜取石术：使半硬质或柔性内镜系统可视化逆行探查集合系统；输尿管中远端结石的金标准手术。
- 钙结石的预防：每天摄入液体（水或柠檬水）>2.5 L、低钠（<3 g/d）、低草酸（避免坚果、菠菜）、低果糖/蔗糖，避免碳酸饮料（酸化尿液）；限动物蛋白（1克/千克×天）；避免大剂量的维生素C和D，适度钙摄入。
- 药物预防：
  - ✓ 枸橼酸钾；

- ✓ 噻嗪类利尿药：氢氯噻嗪、氯噻酮减少尿钙排泄，用于尿钙明显升高时；
- ✓ 别嘌醇：用于高尿酸血症及水化、碱化尿液后仍复发的结石；
- ✓ 硫普罗宁：用于治疗胱氨酸结石。
- 转诊
  - ✓ 结石大于10mm，难治性疼痛，恶心/呕吐，泌尿系统脓毒症，肾衰竭，肾盂积水，糖尿病，肾脏移植或孤立肾，反复尿路感染；
  - ✓ 任何鹿角形结石；
  - ✓ 保守治疗失败：疼痛，结石无下移，出现全身或靶器官症状；
  - ✓ 患者要求干预或职业需要（飞行员，卡车司机，公共汽车司机）；
  - ✓ 既往结石病史：需要评估代谢因素；
  - ✓ 结石分析&全面的评估代谢因素（由初级保健医师、泌尿外科医师或肾内科医师）。

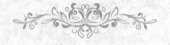

第十章 神经疾病

10.1 头痛

1. 概述

- 男女均可发病，女：男＞2：1，常见于年轻人、贫困人群
- 头痛的终生发病率高达90%～100%，约78%为紧张性头痛，16%为偏头痛
- 全科医疗中常见的主诉症状，约占所有门诊患者的1%。
- 分类：原发性头痛，无明确的继发病因，如紧张性头痛、偏头痛、丛集性头痛；继发性头痛，归因于系统性疾病或结构性神经病变；原发性头痛通常是慢性病程，起病于成人早期；如果是新的头痛模式，需要考虑继发性病因。

2. 评估

- 一般情况：通过病史尝试确定头痛的病因；仔细的神经系统检查可以帮助排除紧急/恶性的因素。
- 病史：首先，确定头痛是新发的还是慢性的，询问"你以前有过这样的头痛吗？""这样的头痛有多久了？"→帮助鉴别诊断。
  - ✓ 时间：起病的缓急，持续时间，症状达峰的时间，发作频率。
  - ✓ 部位：单侧（如果是，是否在同一侧？），球后。
  - ✓ 诱发/缓解因素：创伤，体位改变（仰卧位症状加重→颅内压增高），睡眠中断，压力，姿势，颈部疼痛。
  - ✓ 伴随症状：畏声或畏光，先兆，恶心/呕吐，眩晕，眼痛或视觉异常，其他神经系统症状，发热，肌痛。
  - ✓ 药物：包括非处方镇痛药，阿片类物质，硝酸盐，咖啡因，烟草，酒精，头痛的既往治疗用药。
  - ✓ 其他：既往史（免疫抑制），头痛家族史。
- 查体：生命体征（发热、高血压病），神经系统检查，尤其是颅神经检查，包括眼底检查，视野，眼球运动；评估脑膜刺激征。
- 影像学：门诊患者怀疑颅内病变，优选增强MRI；如果怀疑急性颅内病变，转诊至急诊，尽快行CT检查。

- 影像学适应证：
  - ✓ 50岁以上患者新发头痛，或新发持续性每日头痛；
  - ✓ 无法解释头痛特点及频率的改变；
  - ✓ 新发丛集性头痛/三叉神经性头痛；
  - ✓ 头痛影响睡眠；
  - ✓ Valsalva呼吸或用力后头痛加重；
  - ✓ 三叉神经痛伴有三叉神经缺损症状或双侧神经痛；
  - ✓ 非典型/新发的偏头痛先兆（非视觉改变）；
  - ✓ 呕吐；
  - ✓ 现有诊断无法解释神经系统查体异常；
- 报警症状：
  - ✓ 新的局灶性神经系统缺损性症状体征，包括视力下降，复视；
  - ✓ "雷击"样头痛：爆发性起病，剧烈头痛（蛛网膜下腔出血）；
  - ✓ 颅内压升高的征象：视乳头水肿，仰卧位时头痛加重，伴恶心/呕吐，外展神经麻痹（肿物，静脉窦血栓），脑膜刺激征（蛛网膜下腔出血或脑膜炎），精神状态改变（脑膜炎/脑炎），免疫抑制状态合并发热（中枢神经系统感染）。

3. **鉴别诊断**
   - 紧张性头痛：通常在数小时内发作，不影响日常活动。
     - ✓ 定义：满足以下特征2条及以上：头痛位于双侧；头部有紧箍感；运动时头痛无变化；严重程度为轻中度；不伴恶心和呕吐（可有厌食）；不同时出现畏光和畏声；
     - ✓ 流行病学：也可见于偏头痛患者；
     - ✓ 诱发因素：睡眠不足，脱水，饥饿，与头部肌纤维敏感性有关；
     - ✓ 询问：寻找应激源，合并症（例如抑郁症）；
     - ✓ 急性期治疗：NSAIDs类药物镇痛剂（可能存在药物过度使用性头痛风险）；若存在颈部痛，可给予相应治疗；
     - ✓ 预防：三环类抗抑郁药（去甲替林），生物反馈。

- 三叉自主神经性头痛：特点为自主神经症状（流涕，流泪，结膜充血，瞳孔缩小，上睑下垂），典型的单侧性头痛，根据病程可分为不同的亚型：
  - ✓ 丛集性头痛：单侧眼眶/颞部疼痛，坐立不安，乙醇和硝酸酯类药物可加重头痛，持续约15min至3h，通常集中在7d内发作，除非慢性病程、变化不定。治疗：吸氧，舒马曲坦（经鼻或皮下注射），利多卡因（经鼻）。预防：钙通道阻滞剂（维拉帕米）。
  - ✓ 持续性半侧头痛：女性多于男性，刺痛，持续≥3月；治疗：吲哚美辛。
  - ✓ 阵发性半侧头痛：女性多于男性，持续约2~45分钟；治疗：吲哚美辛。
  - ✓ 伴有结膜充血及流泪的单侧短暂持续性神经痛样头痛（SUNCT）：发病率男性多于女性。定义：眼眶刺痛，持续约15s~5min，皮肤刺激后诱发；治疗：缺乏有效的治疗，必要时可考虑拉莫三嗪。
- 三叉神经痛：起病年龄>40岁，单侧电击样疼痛，咀嚼和触摸面颊可诱发疼痛。
- 继发性头痛：临床表现可类似于偏头痛，或者表现为患者既往典型头痛综合征的发作频率、性质及强度与偏头痛发生改变。
  - ✓ 颞动脉炎：年龄大于50岁，女性多于男性，发热、全身症状，下颌关节功能障碍，可伴有视力丧失，其中约50%与合并风湿性多肌痛有关；如果高度怀疑此疾病需立即开始治疗。
  - ✓ 假性脑瘤（特发性颅高压）：多见于女性，20~40岁，与肥胖，药物（Vit A衍生物，四环素，口服避孕药）。症状：仰卧位症状加重，视物模糊/灰色斑点，搏动性耳鸣，颅高压征象→若是新发病例转诊至急诊。诊断：增强MRI和MRV（排除肿瘤和静脉窦血栓），腰穿初压>25cmH_2O。治疗：减轻体重，乙酰唑胺，脑脊液分流→转诊至神经内科或神经眼科。
  - ✓ 其他：颅内压增高（中枢神经系统占位/水肿，脑积水），颅内压降低（脑脊液漏，分流），颞动脉

　　炎，血管性因素（脑卒中，动脉瘤/动静脉畸形，静脉窦血栓形成），创伤后（脑震荡，脑出血），脑膜刺激征（脑膜炎，蛛网膜下腔出血），可逆后部脑病综合征，颞下颌关节综合征，青光眼。

- 药物滥用（反跳性头痛）：继发性头痛的一种亚型，发生于原发性头痛综合征的患者。
  - ✓ 定义：好发于使用麦角、阿片类制剂、曲坦或联合镇痛剂>10天/月或弱镇痛剂>15天/月的患者。
  - ✓ 症状：服药后头痛加重，停药后好转。
  - ✓ 治疗：合理的方法有多种，可考虑短期应用皮质类固醇；最重要的是停用相关药物；中-重度病例考虑转诊至神经内科。

4. **慢性头痛管理**
- 头痛日记：以确定诱因，模式，频率，伴随症状和治疗反应。
- 药物：每月大于一次严重头痛，可考虑预防性治疗+必要时终止头痛的药物。
- 建议：尽可能避免诱因；注意：若终止头痛的治疗每周>2~3次→药物过度使用性头痛风险。
- 转诊至神经科：复杂性偏头痛合并神经功能缺损；头痛伴自主性症状（如三叉神经痛）或慢性头痛（每月>15次）。

偏头痛

1. **概述**
- 流行病学：女性中患病率约为15%，男性约为6%，30~39岁为发病高峰期；大多数患者每月可出现1~4次偏头痛发作；绝大多数（>90%）发病年龄小于40岁；80%的患者有家族史；头痛常常影响工作和生活质量。
- 病理生理：尚不明确，支配脑膜血管的神经释放出肽类物质→刺激血管周围三叉神经→脑膜血管扩张，血管周围炎症；三叉神经投射于脑干→丘脑→高级的大脑皮层中枢（痛觉过敏，异常性疼痛）。

2. **分类**

- 无先兆偏头痛：70%~80%的病例为此类型；是一种复发性头痛疾病；头痛发作持续4~72小时；头痛过程中至少伴随以下1项：恶心和/或呕吐；畏光和畏声；至少满足以下2条头痛特征：单侧，搏动性，中重度疼痛，日常活动可加重头痛。可发展至触诱发痛。

- 慢性偏头痛：偏头痛发作每月至少出现15天，且持续3个月以上。

- 先兆偏头痛：见于18%的病例；先兆持续时间<1小时，通常发生于偏头痛开始时；视觉先兆最常见：视物暗点伴彩色边缘（锯齿样）；先兆偏头痛并非脑卒中的危险因素，但当合并以下情况时，脑卒中风险可能增加：45岁以下相对危险度（RR）增加2倍，吸烟者9倍，口服避孕药者7倍；此类患者不宜服用含雌激素的口服避孕药。

- 复杂型偏头痛：合并神经功能损害（无力，麻木，失语）；必须首先除外脑卒中；涵盖多种亚型（基底型，前庭型，视网膜型）。

3. **评估**

- 病史：出现以下症状时需考虑偏头痛：晕动症病史，冰淇淋头痛或"大脑冻结"，时差相关头痛，宿醉相关头痛（尤其是饮红葡萄酒后）。

表10-1-1　偏头痛的诱因

分类	举　　例
环境	天气（占50%）及温度变化，湿度增加、海拔升高
情绪	精神心理压力（占80%），情绪抑郁，度假
生活习惯	睡眠不足，睡眠过多，疲劳，饮食不规律
感官刺激	强光，浓烈的香味，烟味
酒精	（50%）所有酒类或仅限某种酒类（红酒最常见）
食物	（45%）巧克力，奶酪，柑橘，油炸食品，腌制肉/鱼
激素	经期（50%的女性偏头痛者与月经相关，单纯月经性偏头痛占女性偏头痛者的14%）
其他	轻度头部创伤，硝酸甘油，强体力活动，脱水

- 诱因：85%的患者可以确定头痛诱因（参考头痛日记）；这些患者常存在多个诱发因素（平均约3个）。

4. 治疗
- 咨询：环境，头痛发作时建议处于安静、光线暗的房间，避免运动及脱水。
  - ✓ 药物，采用顿挫疗法，从使用简单的镇痛药，如NSAIDs类药物或对乙酰氨基酚，到使用曲坦类药物。
  - ✓ 尽快服药直至达到最大疗效，避免连续用药2周以上，否则可引起药物过度使用性头痛。
  - ✓ 可建立针对不同症状类型（轻度/早期、重度、难治性）的"药箱"，以便分层治疗。
- 头痛日记：可帮助判断偏头痛的诱因和治疗效果；为后续的随诊提供建议。
- 曲坦类：5-羟色胺激动剂
  - ✓ 机制：抑制血管活性肽的释放，阻断疼痛信号传递至丘脑。
  - ✓ 治疗：6mg舒马曲坦皮下注射是经典药物中最有效的；对于口服曲坦类，各类药物疗效无明显差异，尽管meta分析结果显示：100mg舒马曲坦≥夫罗曲坦＞那拉曲坦；目前没有明确证据表明曲坦类药物比其他顿挫疗法更有效以及费用更高；如果某种曲坦类药物对2次头痛发作均无效，可更换为另一种曲坦类药物；也可考虑与NSAIDs类药物联合应用。
  - ✓ 用药：头痛发作时服药可使疗效明显提高，若患者已出现触诱发痛，则无明显效果；通常在发作后20～60分钟内服用。
  - ✓ 给药方式：口服最常用，此外还包括鼻喷剂，皮下注射，经口吸入和崩解片。
  - ✓ 治疗举例：头痛首次发作时，舒马曲坦50～100 mg，2小时后可重复1次（24h最大剂量200mg）或利扎曲坦5～10mg，2小时后可重复1次（24h最大剂量30mg）。
  - ✓ 不良反应：感觉异常，潮红，一过性轻度颈胸部压迫感或紧缩感（需除外冠状动脉缺血）；药物过度使用性头痛。

✓ 药物相互作用：在使用麦角类药物24h内不应使用曲坦类药物；与选择性5-羟色胺重摄取抑制剂或5-羟色胺-去甲肾上腺素重摄取抑制剂联用可增加5-羟色胺综合征的发生风险。

✓ 禁忌证：复杂型偏头痛，冠心病/脑卒中病史，严重的肝肾疾病，控制不佳的高血压病，冠状动脉痉挛病史；避免应用于老年患者或冠心病高危患者（根据用药前基线ECG，决定是否行进一步评估）。

表10-1-2 偏头痛的治疗药物

药物	应用	不良反应
NSAIDs类药物	轻-中度偏头痛的一线治疗，非处方药物	消化道溃疡，急性肾损伤，增加药物过度使用性头痛风险
阿司匹林/对乙酰氨基酚/咖啡因	轻-中度偏头痛的一线治疗，非处方药物	个体化的不良反应，增加药物过度使用性头痛风险
丙氯拉嗪	止吐	抗多巴胺能作用（烦躁不安/静坐不能/肌张力障碍），QTc延长
甲氧氯普胺	止吐	抗多巴胺作用（见上）
镁剂	畏光	便秘

• 不推荐使用阿片类药物：有反跳性症状，存在药物滥用的风险。

5. 预防

• 预防性治疗的指征：每月偏头痛发作频率在1～2次以上，或发作持续3天以上。

• 口服避孕药：对于月经为发作诱因的患者，可考虑连续单相低剂量口服避孕药物；禁用于先兆偏头痛，可使头痛症状恶化或导致患者出现先兆症状→需立即停药。

• 中药/替代疗法：有研究表明蜂斗叶属植物提取物（不良反应：瞌睡，过敏反应，如有肝脏疾病需慎用）和辅酶Q10可能有效；维生素B_2疗效尚不明确，大多数研究结果表明疗效可能优于安慰剂。

- 其他：对于难治性或慢性偏头痛，可考虑于神经内科行局部神经阻滞治疗（肉毒杆菌毒素）。

表10-1-3　偏头痛的预防药物

药物	合并以下情况时适用	不良反应
普萘洛尔	高血压病，静脉曲张/预防消化道出血	抑郁，疲劳，血压/心率下降，勃起功能障碍
托吡酯	肥胖，癫痫	感觉异常，恶心，体重减轻，记忆/认知障碍，肾结石，致畸风险
丙戊酸	癫痫，情绪障碍	体重增加，肝功能异常，血小板下降，震颤，血氨升高，药物相互作用，致畸风险
三环类抗抑郁药	抑郁症（治疗偏头痛减量）	心律失常，口干，便秘，镇静，与阿米替林相比，去甲替林不良反应相对小
维拉帕米	高血压病，心房颤动	血压/心率下降，头晕，面部潮红
加巴喷丁	周围神经病	头晕，镇静，体重增加，水肿，情绪低落

10.2 复视

1. **概述**
   - 定义：一个物体看成两个影像。
   - 病理生理：正常双眼视觉需要眼球、眼外肌、颅神经及大脑皮层功能的完整和协调；该通路上的任一处病变都可以导致复视。
   - 眼球运动涉及的颅神经包括：第三对颅神经（动眼神经）：支配内、上、下直肌，下斜肌和上睑提肌，瞳孔括约肌（副交感）；第四对颅神经（滑车神经）：支配上斜肌；第六对颅神经（外展神经）：支配外直肌。
   - 病因：颅神经麻痹最常见；可以是特发性、缺血性、创伤性、压迫性（颅内压增高、动脉瘤）；也可以是眼外肌本身的病变（创伤、重症肌无力）。不同的病因和病情严重度意味着适当的评估和分类至关重要。

2. **评估**
   - 病史：询问起病情况、有无任何创伤史；既往史，包括糖尿病、高血压病、甲状腺疾病。复视病史中对于疾病定位的关键特征包括：
     - ✓ 单眼（单眼闭合后仍有复视症状闭上一只眼后复视仍存在）或双眼（单眼闭合后复视症状消失闭上一只眼后复视消失）？
     - ✓ 水平（物象处于同一水平面）或垂直（物象位于上下层面）？
     - ✓ 缓解/加重因素：头倾斜、眼球向内侧和外侧注视、近聚焦或远聚焦某一物体，疲劳时症状加重或晨轻暮重。
     - ✓ 伴随症状：询问有无头痛，恶心或呕吐，无力，麻木，共济失调，眼球运动时伴有疼痛（肌病）。
   - 查体：整个眼部和颅神经检查，评估眼球突出（Grave's病），上睑下垂（动眼神经），睑后退（甲状腺功能亢进）；眼底镜检查视乳头水肿，瞳孔不对称（瞳孔扩大→动眼神经病变）和对光反射。

表10-2-1　复视常见临床特征定位诊断

临床特征	定位
单眼复视（单眼闭合时症状持续）	眼球病变→转诊至眼科
双眼复视（单眼闭合时症状消失）	神经病变→转诊至神经内科
水平成像	动眼神经或外展神经病变
垂直成像	滑车神经病变，眼轴偏位
头倾斜后症状改善	滑车神经病变（头向健侧倾斜） 外展神经病变（头向患侧倾斜）
近聚焦时症状加重	动眼神经病变
远聚焦时症状加重	外展神经病变
头痛，恶心/呕吐，无力，麻木，共济失调	颅内病变

- 校准测试：
  - ✓ 角膜外表面上反射：当患者直视前方时，用光线照射眼球，评估光线反射在角膜上的位置；不对称意味着存在斜视；
  - ✓ 眼遮盖-去遮盖试验：评估矫正运动的效果（斜视）；
  - ✓ 眼球运动测试：被检查者眼球随检查者手指沿"H"路径运动，检查每个象限上的复视情况。
- 如果考虑肌无力，可行疲劳实验（预期肌力递减），并测试持续性向上凝视，检查屈颈、伸颈。
- 危险信号：头痛，恶心或呕吐，双侧瞳孔不对称，瞳孔对光反应迟钝，上睑下垂，多颅神经麻痹，其他神经功能缺损症状，眼痛。

3. 病因学
- 第三对颅神经（动眼神经）麻痹：水平或"对角"复视。
  - ✓ 特征：当患者水平直视时，患侧眼外下斜；当患者向上或向健侧注视时，复视症状加重；可有瞳孔散大、上睑下垂；
  - ✓ 病因：最常见是由动脉瘤或肿瘤压迫性（疼痛性，

常伴有瞳孔散大及对光反射受累，但如果只是部分性麻痹，瞳孔可正常）；也可以是由于缺血/梗死性（常见于糖尿病），典型表现为没有瞳孔散大和疼痛，也可表现为眼眉上方局部疼痛。

- 第六对颅神经（滑车神经）麻痹：水平复视，最容易出现麻痹的颅神经。
  - ✓ 特征：向患侧的外展注视时，复视症状最重。
  - ✓ 病因：特发性，缺血性微血管疾病（常见于控制欠佳的糖尿病），创伤性，颅内压增高（第6对颅神经是最易受损于慢性颅内病变）。
- 核间性眼肌麻痹：水平复视，内侧纵束受累所致，内侧纵束连接动眼神经核和展神经核。
  - ✓ 特征：内向凝视受限，伴对侧眼球震颤，与动眼神经麻痹时辐辏反射保留不同。
  - ✓ 病因：最常见的是脱髓鞘性病变（如多发性硬化）；老年人，则要考虑到脑干梗死。
- 第四对颅神经（滑车神经）麻痹：垂直复视，独立发病相对罕见。
  - ✓ 特征：当患者向下看并向健侧注视时症状最重；头偏向患侧时症状加重。
  - ✓ 病因：创伤（见于大多数病例，甚至可以是非常轻微的创伤），术后，特发性，缺血性。
- 眼轴偏位：垂直复视，但不符合滑车神经麻痹模式；向各个方位注视时均有相同的复视症状；常继发于颅神经核以上部位的损伤（脑干、前庭系统、小脑）。
- 其他：海绵窦综合征（眼球突出、眼痛），眶上裂综合征（眼痛、上睑下垂），眶尖综合征（视觉丧失+麻痹），重症肌无力（复视常为首发表现，常伴有疲劳现象和上睑下垂），吉兰-巴雷综合征（Miller Fisher变异型：复视，共济失调，反射消失），甲状腺功能亢进（继发于眼外肌炎症），韦尼克脑病（眼球震颤、步态障碍）。

4. **治疗**
- 孤立的单眼复视→24~48h内转诊至眼科。

- 孤立的双眼复视→24~48h内转诊至神经科或神经-眼科。
- 双眼复视的危险信号（如前述）→急诊神经科评估和检查。

10.3 无力

1. 概述

- 神经肌肉疾病所致无力被定义为肌无力；然而，"无力"一词并不是专有名词，也可以用于描述疲劳、疼痛、关节功能障碍/损伤、心因性或"功能性"无力。
- 乏力：非肌力丧失，而是机体整体处于虚弱的状态，耐力下降，主动性降低，常继发于某种潜在的全身系统性疾病（如急/慢性疾病，抑郁症，贫血）。
- 准确评估肌力对于确定是否存在肌无力和明确病因非常重要；无力可以在很多疾病中出现（如硬膜外脓肿，泌尿系感染，骨关节炎），病史和查体可为诊断提供重要线索。

2. 评估

- 一般评估：询问病史，缩小鉴别诊断的范围；查体时明确是否存在肌无力，若存在，根据无力的分布情况及神经系统体征进行定位诊断。
- 病史：
  - ✓ 起病情况：急性（血管性），亚急性（药物性、类风湿性、感染性）或慢性（代谢性）；
  - ✓ 加重因素：精神压力（功能性），创伤，发热/感染；
  - ✓ 无力分布（病变定位）：局部还是全身？是否对称？近端还是远端？
  - ✓ 既往史：慢性肾脏病，HIV感染，癌症，近期重大疾病，家族史；
  - ✓ 药物/中毒：他汀类，贝特类，皮质类固醇，秋水仙碱，氯喹，乙醇，可卡因；
  - ✓ 伴随症状：二便失禁或潴留（脊髓损伤），复视（重症肌无力），言语不清，感觉障碍，头痛（复杂性偏头痛，脑卒中/颅内出血）。
- 查体：根据提供的相关病史进行全身查体；检查肌容积和肌张力，双侧是否对称；评估肌力、膝/踝阵挛、深反射及感觉检查（脊髓损伤可通过感觉障碍平面确定病变脊髓节段）。

- 肌力评估：言语指导患者用力对抗检查者，并保持该姿势一段时间（"用力对抗我的手3秒钟，尽可能地用力……1，2，3"）。

表10-3-1　肌力分级

0级	肌肉完全无收缩
1级	可见肌肉轻微收缩
2级	可以带动肢体/关节水平活动，但不能对抗重力
3级	能对抗重力，但不能对抗阻力
4级	能短暂对抗阻力，但不持久或肌力比正常者弱
5级	正常肌力，可对抗阻力

- 如果存在肌力受损，需对病变进行定位：上运动神经元/下运动神经元。
  - ✓ 上运动神经元（大脑皮层，皮质脊髓束至脊髓）：主要累及上肢伸肌及下肢屈肌，出现上肢屈曲、下肢伸直的姿势（如肘部屈曲/膝部伸直），肌张力增高，腱反射亢进，巴氏征阳性。
  - ✓ 下运动神经元（前角细胞，周围神经，神经肌肉接头，肌肉）：无力分布跟损害部位有关；肌张力正常或减低；深反射减弱；肌束震颤/肌肉萎缩；需鉴别神经根还是周围神经损害（参考10.11"周围神经病"）。
  - ✓ 感觉症状在上/下运动神经元病变中均可出现，亦可不出现。
- 肌力评估的可靠性：存在以下情况时可能无法准确评估肌力：关节痛，肌痛，虚弱乏力，关节病，患者不配合等。
  - ✓ 下述情况有一定提示意义但无特异性：
    - ◆ "作出的无力"（give-way weakness）：患者初始肌力正常，随后突然丧失对抗阻力的力量（虚弱乏力）。
    - ◆ 共同收缩：当检查无力的主动肌肌力时，可感受到拮抗肌的收缩，当患者前臂屈曲时，可触到肱三头肌的收缩。

- ◆ 胡佛征：患者仰卧，比较主动伸髋肌力（检查者将手置于患者足跟下，嘱"右足跟用力向下压我的手"）与由对侧髋关节屈曲（嘱"将左腿抬离桌面"）引起的非主动伸髋肌力（症状修饰，髋部疾病）。
- 如果肌力正常→详细的病史和查体寻找虚弱乏力的病因。
- 报警症状：急性起病，进展迅速，气短（特别是端坐呼吸）或累及呼吸系统，延髓受累（构音障碍，咀嚼、吞咽困难，尿潴留）→转诊至急诊。

3. **检查**
- 实验室检查：Na^+, K^+, P, Mg^{2+}, Ca^{2+}, CK, TSH, $VitB_{12}$, LDH, LFTs（肝功能），神经病变相关检查（参考10.11"周围神经病"）。
- 影像学：当考虑存在颅内病变时应进行；若怀疑急性脑卒中或脑出血，需立即完善CT；如非此种情况，可行MRI。
- 其他：肌电图/神经传导测定协助病变定位，肌活检明确肌病病因。

表10-3-2　肌无力鉴别诊断

诊　断	临床特征
脑卒中，颅内出血	突然起病，上运动神经元损害体征
脊髓病变	感觉平面，交叉性感觉障碍（如同侧轻触觉障碍，对侧的痛温觉缺失），二便失禁，双下肢（+/-上肢）无力
运动神经元病	同时有上运动神经元和下运动神经元损害的体征
重症肌无力	疲劳不耐受，随疾病进展症状加重，可伴复视
肌炎（皮肌炎，多发性肌炎）	对称性近端肌无力，可伴肌痛，皮肌炎时可有向阳疹
单神经病（参考10.11"周围神经病"）	突然起病，局限性肌无力（如足下垂），伴感觉缺失

4. **转诊**
 - 如果明确存在肌无力、诊断不明确或确证存在神经系统病变→转诊至神经内科。
 - 存在上述报警症状，或怀疑存在颅内病变→转诊至急诊。

10.4 眩晕

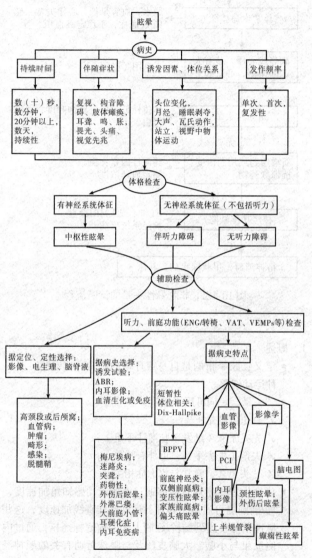

图 10-4-1 眩晕的诊断流程

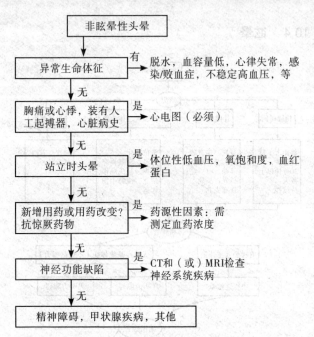

图 10-4-2 非眩晕性头晕的诊断流程

1. **概述**
   - 定义：眩晕指的是自身或环境的旋转、摆动感，是一种运动幻觉。
   - "头晕"一词可用于描述：
     ✓ 真正的眩晕；
     ✓ 先兆晕厥（继发于脑灌注不足）；
     ✓ 失衡（失去平衡，可伴有眩晕）；
     ✓ "头晕"，常常与焦虑症相关。
   - 病理生理：半规管能够通过液体流动感知角加速度，球/椭圆囊可通过相邻耳石运动感知直线加速度，这些脉冲信号传递到脑桥/延髓上部的前庭神经核，通过内侧纵束与小脑、大脑皮质及与眼球运动有关的颅神经（Ⅲ、Ⅳ、Ⅵ）相连接。

- 病因：可分为周围（最常见为内耳病变）或中枢（脑干、小脑）病变。
- 预后：大多数为良性病程，但一些中枢性病变需要急诊治疗，因此准确评估任何提示脑干和小脑病变的症状非常重要。

2. **评估**
- 首先，明确患者存在眩晕，而不是其他原因引起的头晕；其次，通过病史和查体判断是中枢性或周围性眩晕。
- 病史：确定症状由眩晕引起：嘱患者描述"头晕"；如果患者不能进一步阐述，可询问"你觉得房间是否在旋转？"
  - ✓ 疾病发作：突然起病提示中枢性病变或梅尼埃病。
  - ✓ 持续时间：短暂（<1分钟）提示良性阵发性体位性眩晕（BPPV）。
  - ✓ 加重因素：头位变化（提示BPPV），运动（周围性病变）。
  - ✓ 伴随症状：中枢性病变：复视，其他神经系统症状，步态不稳，恶心或呕吐；周围性病变：头痛，明显的恶心或呕吐，耳鸣；系统性（非前庭性）病变：胸痛、心悸。
  - ✓ 其他：创伤史（颈动脉夹层），卒中危险因素，服药史。
- 查体：如果怀疑先兆晕厥，需要测卧立位的生命体征，检耳镜检查颅神经功能；全面检查有无眼球震颤，复视，霍纳综合征。
  - ✓ 小脑：评估辨距不良，共济失调，宽基步态，龙贝格征。
  - ✓ 听力：通过Weber和Rinne测试评估感音神经性耳聋。
- 诱发试验：严重的颈部或血管性疾病要特别谨慎。
  - ✓ Dix-Hallpike试验：患者头向一侧旋转45°后快速卧倒，使头悬至床下；检查双侧；试验阳性为眼球震颤、眩晕，经常延迟2~5秒后出现，患耳向地，则考虑BPPV；然而试验阴性也不能完全排除BPPV。

✓ 头脉冲试验：让患者平视眼前某一固定的物体，检查者将患者头迅速偏向一侧（~30°）。试验阳性：当头转向受影响的一侧，眼球会进行一个纠正性扫视的过程，使之重新聚焦到先前的目标，提示周围性病变。

✓ 眼球震颤：评估各个方向上的眼球震颤；周围性病变特征为水平震颤，当向受影响侧注视时，症状加重。

✓ 头部冲击-眼震-眼偏斜试验（HINTS）：三步检查；如果3步检查结果都提示中枢性病变，则诊断脑卒中的敏感性为100%，特异性为96%。

表10-4-1　中枢性眩晕与周围性眩晕的特点

	周围型	中枢型
头脉冲试验	扫视（+）	阴性
眼球震颤		
固定头位	常为水平性，也可为混合性：水平/旋转、垂直/旋转	纯水平，纯垂直，或纯扭转
方向多变	单向的，方向不变	随注视方向而变
视觉固定	受抑制	无影响
反向头位	改变眼震的方向	无影响
眼偏斜	不存在	存在
其他	明显恶心/耳聋/耳鸣	姿势不稳/其他神经体征

- 诊断：如果怀疑中枢性病变，需转诊至急诊进一步处理；BPPV无需行影像学检查。
- 报警症状：神经功能损害，严重的头痛/恶心症状，HINTS试验阳性，中枢性眼球震颤或任何提示占位或结构性损伤的病变。

3. **鉴别诊断**
- 周围性病变：占病因的2/3。
- 良性阵发性位置性眩晕：常见，女性多于男性，随年龄增长发病率上升，患病率2%。
  ✓ 病因：脱落耳石进入半规管后引起的眩晕发作（90%为后半规管，予Epley手法复位）；

- ✓ 症状：复发性，短暂性发作、持续时间<1分钟，某种特殊的头位改变（侧卧、翻转）即可诱发，Dix-Hallpike试验阳性。
- ✓ 治疗：手法复位（Epley，Semont，Brandt-Daroff）。Epley：患侧行Dix-Hallpike试验后保持1~2分钟，将头向健侧转向90°，再保持1~2分钟，将身体转向健侧并转头90°使面朝地，再保持1~2分钟，后缓慢坐起。
- 梅尼埃病：20~40岁，10%~50%为双侧病变，患病率<0.1%。
  - ✓ 病因：继发于迷路中的内淋巴囊扩张；特发性或继发于创伤、感染。
  - ✓ 症状：反复眩晕+波动性耳聋/耳鸣；耳胀满感；突然发作，持续数分钟或数小时。
  - ✓ 治疗：发作期卧床休息，低盐饮食，对症处理：美克洛嗪，东莨菪碱，异丙嗪，轻度镇静；对于严重/难治性病例→迷路化学切除术或手术。
- 急性前庭神经元神经病或"急性前庭神经炎"：
  - ✓ 病因：推测为病毒感染性病变，发作前可有"上感"病史。
  - ✓ 症状：眩晕可持续数天到数周，通常第一天症状最重；亚急性、自发性发作，头部运动时症状加重，头脉冲试验阳性。
  - ✓ 治疗：对症治疗，没有证据表明糖皮质激素治疗有效；完全恢复可能需要数周。
- 中枢性病变：
  - ✓ 后循环短暂性脑缺血发作/卒中：评估危险因素（年龄>60岁，高血压病，高脂血症，糖尿病，吸烟史，慢性心衰，心房颤动）和伴随症状，颈部疼痛/创伤→怀疑椎动脉夹层：脑卒中病例中有20%为年轻人→转诊至急诊。
  - ✓ 后颅窝占位：头痛，缓慢起病，伴其他神经系统体征→转诊至急诊。

√ 药物性/中毒：巴比妥类，苯并蒽，酒精，抗癫痫药物（包括加巴喷丁），安眠药；如果没有脑干损伤的证据，可去除毒性药物后密切观察病情变化。

√ 前庭性偏头痛：有偏头痛病史，查体正常，可能存在中枢性眼球震颤→如果高度怀疑，转诊至神经内科。

4. **转诊**

- 存在上述报警症状；脑卒中的高风险患者；不能排除中枢性病变→转诊至急诊行CT或MRI。

- 存在以下情况可考虑转诊至神经内科：诊断不明确；眩晕症状持续存在或难以控制，包括BPPV对Epley复位法无效；也可以尝试前庭物理疗法治疗BPPV和Meniere。

10.5 脑卒中、短暂性脑缺血发作（TIA）

1. **概述**
   - 定义：
     - ✓ 缺血性脑卒中：由于脑部血液循环障碍，缺血、缺氧所致的脑功能丧失（占全部脑卒中85%，余15%为出血性卒中）。
     - ✓ 短暂性脑缺血发作（TIA）：脑部、脊髓或视网膜局灶性缺血所致的、不伴急性梗死的短暂性神经功能障碍，一般多在1~2小时内恢复，MRI上无急性梗死灶的证据。
   - 流行病学：发病率随年龄增加而升高，首次卒中的平均发病年龄为71~75岁，34%的卒中发生于65岁以下人群。
   - 脑卒中是导致死亡和残疾的主要原因；近一半卒中后老年人存在严重残疾；TIA被认为是脑卒中的"报警症状"；TIA患者短期卒中风险很高→三个月内卒中风险为10%~17%，其中50%发生于TIA后2日内，该段时期过后，10年内心肌梗死、脑卒中或血管性死亡的风险为43%。
   - 危险因素：高血压病，心房颤动，吸烟，血脂异常，缺乏运动，糖尿病，慢性肾脏病/终末期肾病。
   - 病因：
     - ✓ 大动脉粥样硬化：主动脉弓、颈部动脉（最常见）及颅内动脉粥样硬化；
     - ✓ 心源性栓塞（房颤，慢性心力衰竭）；
     - ✓ 脑小动脉闭塞（腔隙性脑梗死）；
     - ✓ 其他原因：如颈部血管夹层，高凝状态，高黏滞状态，心脏右向左分流形成反常栓塞，心内膜炎，感染（梅毒，中枢神经系统带状疱疹），血管炎。

2. **评估**
   - 当患者主诉的症状提示短暂性脑缺血发作（TIA）时：
     - ✓ 判断是否为TIA？需要鉴别癫痫发作，偏头痛，晕厥，转换障碍，单神经病（如贝尔麻痹或腓神经病）。

✓ TIA后脑卒中的风险评估：ABCD2评分可以预测TIA
患者的卒中风险，总分7分，低危0~3分，中危4~5
分，高危6~7分。

表10-5-1 ABCD2评分量表

A（Age）	年龄	大于60岁为1分
B（Bloodpressure >140/90mmHg）	血压	急性评估时大于140/90mmHg时为1分
C（Clinicalfeatures）	临床特征	单侧无力为2分，没有无力表现但语言障碍为1分
D（Symptom Duration）	脑缺血症状持续时间	≥60min为2分，10~59min为1分，<10min为0分
D（Diabetes）	糖尿病	有糖尿病为1分

- 所有怀疑TIA或脑卒中的患者→记录最后正常时间；立
  即转诊至急诊科；明确有无溶栓治疗指征。
- 当既往病史中存在可疑TIA相关症状时：如两周前一
  过性视力丧失→完善门诊相关检查，与神经科医生沟
  通，做出临床诊断；可采用ABCD2评分评估卒中风
  险：如果72小时以内曾出现过症状、ABCD2评分≥3分
  需要住院治疗。
- 怀疑的TIA患者需行以下检查评估：头颅磁共振（含
  弥散加权成像）、颈部血管检查（MRA，CTA或超
  声），明确是否存在脑卒中及血管狭窄；ECG，24h动
  态心电图，经胸壁超声心动图，血常规，电解质，血
  糖，血脂；根据临床特征考虑进一步检查（监测心脏
  事件，心内膜炎、高凝状态检查）。

3. **缺血性脑卒中治疗**
- 可干预的危险因素：控制血压、血糖，戒烟，限酒，
  加强锻炼，控制体重。
- 抗血小板治疗：所有非心源性栓塞性TIA/脑卒中患者
  均应接受抗血小板治疗，除非已行抗凝治疗或存在禁
  忌；下列二级预防方案均可考虑：
  ✓ 阿司匹林（最佳剂量：75~150mg/d）或氯吡格雷
    （75mg/d）单药治疗可作为首选抗血小板药物；

- ✓ 阿司匹林（25mg）+缓释型双嘧达莫（200mg）2次/天或西洛他唑（100mg）2次/天，可作为阿司匹林及氯吡格雷的替代药物治疗；
- ✓ 应综合患者的危险因素、经济情况、耐受性等因素个体化选择抗血小板药。阿司匹林联合华法林治疗增加出血风险，但并不降低脑卒中风险（可能适用于合并冠心病的患者，参考2.4"冠心病"）。
- 降脂药：他汀类药物可降低缺血性脑卒中复发风险。若存在大动脉粥样硬化证据并且LDL＞2.6mmol/L（100mg/dl），建议启动他汀类降脂治疗；目标LDL＜1.8mmol/L（70mg/dl）。
- 并发症：
  - ✓ 评估抑郁症，卒中后抑郁见于近26%的患者；危险因素包括：此前社会隔离，心境障碍病史，卒中后独立生活能力下降；可能与不良预后相关。
  - ✓ 跌倒风险。
  - ✓ 误吸风险（所有近期脑卒中患者，至少需要在发病初期行语言及吞咽功能评估，如存在可能需要康复治疗）。
- 转诊：存在TIA/脑卒中病史者均应转诊至神经科；近期脑卒中患者应多学科综合评估，包括康复治疗、语言评估等。

4. **特殊情况下脑卒中的治疗**
- 心房颤动所致脑卒中：除外禁忌后建议抗凝治疗。
  - ✓ 抗凝时机尚无一致性结论，为降低出血风险，大多数神经内科医生选择在卒中后1~2周启动抗凝治疗。
  - ✓ 除非有其他指征，否则无需常规给予肝素过渡。
- 脑卒中合并心肌病：对于左心室射血分数＜35%的窦性心律患者，在降低卒中复发风险方面，华法林优于阿司匹林325mg/d，但二者在全因死亡、缺血性脑卒中或脑出血的复合终点事件方面无显著差别；在慢性心力衰竭合并脑卒中的患者中，华法林或抗血小板药物均可作为脑卒中二级预防用药，应个体化考虑。
- 颈部动脉夹层所致脑卒中：起初数天脑卒中风险

最高。

- ✓ 颅外→抗血小板或抗凝×3～6月；尚无抗凝优于抗血小板治疗的证据；
- ✓ 颅内→考虑到蛛网膜下腔出血的风险，通常避免抗凝治疗。
- 颈动脉狭窄。
- 颅内动脉狭窄：尚无证据表明支架及其他介入治疗优于药物治疗；在颅内动脉狭窄>70%的患者中，颅内支架置入与强化药物治疗相比，30日内脑卒中风险增加。
- 卵圆孔未闭（PFO）：较常见，可见于15%～25%的成年人。
- ✓ 与抗栓药物治疗相比，PFO封堵是否可进一步降低隐源性卒中复发风险尚无定论；
- ✓ 阿司匹林或其他抗血小板药物是合理的治疗选择；
- ✓ 有PFO的隐源性脑卒中患者，建议完善下肢超声明确是否存在深静脉血栓→反常栓塞。
- 脑淀粉样血管病：与年龄相关的小动脉脆性增加→破裂引发脑叶出血；磁共振SWI序列上存在与脑淀粉样血管病相关的微出血灶支持该诊断；该类患者抗凝治疗应慎重，以降低继发性脑出血的风险。

10.6 帕金森病（PD）

1. 概述

- 定义：帕金森综合征是一种以"TRAP"为临床特征的运动障碍综合征，"TRAP"：T：Tremor，震颤，R：Rigidity，强直，A：Bradykinesia，运动迟缓，P：Postural instability，姿势异常。
- 帕金森病：神经变性病；帕金森综合征最常见的原因；第二常见的神经变性病。
- 流行病学：发病率随着年龄而增长，男性多于女性，是中老年人失能的重要原因。
- 病因：特发性，主要病理改变为黑质多巴胺能神经元变性死亡。
- 病程：进行性加重；大多在诊断后7年内出现残疾（日常生活不能自理），但存在个体差异；出现肌强直/运动功能减退（非震颤）常预示病情进展迅速。

2. 评估

- 帕金森病的诊断依赖于临床判断；如怀疑此病，需详细询问病史和行全面神经系统检查（包括步态评估）；如已明确诊断，需继续监测病情变化及并发症。

表10-6-1 典型临床症状

震颤	约有70%的患者以此为首发症状，多在静止时出现，非对称，典型表现为单手4～6次/秒的"搓丸样"动作
肌强直	肌张力增高，"齿轮样"强直，当对侧肢体做重复动作时症状加重
运动迟缓，运动不能	起初可主诉为"无力"或"笨拙"；是帕金森病致残的主要原因；就诊时观察患者行动情况，评估对指、踏脚等运动（运动幅度缩小，节奏不规则）
姿势不稳或步态异常	平衡障碍，容易跌倒；摆臂减少；慌张步态，晚期表现为躯干前屈姿势
其他症状	抑郁，睡眠障碍（白天嗜睡，不宁腿综合征），发声过弱，写字过小征，肌痛，直立性低血压，吞咽困难，认知改变（执行功能下降），嗅觉减退

- 病史：首发症状；既往史；HIV感染，脑卒中的危险因素（鉴别血管性帕金森症）；服药史（药物诱导性帕金森综合征：甲氧氯普胺，抗精神病药，氟桂利嗪，利血平，选择性5-羟色胺重摄取抑制剂）。
- 诊断：症状不典型时可考虑完善MRI，但非常规必须检查。
- 左旋多巴治疗：使用卡比多巴/左旋多巴后症状改善→预测帕金森病的敏感性70.9%，特异性81.4%。
- 出现以下临床表现时需考虑其他诊断：无跌倒或震颤，起病时双侧对称，进展迅速，对多巴胺能治疗反应差。

3. 鉴别诊断
- 帕金森叠加综合征
  - ✓ 进行性核上性麻痹：早期易跌倒，强直（颈部及躯干重于四肢），垂直性眼球凝视障碍，眼睑失用（睁眼困难），相比于PD震颤不明显。
  - ✓ 多系统萎缩：明显的自主神经功能障碍（直立性低血压，出汗减少，尿潴留，口干）和小脑体征。
  - ✓ 路易体痴呆：波动性认知障碍、视幻觉。
  - ✓ 皮质基底变性：单侧症状突出，约60%的患者可能有"异手综合征"（感觉有一只手的运动无法通过意识控制）。
- 继发性帕金森综合征
  - ✓ 药物：相对常见，参见上述药物因素。
  - ✓ 毒物：一氧化碳，氰化物，锰，MPTP（1甲基-4苯基-1,2,3,6四氢吡啶）。
  - ✓ 血管性：小血管病相关脑卒中。
  - ✓ 其他：感染（脑炎，HIV感染），代谢（肝豆状核变性，甲状旁腺功能低下），头外伤。

4. 治疗
- 转诊：所有怀疑帕金森综合征的患者应转诊至神经内科或运动障碍病专科，建议康复治疗、作业疗法及评估家庭环境是否安全。
- 药物治疗：不能改变疾病病程，旨在改善症状及功能状态，通常由PD专业神经科医生制定用药方案。

- ✓ 复方左旋多巴（左旋多巴/卡比多巴）或多巴胺受体激动剂（罗匹尼罗，普拉克索）为一线治疗药物；根据耐受性和疾病进展情况逐渐增加用药剂量。
- ✓ 不良反应：胃肠道症状（恶心/呕吐，腹痛），头晕，直立性低血压，幻觉，冲动行为，做梦异常，失眠，肌张力障碍，运动障碍。
- ✓ 其他药物：儿茶酚-氧位-甲基转移酶抑制剂（恩他卡朋），单胺氧化酶抑制剂（司来吉兰，雷沙吉兰），抗胆碱能类药物（常见不良反应），金刚烷胺。

- 开关现象：（症状波动）："开"即服药后立即有效→运动过度，运动障碍；"关"即约4 h后，随着多巴胺能效应耗竭→肢体僵直，运动不能。
  - ✓ 治疗：联合雷沙吉兰，恩他卡朋，普拉克索或罗匹尼罗治疗，均可缩短"关"期时间，但可能加重"开"期症状。

- 脑深部电刺激术：通过外科手术于丘脑底核或苍白球植入电极片，可改善运动症状。适应证：早期药物治疗显效，而长期治疗疗效明显减退，或出现严重的症状波动或异动症，且精神状态正常无痴呆表现者。

- 合并症的管理
  - ✓ 抑郁：见于40%~50%的PD患者，可选用三环类抗抑郁药，帕罗西汀，文拉法辛；如PD用药中有单胺氧化酶抑制剂，则不宜选用选择性5-羟色胺重摄取抑制剂。
  - ✓ 睡眠障碍：针对白天嗜睡可选用莫达非尼。
  - ✓ 精神障碍：可由帕金森病本身导致或PD治疗药物诱发；只有在除外中毒/代谢性因素及尝试减量多巴胺替代治疗药物无效后，方考虑抗精神病药物治疗；避免应用经典抗精神病药物（多巴胺受体拮抗剂→加重运动症状）；可选用喹硫平或氯氮平。
  - ✓ 痴呆：可考虑胆碱酯酶抑制剂（利伐斯的明，多奈哌齐）。
  - ✓ 跌倒：以下情况跌倒风险增加：服用苯二氮䓬类药

物，有跌倒史，病程晚期，闭目难立征（＋）→尽早行家庭安全情况评估。

✓ 胃肠道动力障碍：继发于脑干和胃肠自主神经功能障碍，便秘和误吸风险增加；可用通便药物，对于吞咽困难者采取预防误吸的措施。

✓ 直立性低血压：常见于帕金森病晚期，左旋多巴可加重症状；撤去其他可能加重直立性低血压的药物（如β受体阻滞剂），鼓励水盐摄入；也可考虑使用氟氢可的松±米多君。

10.7 震颤

1. 概述

- **定义**：躯体某一部位节律性、摆动样不自主运动，具有相对恒定的频率。
- **分类**：
  - ✓ **静止性震颤**：受累部位在得到支撑并完全放松的情况下震颤明显，随意运动时暂时减弱或者消失。（最常见于帕金森病）。
  - ✓ **姿势性震颤**：当头部或四肢维持在某固定姿势时发生，而在运动及休息时消失。
  - ✓ **动作性震颤**：出现于随意运动时的震颤，在有目的运动中或将要达到目标时最为明显，常见于小脑及其传导通路病变。

2. 常见的震颤综合征

表10-7-1　震颤特征

类型	静止性震颤	姿势性震颤	动作性震颤
生理性震颤		++	+
特发性震颤	±	++	+
帕金森病	++	+	±
肌张力障碍	±	++	++
神经病理性		++	+
小脑性		±	++
心因性	+	+	+

*：±，偶有；+，可能存在；++，典型症状。

- **增强的生理性震颤**：所有人都存在一定程度的姿势性震颤；增强的生理性震颤是姿势性震颤最常见的原因。
  - ✓ **症状**：低幅度、高频率（10Hz～12Hz）；伸开双臂且手指分开时易观察到。
  - ✓ **病因**：交感神经系统兴奋（焦虑、恐惧），内分泌疾病（甲状腺功能亢进，低血糖，皮质醇增多症，嗜铬细胞瘤），药物（咖啡因，锂剂，三环类抗抑郁药，选择性5-羟色胺再摄取抑制剂，糖皮质激素，丙戊酸钠，茶碱，苯丙胺），戒断症状（乙醇，苯二氮䓬类）。

- ✓ 治疗：基础疾病；普萘洛尔部分有效（适用于社会生活压力大和焦虑的人群）。

- 特发性震颤：常见（患病率高达5%），病情随着年龄增大而逐渐进展，有时可造成失能。
  - ✓ 症状：双侧，通常是对称性的，频率4Hz～8Hz的姿势性或动作性震颤；症状大多开始于双手或双臂（见于近95%的患者），也可累及头部（点头型或摇头型），很少累及下肢；乙醇摄入可使症状减轻。
  - ✓ 病因：主要是遗传因素，50%的患者存在家族史（常染色体显性遗传）。
  - ✓ 治疗：一线药物是普萘洛尔和扑米酮→可将震颤程度平均降低50%。
    - ◆ 普萘洛尔：剂量范围60～320mg/d（平均185mg/d）；不良反应：轻度头痛，疲倦，阳痿，心动过缓。
    - ◆ 扑米酮：剂量范围50～1000mg/d（平均480mg/d）；不良反应：镇静，恶心，眩晕/不稳，意识障碍。
  - ✓ 其他治疗：苯二氮䓬类，加巴喷丁或托吡酯是二线药物，难治性和严重病例可能需要神经外科手术（脑深部电刺激术或丘脑毁损术）。

- 小脑性震颤：典型表现为意向性震颤，幅度较大，肢体接近目标时最为明显（如指鼻试验，跟膝胫试验）；评估是否存在其他小脑病变体征（眩晕，眼球震颤，辨距不良，共济失调）→影像学（若有新发体征需紧急检查）。

- 其他：
  - ✓ 肌张力障碍性震颤：由肌张力障碍引起的（持续性姿势异常），触摸受累部位可改善症状。
  - ✓ 体位性震颤：仅限于躯干和下肢，只有在站立时发生。

✓ 心因性震颤：可为静止性，姿势性和动作性震颤；临床特征多变；分散注意力可减轻；"负重试验"（给患肢加压后，震颤频率和幅度增加）和"相关同步化"（健侧肢体按指定频率活动时，患侧肢体会改变自身震颤频率，同健侧保持一致）。

10.8 癫痫

1. **概述**
   - 定义
     - ✓ 癫痫发作：脑部神经元高度同步化异常放电引起的症状；根据放电部位分为全面性（发作起源于两侧半球）及局灶性（起源于一侧半球）发作；部分性发作可伴/不伴意识障碍。
     - ✓ 癫痫：≥2次癫痫发作的慢性脑部疾病称为癫痫。
     - ✓ 癫痫持续状态：临床和/或癫痫性电活动发作持续超过5分钟，或反复的癫痫发作在发作间期中枢神经系统的功能没有恢复到基线。
   - 流行病学：约6%的人将在其一生中经历癫痫发作。
   - 危险因素：家族史，围产期损伤，高热惊厥史，头外伤，中枢神经系统感染，脑卒中，脑肿瘤。
   - 有诱因的癫痫发作：可归因于某种急性病症，如代谢紊乱，药物，乙醇/药物滥用，头外伤，中枢神经系统感染，脑卒中，子痫。睡眠剥夺后发生的癫痫被认为是无诱因癫痫发作。

2. **评估**
   - 一般处理：明确发作特点，有无诱因，评估是否存在神经系统疾病或损伤。
   - 病史：患者或目击者提供的发作相关细节：发作时间，先兆（上腹不适，幻嗅），局灶性症状，持续时间，是否睁眼，有无二便失禁、咬舌、癫痫发作后意识障碍；询问有无上述发作诱因；可降低癫痫发作阈值的疾病包括：系统性疾病，脓毒症，肝肾疾病，泌尿系感染。
   - 查体：全面的神经系统检查（发作后查体通常正常）；检查舌部和肢体有无发作所致损伤；检查皮肤除外神经皮肤综合征（结节性硬化，神经纤维瘤病，脑面血管瘤病）。
   - 初步检查：血常规，电解质，血糖，毒物，妊娠试验；（全面强直-阵挛性发作可使白细胞、肌酸激酶、乳酸一过性升高）；ECG排除心律失常。

- EEG：预测癫痫复发风险，明确癫痫发作特点，敏感性约50%（症状发作24h内行检查可增加敏感性）。
- 影像学检查：对于首次癫痫发作的患者，可行头MRI检查，最好为增强磁共振。

3. **鉴别诊断**
- 癫痫发作的病因鉴别：特发性/病因未明，脑结构性病变，代谢紊乱，遗传，围产期，感染（脑炎，脑膜炎，囊虫病）肿瘤，脑卒中，脑出血，外伤，乙醇/药物戒断症状。
- 类似癫痫的疾病：晕厥（90%的晕厥患者可出现肌阵挛症状），生理性睡眠肌阵挛，睡眠障碍，复杂性偏头痛，运动障碍，肢体抖动性短暂性脑缺血发作，短暂性全面性遗忘症和非癫痫发作（又称假性癫痫发作；常与癫痫发作共存，10%～30%的癫痫患者中可出现）。
- 提示癫痫的特征性症状：舌咬伤，头部扭转，发绀，发作后意识障碍，二便失禁，发作时睁眼。

4. **疾病管理**
- 单次有诱因的癫痫发作：治疗基础病因。
- 避免使用降低癫痫发作阈值的药物：
  - ✓ 抗感染药物：氟喹诺酮类，大剂量β-内酰胺酶类，异烟肼，氯喹，甲氟喹；
  - ✓ 镇痛药：曲马多，阿片类，哌替啶；抗精神病药物：安非他酮，氯氮平。
- 抗癫痫药物（AED）
  - ✓ 适应证：癫痫发作大于1次或存在脑部结构性异常，脑电图或神经系统查体异常，脑卒中病史。以下情况也可考虑药物治疗：
    - ◆ 癫痫发作的并发症风险高，或患者要求治疗；
    - ◆ 首次癫痫发作后开始AED治疗可降低2年内癫痫复发率，但对远期复发率及缓解率无影响。
  - ✓ 目标：单药治疗。
  - ✓ 选择AED的原则：根据癫痫类型、年龄、合并症、药物间相互作用以及不良反应选择。
  - ✓ 不良反应：主要是镇静；抗癫痫药物可能增加自杀风险，需关注患者有无自杀倾向。

- 咨询
  - ✓ 驾驶：大多要求3～18月内持续无癫痫发作。
  - ✓ 安全：不要独自游泳，避免用浴缸；以下情况需要谨慎：接近火源，从事高处工作，操作危险器械，极限运动。
  - ✓ 诱因：以下建议对减少癫痫发作很重要：限制饮酒量及药物滥用，避免睡眠不足，提高用药依从性。

表10-8-1　常用抗癫痫药物

药物	监　测	不良反应
卡马西平	血常规，肝功能，电解质；细胞色素P450酶（CYP450）诱导剂（降低华法林、口服避孕药的疗效）；避免与单胺氧化酶抑制剂合用；在部分亚洲人中可诱发Stevens-Johnson综合征	低钠血症，共济失调，再生障碍性贫血，粒细胞缺乏症，皮疹，Stevens-Johnson综合征
苯妥英钠	细胞色素P450酶（CYP450）活性的诱导剂（如上述）；每年行骨密度检查；避免应用于心动过缓/心脏传导阻滞的患者	共济失调，眼球震颤，多毛症，齿龈增生，肝功异常，骨矿物质减少，恶血质，Stevens-Johnson综合征
丙戊酸钠	血常规，肝功能，脂肪酶；适用于合并偏头痛、双相情感障碍、抑郁症的患者；避免应用于肝病患者、年轻女性	致畸，震颤，脱发，体重增加，恶心/呕吐，血小板减少，肝功异常，血氨升高，骨矿物质减少，胰腺炎，恶血质
奥卡西平	血钠；细胞色素P450酶（CYP450）相互作用（降低口服避孕药的疗效）	低钠血症，情感淡漠，意识混乱，痤疮
拉莫三嗪	缓慢加量→出现皮疹即停药；适用于合并双相情感障碍、慢性疼痛者及老年人	皮疹，Stevens-Johnson综合征，复视，共济失调，恶血质
左乙拉西坦	双相情感障碍及抑郁症患者用药需慎重	易激惹，有攻击性，情绪不稳，焦虑，抑郁，自杀
托吡酯	避免应用于合并肾结石的患者；细胞色素P450酶（CYP450）相互作用（降低口服避孕药的疗效）；适用于合并偏头痛、肥胖的患者	认知障碍，疲倦，体重减轻，麻刺感，肾结石

5. **转诊**

- 神经内科：首次无诱因癫痫发作；需应用1种以上抗癫痫药物治疗的患者；药物治疗无效者。
- 急诊科：怀疑中枢神经系统感染，存在发热或免疫功能减退→转至急诊科行腰椎穿刺；存在新发神经系统缺损性症状体征，或发作间期未恢复到正常状态→转至急诊行影像学检查（除外脑出血，脑卒中，肿瘤）。

10.9 不宁腿综合征（RLS）

1. **概述**
   - **定义**：可归类于运动障碍，分为原发性和继发性。前者原因不明，后者常常与全身系统性疾病有关。主要特征为：
     - ✓ 因感觉异常引发的肢体活动。常有难以描述的不适感，如蠕动、蚁走、瘙痒、灼烧感等，累及下肢为主，半数患者可累及上肢；
     - ✓ 常发生在静息时（坐和躺）；
     - ✓ 夜间症状加重；
     - ✓ 持续活动可使症状部分或完全缓解。
   - **病因**：尚未完全阐明，目前认为可能与多巴胺能系统功能异常相关：多巴胺传递增加→突触后膜脱敏；此外存在一定的遗传性倾向（约15%～58%的患者存在家族史）。
   - **睡眠期周期性肢体运动**：睡眠期间突发的腿部抽动，表现为刻板、重复地快速屈曲或伸展运动，发生于80%～90%的不宁腿综合征（RLS）患者，该现象支持RLS诊断。
   - **流行病学**：5%～15%的成年人有RLS相关症状，约2%的成年人需要治疗。患病率随年龄增加而升高（80岁以上患病率达20%），女性患病率约是男性的2倍。
   - **继发性RLS的常见原因**：铁缺乏，终末期肾病/尿毒症，糖尿病，多发性硬化，帕金森病，自身免疫性疾病，阻塞性睡眠呼吸暂停综合征（OSA），静脉功能不全和妊娠。

2. **评估**
   - **病史**：特征性症状；可伴失眠，同床者证实存在睡眠期周期性肢体运动；家族史阳性。
   - 以下一句话提问对RLS诊断的敏感性达100%，特异性达96%："当你晚上放松或睡觉时，你的腿是否有过不适的、不安的异常感觉，且这种感觉通过行走或活动腿部可以缓解？"
   - **药物**：可诱发/加重RLS的药物：抗多巴胺能药物（抗精神病药物），苯海拉明，三环类抗抑郁药，选择性

5-羟色胺重摄取抑制剂，米氮平，酒精，咖啡因，锂剂，β受体阻滞剂。

- 查体：对于单纯的RLS，神经系统查体往往正常。
- 辅助检查：血清铁蛋白检测、血常规；筛查继发性原因；多导睡眠图行睡眠监测有助于诊断。

3. **治疗**

- 一般治疗：首先治疗继发性原因（OSA，铁缺乏等）。非药物治疗适用于所有患者，对于频繁发作或中度感觉不适的患者需要进一步药物治疗。
- 补铁：口服铁剂可以改善缺铁患者的症状（铁蛋白<50ng/ml）。
- 非药物治疗：虽证据不充分，但认为下肢加压治疗、认知行为治疗和锻炼可减轻RLS症状；避免加重症状的药物或毒物（如上述）；尝试短距离行走，热淋浴，睡前腿部按摩。
- 药物治疗
  - ✓ 多巴胺受体激动剂：普拉克索、罗匹尼罗为一线治疗药物，疗效好，耐受性好。
    - ◆ 不良反应：恶心，头晕，嗜睡，鼻塞；冲动控制障碍，做梦异常、幻觉；
    - ◆ 用法：此类药物应在症状出现前2小时服用；
    - ◆ 治疗举例：普拉克索0.125mg，每日临睡前服；每2～3日可按需增加0.125mg，直到症状缓解（最大剂量2mg/d）；罗匹尼罗0.25mg，每日临睡前服；每2～3日可按需增加0.25mg（最大剂量4mg/d）。
  - ✓ 加巴喷丁：多巴胺受体激动剂的替代治疗；适用于合并神经病理性疼痛或症状较轻的患者。高龄患者中需注意其镇静、共济失调等不良反应；慢性肾脏病患者需要调整药物剂量。
- 其他
  - ✓ 难治性病例需由神经科医生提出治疗方案；复方左旋多巴制剂适用于轻度及间歇性出现RLS症状的患者，长期使用有RLS症状恶化的风险；可乐定，苯二氮䓬类药物，阿片类制剂。

- ✓ 终末期肾病：透析期间补充右旋糖酐铁，仅可短期内缓解症状。
- ✓ 浅静脉功能不全：通过激光消融或硬化疗法可改善RLS症状。
- ✓ 转诊：难治性病例或诊断不明确→转诊至神经内科

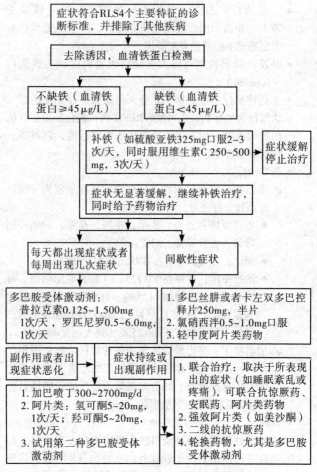

图 10-9-1　RLS的诊疗流程

10.10 Bell 麻痹

1. 概述

- 定义：Bell 麻痹是一种特发性获得性的单侧面神经麻痹。病因目前并不完全清楚，某些研究提示可能继发于 HSV-1 感染。
- 病理生理：面神经支配同侧面部表情肌；其内的副交感神经纤维支配泪腺、唾液腺、舌前 2/3 的味觉。
- 流行病学：发病率在 40 岁达峰。危险因素包括：糖尿病、高血压、妊娠、HIV 感染。
- 预后：约 70% 的患者可以自行完全恢复，通常在 3 周内症状会明显改善。预后不良的因素包括：高龄、糖尿病、高血压、妊娠、完全麻痹、伴有耳部以外的部位疼痛、剧烈疼痛、味觉障碍。预后良好的因素包括：不完全性麻痹、1 周内运动功能开始恢复、味觉障碍先于运动障碍恢复。

2. 评估

- 一般情况：完整的病史，五官和神经系统查体。诊断主要是依赖于典型的临床特点，症状不典型的患者需要进一步检查。提示有危险信号时需要紧急评估。
- 典型的临床特点
  - ✓ 病史：通常急性发病，可于 48h 内达到高峰，患侧面部表情肌瘫痪，镫骨肌分支受累，出现听觉过敏。同侧耳部疼痛或肿胀，耳后疼痛先于运动障碍。泪腺、唾液腺分泌障碍。舌前 2/3 味觉障碍。面部肿胀，但没有感觉缺失。
  - ✓ 查体：不完全性或完全性单侧面神经麻痹体征。包括额纹、蹙眉、闭目、鼻唇沟、口角、鼓腮等。泪腺、唾液腺分泌障碍，以及面神经不同节段受累出现的味觉障碍。
- 以下特点提示其他疾病：
  - ✓ 病史：缓慢起病（提示局灶压迫性病变，例如肿瘤），头痛，感觉缺失或伴其他神经损害症状，创伤（机械性损伤或中枢神经系统损害），听力障碍，眩晕（桥小脑角病变，亨特综合征），反复发作史。

- ✓ 查体：双侧病变，可触及肿块（压迫外周神经，如腮腺肿瘤），耳镜检查异常（胆脂瘤，膝状神经节综合征典型疱疹），口腔病变（带状疱疹病毒水疱，不对称性扁桃体提示肿瘤），皮疹（莱姆病），其他颅神经或神经系统异常。
- 鉴别诊断：
  - ✓ 中枢神经系统病变（脑卒中、肿瘤、脱髓鞘病变、桥小脑角占位）：
    - ◆ 脑桥/面神经核：脑干体征，如对侧肢体偏瘫，感觉缺失，共济失调，眼球震颤，眼球运动异常。
    - ◆ 大脑/核上性：无额纹消失，泪腺分泌障碍，但唾液腺、味觉正常；四肢无力。
  - ✓ 周围神经损害：亨特综合征（系带状疱疹病毒感染损害面神经所致，可表现为不伴疱疹的疼痛），莱姆病，吉兰-巴雷综合征（多为双侧病变），腮腺肿瘤，耳损害（中耳炎，胆脂瘤），结节病，干燥综合征。
- 实验室检查：
  - ✓ 临床特点不能明确诊断时，可行莱姆病相关检测（临床高度怀疑或流行区的高危人群），以及HIV检测。
- 影像学检查：
  - ✓ 如果是缓慢起病，可疑的头痛而没有急性中枢病变的提示需转诊至急诊，行神经系统影像学检查。如果怀疑神经莱姆病，需行腰穿完善脑脊液相关检查；
  - ✓ 其他：神经传导速度测定，对判断神经损伤的预后有帮助，但不是常规检查。

3. 治疗
- 原则：减轻面神经水肿，缓解神经受压，促进面神经功能的恢复。
  - ✓ 糖皮质激素：可用泼尼松40~60mg qd×7d，尽早开始，症状发作48h内效果最佳。若能及时治疗，与对照组相比，6个月时运动功能完全恢复的概率增加40%，每治疗6~8个患者，能有1个患者运动功能完全恢复。

✓ 其他：多数随机对照研究并没有显示抗病毒治疗有效，但仍存在质疑提出有一定益处，也许可以尝试抗病毒治疗，可以用伐昔洛韦和泛昔洛韦，但需要患者有较好的依从性。理疗效果不明确。

✓ 早期并发症：闭目不能或闭合不全，导致角膜擦伤，处理：人工泪液，每小时1次；眼膏外涂；夜间睡觉戴眼罩；转诊至眼科。

✓ 晚期并发症：连带运动（一种肌肉运动引起另一种肌肉运动，一些肌肉的自主运动引起另一些肌肉的不自主运动，如眨眼引起口角抽动）；面肌痉挛，可用肉毒素（肉毒毒素）治疗。

4. **转诊**

● 可疑中枢神经损害，转至急诊；

● 亨特综合征，转至耳鼻喉科；

● 晚期并发症或不典型临床表现，转至神经内科。

10.11　周围神经病

1. **概述**
   - 定义：周围运动、感觉和自主神经的结构和功能障碍。
   - 病理生理：周围神经系统包括躯体神经（感觉、运动）和自主神经；周围神经病可影响单个或多个神经。
   - 分类：单神经病：单一神经受损（如腕管综合征的正中神经）；多发单神经病：多个单根神经受损，多为非对称性（如血管炎）；多发性神经病：涉及多个神经，通常对称（如乙醇相关周围神经病）。
   - 病因：炎症，脱髓鞘，轴索损伤，血管炎，外伤，中毒或感染性疾病等均可造成神经损伤——仔细的询问病史及查体可以帮助确定损伤类型，缩小鉴别诊断的范围。

2. **评估**
   - 当临床症状提示周围神经病时，需明确是受累神经的类型及分布；需鉴别神经根病（病变定位于脊髓神经根）。
   - 病史：首先，描述周围神经病的特征（症状，起病情况，分布）；其次，寻找病因相关线索（既往史，社交史，药物史，饮食习惯）。
   - 周围神经病特征的描述：
     - ✓ 感觉症状：感觉异常，异常性疼痛（通常是指非疼痛性刺激时出现的疼痛），痛觉过敏（对疼痛刺激的敏感性增高），难以区分冷热感觉，本体感觉减弱（黑暗中或无视觉辅助时症状更明显）。常见病因：糖尿病，维生素B_{12}缺乏，HIV感染，淀粉样变性，麻风病，干燥综合征，结节病，尿毒症，副肿瘤综合征。
     - ✓ 运动症状：无力（参考章节10.3 "无力"），肌束颤动，乏力，肌肉萎缩。常见病因：吉兰-巴雷综合征，慢性炎症性脱髓鞘性多神经病，卟啉症，铅中毒，肉毒杆菌中毒。
     - ✓ 自主神经症状：直立性低血压，胃瘫，便秘，膀胱或勃起功能障碍，糖尿病患者出现无症状性低血糖。

✓ 起病：急性（吉兰-巴雷综合征，血管炎，感染）或亚急性、慢性（中毒，维生素缺乏，肿瘤，代谢，慢性炎症性脱髓鞘性多神经病）。

✓ 分布：远端还是近端为主？症状是否对称？

- 病因线索：

✓ 伴随症状：发热，全身症状，甲状腺症状，皮疹，头痛，恶心/呕吐，口眼干，近期疾病。

✓ 既往史：糖尿病，HIV感染，淀粉样变性，慢性肾脏病/终末期肾病，恶性肿瘤，结节病，自身免疫性疾病，乳糜泻，胃旁路术（吸收不良），丙肝感染（见于冷球蛋白血症），甲状腺疾病；在有流行病学接触史的高危人群中，需考虑麻风病。

✓ 社交史：饮酒情况，饮食（缺乏维生素B_{12}），食肉鱼（鱼肉中毒），溶剂使用或滥用。

✓ 药物/中毒：通常是剂量或时间依赖性过程。

✓ 其他：职业史（暴露于铅、有机溶剂、水泥），家族史。

表10-11-1　可致周围神经病的药物/毒物/维生素因素

抗感染药物	异烟肼，甲硝唑，呋喃妥因，氯喹，氟喹诺酮类，乙胺丁醇
免疫抑制剂	依那西普，英夫利昔单抗，来氟米特，他克莫司
其他	秋水仙碱，双硫仑，沙利度胺，氨苯砜，苯妥英钠
毒物	砷，金，铅
高效抗逆转录病毒疗法	地丹诺辛，司他夫定，扎西他宾
心血管药物	胺碘酮，他汀类药物，肼苯哒嗪
抗肿瘤药物	顺铂，多西他赛，紫杉醇，苏拉明，长春新碱
维生素	维生素B6（缺乏或过量），维生素B_{12}缺乏，维生素E缺乏（吸收不良综合征）

- 查体：系统性疾病的证据（恶病质，肌肉萎缩，直立性低血压，色素沉着，皮肤/指甲/头发改变，器官肿大，溃疡，神经肥大）。
  - ✓ 神经系统检查，是否存在中枢神经系统受损的证据（颅神经异常，共济失调，反射亢进）；运动检查（参考10.3"无力"）和感觉检查：针刺觉（感觉迟钝或感觉减退），本体感觉（深感觉大纤维）；Tinel征：叩击神经损害的部位或其远侧，出现其支配皮区的放电样麻痛感或蚁走感；特殊步态：足下垂。
- 诊断：血常规，血肌酐，糖化血红蛋白/空腹血糖，维生素B_{12}，促甲状腺激素，血清蛋白电泳+免疫固定电泳；可考虑筛查HIV，RPR，ANA，ESR，HBV，HCV，重金属，莱姆病，以及根据临床症状完善风湿性疾病相关检测。
- 肌电图/神经传导速度测定：并非所有患者需要做该项检查，通常由神经科专科医生判断；用于评估疾病的严重程度，协助定位诊断，鉴别脱髓鞘性和轴索性周围神经病。
- 其他：怀疑小纤维神经病时可行皮肤活检或自主神经功能检查；考虑神经根病或神经丛病可完善MRI检查；怀疑吉兰-巴雷综合征（GBS）和慢性炎症性脱髓鞘性多神经病（CIDP）时，行腰椎穿刺检查，可见脑脊液蛋白细胞分离现象。
- 报警症状：进展迅速，症状呈上升性，反射消失，病前上呼吸道/消化道前驱感染史（GBS）；腰背痛，进行性加重，胃肠道/膀胱功能障碍，鞍区麻痹，直肠张力下降（脊髓压迫）；疼痛，多发单神经受累（血管炎）。

3. **鉴别诊断**
- 远端对称性多发性神经病：周围神经病最常见的类型
  - ✓ 继发于轴索损伤：糖尿病，HIV感染，乙醇，药物相关，特发性，终末期肾病，GBS。
  - ✓ 特征：具有长度依赖性，"手套袜套样"分布的感觉障碍；当下肢病变进展至膝盖时出现手部症状；缓慢进展，伴或不伴疼痛。
  - ✓ 评估：检查如上述，可行神经传导速度测定。

- 非长度依赖性多发性神经病：提示脱髓鞘性疾病。
  - ✓ 特征：早期主要是近端症状或反射减弱；多个神经受累，可以对称或不对称。
  - ✓ 病因：CIDP，莱姆病，HIV感染，结节病，淀粉样物质沉积，副肿瘤综合征，遗传性疾病。
- 自主神经病：糖尿病，淀粉样物质沉积，GBS，干燥综合征，Fabry病。
  - ✓ 评估：自主神经功能检查，胃排空试验。
- 小纤维感觉神经病：长度依赖性神经病理性疼痛，神经系统查体可正常；病因：糖尿病，自身免疫性疾病，副肿瘤综合征，乳糜泻；皮肤活检有助于诊断。
- 多发单神经病：多个神经受累，受累神经不对称，阶梯式进展。
  - ✓ 病因：血管炎，干燥综合征，结节病，糖尿病，莱姆病，遗传性疾病。
- 单神经病：单个神经的局灶性病变。
  - ✓ 嵌压性神经病最常见，病因还包括外伤，莱姆病，糖尿病；表现为麻木与感觉异常。
  - ✓ 需鉴别神经根病变（表10-11-2）。

表10-11-2　神经根病和局灶性神经功能损伤

损伤部位	神经系统异常	备注
颈6神经根	运动：屈肘，旋后，伸腕 感觉：肩部，上臂外侧，前臂，手，第1~3手指指尖 深反射：肱二头肌±肱桡肌反射	Spurling征（+）；头过伸或转颈时出现症状，用手压头时可缓解
颈7神经根	运动：伸肘，旋前，屈腕/屈指 感觉：上臂后侧，前臂，第2~3手指 深反射：肱三头肌反射	Spurling征（+）；最常见的颈神经根病。
桡神经（腕部）	运动：无异常 感觉：手背外侧，鼻烟窝 深反射：无异常	手表/手铐压迫桡神经浅支

损伤部位	神经系统异常	备 注
桡神经 (腋部)	运动：垂腕（腕背屈，手指伸展，拇指外展，肱三头肌，肱桡肌，旋后肌） 感觉：手背外侧，鼻烟窝，前臂后侧 深反射：肱二头肌，肱桡肌反射	手表/手铐压迫桡神经浅支 "星期六麻痹"（睡觉时手臂受压，腋杖，肱骨固定）
尺神经	运动：通常症状轻微，手指内收障碍 感觉：第4、5手指掌侧，手掌及前臂内侧 深反射：无异常	常见于肘部受压，"肘管综合征"；屈肘时症状加重，Froment征（+）：尝试内收拇指时出现拇指屈曲，"爪形手"
腰4 神经根	运动：伸膝，足背屈，髋内收 感觉：足及小腿内侧（内踝） 深反射：膝反射	直腿抬高试验（+），股牵拉试验（+）（伸髋屈膝时出现膝以下根性痛）
腰5 神经根	运动：髋外展，足背屈，第一踇趾伸展，足内翻和足外翻 感觉：足背侧，第一踇趾间隙背侧 深反射：±跟腱反射	直腿抬高试验（+），Trendelenburg步态，脚掌拍打地面（不能保持足背屈，导致足跟拍打地面）
骶1 神经根	运动：足跖曲，屈膝 感觉：足跟外侧，小腿后外侧 深反射：跟腱反射	直腿抬高试验（+）；脚跟拍地的步态（不能缓慢使足跟接触地面，导致足跟拍打地面）
股神经	运动：屈髋，伸膝，髋内收不受累 感觉：大腿前侧，小腿内侧 深反射：膝反射	腹膜后出血，近期截石位，糖尿病腰骶神经丛病
腓神经	运动：足外翻、背屈，足内翻肌不受累 感觉：浅支：足背侧；深支：第一踇趾间隙背侧 深反射：无异常	多由腓骨头压迫所致（短期内体重明显减轻，翘"二郎腿"，长筒袜）
股外侧皮 神经	运动：无异常 感觉：大腿外侧 深反射：无异常	"感觉异常性股痛"，腹股沟韧带处受压（腰带，体重增加，紧身牛仔裤）

　　　　✓ 评估：肌电图和神经传导速度测定，协助定位和定性诊断；糖尿病，甲状腺功能以及关节病相关检查。

　　　　✓ 治疗：避免神经受压；如果病情严重、难治性、累及运动功能，可考虑外科手术。

4. **糖尿病性神经病变**

- 近一半的糖尿病患者会出现神经病变并发症；以远端对称性多发性神经病最常见；嘱患者避免溃疡（如存在神经病变，溃疡风险提高7倍）。

- 自主神经病变：无症状低血糖和心律失常的风险增加。

- 治疗相关神经病（"胰岛素性神经病"）：急性起病，疼痛/感觉异常，发生在血糖控制不佳→随后严格控制血糖的患者，通常见于1型糖尿病；可伴有自主神经症状和明显的体重减轻；数月后可缓解；可复发。

- 腰骶神经根神经丛病（"糖尿病性肌萎缩"）：突然起病的单侧大腿剧烈疼痛，随后可出现肌肉萎缩、无力；通常远端重于近端；可伴体重减轻；数月后症状可改善，可遗留明显的神经系统后遗症状；2型糖尿病中多于1型糖尿病；神经根或神经丛病变可考虑肌电图/神经传导毒素测定检查。

- 局灶性神经病：颅神经麻痹（参考10.2"复视"），胸神经根病。

5. **治疗**

- 何时转诊：除典型的慢性远端对称性多发神经病外，中-重度周围神经病均应转诊至神经内科；如果存在上述"2.评估"中"报警症状"，需转诊至急诊治疗。

- 一般治疗：避免接触神经毒性药物；对因治疗。

- 疼痛：可选用多种药物（见下表）；阿片类药物：作用有限（参考章节1.5"慢性疼痛及长期阿片类药物使用"）。

表10-11-3　神经病理性疼痛的治疗

药物	治疗举例	备注
三环类抗抑郁药	阿米替林10～25mg 每日临睡前，（最大剂量150mg qd）	糖尿病、带状疱疹后遗神经痛（推荐证据A级） 不良反应：口干，便秘，尿潴留，直立性低血压；合并冠心病、青光眼、癫痫、前列腺肥大者需慎用。
5-羟色胺和去甲肾上腺素重摄取抑制剂	度洛西汀30mg qd（最大剂量60mg bid）	糖尿病（推荐证据A级） 不良反应：恶心，血压升高；合并肝功能异常、高血压病需慎用。
钙通道α-2-δ配体	加巴喷丁300mg qd，最大剂量1200mg tid 普瑞巴林25～75mg qd，最大剂量300mg bid	糖尿病、带状疱疹后遗神经痛、癌性疼痛（加巴喷丁）（推荐证据A级） 不良反应：镇静，头晕，水肿，体重增加，影响肾脏清除率；GFR下降时需慎用。
利多卡因贴剂	1～3贴，贴12h，停12h	带状疱疹后遗神经痛（推荐证据A级） 不良反应：局部瘙痒、皮疹；系统性异常（局部不要使用加热垫）
辣椒素贴剂/膏剂	膏剂：局部应用tid～qid 局部麻醉剂，1～4贴×60分钟，每3月1次	带状疱疹后遗神经痛、HIV感染（推荐证据A级） 不良反应：疼痛，红斑（可逐渐消退）
曲马多	50mg qd，最大剂量400mg qd（缓释）	糖尿病，幻肢痛（推荐证据A级） 不良反应：恶心/呕吐，便秘，头晕，镇静；存在药物滥用及自杀风险者避免应用

10.12 脑震荡

1. 概述

- **定义**：直接外力或冲击力传递至头部，造成伤后即刻发生的中枢神经系统暂时的功能障碍（包括意识状态改变或意识丧失），可自发缓解；其病理生理机制复杂。
- 脑震荡被认为是一种轻度的创伤性脑损伤，临床症状常由于功能紊乱，而非结构损伤所致，症状通常在3~7天缓解。"二次碰撞综合征"：在具有前次脑震荡症状的情况下，遭受二次头外伤后发生颅脑损伤的风险增加。
- **流行病学**：老年人罹患脑震荡风险增加。
- **脑震荡后综合征**：头痛、头晕、注意力减退等症状，一般持续数日至数周，少数持续数月，没有证据表明脑震荡可以造成永久性神经功能损害。目前的研究主要关注于多次头颅损伤对认知功能的影响。

2. 评估

- **病史**：获得详细的外伤过程；询问抗凝治疗史；最常见的症状是头痛（87%），头晕（65%）和意识改变（57%）；也可表现为姿势不稳、记忆力减退、视物模糊、疲乏无力、注意力难以集中、恶心、畏光/畏声、紧张、易激惹，10%的患者可出现意识丧失，可能与外伤后抽搐发作有关。
- **系统评估量表**：脑震荡后症状评分量表和症状分级检查表。
- **查体**：神经系统查体，重点关注注意力、记忆力及平衡能力；评估颈椎活动度；评估工具可应用"脑震荡标准化评估"。
- **预警信号**：局灶性神经功能损害体征，凝血功能障碍，颅底骨折体征（鼓室出血、熊猫眼、耳后淤斑）→转诊至急诊科。
- **影像学**：影像学检查对于诊断脑震荡非必须，主要目的是除外严重的外伤性脑损伤；美国急诊医师学会/疾病预防控制中心指南推荐，对于需转诊至急诊科的患者，外伤后若存在以下情况需24h内完善头部CT：

✓ 存在意识丧失/创伤后遗忘症+以下情况之一：存在局灶性神经功能损害体征，头痛，呕吐，年龄>60岁，药物或酒精中毒，近事遗忘，锁骨上方部位创伤，创伤后癫痫发作，GCS<15分，凝血障碍。

✓ 无意识丧失/创伤后遗忘症+以下情况之一：呕吐，严重的头痛，年龄>65岁，颅底骨折体征，GCS<15分，凝血障碍，严重外伤（如车祸，从3层或5层以上楼层跌落）。

3. 治疗

● 患者教育：向所有患者解释脑震荡后遗症状的发生率及持续时间，电话或门诊随访至症状缓解。

● 休息：建议短期休息，随后在可耐受的范围内运动；运动员应逐步提高运动强度，如果再次出现症状，则降低运动强度；症状明显时不建议运动。

● 对症处理：头晕/恶心→止吐药；头痛→温和的止痛药，如果症状持续→参考偏头痛的治疗方案；对于伤后短时间内出现的癫痫发作，无需给予抗癫痫药物，除非癫痫持续或反复发作。

● 转诊：症状持续大于1~2周，一线止痛药无效的头痛或持续的认知障碍→转诊至神经内科。

第十一章　耳鼻喉疾病

11.1 耳聋

1. **定义**
   - 传导性耳聋（CHL）：因耳郭、外耳道、鼓膜、中耳或听小骨异常，影响声波传导到耳蜗而引起的听力损失。
   - 感音神经性耳聋（SNHL）：神经冲动传导到听觉皮层过程中的结构异常，如耳蜗、听神经病变所引起的听力损失。
   - 混合性耳聋：同时伴有传导性和感音神经性听力损失的成分。
   - 分级
     - ✓ 轻度听力损失20~40dB；
     - ✓ 中度听力损失40~70dB；
     - ✓ 重度听力损失时70~90dB；
     - ✓ 极重度听力损失＞90dB。

2. **背景**
   - 65岁以上老人中超过25%受到听力下降影响，常伴有社交孤立，功能衰退，生活质量差，抑郁及认知功能障碍等，但听力下降仍然没有得到足够的重视（诊断及治疗）；危险因素包括年龄、男性多于女性、高血压、糖尿病、冠心病、免疫功能抑制者。
   - 筛查：每年进行健康体检；对65岁以上人群进行筛查或询问患者家属老人听力情况。

3. **评估**
   - 病史
     - ✓ 听觉症状：持续时间、单侧或双侧、耳痛、耳、头部/耳部外伤、声外伤（持续时间及声音强度）；
     - ✓ 伴随症状：耳鸣、眩晕；
     - ✓ 职业性噪声损伤；
     - ✓ 耳毒性药物（水杨酸类、NSAIDs、对乙酰氨基酚、氨基糖苷类、顺铂、利尿剂、奎宁），感染史（莱姆病、梅毒、脑膜炎）；
     - ✓ 耳部感染史，鼓膜置管史，家族性听力受损。

- 检查：检查耳郭、乳突、外耳道、鼓膜，鼓膜运动
  - ✓ Whisper试验：站在距离耳部60.96cm处，对其低声说出6个词语或数字，重复少于3个即为阳性；
  - ✓ 音叉试验：
    - ◆ Weber试验：将512Hz音叉置于前额正中，询问患者哪侧听的更清楚（左侧，右侧或双侧一样）→偏向患侧（耳聋较重的一侧），示该患耳为传导性聋；偏向健侧（耳聋较轻的一侧），示该患耳为感音神经性聋；
    - ◆ Rinne试验：比较受试耳骨导和气导的长短，先将音叉置于乳突处（骨导），听不到音叉声时再将音叉置于外耳郭处（气导）→当气导大于骨导为Rinne试验阳性，骨导＞气导为阴性。

4. **转诊**

　　突发听力损失需及时转诊到耳鼻喉科，逐渐进展的感音神经性耳聋需转诊至耳鼻喉或听力师；逐渐进展的传导性耳聋需视病因转诊，详见下文。

传导性耳聋

1. **一般情况**
   - 诊断：常在检查耳郭、耳道及鼓膜时发现；成人中最常见病因为耵聍栓塞，较耳硬化症及中耳炎更常见。

2. **耵聍栓塞：**
   通常由于使用棉签挖耳→逐渐将耵聍嵌塞入外耳道深处
   - 治疗：温水冲洗→直视下取出耵聍；若无法取出，可使用双氧水×5天，然后重复上述操作；
   - 转诊：仍无法取出者需转诊至耳鼻喉科继续治疗；鼓膜穿孔、耳部手术史、外耳道炎、眩晕或外耳道异常者应该直接转诊至耳鼻喉科治疗。

表11-1-1 传导性耳聋常见病因

病 因	诊 断	治 疗
耵聍栓塞	耳镜检查	见上文
外耳道炎或湿疹	耳痛、痒、水肿	参考11.2"耳炎"
外生骨疣（外耳道骨瘤）	耳镜±颞骨CT	若无阻塞及症状可观察，否则转诊耳鼻喉科
急性中耳炎，分泌性中耳炎	鼓气耳镜，音叉检查，声导抗测试	参考11.2"耳炎"
鼓膜穿孔	耳镜，声导抗测试	耳道内避免进水，若穿孔持续长不上转诊到耳鼻喉决定是否需要进行鼓膜修补
中耳胆脂瘤	耳镜，听力测试，颞骨CT	及时转诊，行鼓室成形术或乳突根治术
听小骨固定（如耳硬化症）	听力测试，耳声发射，颞骨CT	及时转诊，行中耳探查、听骨链成形术（蹬骨切除术）

感音神经性耳聋

1. **一般情况**
   - 是老年人听力损失最常见的病因；患者经常抱怨无法"过滤出"背景噪声。

2. **病因**
   - 老年性耳聋：年龄相关性听力损失（老年人中90%的SNHL）-逐渐加重的、对称性的听力损失，初始为高频受损，逐渐进展为中频受损（言语频率）。
   - 噪声性耳聋：职业性暴露，工业设备噪声，枪声等导致的对称性SNHL，常规佩戴听力防护可预防。
   - 梅尼埃病：波动性的，逐渐进展的对称性听力损失，耳胀、耳鸣及周围型眩晕持续2~3天；治疗：限钠饮食，转诊至耳鼻喉科继续治疗。
   - 突发感音神经性耳聋：突发单耳听力损失、新发耳鸣→立即转诊→需要快速评估病情，可能需要大剂量激素治疗。

- 外伤：颞骨外伤可累及耳蜗造成严重、持久的SNHL；潜水或气压突然改变引起的气压伤可导致听力损失、耳鸣或眩晕。
- 肿瘤：桥小脑角区肿瘤可导致听力逐渐或突然下降，前庭神经鞘瘤最常见，转移性肿瘤也可导致听力损失→立即转诊至耳鼻喉科评估病情/MRI检查。
- 其他
  - ✓ 耳毒性药物：NSAIDs类药物，顺铂，氨基糖苷类，髓袢利尿剂。
  - ✓ 感染：细菌性脑膜炎，反复发作急性中耳炎，弓形虫病，梅毒。
  - ✓ 先天性：解剖结构或遗传异常，宫内感染（巨细胞病毒、水痘-带状疱疹病毒、梅毒）或妊娠期间嗜酒、接触异维甲酸及顺铂造成胆红素升高），解剖结构异常。

3. 治疗
- 一般策略：唇读，面对患者，降低语速。
- 助听器：提高言语感知度，提高听感知相关的生活质量，但花费贵。
- 患者教育：关键在于管理患者期望值；助听器可以帮助提高听力但也有不足，可多次调试使助听器更适合患者。
- 人工耳蜗植入：成年语后聋的重度SNHL患者可考虑人工耳蜗植入→可明显改善言语识别率。

11.2 耳炎

外耳道炎

1. **背景**
   - 定义：外耳道的炎症，常伴有感染，分急性（<6周），亚急性（6~12周）及慢性（>3月）。
   - 病原学：起初主要为细菌性感染（铜绿假单胞菌、金黄色葡萄球菌），真菌感染（曲霉菌、念珠菌）；病毒感染（水痘-带状疱疹病毒、单纯性疱疹病毒）。
   - 终生患病率为10%；常见于外伤或游泳后；夏季患病率高。
   - 危险因素：外耳道湿疹、游泳爱好者、潮湿环境、不良耵聍清除史、外耳道狭窄、佩戴助听器、机械性创伤（棉签挖耳引起的划伤）。
2. **评估**
   - 病史：耳痛（70%），耳痒（60%），耳闷胀感（20%），±听力减退，±下颌痛，±眩晕；询问有无上述危险因素。
   - 体格检查：耳屏/耳郭压痛，外耳道水肿或发红，±耳溢液，±局部淋巴结肿大，±鼓膜发红或耳郭蜂窝织炎。
   - 报警症状：（提示坏死性感染）：与体格检查不匹配的疼痛/头痛，发热，软骨与骨连接处可见肉芽组织。
   - 鉴别诊断：中耳炎合并穿孔；过敏性皮炎或接触性皮炎，银屑病，脂溢性皮炎，痤疮，SLE（少见）。
3. **治疗**
   - 一般处理：若鼓膜完整，先用温的3%双氧水轻柔清洗外耳道，之后使用滴耳剂；避免局部使用麻醉药（掩盖病情发展），必要可口服止痛药。
   - 耳局部外用药物：类固醇药物，抗菌剂，抗细菌药，抗真菌药，可联合使用；经验性用药时，以上各药物疗效无明显差别；2%醋酸通常有效；TID-QID×7~14天；患耳朝上，每次3~4滴，滴药后患耳朝上轻轻按摩耳屏10分钟。

- 建议：保持耳部干燥7天，避免游泳；如外耳道无法避免进水，凡士林棉球堵塞外耳道可防止水进入；一般1～2周可愈；如用药3天后没有好转→及时转诊至耳鼻喉科。
- 坏死性（恶性）外耳道炎：颞骨骨髓炎，可危及生命；常为假单胞菌感染；有免疫抑制的患者为高风险人群；病史/查体：见上"报警症状"；处理：完善血常规、血沉、血糖、肌酐、外耳道分泌物培养及颞骨CT检查，紧急转诊→有效剂量的静脉及局部用抗生素±外科清创术。
- 转诊：复杂性外耳道炎（范围超出外耳道；糖尿病患者，HIV，免疫功能低下者，既往有耳部手术史的患者），治疗3天无效者或怀疑坏死性外耳道炎者。

中耳炎

1. 背景

- 定义
  - ✓ 急性中耳炎（AOM）：急性起病，有中耳渗出及中耳炎症证据，多为临床诊断；
  - ✓ 分泌性中耳炎（OME）：中耳积液，不伴有感染，可由上呼吸道感染或咽鼓管功能障碍导致。
- 病原学：细菌感染最常见（肺炎链球菌＞流感嗜血杆菌，卡他莫拉菌）。
- 病理生理：鼻咽部病毒感染→咽鼓管功能不良→中耳清除病原菌能力下降→病原菌大量复制，机体感染。
- 流行病学/危险因素：随年龄增加发病率显著下降；高危人群为既往曾患过急性中耳炎、近期有上呼吸道病毒感染或鼻窦感染、咽鼓管功能不良、过敏性鼻炎、耳部解剖结构异常（如唐氏综合征）及免疫功能低下、中耳可见积液者。

2. 评估

- 病史：持续时间，耳痛，发热，近期上呼吸道感染症状，上述危险因素。

- 检查：对于急性中耳炎，需行鼓气耳镜检查以明确中耳有无积液（鼓膜膨隆、鼓膜活动减弱或消失、鼓膜色泽异常、气液平面）及鼓膜炎（鼓膜片状或条状充血，血管纹增多）。
- 报警症状：乳突疼痛/肿胀，耳道血性渗液，面瘫，眩晕，眼震，头痛、颈部疼痛，畏光。

3. **治疗**
- 一般处理：目前尚无成人大样本RCTs试验及指南资料；抗生素→儿童3天症状可明显好转；必要时使用对乙酰氨基酚或NSAIDs类药物止痛抗生素：阿莫西林500mg po tid×7~10d（一线治疗）或其他有效的呼吸道感染抗生素；
- 对于诊断不明，无发热的轻中度患者，可随访观察：48~72h症状无缓解者需及时治疗；
- 分泌性中耳炎：不需使用抗生素及减充血剂；＞70%患者4周内自愈；持续＞3月→转诊至耳鼻喉科。

4. **何时转诊**

反复发作的中耳炎（＞2次/6月），分泌性中耳炎＞3月或伴有鼓膜穿孔；单侧持续性分泌性中耳炎或耳痛（耳鼻喉科检查以除外鼻咽部肿瘤），急性中耳炎出现并发症者（鼓膜穿孔、乳突炎、迷路炎、面瘫及脑膜炎）。

11.3 耳鸣

1. 背景

- 定义：在无外界声音刺激情况下，主观上感觉耳内或颅内有错误的声音；
- 患者通常很难被理解，常伴有听力损失，男性发病率高于女性，随年龄增加发病率增加。

2. 评估

- 耳鸣的声音可以是嗡嗡声、哗哗声、嘶嘶声或敲击声，安静环境中更明显；
- 若搏动性耳鸣与心脏搏动同步→需行颈部或颅底CTA或MRI评估以排除血管病变；耳部/乳突听诊有助于鉴别主观性耳鸣（听诊无杂音，提示良性）和客观性耳鸣（听诊有杂音，提示颈内动脉/椎动脉动脉瘤）。

3. 治疗

- 耳鸣习服疗法：专科医师对耳鸣患者进行习服训练可提高其生活质量；声音掩蔽疗法、抗焦虑药、抗抑郁药也经常被使用，但效果尚未得到RCT试验证实。
- 搏动性耳鸣或单侧耳鸣→及时转诊至耳鼻喉科。

11.4 过敏性鼻炎

1. **背景**
   - 定义：指特应性个体接触已知或未知致敏原引起的鼻黏膜慢性炎症反应性疾病，也可称为"花粉症"→清涕、喷嚏、鼻塞、鼻痒。
   - 病理生理：机体首次接触致敏原→产生特异性IgE抗体→IgE抗体附着于肥大细胞及嗜碱性粒细胞表面，再次接触相同致敏原→致敏原与细胞表面的IgE"桥联"→激发细胞膜产生一系列生化变化（如肥大细胞脱颗粒）。
   - 流行病学：患病率逐年增加；青少年高发；我国患病率大于8%，男性患病率高于女性。
   - 危险因素：包括遗传、社会经济地位、过多暴露于污染物、动物皮屑、尘螨。
   - 并发症：影响生活质量和工作效率；此外，还会增加上呼吸道感染（黏膜炎症）和细菌性鼻窦炎（窦口阻塞）的发生率及严重程度。
   - 合并疾病：40%过敏性鼻炎患者合并哮喘；治疗过敏性鼻炎→改善哮喘症状、降低住院率；50%~70%过敏性鼻炎患者合并眼部症状（参考12.1"红眼"）；与特异性皮炎有很强关联性。

2. **评估**
   - 一般情况：评估症状严重性及潜在诱发因素，考虑可能的鉴别诊断及评估有无合并疾病（阻塞性睡眠呼吸暂停综合征、哮喘、过敏性体质）。
   - 病史：评估症状，包括功能性的（影响睡眠和工作）
     - ✓ 用药史：需除外药物性鼻炎，包括OTC处方的鼻减充血剂和鼻喷剂、口服避孕药、阿司匹林、NSAIDs类药物、降压药物；
     - ✓ 既往史：过敏性体质（哮喘、特异性皮炎）、阻塞性睡眠呼吸暂停综合征、环境或食物过敏、职业史、上文提及的危险因素、是否在孕期、有无使用可卡因。
   - 过敏性鼻炎激发因素：
     - ✓ 季节性：花粉、真菌；

✓ 反复性：动物毛发（猫、狗等）、尘螨、蟑螂；

✓ 职业性：农业工作者、动物试验人员、餐饮工作者。

- 体格检查：包括头、耳、眼、鼻、咽喉、皮肤（特异性皮炎）及肺脏（哮喘）的检查。

   ✓ 眼：双眼结膜充血±模糊（过敏性结膜炎），眶下水肿（由于鼻黏膜充血所致的静脉淤血）；

   ✓ 耳：分泌性中耳炎（咽鼓管功能障碍）；

   ✓ 鼻：鞍鼻畸形（肉芽肿性血管炎，韦格纳肉芽肿）或鼻中隔偏区（外伤）或穿孔（可卡因），黏膜苍白，鼻甲苍白或水肿，"过敏性鼻炎习惯动作"（用手揉鼻尖→鼻尖皱纹）；鼻息肉（慢性鼻窦炎，阿司匹林过敏）。

3. **鉴别诊断：约30%鼻炎找不到过敏原**

- 感染：急性病毒性鼻窦炎，慢性鼻窦炎（考虑与免疫缺陷相关）；

- 药物性：阿司匹林等NSAIDs类药物、ACEI、PDE5或α阻滞剂的副作用；药物性鼻炎（长期使用局部鼻减充血剂引起的"反弹"，如羟甲唑啉或可卡因）；

- 自身免疫：嗜酸性粒细胞肉芽肿性血管炎，肉芽肿性血管炎，结节病；

- 先天性：血管运动性鼻炎（非变应性，非感染性）；

- 结构异常：鼻息肉，鼻中隔偏曲，腺样体肥大；

- 其他：妊娠，与月经周期相关（雌激素和黄体酮循环性升高导致）。

4. **WHO 分类**

- 频率：间歇性（＜4天/周或＜4周）vs. 持续性（＞4天/周或＞4周）。

- 严重性：中-重度（符合以下1项或以上：睡眠障碍，影响学习/工作，影响日常活动，烦恼）vs. 轻度（没有明显症状）。

5. **治疗**

- 避免接触致敏原：确诊并尽量避免接触过敏原。

   ✓ 尘螨：控制湿度，清洁床上用品，地毯采用HEPA吸尘；

- ✓ 花粉：避免早晨室外活动，使用空气净化器，不要在室外晾衣服（进一步查看如何避免接触过敏原，参考章节3.2"哮喘"）。
- 鼻冲洗：对长期流涕有益；可单独使用或作辅助治疗；洗鼻壶效果优于生理盐水喷雾剂（建议使用灭菌生理盐水）；或使用低压鼻冲洗器。
- 药物治疗：
  - ✓ 鼻喷糖皮质激素适用于中-重度过敏性鼻炎；
  - ✓ 口服抗组胺药 ± 鼻黏膜减充血剂适用于间歇性或轻度过敏性鼻炎；
  - ✓ 避免局部鼻黏膜减充血剂（因其可导致反弹再充血或药物性鼻炎风险）；
  - ✓ 药物喷鼻方法：向鼻腔上、外侧喷药（"朝向同侧耳"）。

表11-4-1

种类	药物举例及注释
鼻喷糖皮质激素（中-重度过敏性鼻炎的首选）	氟替卡松（50μg/喷）：2喷/鼻孔 qd或1喷/鼻孔 bid，维持期可减至1喷/鼻孔 qd，首次使用12h，应连续用药以增加疗效。对混合性鼻炎同样有效 副作用：刺激鼻黏膜，鼻衄，味苦，全身副作用少见
口服抗组胺药（首选二代抗组胺药）	非索非那定（OTC）：60mg bid或180mg qd 西替利嗪：5～10mg qd 特点：起效迅速，对重度鼻炎及鼻塞的缓解效果差于鼻喷激素，必要时可临时服用，规律用药效果更佳；中枢镇静及抗胆碱能副作用轻，尽管对流涕治疗效果稍差；非索非那定/氯雷他定/地氯雷他定的中枢镇静效果低于西替利嗪
鼻喷抗组胺药	氮䓬斯汀：1～2喷/鼻孔 bid，效果优于或等同口服抗组胺药，比鼻喷糖皮质激素效果弱 副作用：味苦，嗜睡
口服鼻黏膜减充血剂	伪麻黄碱：速效剂：60mg q4～6h；缓释片：120mg q12h或240mg qd（最大量240mg/24h） 特点：迅速缓解鼻黏膜充血 副作用：高血压，失眠，心悸，尿潴留
鼻喷抗胆碱能药	异丙托溴铵（0.03%）：2喷/鼻孔 bid或tid 特点：治疗流涕效果好，无减轻鼻黏膜充血作用

6. **其他**
    - 白三烯受体拮抗剂：孟鲁司特 10mg po qn；同时可治疗哮喘；效果与口服抗组胺药相似。
    - 鼻喷抗胆碱能药（异丙托溴铵）：减轻流涕，对减轻鼻黏膜充血无效。
    - 肥大细胞稳定剂（色甘酸滴鼻剂）：可作为预防用药（接触过敏原前使用——提供4~8h的防护作用）或维持用药（最好用于接触过敏原之前）；效果不如鼻喷糖皮质激素。
7. **转诊**
    - 变态反应科：重度/耐药/复发患者；需进行特异性IgE皮肤/血清学检测的患者；需要做脱敏治疗的患者：接触致敏原以改变免疫应答者（经常需要3~5年治疗）。
    - 耳鼻喉科：怀疑因鼻腔结构异常导致者（如鼻中隔偏曲）。

11.5 鼻窦炎

1. 背景

- 伴有症状的鼻腔及鼻窦炎症反应，特征是鼻腔有脓性分泌物，伴有鼻塞（鼻黏膜充血），和（或）面部疼痛（面前部、眶周、也可表现为头痛）。
- 我国鼻窦炎发病率在5%～15%。
- 病毒感染常见，常伴有上呼吸道感染，病程自限；但2%病毒性急性鼻窦炎合并细菌性感染。
- 细菌性感染的并发症少见（1/10 000）；多为眶内（眶内蜂窝织炎或眶内脓肿）及颅内并发症（脑膜炎及硬膜外脓肿）。

2. 鼻窦炎分类及主要表现

表11-5-1　鼻窦炎分类

分类	主要表现
病毒性鼻窦炎	症状：持续<10天，自限～87%的上呼吸道感染患者伴有鼻窦炎 主要病原体：鼻病毒，副流感病毒，流感病毒
急性细菌性鼻窦炎	症状≤4周； 可通过以下症状可与病毒性鼻窦炎鉴别： 　✓ 症状可持续>10天无改善 　✓ 重者：体温>39℃，面部疼痛明显 　✓ 更重者："病情反复"：典型的上呼吸道感染后5～6天，病情好转后再次出现发热，头痛，鼻腔分泌物增多 　✓ 主要病原体：肺炎链球菌及流感嗜血杆菌（75%），卡他莫拉菌，常合并病毒性鼻窦炎 危险因素：过敏，鼻腔机械性堵塞，游泳，牙源性感染，鼻内用卡因，鼻黏膜清除能力下降（囊性纤维变性，纤毛功能障碍，吸烟）
反复发作急性鼻窦炎	急性细菌性鼻窦炎发作>4次/年

3. 慢性鼻窦炎

　　≥12周，需行影像学和/或鼻镜检查（鼻黏膜水肿、息肉、黏脓涕），伴2项或以上上述症状：黏脓性分泌物；鼻塞；面部疼痛/压迫感/肿胀；嗅觉下降。

4. 侵袭性真菌性鼻窦炎

危险因素：糖尿病，免疫抑制；常见为毛霉菌、根霉菌，曲霉菌感染，可为暴发性（急性起病，面部疼痛，鼻甲坏死，需立即转耳鼻喉科）或慢性（症状进展相对缓慢，眶内或颅内不适主诉为危险信号）；鼻腔有恶臭，面部疼痛；所有免疫功能不全的患者及慢性鼻窦炎的患者需考虑此病可能，需及时转诊至耳鼻喉科/免疫科。

急性鼻窦炎

1. 评估

- 病史：鼻塞，鼻腔脓性分泌物（黄色/绿色/黏稠），面部疼痛/压迫感，嗅觉减退/失嗅，牙齿不适，咳嗽，头痛，发热，精神差，口臭，耳闷胀感。

- 体格检查：鼻腔/咽后壁脓性分泌物，鼻甲水肿，前倾时疼痛加重。

- 鉴别诊断：上呼吸道感染，非感染性鼻炎，头痛（偏头痛，紧张性头痛，丛集性头痛），牙源性痛。

- 报警症状（提示病变复杂或严重）：高热（>39℃），严重头痛，眼睑水肿/充血，眼球突出，视力改变，复视，眼肌麻痹，重症肌无力，颈强直→转诊至急诊或耳鼻喉科。

- 影像学：对于复杂性急性鼻窦炎、治疗效果不佳、慢性鼻窦炎、怀疑鼻腔肿瘤或其他非感染性原因引起的面部疼痛时，需行鼻窦增强CT。

急性细菌性鼻窦炎

1. 治疗

- 有临床症状者：病毒性鼻窦炎及细菌性鼻窦炎患者均推荐使用对乙酰氨基酚、NSAIDs类药物；口服减充血剂（伪麻黄碱，去氧肾上腺素）；盐水冲洗鼻腔可减轻不适症状并减少止痛药的使用；鼻腔局部减充血剂（羟甲唑啉，新福林，短期使用<3天，以避免鼻充血反弹）。

- 抗组胺药物：如伴有过敏症状，可使用抗组胺药以减轻流涕及鼻塞症状，对急性鼻窦炎是否有效尚无定论，常用药物如氯雷他定、非索非那定，西替利嗪。
- 鼻喷皮质类固醇激素：急性症状时有效，药效温和。
- 抗生素：对病毒性鼻窦炎及预防其他并发症无效；对于细菌性鼻窦炎有效，过度使用抗生素多会引起耐药；可降低出现严重并发症的风险，特别对于免疫功能低下者或有并存疾病者。
  ✓ 轻度鼻窦炎（如体温<38.3℃）者或诊断不明确者；随诊观察，若3天仍无缓解，可加用抗生素治疗；
  ✓ 中度鼻窦炎、或轻度鼻窦炎合并免疫功能低下/伴有其他并存者，可经验性加用抗生素；
  ✓ 重度鼻窦炎患者，特别是合并免疫功能低下者，及时转诊治疗。

表11-5-2　急性细菌性鼻窦炎常用抗生素

抗生素	注　释
阿莫西林/克拉维酸 875/125mg bid × 5～7d	一线首选［基于流感嗜血杆菌（H.flu）感染对阿莫西林耐药的增多］；儿童应用较多；花费高，腹泻风险高
大剂量阿莫西林/克拉维酸 2mg bid × 7～10d	对青霉素耐药的肺炎链球菌感染、合并重度感染（有全身毒性反应的证据，伴高热>39℃，存在潜在化脓性感染并发症风险）、年龄>65y、近期住过院、一个月内曾使用抗生素治疗或合并免疫功能低下者首选
多西环素	青霉素过敏者首选 100mg q12h d1→50mg q12h 5～7d
氟喹诺酮类：左氧氟沙星 500mg qd × 5～7d，莫西沙星 400mg qd × 7～10d	青霉素过敏者的二线用药；无证据提示β-内酰胺类疗效更好；副作用多
其他：磺胺甲基异噁唑、大环内酯类、2代/3代头孢菌素	避免经验性用药导致肺炎链球菌耐药增多（以及H.flu对磺胺甲基异噁唑的耐药）

2. 转诊

- 急诊：如怀疑并发症→急诊行增强CT，加用抗生素→转诊至耳鼻喉科，必要时请眼科、神经外科会诊。
- 感染：免疫功能低下者、治疗方法受限或有特殊感染史的患者→及时转诊。
- 耳鼻喉或变态反应科/免疫科：反复发作的急性鼻窦炎、慢性鼻窦炎，伴有过敏性鼻炎拟接受免疫治疗者。
- 治疗无效：治疗5天症状无改善或进一步加重→重新评估，排除其他可能的病因，检查有无并发症→转诊至耳鼻喉科（诊断不明或拟进一步检查者）或变态反应科（怀疑过敏的患者）或免疫科（怀疑耐药，免疫功能低下的患者）。

慢性鼻窦炎

1. 病史

持续≥12周，鼻塞，面部肿胀、有压迫感，鼻腔异常分泌物，嗅觉减退；持续单侧鼻腔症状需考虑鼻腔肿物可能。

2. 危险因素

过敏，囊性纤维变性，免疫功能低下状态，免疫缺陷（普通变异性免疫缺陷病，IgA缺乏症），纤毛运动障碍，阿司匹林哮喘三联征。

3. 鉴别诊断

过敏性鼻炎，非过敏性鼻炎，鼻中隔偏曲，非鼻源性面部疼痛，肿瘤。

4. 评估

所有有慢性鼻窦炎症状的患者均需完善CT检查及耳鼻喉科行鼻镜检查，若症状持续无缓解，至变态反应科/免疫科进一步评估。

5. 治疗

一经确诊，使用鼻内皮质类固醇激素，鼻腔灌洗，控制并减轻过敏反应（抗组胺药，变应原免疫治疗，避免接触过敏原），难治性鼻窦炎者可行手术治疗。

11.6 打鼾

1. **背景**
   - 打鼾：睡眠时湍流气体通过上呼吸道所发出的声音。
   - 30%~50%成人睡眠时打鼾，几乎所有人都会偶尔打鼾，大多数打鼾患者无阻塞性睡眠呼吸暂停，但阻塞性睡眠呼吸暂停患者均有打鼾（见章节3.9"阻塞性睡眠呼吸暂停"）。
   - 打鼾不一定存在气道阻力增加，但也可伴有阻塞性睡眠呼吸暂停或多种其他疾病，如患者有该方面的主诉，就诊时需考虑阻塞性睡眠呼吸暂停的可能。
   - 病因：常为先天性，可继发于上呼吸道结构异常（鼻中隔偏曲，鼻黏膜充血，鼻甲或扁桃体肥大，软腭/悬雍垂过长，巨舌）、肥胖及内分泌疾病（甲状腺功能减退、肢端肥大症）。
   - 危险因素：男性，肥胖，颈围大，鼻甲肥大，小下颌/下颌回缩，嗜酒，吸烟，呼吸抑制药物，家族史。

2. **评估**
   - 病史：评估睡眠质量（白天困倦，学习/工作能力下降）；呼吸暂停/低通气（询问同床者患者睡眠行为，有无呼吸暂停或憋醒）；打鼾严重度（频率，持续时间，鼾声大小）；用药史（呼吸抑制药物，安眠药）；社会史（吸烟、饮酒）。
   - 检查：精神状态，体型（BMI≥30→OSA高风险），颈围大。
     - ✓ 鼻腔检查：±鼻中隔偏曲，鼻甲肥大，息肉，鼻瓣区塌陷。
     - ✓ 口咽检查：±上腭低，悬雍垂长，扁桃体肥大，舌根肥大，上/下颌骨解剖结构（小/回缩），颧骨发育不全。

3. **治疗**
   - 进一步检查：怀疑睡眠呼吸暂停→多导睡眠图监测：诊断睡眠呼吸暂停，评估严重度及鉴别中枢性和阻塞性，指导治疗。

- 生活方式调整：减肥，减少/避免饮酒；进行其他健康生活方式达到放松、提高效率的目的。
- 治疗其他导致上呼吸道阻塞的病因：或行鼻腔扩张器。
- 怀疑结构异常或治疗无效者转诊至耳鼻喉科。

11.7 声音嘶哑

1. **背景**
   - 定义：声音嘶哑（发音困难）是指音质、音调、振幅改变，或声音改变影响沟通，或导致嗓音相关生活质量下降。
   - 流行病学：女：男=3：2；终生患病率30%；高危人群中患病率高（通常与职业相关，如销售员、接线员、教授、教师及歌手）。
   - 生理学：发声需要多器官的协调参与，包括软骨、黏膜（声带）、肌肉（喉内肌和喉外肌）及神经（迷走神经，喉返神经和喉上神经）；以上任何结构的异常均可导致发音困难。

2. **评估**
   - 病史
     - ✓ 特征：慢性、说话起始出现、说话易疲劳、气不够用、破音。
     - ✓ 伴随症状：上呼吸道感染、吞咽困难、吞咽痛、癔球症、清嗓、过敏、送气音、咳嗽、反酸、咯血、呼吸困难、耳痛。
     - ✓ 既往史：气管插管，外伤，颈部/胸部手术史，放疗，糖尿病，帕金森综合征，重症肌无力，多发性硬化，肌萎缩性脊髓侧索硬化症，过敏，肿瘤，甲状腺功能减退，反流性食管炎。
     - ✓ 用药史：ACEI、抗组胺药、抗精神病药、吸入糖皮质激素及抗凝剂。
     - ✓ 社会史：吸烟，嗜酒，职业，毒物、放射线及其他暴露史，嗓音滥用。
   - 检查：头部、眼、耳、鼻及喉（评估有无口咽鼻腔病变，喉镜检查，颈部淋巴结肿大及巨大甲状腺肿），肺（实变或哮喘音），神经系统（震颤、无力及球麻痹）。
   - 音质：粗糙，声带不光滑（如喉炎或肿物），气吸声；声门关闭不全（声带麻痹）；气过水声；分泌物声（如声门上感染）；颤音（帕金森综合征）。

3. 诊断

大多数急性病例为临床诊断；病情重、症状持续或怀疑气短梗阻者需行喉镜检查。

4. 治疗

若声音嘶哑持续＞2周，且无急性上呼吸道感染症状，需及时转诊至耳鼻喉科进行全面检查及喉镜检查，尤其是大量烟酒史的患者（喉癌高危人群）或可疑其他肿瘤的患者；喉镜检查比影像学检查更有意义。

表11-7-1　声音嘶哑常见病因

病因	临床表现/特征	治疗
急性喉炎	上感症状，嗓音误用，持续咳嗽	支持治疗和休息，不需使用抗生素及激素
慢性喉炎	咽部刺激物：吸入烟雾、胃酸、过度发声，鼻涕倒流	避免接触刺激物，随诊观察
真菌性喉炎	吸入类固醇类药物，长期使用抗生素，±吞咽困难	抗真菌治疗×14天
咽喉反流性疾病（慢性喉炎的亚类）	清喉嗓，持续咳嗽，消化不良，95%以上有癔球症	抑酸治疗/PPI
良性声带病变	声带息肉，声带小结，息肉样的声带炎	常见于长期接触刺激物，治疗：避免接触刺激物质
神经性发音障碍	单侧声带麻痹：神经损伤、受压，神经病变	喉镜检查，外科治疗
	双侧声带麻痹：需考虑重症肌无力，肌萎缩性脊髓侧索硬化症（25%伴发声困难）	及时转诊，进行吞咽功能评估
	帕金森综合征：发声过弱，颤音，气声声，单音调，特发性震颤（25%有喉部震颤）	治疗原发病
功能性发音障碍	多与职业相关，声带矛盾运动（发声困难合并喘鸣），转换障碍	嗓音治疗

第十二章　眼科疾病

12.1　红眼

1. **背景**
   - 流行病学：2%就诊时有眼部不适（眼睛刺激症状>异物/外伤>眼睑不适）；很多上述患者就诊时主诉"红眼"。
   - 病因学：结膜炎（52%）>表面创伤/角膜擦伤（10%）>眼睑不适（8%）。

2. **评估**
   - 病史：起病时间，持续时间，接触史，季节性过敏，创伤，使用滴眼液，使用角膜接触镜（如：睡眠时佩戴或不定期更换角膜接触镜），眼部手术史。
   - 症状：单眼或双眼，视力改变，疼痛，眼部刺激症状，异物感，分泌物（质和量），痒，畏光。
   - 体征：视力，不适和畏光的程度，眼睑水肿或分泌物，结膜弥漫性或局灶性充血，瞳孔对光反应，眼外肌运动，角膜透明度，前房有无异常（积脓：层状白细胞渗出；出血：点片状或层状积血）；耳前淋巴结有无肿大。

3. **诊断治疗**
   - 通常由全科医生初步处理；症状>3~4周需常规转诊。
   - 可能威胁视力的情况：严重疼痛及畏光，视力较平时明显下降或低于0.1，近期眼部手术或外伤史，瞳孔检查异常，角膜混浊，角膜接触镜佩戴者出现急性症状
   - 紧急转诊：症状较重，诊断不明，病情反复。
   - 没有明确眼科指征，应尽量避免使用局部NSAIDs类药物及糖皮质激素。
   - 尽量避免局部使用氨基糖苷类药物，因其有角膜毒性。

4. **红眼的常见病因**

表12-1-1　红眼常见病因

结膜炎	临床表现：单眼或双眼，弥漫性充血，分泌物 治疗：见下章节
结膜下出血	病因：Valsalva动作，揉眼，高血压，恶病质，抗凝药物，特发性 临床表现：单侧多见，无痛，无视力改变；瞳孔和角膜正常；结膜下边界清晰的血红素 治疗：不适时应用人工泪液，病情反复时检测血压、PLT及凝血，严重创伤导致需立即转诊
睑腺炎 （麦粒肿）	病因：急性睑腺炎是由于睑板腺阻塞造成局部感染，慢性是睑板腺囊肿（霰粒肿） 临床表现：眼睑发红，局部可触及和（或）可见痛性结节，±结膜充血，分泌物，蜂窝织炎 治疗：睑板腺囊肿无红肿时热敷qid，红霉素眼膏bid，出现蜂窝织炎时口服抗生素
睑缘炎	双眼睑缘慢性炎症→慢性烧灼感，痒，晨起轻度眼睑结痂，分泌物较少，睫毛上可见头屑样鳞屑，轻度弥漫性充血 治疗：热敷bid，必要时使用人工泪液，严重时使用红霉素眼膏bid
干眼综合征	病因：泪液成分异常导致泪液分泌减少或蒸发增加，特发性，免疫性，继发于药物，睑板腺功能障碍 临床表现：双眼烧灼感，异物感，接触风/冷或过度用眼时症状加重，轻度弥漫性充血，症状与体征不符 治疗：人工泪液qid，人工泪液凝胶qid或qn

- 其他：翼状胬肉；±紫外线/阳光暴露史；刺激症状，异物感。
  - ✓ 体征：结膜（常见于鼻侧）至角膜的翼状充血增厚组织；
  - ✓ 治疗：预防紫外线，必要时使用人工泪液，症状持续不缓解及时转诊。
- 表层巩膜炎：特发性，单侧自限性，无痛性局部发红，无分泌物，无视力改变。
  - ✓ 查体：跟随棉签移动的浅层血管轻度充血，局部使用2.5%去甲肾上腺素后充血消失；
  - ✓ 治疗：人工泪液，症状持续及时转诊。

5. 威胁视力的病因

表12-1-2 威胁视力病因

角膜炎	症状：单眼疼痛、畏光、流泪，±视力下降，弥漫性充血 细菌感染：常可于手电下见角膜混浊，±黏液脓性分泌物，±前房积脓，常有角膜接触镜佩戴史 疱疹病毒感染：受累侧V1（三叉神经第一支）区域皮肤可见水疱（VZV）；±眼睑水疱或口腔病变（HSV）；荧光素钠染色可见角膜"树枝样"着染，当日转诊
虹膜炎	症状：常为单侧，严重畏光，流泪，视物下降，角膜缘（最靠近角膜的）血管充血，瞳孔对光反射迟钝，24小时内转诊
急性闭角型青光眼	症状：严重的单侧眼痛伴头痛，虹视，恶心/呕吐，视物模糊，瞳孔中等大并固定，±角膜雾状混浊，触诊眼球变硬→当日转诊
眼内炎	危险因素：眼部手术史，免疫抑制应用，静脉用药史，外伤，系统性菌血症 症状：严重眼痛，视物下降，不同程度的结膜充血，±前房积脓→当日转诊
眼眶蜂窝织炎	危险因素：鼻窦炎病史，眼眶外伤史，面部手术史 症状：±复视，眼球转动痛，头痛，±鼻充血，±发热，眼睑红肿，±视力下降，突眼，眼球运动受限 处理：眼眶增强CT，查血常规，当日转诊
眼肌炎/特发眼眶炎性假瘤	症状：急性/亚急性起病，±视力下降，±复视，±眼球运动受限，眼球转动痛，突眼 处理：眼眶增强CT，24h内转诊
巩膜炎	免疫介导的血管炎，50%与系统性自身免疫性疾病相关 症状：眼痛，深层巩膜血管充血，眼球触痛，眼球转动痛，患者可痛醒，视物模糊少见 处理：口服NSAIDs，24h内转诊

- 化学性损伤，穿通伤，角膜外伤（参考12.4"眼部外伤"）。

12.2　急性结膜炎

1. **评估**
   - 背景：病毒性＞细菌性，但临床鉴别诊断困难；不需常规进行病原学培养；对于重度化脓性、病情反复、7～10d无好转或抗感染无效需进行病原学培养。
   - 病毒性
     - ✓ 病原：腺病毒常见，传染性强。
     - ✓ 病史：±接触患者，上呼吸道感染症状，水样分泌物，砂砾感，轻度畏光，痒，眼睑结痂，可从单眼到双眼。
     - ✓ 体征：弥漫充血，浆液水样分泌物，常见耳前淋巴结肿大。
   - 细菌性
     - ✓ 急性病原：肺炎链球菌、金黄色葡萄球菌或嗜血杆菌常见；体征：单眼，稠厚脓性分泌物；充血明显，淋巴结肿大少见。
     - ✓ 超急性：淋球菌感染常见，突然出现严重的以上症状；因其角膜穿孔风险大，需24h内转诊。
     - ✓ 慢性：持续数周至数月，常为沙眼衣原体感染，若使用眼部抗生素治疗后症状无改善应怀疑沙眼衣原体感染。
   - 过敏性：常伴有过敏性鼻炎；常见过敏原：豚草、花粉常见；病史：慢性或季节性，过敏史，水样分泌物，严重瘙痒；检查：双眼轻度充血，浆液性/黏稠的分泌物。

2. **治疗**
   - 宣教：若为感染性病因症状发作期间禁止佩戴角膜接触镜；保持手部卫生清洁可降低感染传播风险（包括单眼患病的对侧健眼）。
   - 病毒感染或轻度细菌感染：大部分具有自限性；冷敷，必要时使用人工泪液；可考虑使用0.5%红霉素药膏qid×7d。
   - 中度-重度细菌感染：局部使用广谱抗生素可稍促进

病情缓解（如0.3%氧氟沙星1滴qid×7d或多黏菌素1滴×7d）。

- 其他应用广谱抗生素治疗指征：症状持续＞1周，免疫抑制状态，医疗卫生人员或必须回去工作/学习者。
- 过敏性：避免接触过敏原，必要时使用人工泪液；OTC局部抗组胺药点眼/肥大细胞稳定剂（如：酮替芬1滴ou qid直至症状消失）。

12.3 视力异常

1. 背景

- 40%的视力下降是可以预防的；全科医师在视力下降的预防、可控危险因素的管理及转诊中具有不可替代的作用。
- 法定"盲"：健眼矫正视力为0.1或以下，或健眼视野<20度。

2. 筛查

- 有青光眼危险因素患者：40~54岁者每年1~3次，55~64岁每年1~2次，>65岁每6~12月1次。
- 糖尿病患者：T2DM或T1DM患者患病5年行散瞳眼底检查，之后每年检查。

3. 眼科病史

- 年龄：可以缩小疾病范围（如：<50岁巨细胞动脉炎可能性小）。
- 眼部病史：外伤，手术，角膜接触镜佩戴史，眼部家族史。
- 症状：突发vs.缓慢进展，单眼vs.双眼，持续时间，下降程度，前期伴随症状，疼痛vs.无痛性视力改变。
- 伴随的系统性症状：如：头痛、发热、皮疹、关节痛。

4. 眼科检查

- 视力：分别测量双眼视力，若视力<0.5，进一步检查小孔视力；不能看视力表者记录如下：CF（数指）>HM（手动）>LP（光感）>NLP（无光感）。
- 视野：分别检查双眼的4个象限视野；视野缺失可提示视神经病变或视网膜脱离。
- 瞳孔：双侧大小及反应性是否对称；相对性瞳孔传入障碍检查（RAPD）：手电筒照射一侧眼2~3s，然后快速移至对侧，对侧瞳孔应保持不变或缩小；若扩大提示对侧眼传入障碍。
- 眼外肌运动：充分，对称。
- 眼前节：手电检查眼睑改变，结膜充血或出血，角膜混浊或角膜上皮缺损（+荧光素钠染色），前房，虹膜（形状不规则，明显缺损），晶状体（可见混浊）。

- 眼后极部：直接检眼镜检查玻璃体清晰度（是否可见视神经），评估有无视神经水肿，棉絮斑，视乳头旁/视网膜出血。

5. 常见眼部不适症状鉴别

表12-3-1 常见眼部不适症状鉴别

视物模糊	见下文
"闪光感"或"漂浮物"	视网膜裂孔或脱离：见下文，玻璃体后脱离
复视	检查遮盖一侧眼后复视是否存在至关重要 单眼：屈光不正，白内障，黄斑前膜，泪膜/眼表疾病；非紧急转诊 双眼：提示动眼神经、滑车神经或外展神经病变
眼睑下垂	动眼神经麻痹，Horner综合征，重症肌无力，年龄相关性肌肉松弛
眶周或眼睑水肿	外伤，眶隔前/眶周蜂窝织炎，过敏，麦粒肿（参考12.1"红眼"）
突眼	突眼vs.眼球退缩；眼眶蜂窝织炎或炎症（如：甲亢，结节病，肉芽肿性血管炎），肿物，外伤

6. 急性无痛性视力下降

- 需当日眼科评估；常为单眼；单眼慢性视力下降的患者可因偶然遮盖健眼发现患眼视力下降而误认为"急性"，因此需仔细询问病史。
- 鉴别诊断：
  - ✓ 巨细胞性动脉炎/颞动脉炎（>50岁，新发头痛或复视，全身症状）；一过性黑矇，复视，经验性口服糖皮质激素类药物，颞动脉检查。
  - ✓ 非动脉炎性缺血性视神经病变（平均年龄60岁，多见于血管疾病患者，服用PDE5药物），无痛性视力下降，RAPD阳性，视盘局部出血。
  - ✓ 视网膜中央动脉阻塞（血管疾病，心脏手术后，5%～10%与GCA相关）突然视力丧失，相关性传入性瞳孔障碍（RAPD），±一过性黑矇→急诊评估有无卒中。
  - ✓ 视网膜中央静脉阻塞：（外周动脉疾病，血液高凝

状态，血液高黏状态，青光眼，血管炎）；药物
史（如：口服避孕药），不同程度的视力下降，
±RAPD，+弥漫性视网膜内出血。

- ✓ 玻璃体积血：常继发于糖尿病或视网膜裂孔/脱离；
  不同程度的视力改变。
- ✓ 视网膜脱离：症状无特异性，可有"闪光"感，"漂
  浮物"，视力下降或视野缺损，眼底红光反射异常。

7. **急性痛性视力下降**
- 视神经炎：常为单眼，年龄<50y；病因包括多发性硬
  化，特发性，感染及肉芽肿性改变（如：结节病）。
- 病史：眼球转动痛；±皮疹，发热，关节痛，麻木及
  乏力。
- 检查：视力下降，色觉改变，+RAPD，±视盘水肿。
- 治疗：24h内转诊；MRI检查，±服用糖皮质激素类药物，
  ±实验室检查（参考12.1"红眼"及12.4"眼部外伤"）。

8. **慢性无痛性视力下降**
- 单眼或双眼；症状持续数月或数年患者常规转诊。
- 屈光不正：近视，远视，散光，老视（>40岁）。
- 白内障（晶状体混浊）：年龄相关性，代谢性，外伤
  性，先天性。
- 开角型青光眼：周边视力下降常有眼内压升高，杯盘
  比扩大。
  - ✓ 危险因素：年龄，家族史，高眼压，近视。
  - ✓ 筛查：一级直系亲属为青光眼患者的>40岁需转
    诊；合理治疗后病情进展缓慢或不进展者，也需及
    时转诊。
- 糖尿病视网膜病变：起病时无症状→为工作年龄人群
  首位致盲原因。
  - ✓ 危险因素：血糖控制差，病程久，高血压，高脂
    血症。
  - ✓ 治疗：严格控制血压及血糖，严重时激光或
    抗-VEGF治疗。
- 年龄相关性黄斑变性：中心视力下降；在亚洲患病率
  呈上升趋势。

- ✓ 危险因素：年龄，家族史。
- ✓ 治疗：转诊至眼科评估Amsler表，若为干性年龄相关性黄斑变性，可使用维生素，如果为湿性年龄相关性黄斑变性可行抗VEGF治疗。
- 药物性：白内障/青光眼（激素），视神经病变（乙胺丁醇，胺碘酮），黄斑病变（羟氯喹）。
- 特发性高颅压（假性脑瘤）：
  - ✓ 危险因素：肥胖，激素使用和停用，大剂量Vit A，四环素，口服避孕药。
  - ✓ 症状：一过性视力下降，复视，体位性头痛，搏动性耳鸣，恶心呕吐。
  - ✓ 检查：不同程度的视力下降，±外展神经麻痹，双眼视神经水肿。
  - ✓ 治疗：24h内转诊。
- 弱视：由于儿童时期双侧皮质视觉中枢刺激不对称导致的单眼慢性视力下降；如果视力轻度下降，可能成年时才会被发现；常规转诊。

12.4 眼部外伤

1. **一般原则**
   - 单一的外伤→可导致多处损伤（如：眼眶拳击伤→眼眶骨折，前房出血，视网膜病变）。
   - 详细回顾病史：发病机制和常规的眼部筛查至关重要
   - 紧急转诊：对于受伤机理或眼部损伤范围不明确者十分必要；所有视力受损的患者应立即转诊。
   - 禁用局部麻醉药（如：丙美卡因）；过度使用→严重角膜损害；需在专科医生指导下使用局部糖皮质激素及眼罩。
   - 预防：提醒患者保护眼睛的重要性（如：家务劳动时佩戴安全护目镜；做好职业相关的眼睛防护）。

2. **眼眶，附属器，眼球**
   - 眼眶骨折：继发于钝性外伤（如：车祸伤，拳击伤，坠落伤）；
     - ✓ 症状：眼部运动时疼痛，复视；
     - ✓ 体征：眼周淤血，压痛点±可触及的眶缘畸形，疼痛或眼外肌功能下降；
     - ✓ 处理：冰敷，眼眶CT平扫检查。
   - 眼睑裂伤：眼睑表浅损伤可能掩盖泪腺、泪小管、皮下结构及眼球的更严重的损伤。
     - ✓ 处理：必要时注射破伤风抗毒素，冰敷，转诊。
   - 球后出血
     - ✓ 症状：外伤或眼部手术后突发视力下降，疼痛，睁眼困难；
     - ✓ 体征：眶周水肿和淤血，"眶周饱满"（触之发紧），突眼，视力下降，相对性瞳孔传入障碍±运动受限，结膜出血及水肿；
     - ✓ 处理：紧急转诊至可行外眦切开术的眼科医师或急诊，影像评估非必须。
   - 眼球破裂伤：可继发于穿通伤或钝性外伤；跌落导致面部外伤的老人需高度怀疑（尤其具有既往眼部手术史者）；可能有球内异物。

✓ 症状：疼痛，视力下降，眼内有水流出。

✓ 体征：视力下降（范围可以轻度下降至无光感），结膜下出血（圆弧形和大疱性需高度怀疑），瞳孔形状不规则，手电光照下浅前房，眼内压较对侧眼低，荧光素钠染色及钴蓝光照射下可见眼内液渗漏。

✓ 处理：疑诊眼球破裂伤者需紧急转诊以期24小时内修复损伤，降低眼内炎发生率；嘱患者禁食水，必要时注射破伤风抗毒素，患眼覆盖保护性眼罩（不能使用纱布）。

3. **角膜和结膜**

- 结膜裂伤：受伤机制对于判断眼球穿通或球内异物的可能性至关重要（如：重型工具伤较植物枝杈伤风险更高）。

  ✓ 症状：轻度疼痛，异物感。

  ✓ 体征：结膜充血，局部荧光素钠染色（结膜缺损区域），±结膜下出血，±游离的结膜瓣。

  ✓ 处理：0.5%红霉素眼膏qid，若无周围组织损伤证据（如：出血）的小伤口（<1cm）可于1~2天内转诊，所有其他的情况应当日转诊。

- 角膜或结膜异物：角膜异物更多见，常与职业相关（如：机械工人的金属性角膜异物）。

  ✓ 症状：疼痛，异物感，畏光，流泪，±视力下降。

  ✓ 体征：±视力下降，肉眼可见异物位于角膜、结膜或翻转的上睑。

  ✓ 处理：结膜异物可用棉签去除，并予以0.5%红霉素眼膏 qid×5d；角膜异物应于24小时内转诊。

- 角膜擦伤：常有明确的轻微外伤史。

  ✓ 症状：疼痛，异物感，畏光，流泪，±视力下降取决于受伤部位与视轴的距离。

  ✓ 体征：±视力下降，局部应用丙美卡因疼痛可缓解，钴蓝光下可见荧光素钠着染，可能在翻转的上睑发现异物。

  ✓ 处理：伤口愈合前禁止佩戴角膜接触镜；常规不予遮盖；禁用局部麻醉药；必要时可冰敷和口服

对乙酰氨基酚；周边角膜擦伤处理：对于小面积擦伤（如：1~2mm直径），使用0.5%红霉素眼膏 qid×5d；若病变范围大或被污染性物体所伤（如：指甲，有机材料），可加用喹诺酮类药物（如0.3%氧氟沙星1滴 qid×5d）；48h内症状未改善及时转诊；角膜中央损伤（累及视轴）：24h内转诊。

- 化学暴露伤：碱性化学品暴露（如：石灰，水泥，碱水）的损害远远重于酸性化学品，快速中和pH值至关重要。
  - ✓ 症状：疼痛，视力下降，弥漫性结膜充血和水肿。
  - ✓ 紧急处理：快速检测pH值，将石蕊试纸置于下眼睑；局部应用丙美卡因，持续清水或生理盐水冲洗30分钟，复测pH值，直至pH值检测为中性；翻开检查上下眼睑去除颗粒碎屑等；处理：所有患者必须24h内转诊；转诊期间可予红霉素眼膏 qid；若不能中和pH值或角膜边缘缺血（角膜结膜交界部位的血管变苍白）或角膜混浊需立刻转诊。
- 紫外线/热损伤性角膜炎：常见于未采取眼部保护措施的焊工及暴露于日晒浴和电火花者。
  - ✓ 症状：双眼异物感，畏光，流泪。
  - ✓ 体征：疼痛可被局麻药丙美卡因缓解，钴蓝光下可见点状或片状荧光素钠染色，结膜轻度充血，±轻度眼睑水肿，不伴有眼睑灼伤。
  - ✓ 处理：必要时使用人工泪液，红霉素眼膏 qid×5d；病情严重或24h内无好转者需及时转诊。
- 强力胶伤：热敷分离眼睑/睫毛；处理同角膜擦伤
- 结膜下出血（参考12.1 "红眼"）。

4. 前房
- 外伤性虹膜炎：多见于外伤后3d内。
  - ✓ 症状：疼痛，畏光，流泪，±视力下降。
  - ✓ 体征：裂隙灯检查前房可见白细胞，畏光，结膜充血，±视力下降。
  - ✓ 处理：24h内转诊至眼科，禁止使用糖皮质激素。
- 前房出血：常见于钝性眼眶外伤后（如：足球或拳击伤），但需警惕穿通伤。

- ✓ 症状：钝性疼痛，±视力下降。
- ✓ 体征：±视力下降，手电下可见前房点片状或层状出血。
- ✓ 处理：当日转诊至眼科：卧床休息，保护性遮盖患眼，避免使用NSAIDs和抗凝剂。

5. **视网膜和视神经**
   - 玻璃体视网膜病变：常见于钝性外伤后；可有玻璃体出血，视网膜裂孔或脱离。
     - ✓ 症状：视力下降，闪光感，飞蚊症。
     - ✓ 体征：±视力下降，±眼底检查异常。
     - ✓ 处理：当日转诊至眼科。

第十三章　女性健康

13.1 乳腺疼痛

1. **背景**
   - 是全科诊疗中最常见的乳腺方面的主诉，绝经前女性＞绝经后；多数是良性病变，仅0~3%是恶性，仅在15%的乳腺癌患者中有症状。
   - 没有组织学相关性：50%~90%的无症状女性乳腺有纤维囊样改变。

2. **发病形式/类型**
   - 周期性乳腺痛：与月经周期有关，在月经前症状最重、月经来潮后缓解；通常是双侧乳腺疼痛，定位不明确，可以放射至腋窝/胳膊，多见于年轻女性；可能是激素刺激乳腺小叶增生所致。
   - 非周期性乳腺痛：与月经周期无关或发生于绝经后女性；通常为单侧痛、刀割样/烧灼样、较局限，多见于40~50岁女性；鉴别诊断：Cooper韧带拉伸、脂肪坏死、来自乳罩的压力、中心/周围腺管乳腺炎、化脓性汗腺炎、脓肿、血栓性静脉炎、肋软骨炎、脊神经根病导致的颈椎关节炎。

3. **评估**
   - 病史：疼痛（类型、部位、与月经周期的关系、双侧还是单侧、有无放射、病程、缓解因素），加重因素（不规则的月经，压力因素，药物、尤其是口服避孕药、螺内酯）；要注意，局限性、烧灼样或针刺样的疼痛是否来源于胸壁，而非乳腺。
   - 体格检查：通过乳腺体查排除肿块；肋软骨/胸壁触诊。
   - 需警惕的情况：短期内出现乳腺红肿、乳头结痂/回缩/变平、可触及肿块或区域性淋巴结肿大高度提示炎症性乳腺癌——及时完善超声检查或乳腺钼靶检查以明确诊断。
   - **影像学检查**
     - ✓ 弥漫性疼痛：＞40岁——若在过去一年里没有做过乳腺钼靶检查则需完善这项检查，＞30岁的有乳腺癌危险因素的女性。

✓ 局部疼痛：≥30岁——乳腺钼靶检查+超声，<30岁——超声。

4. **治疗**
- 总体思路：确保绝大多数患者体格检查±影像学检查方面没有异常病变；复习正常乳腺生理学；自发缓解率=60%~80%；只有当疼痛影响日常活动或症状每月持续数天。
- 辅助疗法：限制咖啡、补充维生素E。
- 初始治疗：NSAIDs类药物（包括外用的）、对乙酰氨基酚或阿司匹林是首选治疗。
- 其他：达那唑（100~400mg/d），适用于NSAIDs类药物不能控制的严重症状，应用前要除外妊娠，同时向患者交代副作用（如月经不规则、痤疮、体重增加、多毛症）；他莫西芬、溴隐亭也有效。

13.2 乳头溢液

1. 背景

- 常见的乳腺疾病主诉（仅次于乳腺疼痛）；通常是良性的，但病理性溢液可能与恶性肿瘤有关（占5%~10%，>40岁时风险增加）。
- 泌乳：对怀孕或哺乳的生理性反应（乳汁产生）；断奶后溢液可能会持续至1年。
- 乳溢症：不适当的刺激导致的乳汁产生，如泌乳素瘤
  - ✓ 生理性：情况各异，80%的育龄期女性在挤压乳头时会有少量的液体出来。双侧，可累积多个导管，只有挤压时才出现；
  - ✓ 病理性：流出的非乳汁样液体；常见于：乳头状瘤>乳腺导管扩张>乳腺癌。通常为单侧，局限于1个导管，自发性、血性或伴有肿块（癌症风险↑），痒感/烧灼感。

2. 评估

- 总体思路：除外哺乳期，然后根据病史和查体判断是生理性还是病理性的。
- 病史：溢液：单侧还是双侧、自发还是挤压时才有、颜色（清亮、黄色、白色或深绿色，血性）、是否有肿块。
  - ✓ 婚育史：月经史、妊娠史、曾有纤维囊性或其他乳腺疾病；
  - ✓ 既往疾病史：胸壁外伤、甲减、垂体疾病；
  - ✓ 药物服用史：口服避孕药，螺内酯，抗精神病药物；
  - ✓ 系统回顾：内分泌系统如甲状腺疾病、垂体肿瘤（视野缺损、头痛、闭经）。
- 体格检查：全面的乳腺检查：检查溢液性质、区分是单个还是多个腺管受累；检查/触诊是否有肿块。

需警惕的情况（除了上述病理特征）：乳头红斑/皮炎提示Paget病可能——转诊行活检及乳腺X线检查。

- 起始处理:
  - ✓ 生理性: >35岁时——乳腺钼靶检查，<35岁——暂观察。
  - ✓ 病理性: 完善溢液的潜血检查，完成诊断性的乳腺钼靶检查（放大乳晕区的影像进行观察可能对明确诊断是有帮助的）；有自发性或单侧溢液的所有患者均应转诊至外科，行终端导管切除术；专科决定是否行细胞学检查。
  - ✓ 溢乳症: 检查β-hCG, TSH，& PRL。

3. 治疗
- 生理性: 若体格检查±乳腺钼靶检查都是正常的——安慰患者，嘱咐她们避免乳头刺激，有自发性溢液时要及时告诉医生；
- 病理性: 转诊至外科；
- 溢乳症: 停用相关药物；若TSH或PRL异常，转诊。

13.3 乳腺肿块

1. **背景**
   - 结节：很常见（尤其是外上象限），因为正常的乳腺组织就是结节性的；纤维腺瘤也很常见，包括年轻的患者。
   - 囊肿：是绝经前>40岁的女性中常见的肿块性质；也常发生于年轻女性及没有激素替代治疗（HRT）的绝经后女性；危险因素：停经过晚、HRT、低BMI。
   - 显性的肿块：与周围组织或对侧乳腺的对应部位不同，在整个月经周期都存在；可能是单独的分散性病变或者性质难以明确的病变。
   - 鉴别诊断：纤维囊性改变、生理性、导管增生、导管不典型增生、小叶不典型增生、导管原位癌、侵袭性乳腺癌。
   - 尽管很多可触及的肿块是良性的，但始终要注意乳腺癌的发生。

2. **评估**
   - 病史：肿块出现的时间，是否有大小/特征的改变，与疼痛是否有关，是否随月经周期波动（提示囊肿）；囊肿史；是否有乳腺癌的危险因素。
   - 体格检查：完整的乳腺检查，包括视诊（对称性，是否有溢液、肿块、皮肤改变、乳头回缩）及全乳腺、腋窝和锁骨上淋巴结的触诊；记录肿块位置、大小、质地、活动度。

3. **疾病管理**
   - 沟通：乳腺肿块是临床医生和患者常见的焦虑之一；坦诚结果假阳性及假阴性的存在；鼓励担心的患者及时随诊；建议一个随诊和讨论检查结果的计划。
   - 若没有触及肿块——安慰患者，进行乳腺自查（SBE）；使用已得到证实的、最新的筛查手段，鼓励患者随诊。
   - 若病变不规则（如模糊不清的结节/不对称）但又没有明确的肿块：

✓ <35岁：可以观察1~2个月经周期，可以考虑完善超声检查；

✓ 35岁女性：完善乳腺X线检查，并在1~2个月之内随诊排卵。

13.4 阴道炎

1. 背景

- 定义：由于感染或非感染因素导致的阴道的炎症；伴或不伴有分泌物、瘙痒和疼痛。
- 病原学：有阴道症状的患者中：细菌性阴道炎（BV）40%~50%>阴道念珠菌（VC）20%~25%>滴虫病15%~20%。

表13-4-1　阴道炎病因

疾病	病因/病原学	说　明
细菌性阴道炎（BV）	阴道加德纳菌>乳酸杆菌；其他：动弯杆菌，人型支原体，厌氧革兰阴性杆菌	多为慢性；阴道疾病或恶臭的常见病因，>50%的患者无症状，伴有子宫切除术后蜂窝织炎
阴道念珠菌病（VC）	白色念珠菌>光滑念珠菌/热带念珠菌	发生率最高（75%的女性有≥1次发作）
滴虫病	阴道滴虫	高度传染性，多与其他性传播疾病共同传播；与子宫切除术后蜂窝织炎有关
淋球菌/沙眼衣原体病	淋病奈瑟菌沙眼衣原体	通常无症状；对于所有有阴道症状的<25岁女性均要进行检测；对所有有症状的 & 有多个性伴侣的或有盆腔炎症性疾病的患者都给予治疗
刺激性/过敏性接触性皮炎	刺激物：过度清洗，清洁剂/除臭剂，避孕套，外用抗细菌/抗真菌药过敏原：乳胶，抗真菌药物	外阴部皮肤对刺激物更敏感；刺激性皮炎比过敏性皮炎常见
萎缩性阴道炎	雌激素↓——阴道萎缩 & 分泌物↓	占绝经后妇女的10%~40%
其他	扁平苔藓，寻常型天疱疮，瘢痕性类天疱疮，脱屑性炎症性阴道炎，白塞病（贝赫切特病）	考虑转诊至妇科、皮肤科或风湿免疫科

2. **评估**
- **总体思路**：症状体征常无特异性，有诊断意义的实验室检查，发患者群的特征。
- **病史：**
  - ✓ **现病史**：症状：起始时间、分泌物性质、瘙痒（念珠菌病、非感染性）、疼痛/性交困难（PID、滴虫病、非感染性，尤其是脱屑性阴道炎，全身症状（PID）。
  - ✓ **潜在诱因**：接触妇女卫生用品、洗涤剂、肥皂、避孕材料、子宫托、性玩具、药物、衣服（刺激性/接触性皮炎）、紧身/不透气的衣服（VC）。
  - ✓ **既往史**：DM、免疫抑制状态、近期应用抗生素（VC）；过敏史（刺激性/接触性皮炎）；绝经（萎缩性阴道炎）。
  - ✓ **个人史**：吸烟（BV、滴虫病）；饮食中过高的精制糖（VC）。
  - ✓ **性行为史**：新的/多个性伴侣（BV、滴虫病、淋球菌/沙眼衣原体、PID）、女同性恋（BV）、阴道冲洗（BV）、屏障避孕法（接触性皮炎、橡胶过敏）、IUD/横隔/杀精剂（BV、VC）、没有安全措施的性行为（BV、滴虫病）、口交（VC）、性传播疾病史（滴虫病、淋球菌/沙眼衣原体、PID）。
- **体格检查**：盆腔痛、观察阴道口及阴道分泌物。
  - ✓ **BV**：恶臭（鱼腥味）的清亮/白色/灰色分泌物；没有外阴/阴道炎症。
  - ✓ **VC**：白色/黏稠/无臭分泌物；可见外阴抓痕，有阴道炎症。
  - ✓ **滴虫病**：绿色/黄色/多泡沫分泌物，±前庭和（或）宫颈炎症。
  - ✓ **非感染性原因**：有分泌物，外阴阴道炎症各异。
- **床旁检测或现场检测**：诊断的关键步骤："胺臭味试验"：将10%KOH与阴道分泌物混合，看是否有氨味（鱼腥味）。

表13-4-2　床旁检测和随访

	PH	胺臭味试验	显微镜	其他检查
细菌性阴道炎（BV）	>4.5	+	>20%的线索细胞（是一种附有球杆菌的边界模糊的阴道上皮细胞）	阴道分泌物培养或宫颈细胞学检查不重要；若不能做显微镜下检查可考虑完善PCR
念珠菌性阴道炎（VC）	4~4.5	−	同10%KOH混合后可见到菌丝/假菌丝	巴氏涂片特异性高但敏感性低 OTC：快速酵母检测试验盒 PCR敏感性高但是价格昂贵 若显微镜下阴性但仍反复有症状时完善分泌物培养
滴虫阴道炎	>5.4	+	含有滴虫的白细胞>上皮细胞	分泌物培养，快速抗原检测具有更高的敏感性（显微镜下结果还依赖于操作者的经验） PCR敏感性最高/价格昂贵

- 进一步的实验室检查：一般不需要（除了淋球菌/沙眼衣原体），因为与DNA探针标准相比，病史/体格检查+床旁检测（上述）联合就已经有很好的敏感性/特异性。

3. **治疗**

- 总体思路：大多数病因有多个治疗方案；要考虑是选择口服还是局部用药及其疗效、是否怀孕、是否需要治疗性伴侣等。
- BV：标准治疗是甲硝唑（MNZ）；复发风险在第1年内最高。
  - ✓ 标准治疗：MNZ 500 mg bid×7d；嘱咐患者在此期间要戒酒；阴道用MNZ（qd×5d）&克林霉素霜（2%，qd×7d），疗效相当但复发风险↑。
  - ✓ 其他：口服克林霉素/阴道用克林霉素软膏（疗效↓）；不推荐单次口服MNZ（2g），因为疗效↓。
  - ✓ 性伴侣：不需治疗。

- VC：疗程取决于是否为复杂状态。
  - ✓ 不复杂型（既往体健、没有怀孕、轻-中度、发作＜4次/年、显微镜下可见菌丝）：短期抗真菌治疗；口服（氟康唑150 mg×1次）或局部用药（多种唑类制剂，疗程多为1天、3天、7天不等）即有效。
  - ✓ 复杂型（中-重度、发作＞4次/年、在显微镜下仅可见假菌丝、怀孕、DM、免疫抑制状态）：局部治疗（10～14d）治疗比单次口服治疗有效；若首选口服治疗——氟康唑150mg，每天2次，连用3天。
  - ✓ 性伴侣：不需治疗。
- 滴虫病：应用2-硝基咪唑类药物治愈率可达90%
  - ✓ 标准治疗：可以用口服甲硝唑（MNZ）2 g，单次服用。但是可能会——消化不良和口腔金属味儿；500 mg bid×7d耐受性更好些；不推荐选择阴道用2-硝基咪唑类霜剂（治愈率50%）。
  - ✓ 耐药时：对耐药菌株推荐用MNZ 2～4 g/d×7～14 d；口服+阴道局部联合用药比单纯口服疗法效果更好。
  - ✓ 性伴侣：需同时治疗；向患者交代在此期间要避免性行为，直至两人都完全治愈及没有症状。

4. 转诊

若治疗后症状仍持续存在、诊断未明或其他病因考虑转诊至皮肤科或妇产科。

13.5 盆腔疼痛

1. 背景

- 定义：疼痛局限于盆腔、脐部或脐部靠下、后背或臀部，症状严重时足以导致功能障碍或需要治疗。

表13-5-1　盆腔痛的鉴别诊断

	急　性	慢　性
妇科疾病	首先排除最常见的急性病因：盆腔炎症性疾病（PID）、阑尾炎、卵巢扭转、异位妊娠、囊肿破裂；有8%~37%的患者原因未明	高达40%的患者有不止一种诊断；痛经、性交困难&IBS是常见的共病
	PID/输卵管卵巢脓肿（TOA）（19%~50%），卵巢囊肿破裂（12%~27%），异位妊娠（9%~27%），卵巢扭转（1%~16%），流产，子宫肌瘤扭转/变性，子宫内膜异位症（2%~16%），经间痛	子宫内膜异位、痛经、慢性PID/子宫内膜炎、粘连、子宫腺肌病、子宫肌瘤、盆腔充血综合征、卵巢囊肿、恶性病变
非妇科疾病	胃肠道（GI）：阑尾炎（2%~18%），憩室炎，肠梗阻，肠系膜静脉血栓，IBD发作，直肠后脓肿	GU：间质性膀胱炎，放射性膀胱炎、反复泌尿道感染，膀胱憩室，逼尿肌协同失调
	泌尿道（GU）：膀胱炎，肾盂肾炎，肾结石	GI：IBS，IBD，便秘，腹股沟疝，乳糜泻，憩室炎，大肠炎，大肠癌
	精神/神经：躯体化疾病（焦虑、抑郁、身体或性侵犯：参考"17.5躯体化疾病"）	肌肉骨骼：纤维肌痛，尾骨痛，梨状肌综合征、肛提肌综合征、髋关节炎，关节退行性疾病、髋/盆腔/脊柱的压力
	其他：镰状细胞、创伤、卟啉病、铅中毒	神经：腹皮神经卡压综合征，腹型癫痫/偏头痛
		精神：抑郁，睡眠障碍，躯体化
		其他：卟啉病，带状疱疹，家族性地中海热

2. 评估

- 总体思路：鉴别是急性期（≤3个月）还是慢性期（≥6个月）；查找原因、注意年龄及是否怀孕，然后与其他系统疾病相鉴别：胃肠道、妇产科、肌肉骨骼、精神/神经、泌尿系及其他。

- 病史：发病形式（急性vs慢性）；年龄、部位（放射痛：阑尾炎、肾结石、卵巢扭转、腰椎间盘炎）；性质，加重及缓解因素，伴随症状（月经、便秘、腹泻、便血、排尿困难、阴道分泌物）；既往史、手术史、家族史（镰状细胞性贫血、凝血障碍）；个人史（外伤、生理/性/家庭虐待史）；完整的生育及性生活史：不育（子宫内膜异位症）、性传播疾病史（盆腔炎症性疾病）、月经过多（子宫肌瘤）。
- 体格检查：生命体征，一般情况时使患者大腿抬离桌面，然后触诊疼痛部位——疼痛↑说明来源于肌筋膜而非内脏痛；肋椎角压痛：肾盂肾炎/肾结石痛；盆腔检查：糜烂性病变/水疱（HSV），阴道分泌物，宫颈分泌物，宫颈抬举痛（PID），道格拉斯前位结节/压痛（子宫内膜异位症），直肠检查。
- 诊治流程
  ✓ 妊娠：根据血清HCG和TVUS排除异位妊娠。
  ✓ 未妊娠：如右下腹痛/脐周放射至右下腹，急诊行手术咨询±影像学检查。
- 诊断：依据病史
  ✓ 急性：任何育龄期女性均行尿hCG检查；淋球菌/沙眼衣原体；U/A±阴道念珠菌；血常规及其分类；阴道分泌物培养；经阴道超声=首选影像学检查；有时CT会有帮助，尤其是有腹部右下部疼痛时（阑尾炎、脓肿）。
  ✓ 慢性：若根据病史/体格检查仍不能诊断，完善上述检查+经阴道超声和ESR，尝试给予治疗。

3. 治疗

表13-5-2　盆腔痛的病因治疗

病因	治　疗
PID，TOA	参考"13.6盆腔炎症性疾病"；对于TOA需早期手术&住院治疗
生殖道HSV	参考"7.7单纯疱疹病毒"
痛经	参考"13.10痛经"；OCPs+NSAIDs类药物或对乙酰氨基酚
内膜异位	OCP（每月一次，或者失败后尝试持续性治疗）；可尝试用醋酸甲羟孕酮（持续性孕激素）治疗，考虑用GnRH激动剂（亮丙瑞林）、达那唑（孕激素样作用）或腹腔镜诊断或治疗时转诊至妇科
黏连	是否行腹腔镜下黏连松解术，需专科评估
慢性盆腔痛	非手术：对于子宫内膜异位症给予经验性治疗 其他药物：NSAIDs类药物，同时伴有抑郁时考虑SSRI治疗，对于神经痛可给予阿米替林或加巴喷丁治疗 多学科合作：盆底肌锻炼疗法，疼痛点注射疗法，外用止痛，热疗，针灸，认知行为疗法，生物反馈治疗，经皮神经电刺激治疗 手术：无证据支持有效

4. 转诊

- 怀孕或产后：出现盆腔痛时应转妇产科。
- 急性盆腔痛：有腹膜炎体征，一般情况较差，或考虑严重盆腔炎症性疾病转诊急诊。
- 慢性盆腔痛：诊断不明确和（或）对起始治疗无反应转诊妇科；对治疗反应不好的慢性盆腔痛可以转诊疼痛科。

13.6 盆腔炎症性疾病

1. 背景

- 定义：女性上生殖道的急性感染；包括子宫内膜炎、输卵管炎、输卵管卵巢脓肿、盆腔腹膜炎；可以是急性的、亚急性的或亚临床的。
- 病原学：微生物（性传播疾病及阴道菌群）的上移：通过宫颈进入子宫、输卵管、和（或）腹腔。
  - ✓ 病原体：常常是混合感染或微生物群型不明确的感染；最常见的是淋球菌和沙眼衣原体；其他如需氧和厌氧阴道菌群（如阴道毛滴虫、流感嗜血杆菌、生殖道支原体、肠道革兰阴性杆菌、无乳链球菌、普氏菌属、拟杆菌属、消化链球菌属）；常合并细菌性阴道炎。
- 并发症/后遗症：输卵管卵巢脓肿，慢性盆腔痛（达30%），不孕，异位妊娠；反复发作/症状严重（症状>3天）、延误治疗、衣原体感染时风险↑。

2. 评估

- 病史：包括下腹痛（通常是双侧，性交/触诊/Valsava动作时加重），性交困难，近期月经情况，发热，寒战、后背痛，呕吐，以及下生殖道感染的症状（异常的阴道分泌物或出血、瘙痒、异味）；症状可以是轻度的，也可无明显症状。
- 危险因素：<25岁；多个、新的或有症状的性伴侣；PID或STI病史；缺乏有屏障保护作用的避孕措施（如：阴茎套、阴道套、宫颈帽）放置IUD（仅在前3周风险↑），冲洗。
- 体格检查：压痛通常在下腹，右上象限痛——肝周炎；仅有50%的患者有发热。

3. 盆腔检查

脓性宫颈分泌物和（或）双合诊检查时有急性宫颈抬举/附件痛；附件区压痛对子宫内膜炎诊断有95.5%的特异性。

- 实验室检查：尿hCG、尿液检查、阴拭子（每高倍镜下有3+个白细胞时提示PID，敏感性为87%~91%；若没有白细胞则有95%的阴性预测价值）；血常规，衣原体和淋球菌检查，CRP/ESR（敏感度=74%～93%）；同时要做HIV、乙肝表面抗原/抗体、梅毒的筛查。
- 影像学检查：临床有症状、严重疼痛或附件区有肿物时通过经阴道超声（TVUS）诊断输卵管卵巢囊肿（TOA）；TVUS发现输卵管增厚且充满液体时提示PID；不要为了完善影像学检查而延误治疗。
- 鉴别诊断：注意邻近器官的病变（如阑尾炎、结肠、膀胱、泌尿道）和其他妇科情况（如流产、异位、卵巢疾病）；参考"13.5盆腔疼痛"。

4. **治疗**
- 治疗标准：所有性活跃者，无明显原因出现任何附件区、子宫或宫颈抬举痛时都可以开始经验性治疗；即使临床检查没有明显异常还是很可能处于亚临床PID阶段。
- 随诊：所有患者均需在72h后评估改善情况。
- 所有的治疗药物都应该对淋球菌和沙眼衣原体有效；不推荐使用氟喹诺酮类和口服头孢霉素类药物，因为淋球菌可能对其耐药。

表13-6-1　PID治疗

方法	药物
口服或肌注	A方案：头孢曲松250mg im once；或头孢西丁2g im once 单次肌内给药后改为其他二代或三代头孢类药物，如头孢唑肟、头孢噻肟等，口服给药共14d B方案：氧氟沙星0.4g q12h po或左氧氟沙星0.5g qd po
静脉注射	A方案：二代或三代头孢，如头孢替坦2g q12h或头孢西丁2g q6h或头孢曲松1g q24h（可加硝基咪唑类覆盖厌氧菌） B方案：氧氟沙星0.4g q12h或左氧氟沙星0.5g qd（可加硝基咪唑类覆盖厌氧菌） C方案：氨苄西林舒巴坦钠3g q6h或阿莫西林克拉维酸钾1.2g q6～8h（可加硝基咪唑类覆盖厌氧菌） D方案：林可霉素0.9g iv q8h；加用硫酸庆大霉素，首次负荷剂量为2mg/kg iv/im q8h，维持剂量1.5mg/kg q8h；两周药物均可采用每日1次给药

- 性伴侣：在60天之内对男性伴侣进行检查/治疗。
- 有宫内节育环的PID患者：没有充足的证据表明需要移除节育环，但是要临床上密切观察。
- 预防及患者教育：所有PID的患者都应该筛查HIV、HBV和梅毒；同时讨论安全的性行为，为9～26岁的患者提供HPV疫苗接种；对<26岁的患者常规筛查淋球菌/沙眼衣原体。
- 转诊：若不能排除外科急症（如阑尾炎）、hCG阳性、不能坚持/耐受口服药物治疗、严重临床症状（高热、恶性/呕吐、严重的腹痛）、输卵管卵巢脓肿或盆腔脓肿——急诊。

13.7 绝经

1. 背景

- 绝经：卵巢功能衰竭导致的永久性停经，指除外其他原因的连续12个月没有月经。
- 围绝经期：指从绝经前出现临床症状/内分泌改变一直到末次月经（FMP）后1年的时期。
- 绝经过渡期：末次月经（FMP）前出现月经变化的一段时期（平均4年）。
- 过早绝经：FMP≤40岁：与心血管疾病风险增加、早期认知功能减退有关；过早绝经可能与经济社会地位低下、生活在农村/不发达地区、非裔美国人/拉丁裔、不平等、缺乏口服避孕药使用有关的证据并不充分。

表13-7-1　绝经过渡期

	绝经前	绝经过渡期	绝经后
月经周期	规律vs发生变化（早期）	发生变化；少1~2个周期/年（早期）vs少≥3个周期/年	无
雌二醇（pg/ml）	50~200	50~200+	40（早期）0~15（晚期）
睾酮（pg/ml）	400	400	400
FSH（mU/ml）	在第2~4天时是10	在第2~4天时≥10	>100
LH（mU/ml）	在第2~4天时是10	在第2~4天时≥10	>100
潮热发生率（%）	10（晚期）	40（早期）；65（晚期）	50（早期）10~15（晚期）

2. 临床表现

- 血管舒缩症状、阴道症状和睡眠障碍在整个绝经过渡期都存在。

- 血管舒缩不稳定：具体机制不清，可能与雌激素撤退、FSH↑有关；患病率和严重程度各异（如与种族、吸烟、应激有关），一般在绝经过渡期达峰，累及65%的妇女；大多数是暂时的，30%～50%的患者在2～3个月内能自行缓解，85%～90%的人在4～5年内缓解；仅10%～15%潮热（脸红）会存在数年。
- 阴道症状：雌激素↓——阴道萎缩及黏液分泌↓；发生率30%（绝经后早期阶段）至47%（绝经晚期）不等，随年龄增加症状↑。
- 泌尿系症状：绝经后阴道分泌物pH↑——肠道菌群相关的泌尿道感染↑，雌激素↓——阴道缩短；然而，与绝经过渡期是否有关尚不明确。
- 性行为改变：很常见却不被人们重视；可能有多种表现，包括性交困难、性欲下降和（或）性高潮困难；和伴侣之间不满意以及绝经前性功能下降；影响性欲下降的因素可能还与自身的问题有关。

3. **评估**
- 总体思路：主要是基于病史和体格检查的临床诊断。
- 病史：评估绝经vs任何其他提示子宫异常出血或闭经的特征（如怀孕、PRL↑、PCOS、药物）。
  - ✓ 月经史：年龄；月经开始时间、频率、周期、量、和（或）停止情况。
  - ✓ 系统回顾：是否有下列情况及其严重程度：潮热、盗汗、睡眠障碍、情绪波动、抑郁/焦虑情绪、注意力集中困难、记忆力下降、头痛、疲倦、性交困难、阴道干涩/瘙痒、性欲下降、尿道刺激症状/其他泌尿生殖道症状。
  - ✓ 既往史：既往疾病可能会影响药物的选择（冠心病、乳腺/子宫癌症、深静脉血栓形成、急性肝疾病）。
  - ✓ 家族史：母亲/姐妹绝经的年龄、任何过早绝经的病史。
  - ✓ 其他导致血管舒缩症状的原因：饮酒、惊恐发作；类癌；倾倒综合征；甲状腺功能异常；嗜铬细胞瘤；毒品戒断症状；硝酸盐、烟酸、CCBs、GnRH 激动剂或雌激素拮抗剂的应用。

- 体格检查：盆腔检查（阴道白斑、干燥、↓黏膜粗糙度=萎缩；排除外伤、感染）；若病史提示血管舒缩障碍的其他病因则要完善五官（头、眼、耳、鼻、喉）（HEENT）、颈部、腹部及皮肤的检查。
- 诊断：有典型症状的40~50岁女性，不需要实验室检查；LH和FSH不是常规检查（在绝经过渡期两者可能是正常的）；对于子宫切除术后有血管舒缩症状的年轻女性可检查FSH；过早停经则检测β-hCG。

4. 治疗
- 告知治疗的重要性。
- 血管舒缩不稳定：仅给予安慰剂时主诉潮热的频率/严重性↓。
  - ✓ 行为疗法：应该向所有患者交代：行为改变疗法（穿分层的衣物，即感觉热了可以方便脱衣以调节适宜自己的温度、↓周围环境的温度、↓/避免饮酒）。
  - ✓ 辅助疗法：针灸、瑜伽、中药、人参、维生素E；大豆/植物雌激素等证据不充分。
  - ✓ 雌激素：适用于中重度情况，80%~95%可以减少潮热，治疗反应与剂量相关。
  - ✓ 其他治疗方法：SSRIs/SNRIs（在乳腺癌生存者中有充分证据的是帕罗西汀），加巴喷汀（注意副作用）。
- 阴道症状：
  - ✓ 阴道用雌激素（霜剂、栓剂、雌激素释放环）：首选；80%~100%的患者症状得到改善，血清雌激素↑很少——标准剂量情况下不需添加孕激素；口服雌激素通常不适用于单纯缓解阴道症状。
- 性行为方面的症状：
  - ✓ 性交困难：尝试阴道用雌激素及润滑剂。
  - ✓ 性欲减退：有在绝经前期应用安非他酮的证据，但是缺乏绝经期患者应用的证据。

- 泌尿系症状：雌激素治疗（口服或栓剂）可能能改善主观尿失禁症状，但是不确定是否能改善客观指标（如尿流动力学）；给予雌激素治疗可能会↓尿路感染复发。
- 精神心理方面症状：雌激素可能改善情绪/烦躁（可能是通过CNS5-羟色胺代谢作用），但是对原发性抑郁无效；可能会改善由睡眠障碍导致的疲倦/注意力集中困难/记忆力下降；5-羟色胺再摄取抑制剂（SSRIs）可能有效，但是注意可能会↓性欲。
- 雌激素治疗
  - ✓ 效果：对于中重度血管舒缩症状或阴道症状改善明显；对改善泌尿系和精神心理症状效果不确切。
  - ✓ 低剂量孕激素：若有完整子宫，则建议在口服雌激素的基础上添加孕激素（联合疗法），以避免子宫内膜增生/癌。
  - ✓ 剂量：在尽可能短的时间给予最低有效剂量的药物；4周内（标准剂量）或8~12周（较低剂量）达到起效高峰；6~12个月后可以开始尝试逐渐减量。
  - ✓ 副作用：单纯雌激素治疗及结合孕激素联合治疗都使卒中风险↑40%；雌激素+孕激素会↑心肌梗死、PE和乳腺癌的风险；常见的副作用包括子宫出血、乳房胀痛。
  - ✓ 禁忌证：如果有心血管疾病、乳腺/子宫癌、DVT的病史或相关的高危因素，肝病活动期，无法每年做一次乳腺钼靶检查者。

13.8 闭经

1. 定义

- **原发性闭经**：女性 > 16岁时还未来月经初潮，但有第二性征；或 > 14岁时没有第二性征。
- **继发性闭经**：正常月经周期建立后，月经停止6个月以上，或按原有月经周期停止3个周期以上。

2. 背景

- **病理生理学**：下丘脑脉冲式释放GnRH——垂体前叶释放LH和FSH——排卵、卵巢产生雌/孕激素；雌激素导致子宫内膜增生，孕激素使其成熟化——黄体退化——孕激素水平下降——子宫内膜脱落。

3. 病因学

- **原发性闭经**：罕见，包括可造成继发性闭经的一些原因，解剖学及遗传方面的缺陷（颅咽管瘤、原发性卵巢功能不全、Turner综合征、Kallmann综合征、苗勒氏管发育不全、雄激素不敏感）；评估是否有第二性征、子宫/阴道是否存在；转诊至内分泌或门诊。
- **继发性闭经**：首先考虑是否怀孕；其他常见原因见下表。

表13-8-1　继发性闭经病因

病因	举　例
下丘脑	下丘脑：常继发于进食障碍（尤其是神经性厌食）、过度体育锻炼/体重下降、压力↑；女运动员三联征（饮食失调+停经+骨质疏松） 还见于：下丘脑破坏、CNS肿瘤、头部放疗
垂体	高催乳素血症：继发于垂体腺瘤、药物（抗精神病类药物）、哺乳期、特发性 垂体功能减退（LH、FSH↓）：浸润性、Sheehan综合征
卵巢	PCOS（伴有高雄激素血症无排卵）：肥胖、多毛症、痤疮、男性特征的秃发 卵巢功能衰退或衰竭："过早"指年龄 < 40岁（可能是原发性或继发于自身免疫性疾病、医源性/化疗/放疗、遗传性、17羟化酶缺乏、腮腺炎、盆腔放疗，特发性，Turner综合征）

病因	举　例
子宫	Asherman's综合征（继发于剖宫产的子宫瘢痕形成、感染） 宫颈粘连狭窄（多见于原发性闭经）
其他	怀孕、甲亢/甲减、乳糜泻、雄激素↑（Cushing、非典型先天性肾上腺增生症、类固醇）

4. **评估**

- 总体思路：大多可以通过仔细询问病史及基本的实验室检查确诊。
- 病史：
  - ✔ 妇科方面：月经初潮年龄、月经周期紊乱的类型、以前怀孕情况、性行为史、避孕史、刮宫史/盆腔炎症性疾病（Asherman's），是否处于母乳喂养阶段。
  - ✔ 既往病史：肥胖、糖尿病（PCOS）；甲状腺疾病、遗传病、盆腔/中枢神经系统化疗/放疗史。
  - ✔ 药物服用史：口服避孕药、抗精神病药物、H_2受体拮抗剂、阿片类、可卡因、SSRIs、糖皮质激素。
  - ✔ 生活方式：体育锻炼+体重改变（饮食障碍、女运动员三联征），精神压力。
  - ✔ 家族史：月经不规则、不孕、过早绝经、先天性异常。
  - ✔ 系统回顾：头痛、视力障碍、溢乳（垂体瘤）；潮热（卵巢功能衰竭）；乳腺胀痛（怀孕）；肾上腺/甲状腺疾病、周期性腹痛（苗勒管发育不良或流出道梗阻）；嗅觉缺失（Kallmann综合征）。
- 体格检查：身高、体重、BMI、第二性征、盆腔疾病（处女膜闭锁、阴道横隔）；雄激素过多的体征（多毛、痤疮、阴蒂肥大）、胰岛素耐受（黑棘皮病）、雌激素缺乏（阴道黏膜萎缩）、库欣病（紫纹、水牛背、中心型肥胖、淤斑、高血压、近端肌肉无力）、甲状腺疾病（结节、肿大、皮肤改变、异常的神经反射）、垂体腺瘤（溢乳、视野缺损）。

- 实验室指标初步检查：β-hCG，TSH，PRL，FSH。

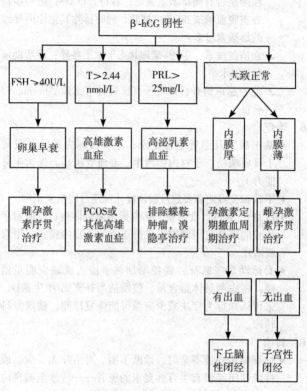

图 13-8-1　闭经筛查流程

- 其他检测：在特定情况下选择
  ✓ 孕激素刺激试验：给予孕酮（如安宫黄体酮10mg po qd×7~10d）；孕酮存在时——子宫内膜成熟化，孕酮撤退时——月经来潮，如果没有这种反应表明低雌激素状态；然而，敏感性/特异性低（如50%的卵巢功能不全患者会出现撤退时出血现象）。
  ✓ 孕激素/雌激素刺激试验：评估子宫对激素水平的正常反应；撤退时应该有月经来潮；否则提示子宫异常。

- ✓ 游离睾酮、DHEAS（脱氢表雄酮）：怀疑PCOS时要检测是否有高雄激素血症；若符合PCOS，进一步检查空腹血糖或2hOGTT试验，同时排除其他原因导致的雄激素过多。
- ✓ 血清雌激素：生理+病理状态下水平各异；能帮助解释FSH水平。
- ✓ 盆腔超声检查：怀疑子宫疾病时（比如Asherman综合征）。

5. **治疗**
- 基于病因及患者生育意愿；总体目标为预防并发症（骨质疏松、子宫内膜增生、心血管疾病、保留生育能力）。
- 甲状腺：可能需要数月的治疗才能使月经恢复正常。
- PCOS：通过饮食调整、体育锻炼减轻体重；口服避孕药或周期性应用孕酮以维持正常的子宫内膜；二甲双胍治疗。
- 女运动员三联征：需要增加热卡摄入或减少能量消耗；考虑测量体脂含量，鼓励适当补充钙/维生素D，采用认知行为疗法减少应激可能恢复排卵，建议专科转诊。

6. **转诊**
- 怀疑卵巢功能不全时、诊断不明、对治疗无反应、或持续性闭经但有生育性要求的患者——转诊至妇科内分泌。
- 泌乳素瘤（参考"5.10高催乳素血症"）；甲亢或其他内分泌疾病——转诊至内分泌科。
- 考虑雌激素治疗时——妇科或内分泌科。
- 子宫疾病或流出道梗阻——妇科。

13.9 子宫异常出血

1. **背景**
   - 正常的月经周期：每21～35天一次，每次持续约5天，血液丢失量<80ml。
2. **定义**
   - 月经过多：月经量多或持续时间较长；月经过频：周期<21天（频率增加）；月经稀发：周期>35天（频率减少）；经间期出血：在非月经期出血；包括子宫不定期出血（不规则月经间期出血）。
   - 功能失调性子宫出血（DUB）：不是因为怀孕、盆腔疾病、药物或系统性疾病引起的异常子宫出血，是一种除外性诊断。
   - 慢性异常子宫出血：指近6个月内至少出现3次AUB，医师认为不需要紧急临床处理、但需进行规范诊疗的AUB。
   - 急性异常子宫出血：指发生了严重的大出血，医师认为需要紧急处理以防进一步失血的AUB，可见于有或无慢性AUB病史的患者。

表13-9-1 月经与异常子宫出血

月经的临床评价指标	术语	范围
周期频率	月经频发 月经稀发	<21d >35d
周期规律性（近1年的周期）	规律月经 不规律月经 闭经	<7d ≥7d ≥6个月无月经
经期长度	经期延长 经期过短	>7d <3d
经期出血量	月经过多 月经过少	>80ml <5ml

表13-9-2　子宫异常出血的鉴别诊断

鉴别诊断	举　例
生殖道病变/改变	恶性，良性病变（包括息肉、子宫肌瘤、子宫腺肌病、子宫内膜异位、子宫外翻），感染，怀孕
创伤	异物、盆腔损伤、性交
药物	避孕药、激素替代疗法、精神病药物、苯妥英钠、抗凝药物、营养品（人参、银杏、大豆）
系统性疾病	在严重出血的患者中凝血障碍性疾病（血管性血友病、血小板减少）占20%，终末期肝病、内分泌疾病（甲状腺、库欣综合征、高泌乳素血症）、下丘脑受抑制（体重下降、过度锻炼、应激）、终末期肾病

3. **评估**
- 总体思路：询问药物服用史及月经史、绝经状态、自然出血史；排除非生殖系统来源的出血（如泌尿系/直肠）。
- 分类：
  - ✓ 有排卵：规律的月经周期，宫颈黏液的性状，经期前症状——明确出血模式（月经过多、月经频繁、月经稀少或月经间期出血）；
  - ✓ 无排卵（常见）：月经不规则，多缺少经前相关症状。
  - ✓ 绝经期状态：
    - ◆ 围绝经期：月经存在但开始有临床/内分泌改变（潮热、阴道干涩、月经不规则）；
    - ◆ 绝经期：闭经>12个月（参见13.7"绝经"）。
- 病史：
  - ✓ 凝血障碍、肝衰竭、肾衰竭/血透、内分泌疾病；
  - ✓ 性生活史；
  - ✓ 家族史；
  - ✓ 月经失调、子宫肌瘤/子宫内膜疾病/癌症史；

✓ 用药史：如果正在进行激素替代治疗或口服避孕药，询问是否有坚持用药（不规则应用可能会引起阴道点滴出血）；

✓ 系统回顾：体重下降、精神紧张、内分泌症状。

- 体格检查：全身检查+妇科检查，如性征、身高、泌乳、体质量、体毛、腹部包块等，通过盆腔检查排除生殖系统损伤，评估子宫及附件，巴氏涂片±衣原体检测。
- 初步检查：必须排除怀孕（β-hCG）；完善血常规、TSH检查；若子宫增大或不规则——经阴道超声；同时完善非生殖道来源的检查。
- 子宫内膜活检（诊刮）：适用于有异常子宫出血的 >45岁的围绝经期女性，有持续性异常子宫出血的 <45岁女性，服用大剂量雌激素史，或对治疗无反应者，不能做经阴道超声的绝经后妇女的子宫内膜评估。

4. **疾病管理**

- 绝经前期且有排卵

  ✓ 有排卵：

  ◆ 经量过多：排除出血性疾病，完善经阴道超声评估是否有子宫肌瘤/其他子宫疾病——若阴性，尝试口服避孕药、左炔诺孕酮宫内节育环或非甾体类抗炎药物治疗；

  ◆ 月经频繁：尝试口服避孕药治疗，同时评估是否有黄体功能不足；

  ◆ 月经稀发：卵泡期延长——口服避孕药或每3个月服用一次孕酮；

  ◆ 经间期出血：排除宫颈疾病，考虑取出宫内节育环和（或）尝试口服避孕药。

- 绝经前期且无排卵

  ✓ 检查TSH及PRL——治疗原发疾病；

  ✓ 评估是否有下丘脑功能障碍（应激、饮食障碍、慢性疾病）——尝试口服避孕药；

  ✓ 考虑多囊卵巢综合征及其鉴别诊断，慢性无排卵

（FSH-/↓）；这两种情况下均可考虑口服避孕药，左炔诺孕酮宫内节育环，每3个月为一个疗程的口服孕酮治疗。

- 围绝经期：通过病史和查体若排除生殖道损伤及β-hCG阴性——进行评估以排除子宫内膜增生/恶性肿瘤。
  - ✓ 正常/萎缩：观察vs尝试口服避孕药或左炔诺孕酮宫内节育环；
  - ✓ 非典型增生/癌：转诊至妇科；
  - ✓ 增生：转诊至妇科；孕酮治疗，若持续存在则再行诊断性刮宫。

- 绝经后期：出血常继发于阴道/子宫内膜萎缩，但必须排除恶性肿瘤——完善经阴道超声或子宫内膜活检（占子宫异常出血的5%~10%）。
  - ✓ 子宫内膜活检：若有异常——转诊；若正常但仍持续出血——经阴道超声检查，同时转诊行宫腔镜或子宫超声显像；若正常且出血缓解则可以观察，否则重复活检。
  - ✓ 经阴道超声：子宫内膜厚度<4mm——萎缩型子宫内膜；≥4mm或表面不规则——活检，根据病理结果决定下一步的转诊。
  - ✓ 正在激素替代治疗（HRT）的绝经后期者：子宫异常出血的发生率增加（40%~60%），特别是在开始治疗后不久；评估患者是否坚持HRT治疗（不坚持治疗会增加出血风险）及子宫内膜癌的风险；如果有出血同时①持续≥6个月，②在HRT开始治疗前就有出血，③即使增加孕酮剂量仍然持续出血或出血加重，或④开始HRT治疗一段时间后，患者先出现闭经后开始出血——完善相关活检。

5. 转诊
- 绝经前期：要做子宫内膜活检术的<45岁的持续子宫异常出血者，仅仅服用大剂量雌激素者，或治疗效果欠佳者。
- 对初步治疗无反应的严重出血者考虑手术治疗。

- 初始治疗后仍有持续性子宫异常出血的患者完善经阴道超声检查——若异常则进一步行子宫切除术±活检及其他有创检查。
- 查体时发现子宫增大或不规则，完善经阴道超声检查，及其他有创检查。

13.10 痛经

1. **背景**
   - 定义：
     - ✓ 原发性痛经：有正常盆腔解剖结构的经期疼痛；临床诊断基于反复发作史、在临近月经×1～3天时出现盆腔正中部位的疼痛，而又不能用其他原因解释。
     - ✓ 继发性痛经：盆腔疾病导致的经期疼痛（如子宫内膜异位症、子宫肌瘤）。
   - 病理生理：子宫内膜剥脱时释放前列腺素——频繁且不协调地收缩——宫腔内压力↑>动脉血管的压力——子宫缺血，厌氧代谢↑——刺激C型痛觉神经元。

2. **评估**
   - 总体思路：排除器质性因素（胃肠道、泌尿生殖系统、感染性疾病）→评估严重程度→评估既往治疗史。
   - 病史：与月经有关的盆腔痉挛痛；持续1～3天；多于青少年时期出现。需警惕的情况：若>25岁时出现要怀疑继发于其他疾病，与月经无关的疼痛，子宫异常出血，不是正中部位的盆腔痛，性交困难，症状严重——转诊至产科/妇科。
   - 体格检查：在原发性痛经者没有明显体征；是否有腹部包块、压痛点；盆腔检查有助于排除性传播疾病（如淋病/衣原体感染）。
   - 诊断：如果病史及体格检查结果与原发性痛经没有明确关系时，可能需要检查是否有性传播疾病；若近期开始出现痛经症状和不规则月经需除外异位妊娠或流产；盆腔超声：适用于怀疑盆腔疾病（如肿块、卵巢囊肿、子宫内膜异位症）或对初始治疗反应不好的严重痛经。

表13-10-1　痛经评分系统

评分	特　点	镇痛
0	经期无疼痛；日常活动不受影响	不需要
1	经期轻度疼痛；日常活动几乎不受影响	几乎不需要
2	经期中度疼痛；影响日常活动（工作/上学）；需止痛药才能缓解	常规应用
3	经期疼痛严重；影响日常活动；对止痛药反应差；伴有自主神经症状（头痛、疲倦、呕吐、腹泻）	效果差

3. 疾病管理

- 对于原发性痛经的管理见下文，严重或怀疑有继发病因时——转诊。
- 治疗目标：镇痛治疗以恢复日常活动。
- 非药物治疗：保暖：效果与布洛芬差不多，体育锻炼、低脂素食、乳制品、鱼油、维生素B、维生素D、维生素E等，但疗效不确切。
- 药物治疗：NSAIDs药物、口服避孕药也是主要的治疗药物之一。
  - ✓ 目前还没有关于NSAIDs与口服激素类避孕药对治疗痛经的疗效比较的临床随机对照试验研究。
  - ✓ NSAIDs疗法：取决于价格、患者意愿和方便性，有症状或月经开始时开始服用，根据患者通常的发作模式可持续治疗2～3天。
  - ✓ 激素疗法：根据患者意愿而定，绝大多数有效；可以周期性口服避孕药——若无反应则改为持续给药。
  - ✓ 3个月不见效时改为其他治疗方法；也可以联合治疗。
  - ✓ 若NSAIDs+激素联合治疗3个月都无效，考虑是否有继发病因，同时转诊至妇科完善进一步检查（如腹腔镜）。
- 辅助治疗：疗效证据不足（如草药、针灸、指压按摩、脊柱推拿）。

表13-10-2 痛经药物治疗

分类	举例/常用剂量	说　明
NSAIDs	布洛芬200~400mg 3~4次/日 酮洛芬50mg 3次/日	在RCT研究中，有效性>安慰剂/对乙酰氨基酚；是否特定的NSAIDs疗效好于其他类药物尚不明确
OCP	任何制剂（低或高剂量雌激素）1片qd 延期或持续周期治疗>周期性治疗	疗效>安慰剂；没有证据表明一种制剂好于另外一种
其他激素类	长效醋酸甲孕酮阴道环	有效性：节育环=OCP 在应用第1年内有50%的病人停经；没有研究将痛经缓解作为主要终点事件；若计划在1~2年内怀孕应该避免使用
IUD	左炔诺孕酮-IUD	未产妇不是禁忌； 含铜IUDs可能会导致痛经

13.11 多囊卵巢综合征

1. 概述

- 定义：多囊卵巢综合征（PCOS）是一种以月经紊乱、高雄激素血症、和/或超声下见多囊卵巢的临床综合征。
- 相关疾病：多囊卵巢综合征患者的不孕、妊娠并发症和子宫内膜风险增加；与糖尿病、肥胖、高血压、高脂血症、非酒精性脂肪性肝病、阻塞性睡眠呼吸暂停及焦虑抑郁相关。
- 流行病学：5%~10%的育龄妇女；是育龄女性最常见的内分泌疾病。
- 病因：尚不明确，遗传易感性和肥胖增加患病风险。

2. 评估

- 原则：评估PCOS的症状及体征，鉴别诊断临床特点（见下），及PCOS相关的代谢疾病（肥胖，冠心病，糖尿病）。
- 病史：详细询问妇产科病史，包括月经频率和初潮（约95%的PCOS患者有闭经或月经稀发）、不育及妊娠并发症、是否存在高雄激素症状及持续时间［多毛、痤疮、雄激素性脱发（>50%的多毛患者有PCOS；70%的PCOS患者有多毛症）］。
- 查体：测量血压、体重指数、腰围；注意高雄激素血症体征（多毛、男性秃顶、皮肤油腻、痤疮、阴蒂肥大）及高胰岛素血症体征（黑棘皮、皮赘）；盆腔检查卵巢的大小和外形；甲状腺查体，检查乳房是否溢乳。
- 实验室检查：若临床表现典型，则无需检查；可查总睾酮和DHEAS（正常或升高）及LH/FSH比值（升高），但无诊断价值。
- 影像学：超声的结果依赖于超声医生的技术，典型的"串珠样"改变特异性较低；仅在月经规律但有高雄表现，或怀疑卵巢肿瘤（即男性化或T>200ng/dl）的女性中行超声检查。

3. 诊断

- 有不同诊断标准；建议使用鹿特丹标准，并记录诊断依据（例如PCOS：雄激素增多和排卵异常）。

  ✓ 鹿特丹标准：以下3条至少满足2条：

    ◆ 少排卵或无排卵（除外其他原因）；

    ◆ 高雄激素血症（临床或实验室检查，除外其他原因）；

    ◆ 卵巢多囊样改变（超声）。

表13-11-1　鉴别诊断

病因	鉴别特征
妊娠	乳房触痛、腹部痉挛、恶心呕吐→查β-HCG
卵巢早衰	潮热、其他自身免疫性疾病、放化疗、家族史→查FSH及雌激素
内分泌疾病	甲减、催乳素升高、库欣综合征、分泌雄激素肿瘤（起病迅速的高雄激素血症，查体发现男性化；查DHEAS、总T及SHBG）
药物	雄激素、丙戊酸钠、环孢素、外源性糖皮质激素
无功能垂体瘤	头痛、局部神经症状→神经影像

4. 治疗

- 代谢并发症筛查：临床筛查高血压、睡眠呼吸暂停综合征和抑郁症，实验室筛查糖尿病、高脂血症、非酒精性脂肪肝；若PCOS病程较长，长期无排卵，需评估子宫内膜增生。

- 调整生活方式：运动，控制饮食和减重，可增加排卵率、减轻胰岛素抵抗、延缓糖尿病前期向糖尿病的进展。

- 口服避孕药（OCP）：若无怀孕需求，雌孕激素合剂可控制高雄激素血症，降低子宫内膜增生风险；对于雌激素禁忌的患者，可单用孕激素降低子宫内膜增生风险（参见13.13 "避孕"）。

- 螺内酯：治疗高雄激素血症，50～100mg bid与OCP联用；由于有致畸作用避免单用螺内酯而不联合OCP。

- 二甲双胍：用于糖尿病或糖尿病前期，可增加排卵率，控制高雄激素血症（但OCP能更好地保护子宫内膜并改善容貌）；孕期不建议使用。
- 转诊：有怀孕需求→转诊至专科，考虑使用克罗米芬（增加排卵率）。

13.12 宫颈癌筛查

1. **背景**
   - 宫颈癌：鳞状（最常见）或腺宫颈癌细胞的恶变；是一种进行性的、可以预测的疾病，有明确的癌前病变——可以通过筛查检测出。
   - 病理生理：几乎所有的宫颈癌都与HPV感染有关，HPV通过性传播；>90%的感染会在2~5年后自然清除，但持续性HPV感染会导致——宫颈不典型增生——恶变。
     - ✓ 人乳头瘤病毒（HPV）
       - ◆ 分类：dsDNA感染皮肤黏膜组织；30余种与生殖部位的感染有关；其中，低危株（6，11）通常与肛门生殖器疣有关；高危株（16，18）见于70%的宫颈癌患者。
       - ◆ HPV感染的危险因素：多个性伴侣、早期性行为、高风险的性伴侣、性传播疾病史、免疫抑制状态（包括HIV感染）。
     - ✓ 上皮细胞异常的细胞学分类
       - ◆ 鳞状上皮细胞：①意义未明的（ASC-US）或高度（ASC-H）非典型鳞状上皮细胞改变；②低度鳞状上皮细胞内病变（LSIL）：通常与HPV活动有关，轻度不典型增生，对应于组织学上的宫颈上皮内瘤变-1期（CIN-1）；③高度鳞状上皮细胞内病变（HSIL）：中-重度不典型增生，对应于组织学上的CIN-2或CIN-3或原位癌；④鳞癌。
       - ◆ 腺细胞：①非典型腺细胞（AGC）：宫颈内膜、子宫内膜、未指明的或"倾向于恶变的"细胞；②来自于宫颈管的腺癌；③腺癌。

2. **筛查**
   - 方法
     - ✓ 来自宫颈口及宫颈管的细胞样本（TCT），不能给出组织学的诊断结果；阴道镜检查及活检技术可用来诊断不典型增生/宫颈癌，并对其进行病理分期。

✓ HPV检测：特定情况下作为首选筛查指标，有助于进行危险分层及制定随访策略。

✓ 可视性检查：若体格检查提示恶性可能，不管有无细胞学或HPV检查均需转诊行阴道镜检查。

- 指南不断更新，应减少筛查的频率。

表13-12-1　筛查建议

患者	建议
≤21岁	不需要筛查，除非有HIV感染，则不必进行宫颈癌筛查，且不必考虑初次性生活年龄
21~29岁	每3年做一次巴氏涂片（除非随诊中发现巴氏涂片异常否则不检测HPV）
30~65岁	每5年做一次巴氏涂片+HPV（联合检测；ACS/ACOG推荐）或每3年做一次巴氏涂片检测（仅细胞学）
超过65岁	对于此前筛查结果为明确阴性、且无CIN2或更高级别病变病史的女性，65岁以后应停止所有筛查（此前筛查结果为明确阴性是指细胞学结果连续三次阴性或最近10年内两次连续的联合筛查结果阴性，但最近一次筛查应在5年内）
因良性疾病行子宫完全切除术后	没有其他危险因素不需要筛查
免疫抑制状态、HIV、宫颈癌病史、子宫己烯雌酚暴露史	每年都应筛查

3. 细胞学解读和疾病管理

表13-12-2　部分细胞学结果和随诊

结果	疾病管理
不满意（标本采集不恰当）	重复
阴性但是缺乏宫颈内皮细胞	不需要重复，继续常规筛查
没有上皮内恶变（"正常"）	常规筛查，每3年一次巴氏涂片或30~65岁人群每5年一次巴氏涂片+HPV联合检测

结果	疾病管理
21～24岁女性，发现意义不明的非典型鳞状上皮（ASC-US）	12个月后重复细胞学检查（首选）或行分流HPV检测 ✓ HPV检测： 　◆ 若HPV阴性——常规筛查 　◆ 若HPV阳性——在12个月后重复细胞学检查 ✓ 12个月时细胞学： 　◆ 阴性，ASC-US或LSIL——12个月后复查 　◆ ASC-H、AGC、HSIL——阴道镜检查 ✓ 24个月时细胞学： 　◆ 阴性×2——常规筛查 　◆ ≥ASC-US——阴道镜检查
>24岁女性发现ASC-US	分流HPV检测（首选）或在12个月时重复细胞学检查 ✓ 分流HPV检测： 　◆ 若HPV阴性——3年后联合检测 　◆ 若HPV阳性——转诊完善阴道镜检查 　◆ 若不能做分流HPV检测——12个月后重复细胞学检查 ✓ 12个月时细胞学： 　◆ 阴性——恢复常规筛查 　◆ ≥ASC-US——阴道镜检查
高度非典型鳞状上皮细胞（ASC-H）	转诊完善阴道镜检查
在绝经前患者，发现低度鳞状上皮内病变（LSIL）	21～24岁：12个月后重复细胞学检查 ✓ 12个月时细胞学： 　◆ 阴性，ASC-US，LSIL——12个月后复查 　◆ ASC-H，AGC，HSIL——阴道镜检查 ✓ 24个月时细胞学： 　◆ 阴性×2——常规筛查 　◆ ≥ASC-US——阴道镜检查 >24岁： ✓ 若没有HPV检测或HPV阳性——阴道镜检查 ✓ 若HPV阴性，首选12个月后重复联合检测，但是也可完善阴道镜检查 　◆ 12个月时细胞学： 　阴性且HPV阴性——恢复常规筛查 　HPV阳性和/或≥ASC-US——阴道镜检查

结果	疾病管理
在绝经后患者，发现LSIL	转诊行阴道镜检查或 6个月和12个月时重复细胞学检查或 HPV检测：若阳性——转诊行阴道镜检查；若阴性，则在12个月后重复细胞学检测
怀孕患者发现LSIL	转诊行阴道镜检查
高度上皮内病变（HSIL）	转诊行阴道镜检查
非典型腺细胞（AGC）	转诊行阴道镜检查，HPV检测，±子宫内膜活检
AGC-子宫内膜	转诊行子宫内膜活检/宫颈内取样活检

- 宫颈癌筛查：将子宫颈细胞学检查和（或）高危型
  HPV DNA检测作为首选筛查指标（＞30岁的女性）。

表13-12-3　部分联合检测和随诊

检测结果	疾病管理
没有上皮内恶变＆HPV阴性	继续常规筛查；5年后重复联合筛查
没有上皮内恶变＆HPV阳性	立即完善HPV16或16/18基因型检测 ✓ 若阳性——阴道镜检查 ✓ 若阴性——在12个月时重复联合检测 ✓ 或：在12个月时重复联合检测： ✓ 若两者都阴性——在3年后重复联合检测 ✓ 若≥ASC-US或HPV阳性——阴道镜检查
ASC-US＆HPV阴性	3年后重复联合检测
ASC-US＆HPV阳性	转诊行阴道镜检查
LSIL＆HPV阴性	在12个月时重复联合检测（首选）或阴道镜
LSIL＆HPV阳性	转诊行阴道镜检查
ASC-H或HSIL，不管HPV结果如何	转诊行阴道镜检查
AGC，不管HPV结果如何	转诊行阴道镜检查+子宫内膜±宫颈取样活检

4. 进一步评估
- 非典型增生及以上：转诊专科；
- 患教："期望何种治疗结局"：CIN1：若是低度损害或发病<24个月，则预期结局会好些；CIN2~3：可以做消融（如冷冻/消融）或切除（如宫颈环形电切术）治疗；宫颈癌：取决于分期、合并症及是否希望保留生育能力。

13.13 避孕

1. **背景**
   - 意外怀孕导致健康风险增加的情况：雌激素敏感的癌症、先天性心脏病、近期减重手术或移植术后、癫痫、高血压、系统性红斑狼疮、抗磷脂抗体综合征。

2. **选择一种避孕方式**
   - 建议患者选择一种她能接受的最有效的避孕方法：输卵管结扎、宫内节育器、避孕针、避孕药、皮下埋植避孕、安全期避孕、避孕套。
   - 结合激素疗法
     - ✓ 合成雌激素，通常是乙炔雌二醇（EE）和孕激素（多种类型）的结合疗法；
     - ✓ 雌激素抑制促性腺激素——阻止排卵；
     - ✓ 孕激素影响宫颈黏液、输卵管蠕动及子宫内膜——减少精子运动、阻止受精/着床；
     - ✓ 益处：改善月经过多、痛经、贫血、经前期综合征、痤疮、多毛症；降低卵巢癌/子宫内膜癌的风险；
     - ✓ 风险：包括HTN、静脉血栓栓塞性疾病（若原本没有血栓疾病的潜在危险因素则服药后风险增加了3~4倍；使用第3及第4代孕激素者风险增加了1.8倍乃至更高；绝对风险仍然很低，且<怀孕导致的VTE风险）、心肌梗死、卒中；使用较老的药物风险也会增加（雌激素>50μg）；
     - ✓ 绝对禁忌：包括DVT/PE或卒中、急性心肌梗死、已知的凝血性疾病、偏头痛或神经系统症状和体征、≥35岁的吸烟者、肝病活动期、已知的/怀疑有雌激素依赖性肿瘤。
   - 口服避孕药（OCPs）
     - ✓ 总体思路：回顾患者的病史及禁忌证后：
       - ◆ 选择雌激素和孕激素剂型；
       - ◆ 同患者共同制定起始治疗（立刻vs第1天vs周日开始）；

- 决定长期的使用计划（周期性vs序贯性vs持续性治疗）；
- 讨论备选方法的适应证；
- 向患者交代副作用。

✓ 雌激素制剂：低剂量（10～20μg）到高剂量（50μg）；标准计量是20～35μg；≤20μg时突破性出血的风险增加。

✓ 孕激素制剂：有多种选择，根据雄激素活性不同而异：
- 二代：如左炔诺孕酮（↑雄激素），炔诺酮（↓雄激素）；
- 三代：如诺孕酯、左氧孕烯（雄激素含量最少）；
- 四代：屈螺酮（抗雄激素+抗盐皮质激素活性）。

✓ 起始治疗：经过仔细的询问病史及血压监测后可以放心地开始治疗：
- 立刻开始治疗（首选）：先服用1片药；由于没有副作用，可增加依从性；接着再需要服用7天的辅助避孕药。
- 第1天起始治疗：在治疗周期的第1天服用1片药；不需要再服用辅助避孕药。
- 周日起始治疗：在治疗周期开始后的周日开始服用1片药；接着再需要服用7天的辅助避孕药。

✓ 治疗的方式：可以是周期性的（21天含激素药物——7天不含激素的药物）、延长治疗周期或持续性给药；延期或持续性给药方式可能更适用于有经前期症状或改善生活方式的女性；其有效性和安全性跟周期性给药相同。

✓ 补救措施：
- 在漏服2次或2次以上药物时，则需要连续补服7天避孕药。
- 药物相互作用：使肝微粒体酶活性增加的药物会↓避孕药作用（如抗惊厥药物、灰黄霉素、利福平、圣约翰草）其他的抗生素没有明确证据。

✓ 副作用/监测：

◆ 副作用：提前告知，同时表明这些副作用通常可以在2~3个月内自行缓解；商讨结合各疗法的利与弊。

◆ 随访：建议随访3个月：监测BP、评估耐受性和副作用；可以根据副作用调整雌激素的剂量或者孕激素的剂型。

◆ 怀孕：若在口服避孕药期间怀孕了，一经诊断就要停避孕药，但同时要确保患者在怀孕期间没有口服避孕药的不良反应。

表13-13-1　口服避孕药出现副作用及调整

副作用	原因	调整
头痛、恶性、乳房胀痛	雌激素过量	尝试每次着床时间给药vs含低剂量雌激素的药物（突破性出血风险↑）
多毛、痤疮、体重增加	孕激素和/或雄激素过量	改为三代孕激素
情绪改变、性欲下降	孕激素过量	改为三代孕激素
突破性出血	通常是多因素的	注意其他病因（息肉/感染），漏服药物 周期早期/持续性——EE↑ 周期晚期出血——孕激素↑（去氧孕烯＞诺孕酯）或改为三阶段制剂
停经	怀孕； 子宫内膜脱落的非病理性抑制	怀孕检测：若阳性——停用避孕药；若阴性——安慰患者；若患者希望月经来潮：——增加EE含量或在子宫内膜活动期间应用孕激素（如1mg诺孕酯增加至5mg）；三阶段制剂可能有效

- 孕激素疗法
  - ✓ 只含孕激素的药物：可作为对雌激素有禁忌证的患者（包括哺乳期）的一种选择；↑突破性出血的风险；必须每天同一时间服用；
  - ✓ 注射剂：长效醋酸甲孕酮避孕针；每3个月肌注/皮下注射一次。
    - ◆ 益处：不需要每天服用药物、持续使用会产生闭经、减少子宫内膜癌的发生；副作用：不规则出血（患者不能坚持的常见原因）、体重增加、头痛。
    - ◆ 注意：会减少骨质密度（特别是青少年）。
  - ✓ 皮下埋植：皮下埋植剂（依托孕烯）；疗效可持续3年；移除后可以很快怀孕；有不规则出血的风险（患者不能坚持的主要原因）。
- 屏障避孕法
  - ✓ 避孕套：坚持正确的使用可以预防性传播疾病；乳胶避孕套使得HIV的风险↓80%～95%。
  - ✓ 乳胶过敏：人工合成和自然的都可能发生。
  - ✓ 女性避孕套：聚氨酯护套；男方不能用避孕套时可以考虑使用。
  - ✓ 杀精子剂：无预防性传播疾病的作用；刺激物的使用还可能会增加感染的风险。
  - ✓ 隔膜/横隔，宫颈帽：由经过培训的医生实施；只有同时使用杀精剂的时候才有效；没有预防性传播疾病的作用。
- 宫内避孕
  - ✓ 益处：非常有效，无需维护；对于想避孕＞3年的女性来说是个很好的选择；避免雌激素的暴露。
  - ✓ 异位妊娠的风险：与不采取避孕措施的人相比整体风险↓，但是出现怀孕时则风险↑。
  - ✓ 禁忌证：子宫畸形、盆腔炎症活动期（放置之前观察3个月），有性传播疾病、怀孕、不明原因的子宫出血、宫颈癌/子宫内膜癌活动期者风险↑↑；对于青少年/年轻女性或者未经产妇女不是禁忌。

✓ 释放左炔诺孕酮的宫内节育环（曼月乐）：抑制精子输送和卵子受精；部分抑制排卵；血液丢失↓，减少痛经；有效期是5年（曼月乐）。

- 绝育
  - ✓ 输卵管阻塞：通过闭塞或破坏输卵管通畅度预防怀孕；腹腔镜（全麻）vs宫腔镜（常局麻）。
  - ✓ 输精管结扎术：中断或闭塞输精管；可在门诊通过局麻手术实施；手术绝育的最安全、花费最低的治疗方法。

- 紧急避孕（EC）
  - ✓ 适应证：在没有采取避孕措施情况下有性行为者，包括之前120h内另外一种避孕措施的失败；改进的使用方法不增加性行为或性传播疾病的风险。
  - ✓ 目前可获得的左炔诺孕酮（1.5mg）不需要处方、也不受年龄限制；其他可获得的避孕药适用于年满17岁的女性和>17岁但没有处方的女性，以及年龄更小并有处方的女性。
  - ✓ 对日常口服避孕药有禁忌证（静脉血栓栓塞症、偏头痛、肝脏疾病）的情况不适合采取紧急避孕。
  - ✓ 效果：↓88%的怀孕风险（左炔诺孕酮紧急避孕法）；对已怀孕者无影响。
  - ✓ 选择方案：
    - ◆ 左炔诺孕酮紧急避孕：左炔诺孕酮，1.5mg或者0.75mg每12小时一次；比雌孕激素复合制剂更安全、更有效，同时↓恶性/呕吐发生率，然而对于>70kg的女性效果不好。
    - ◆ 孕激素复合制剂（雌激素+孕激素）：2×（100μg雌激素＋0.5mg左炔诺孕酮）。
    - ◆ 有很多口服避孕药可以选择；与只含孕激素的制剂相比效果差些，↑恶心/呕吐。
    - ◆ 醋酸优力司特：只能通过医生开处方获得；最有效的口服制剂：怀孕率=醋酸优力司特1.3%vs左炔诺孕酮2.2%（性行为后0～120h服用），对肥胖女性是首选。

- 铜质宫内节育环：紧急避孕的最有效方式（疗效是避孕药物的 >10 倍）；在性行为后5天内放置；持久性避孕；避免淋球菌/衣原体感染。
- 强调规律应用避孕药；注意筛查性传播疾病；若3~4周内没来月经则检测是否怀孕。

第十四章　男性健康

14.1 良性前列腺肥大及下尿路症状

1. **背景**
   - 下尿路症状（LUTS）
     - ✓ 储尿：尿频、遗尿、尿急、尿失禁；
     - ✓ 排尿：尿不尽、间断排尿、排尿困难、尿细、排尿起始困难；
     - ✓ 多尿：尿量≥3L/24h；
     - ✓ 夜尿增多：夜间尿量比例≥33%/24h。
   - 良性前列腺增生（BPH）：前列腺平滑肌及移行带上皮细胞增生致前列腺增生，可引起下尿路症状；并发症包括CKD、反复尿路感染、失眠、抑郁、膀胱结石、血尿、急/慢性尿潴留。
   - 良性前列腺梗阻（BPO）：由于前列腺增生致尿道梗阻。
   - 急性尿潴留：表现为疼痛、腹部可触及膨胀的膀胱；BPH、便秘、尿道狭窄、尿路感染、神经功能异常、膀胱过度扩张及药物（鼻减充血剂、阿片类、抗精神药物、抗组胺药）均可导致急性尿潴留；治疗上包括紧急导尿减压，使用α阻滞剂及通便剂；下尿路梗阻患者需检查肾功能及监测尿量。
   - 慢性尿潴留：触诊无疼痛，残余尿持续>300ml。
   - 膀胱过度活动症：尿急、尿频、有或无尿不尽；可继发于神经病变或非神经病变（BPH、膀胱结石），部分存在BPO。
   - 流行病学：发病率随年龄增加而增加；40~49岁患病率25%，60~69岁患病率>50%，70~79岁患病率>80%。
   - 鉴别诊断：肿瘤、膀胱结石、尿路感染、前列腺炎、神经性膀胱、输尿管或膀胱颈部狭窄。

2. **评估及预后**
   - 病史：下尿路症状，疼痛，排尿困难，血尿，性功能障碍；前列腺症状评分和生活质量评分；饮水量、咖啡；既往史，包括神经系统病变，糖尿病；药物使用，如利尿剂、抗抑郁药、支气管扩张剂、抗组胺药、抗胆碱药、α受体兴奋剂等。

- 体格检查：膀胱触诊，运动/感觉功能评估，直肠指诊。
- 检查：血糖、血肌酐，尿常规；尿培养、细胞学；血清PSA标记物；残余尿测量。
  - ✓ 尿流率测定：测量尿量及时间→计算膀胱流出道梗阻情况。
  - ✓ 尿流动力学：排尿时检测膀胱逼尿肌及腹部压力。

3. 治疗
- 保守治疗：症状轻者可不治疗；避免使用α受体激动剂、抗胆碱能药、利尿剂等；调整液体入量，24h入量目标1L，夜间限制入量，改变生活方式（减肥、锻炼），饮食调整（避免咖啡、辛辣及酸性食物，避免饮酒）；盆底肌训练，Valsalva法排尿，Crede法排尿（人工加压膀胱）；有尿路感染者先抗感染治疗。
- 药物治疗：指征：严重影响生活质量、反复尿路感染、肾功能不全、肾积水、尿潴留。
  - ✓ α肾上腺素受体阻滞剂：
    - ◆ BPH的一线治疗；起效迅速；机理：舒张膀胱颈部/前列腺平滑肌；荟萃分析显示阿夫唑嗪、多沙唑嗪、坦索罗辛及特拉唑嗪效果相当；哌唑嗪因半衰期短、心血管副作用而较少使用。
    - ◆ 副作用：头晕，无力，体位性低血压，流涕，低血压，心输出量降低；白内障患者禁用，特拉唑嗪/多沙唑嗪与西地那非/伐地那非合用时需谨慎，可致低血压。
  - ✓ 5α还原酶抑制剂：
    - ◆ 抑制睾酮转化为双氢睾酮，使前列腺体积缩小；度他雄胺、非那雄胺效果相同；对于男性前列腺>30g者效果明显；PSA可作为前列腺体积估测的指标，对于PSA≥1.5者可加用5α还原酶抑制剂，但起效慢，最长1年才能起效。
    - ◆ 副作用：男性乳房发育，勃起障碍，性功能障碍，可能与高级别前列腺癌相关；可致血清PSA降低2~2.5倍。

√ 抗胆碱能药物：
  ◆ 治疗膀胱过度活动症；包括：托特罗定、奥昔布宁、弗斯特罗定、达非那新、索利那新及曲司氯胺；监测尿潴留症状，一般12周起效。
  ◆ 副作用：口干，视物模糊，心率增快，昏睡，便秘，青光眼、胃轻瘫禁用，达非那新及索利那新选择性高，副作用少，曲司氯胺中枢血脑屏障透过能力差，中枢作用低；缓释剂型耐受性更好。
√ 联合治疗：联合用较单一用药长期治疗效果更好；如多沙唑嗪+非那雄胺，坦索罗辛+度他雄胺；托特罗定+坦索罗辛对BPH+膀胱过度收缩症状有效。
√ 磷酸二酯酶抑制剂：FDA批准他达拉非用于BPH治疗；肌酐清除率＜30ml/min、服用α阻滞剂者慎用；一般4周起效；服用硝酸酯类者禁用；
√ 去氧加压素：对夜尿、多尿症可能有效。
- 外科治疗：经尿道切除，肉毒素注射，微波治疗，激光切除，前列腺切除术，经尿道等离子射频消融术等。

表14-1-1　良性前列腺肿大的常用药物

药名	选择性	滴定	起始剂量	最大剂量
常用α-肾上腺素受体拮抗剂				
特拉唑嗪	无	是	1mg po qhs	10mg
多沙唑嗪速效剂	无	是	1mg po qd[1]	8mg
多沙唑嗪缓释剂	无	可能	4mg po qd[2]	8mg
阿夫唑嗪	无	无	10mg po qd[2]	10mg
坦索罗辛	α-1A选择性	可能	po qd[3]	0.8mg
西洛多辛	α-1A选择性	无	po qd	8mg
常用5α还原酶抑制剂				
非那雄胺	2型	无	po qd	5mg
度他雄胺	1及2型	无	po qd	0.5mg

备注：1 餐前服用，2 餐后服用，3 餐中服用。

- 急性尿潴留治疗：紧急导尿；予以α阻滞剂治疗2~3d可尝试拔出尿管。
- 转诊：
  - ✓ 复杂LUTS：肠镜或血清PSA异常，血尿，尿痛，尿路感染，可触及膀胱，神经病变性，急性或慢性尿潴留，保守或药物治疗无效，病人有手术意愿，<45y或膀胱/前列腺癌。

14.2 前列腺炎

1. 细菌性前列腺炎

- 前列腺炎：急性或慢性（＞3月）前列腺炎症，常由细菌感染引起；大肠杆菌最常见，其次为克雷伯杆菌、变形杆菌、假单胞菌及肠球菌；淋病及衣原体也感染前列腺。
- 并发症：菌血症、盆腔脓肿、转移性感染及附睾炎。
- 危险因素：前列腺活检，免疫抑制，解剖结构异常，导尿。
- 鉴别诊断：下尿路感染、膀胱炎、尿道炎、BPH、慢性盆腔疼痛综合征及附睾炎。

表14-2-1 急/慢性前列腺炎

	急　性	慢　性
症状	突发体温升高，寒战，骨盆及会阴痛，排尿困难，尿频，尿急，排尿无力，尿液浑浊	可为不典型：尿急，尿频，排尿无力，射精痛
体格检查	肿胀，皮温高，触痛	肿胀，皮温高，触痛或检查正常
实验室检查	尿常规，尿培养；避免前列腺按摩；淋球菌及衣原体检测	中段尿培养；淋球菌及衣原体检测
治疗	急性/慢性前列腺炎治疗相同： ✓ 革兰阴性菌：环丙沙星 500mg po bid，左氧氟沙星 500mg po qd，复方新诺明 po bid×4～6周 ✓ 革兰阳性菌：头孢氨苄 500mg po q6h； ✓ 衣原体：多西环素或阿奇霉素，依尿培养药物结果调整抗生素；β-内酰胺类及呋喃妥英前列腺渗透效果差；对于反复感染，可延长治疗时间（＞3月）	

- 转诊指征：尿路扩张，症状严重，盆腔脓肿。

2. 慢性前列腺炎/慢性骨盆疼痛综合征

- 慢性骨盆疼痛综合征：慢性疼痛≥3个月；可以是感染性或非感染性。
- 鉴别诊断：BPH，输尿管狭窄，前列腺脓肿，前列腺肿瘤，尿道炎，附睾炎，睾丸炎，直肠炎，炎症性肠病，腰部神经根病。

- 病史：腹部、直肠、前列腺、会阴、阴茎及睾丸疼痛，排尿困难，排尿无力，与慢性细菌性前列腺炎症状相同，但尿培养阴性，无尿路感染病史，筛查有无性功能障碍，抑郁病史。
- 体格检查：前列腺可能无触痛，检查有无疝，睾丸肿物，痔疮。
- 实验室检查：尿常规，尿培养；依临床表现是否行影像学评。
- 治疗
  - ✓ 经验性治疗细菌性前列腺炎：存在争议，目前尚无指南及随机对照实验证据；
  - ✓ 对症治疗：NSAIDs类药物或塞来昔布止痛；
  - ✓ α-阻滞剂 ± 5α还原酶抑制剂：治疗效果存在争议，推荐治疗至少3个月；
  - ✓ 其他治疗：槲皮黄酮、普瑞巴林、加巴喷丁及去甲阿米替林可能有效。
- 转诊：症状持续或严重。

14.3 前列腺肿瘤

1. **背景**
   - 临床异质性：惰性，临床表现各异；
   - 流行病学：2008年中国前列腺癌新发病例33 802例，占男性所有恶性肿瘤发病例数的2.1%，居第8位；同期死亡14 297例，占男性所有恶性肿瘤死亡例数的1.2%，居第11位；
   - 危险因素：年龄增加，非裔后代，肥胖；可能危险因素：脂肪增加，素食减少，服用VitE及锌；
   - 家族史：前列腺家族史者发病率较正常人增加 ~ 2倍；BRCA1/2携带者、Lynch综合征者发病率增加。

2. **预防**
   - 富含大豆油饮食
   - 5α还原酶抑制剂：无证据显示有预防作用；非那雄胺及度他雄胺临床试验数据显示其可降低前列腺肿瘤整体发病率，但可轻度增加高级别前列腺肿瘤发病率。
   - Vit：Vit C及硒不能降低前列腺肿瘤发病率。

3. **筛查**
   - PSA：前列腺分泌的中性丝氨酸蛋白酶，以液化精液，唾液腺细胞也可分泌；半衰期约为2d；前列腺体积增大可导致PSA分泌增多。
   - PSA筛查存在争议，以下人群可筛查PSA：规律就诊，存在前列腺肿瘤高危因素。
   - PSA意义：PSA界限上限存在争议，>4ng/ml，敏感性21%，特异性91%，阳性预测值30%，≤4ng/ml，阴性预测值85%。
   - 直肠指诊（DRE）：可触及肿块，敏感性59%，特异性94%，阳性预测值28%，阴性预测值99%。
   - 我国前列腺癌筛查专家共识
     - ✓ 前列腺癌筛查的目的：降低筛查人群的前列腺癌病死率且不影响筛查人群的生活质量。
     - ✓ 前列腺癌筛查的意义：增加前列腺癌的检出率，发现早期前列腺癌。

- ✓ 前列腺癌筛查的方法：①推荐定期进行血清PSA检测；②不推荐将PCA3检测、P2PSA检测、4Kscore检测、前列腺健康指数、MRI检查等作为前列腺癌筛查的常规手段。
- ✓ 前列腺癌筛查的人群：①对身体状况良好，且预期寿命10年以上的男性开展基于PSA检测的前列腺癌筛查；②血清PSA检测每 2 年进行 1 次，根据患者的年龄和身体状况决定PSA检测的终止时间；③对前列腺癌高危人群要尽早开展血清PSA检测，高危人群包括：年龄＞50岁的男性；年龄＞45岁且有前列腺癌家族史的男性；年龄＞40岁且基线PSA＞1μg/L的男性。
- ✓ 注意事项：需要对患者详细阐明前列腺癌筛查的风险和获益之后才能开展PSA检测。

4. 活检指征

DRE不正常，PSA升高者定期随访，若持续升高，转诊至专科行活检。

14.4 阴囊及睾丸病变

1. **背景**
   - 任何皮肤病变（皮炎、新生肿物，良性增生）均可发生于阴囊，导致发病
   - 病史：发病时间、持续时间、严重性，病变位置，疼痛，发病前症状，加重/缓解因素，伴随症状，性生活、精神障碍、外科手术及创伤史。
   - 检查：鉴别诊断困难时需行彩色多普勒超声检查。
   - 转诊：外伤后紧急转诊至急诊。
     - ✓ Fournier坏疽：会阴筋膜的坏死；阴茎/阴囊/会阴的疼痛/肿胀/硬化，蜂窝织炎，肿胀，皮肤捻发音，发热。
     - ✓ 睾丸扭转：睾丸绕精索扭转→血流闭塞。
2. **急性附睾炎**
   - 背景：常见阴囊疼痛原因；常见于感染或缺血；多累及睾丸及附睾→附睾炎；很少单独发生睾丸炎。
   - 病因
     - ✓ 感染：细菌性（<35y：淋球菌及衣原体；>35y大肠杆菌），病毒，结核杆菌；非感染性：白塞病，胺碘酮，肿瘤，长时间坐位。

表14-4-1 急性附睾炎特征

	急性附睾炎	睾丸扭转
病史	急性或缓慢起病，发热	突发，无发热
体格检查	睾丸处于正常位置；触痛	睾丸触痛
睾提肌反射	存在	同侧反射消失
阴囊超声检查	血流增加	血流减少

   - 危险因素：性活动，膀胱出口梗阻，泌尿生殖系统畸形。
   - 实验室检查：尿道擦洗或培养，中段尿常规及尿培养。
   - 阴囊超声：非必须检查，睾丸炎、怀疑肿瘤或扭转者可行超声检查。

- 治疗：支持治疗，止痛，冰敷，经验性抗感染。
  - ✓ 淋球菌或衣原体感染：头孢曲松+阿奇霉素/多西环素。
  - ✓ 非性传播疾病感染：口服左氧氟沙星500mg qd × 10d，依药敏结果调整抗生素。
- 随访：疼痛/发热常3d内缓解；症状可持续数周/月；若持续无改善→转诊至专科。

3. **慢性附睾炎**
- 定义：阴囊痛>3个月；可为间歇性，双侧，轻至重度。
- 危险因素：可伴有性传播疾病史或高危因素。
- 体格检查：附睾触痛，外生殖器、前列腺、腹股沟、下腹部及背部检查。
- 实验室检查：中段尿常规，尿培养，性病检测，尿道擦拭无培养。
- 阴囊超声：附睾变硬，查体异常者可行超声检查。
- 治疗：病情常自限；治疗困难。
  - ✓ 保守治疗：NSAIDs类药物、阿片类止痛，支持治疗，避免性生活，热敷；
  - ✓ 经验性抗感染：4~6周，证据不足；
- 转诊指征：怀疑精索梗阻、拟行外科手术者。

4. **附睾囊肿**
- 定义：附睾颈部肿物；30%为精液囊肿。
- 体格检查：明显的、非痛性肿胀，压力高。
- 实验室检查：诊断不清者行超声检查。
- 治疗：无症状者→随诊；伴有明显症状→转诊至泌尿外科。

5. **鞘膜积液**
- 定义：鞘膜腔内液体回收异常所致；出生时常见，1岁时消失。
- 危险因素：阴囊外伤，感染，性传播疾病。
- 体格检查：肿胀，疼痛轻微，灯光照射时可透视。
- 实验室检查：不可透视时可行尿常规或超声检查。
- 治疗：无症状者，不需治疗；疼痛或肿物致活动受限转诊至专科。

6. **精索静脉曲张**
   - 静脉丛扩张；90%见于左侧，因左侧精索静脉回流至左肾静脉，而左肾静脉受主动脉或肠系膜上静脉压迫→精索静脉压力升高→静脉充血；单独右侧精索静脉曲张需除外右肾静脉血栓或恶性梗阻；可能导致生育能力下降。
   - 体格检查：阴囊肿胀，站立及valsalva动作时体积增大；可有阴囊隐痛/沉重感。
   - 实验室检查：单独右侧精索静脉肿胀或病变加重→行CT评估。
   - 治疗：转诊至专科。
7. **睾丸肿瘤**
   - 分类：精原细胞肿瘤和非精原细胞肿瘤占95%，性索间质性肿瘤占5%；
   - 流行病学：常发生于15~35y；
   - 危险因素：腹腔/腹股沟隐睾症，不育，家族史；隐睾手术史；HIV感染；
   - 筛查：与患者共同制定筛查计划；
   - 体格检查：睾丸内肿块±疼痛/肿胀/质地硬；透光试验阴性；常为单侧，右侧多于左侧；双侧者常见于淋巴瘤；
   - 实验室检查：多普勒超声，转诊至泌尿外科筛查肿瘤指标（AFP，LDH，β-hCG）。
8. **其他因素导致阴囊疼痛/肿块**
   - 嵌顿性腹股沟疝：转诊至急诊或普通外科；
   - 阴囊皮肤脓肿或感染：切开引流，很少使用抗生素；
   - 鞘膜积脓：感染性鞘膜积液，继发于阴囊/腹部感染；
   - 睾丸附件扭转：常发生于青春期前；突发起病，局限于睾丸上部，睾提肌反射正常，40%者可见睾丸上部蓝色斑点；除外睾丸扭转；治疗：一般可自限；
   - 腮腺炎性睾丸炎：发热，头痛，肌肉痛，腮腺肿胀。

14.5 男性性功能异常

1. **背景**
   - 阴茎勃起异常：性生活时阴茎不能勃起或维持困难。
     - ✓ 勃起机制：机制复杂，与心血管、代谢、激素、精神及神经系统有关，受NO调节；
     - ✓ 流行病学：发病率随年龄增加而增加，40～49y发病率为5%，70～79y为15%；
     - ✓ 危险因素：年龄、吸烟、饮酒、糖尿病、冠心病、神经病变、内分泌异常、肥胖、盆底会阴异常、阴茎外伤或手术、盆底放疗、阴茎硬结病、药物滥用；
     - ✓ 药物性：降压药、交感神经阻滞剂、抗胆碱能药、抗抑郁药、抗焦虑药、抗精神病药、抗癫痫药、抗雄激素药、酮康唑、烟酸、西咪替丁、阿片类；
     - ✓ 合并症：冠心病、糖尿病、抑郁、酗酒；
     - ✓ 精神性勃起障碍：急性起病、自我勃起或有手淫史。
   - 性欲减低：饮酒、抑郁、疲劳、压力、药物、体温低。
   - 早泄：①射精潜伏期短；②不能控制射精；③压力性早泄；患病率20%～30%；可同时存在勃起障碍。
   - 阴茎异常勃起：疼痛性持续勃起>4h；需立即转至急诊治疗。
   - 性交疼痛：性交时疼痛，持续>3个月；与慢性盆底疼痛综合征、阴茎硬结症、包皮过长、尿路感染、膀胱炎及精神因素相关。
   - 血精：精液呈血性；常为良性；临床怀疑是可检查尿常规、PSA、结肠炎、淋病/衣原体，可转诊致泌尿外科。

2. **评估**
   - 病史：性欲、射精时间、高潮时间、盆底弯曲度、阴茎疼痛、夜间/晨间勃起、手淫；性功能障碍严重性，症状时间，下尿路症状，精神障碍病史，性取向，同伴性功能；有可能时携带同伴一起就诊；筛查心血管疾病；酒精及药物滥用。
   - 体格检查：生殖器特征；神经系统（视野，生殖器及肛周感觉，肠鸣音）；泌尿系统（包皮过长，包皮垢，睾丸体积、质地，直肠触诊）；提睾肌反射（棉签迅速触碰阴囊内侧皮肤，同侧睾丸上升，评估生殖神经功能）。

- 检查：筛查有无合并症（如HbA1c，血脂），早晨睾酮水平、±泌乳素，PSA水平，怀疑恶性病变时需活检。

3. 治疗

- 一般方法：识别和诊断器质性病变及精神障碍；无法进行性生活者不推荐开始治疗；同时治疗性生活伴侣，询问所有患者有无阴茎异常勃起，告知哪些情况需紧急就诊。

- 序贯治疗：口服5-磷酸二酯酶抑制剂→前列地尔→注射阴茎海绵体血管活性药→勃起功能治疗仪→外科手术。

- 生活方式调整：戒烟、戒酒、减肥、锻炼，药物调整，精神疗法。

- SSRIs药物相关性勃起障碍：减量，更换为其他SSRIs或非SSRIs类药物，5-磷酸二酯酶抑制剂治疗。

- 5-磷酸二酯酶抑制剂（PDE5i）治疗：不导致自主勃起；要求性欲唤起、神经通路及海绵体脉管系统正常；对性欲无影响；西地那非及伐地那非空腹服用，24h内不超过1片；他达拉非可餐中服用。

  ✓ 机制：升高NO水平→舒松阴茎海绵体平滑肌→性刺激时血流增加，勃起功能增强；起效时间约60分钟，可早至20分钟发挥作用；肝脏疾病、口服CYP-4503A4药物、年龄>65y及CKD者需减量。

  ✓ 副作用：潮红，鼻黏膜充血，头痛，消化不良，听力异常，后背痛/肌痛，延长QT间期，阴茎异常勃起，视力丧失，视物模糊。

  ✓ 慎用/禁忌证：α阻滞剂、降压药及饮酒可加重低血压，需谨慎；禁与硝酸酯类药物联用，心血管疾病及低血压者禁用。

  ✓ 5-磷酸二酯酶抑制剂无效：判断药物是否足量；可加量或换用其他PDE5i制剂。

- 前列地尔：前列腺素可使平滑肌松弛→充血增加，勃起功能增加；尿道内使用剂，起效5~10min，持续1h；静脉制剂，10~20min起效，持续约1h或更久；副作用包括阴茎异常勃起，疼痛。
- 勃起功能治疗仪：降低压力→增加阴茎血流。
- 阴茎假体：包括半刚性，充气式。
- 睾酮替代治疗：可用于性腺功能减退、PDE5i无效者，与PDE5i联用效果更好，禁用于前列腺/乳腺肿瘤患者。
- 早泄：暂停/挤压技巧，暂停-开始技巧，局部麻醉制剂，SSRIs，氯丙咪嗪、PDE5i可作为二线选择，精神心理治疗。
- 转诊：阴茎异常勃起，PDE5i治疗无效，阴茎外伤，阴茎严重畸形。

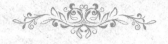

第十五章　皮肤病学

15.1 皮损的诊疗方法

1. 概述

准确地描述皮损，对于同事间的交流以及阐述鉴别诊断思路非常重要。一个完整的皮肤检查应包括：皮肤、黏膜表面、指甲、毛发和淋巴结（适当的时候）。

2. 描述皮损的方法

所有的描述都应包括原发性皮损 "3.原发性皮损"；如果可以，描述继发皮损也可能会有帮助（如鳞屑、痂、脱屑）。病史：起病时间、持续时间、症状、从何处如何发展、既往史及用药史。描述应包括颜色、分布等。

举例：患者为46岁男性，在肢体伸侧、头皮和臀沟出现分界清楚的红色斑块，伴银色鳞屑。

3. 原发性皮损

- **斑疹**：小而平坦的不可触及的皮损，直径小于1cm。
- **斑片（或大的斑疹）**：平坦的不可触及的皮损，直径大于1cm。
- **丘疹**：小的、可触及的实质性皮损，直径小于1cm。
- **斑块**：更大的隆起或凹陷的可触及的皮损，通常是扁平的，直径大于1cm。
- **结节**：可触及的圆形肿物，通常描述为位于真皮深层或皮下组织，直径大于1cm。
- **肿块**：皮肤表面以上或以下可触及的实性肿物，通常直径大于2cm。
- **水疱**：含清亮液体的突起皮损，直径小于0.5cm。
- **脓疱**：含脓液的突起皮损，直径小于1cm。
- **大疱**：含清亮液体的皮损，直径大于0.5cm。

4. 分布

泛发、屈侧（特应性皮炎）；伸侧（银屑病）；脂溢性：胸部、头皮、上背部（花斑癣）；肢端的（二期梅毒、落基山斑疹热）；皮节区（水痘-带状疱疹病毒）；曝光部位（皮肤狼疮）；小囊状的（毛囊炎）；双下肢（淤积性皮炎）vs单侧下肢（蜂窝织炎）；也可考虑不受累区域（皮肤皱褶处不受累考虑接触性皮炎）。

5. **颜色**
   - 色泽：白色（粟丘疹）；黄色（皮脂腺增生）；灰色（银质沉着病）；蓝色（蓝痣）；绿色（假单胞菌病）；紫红色（卡波西肉瘤）；红色或红斑。
   - 性质：紫红色红斑（皮肌炎）、牛肉色红斑（念珠菌病）、亮红色红斑（药疹）、暗红斑（Stevens-Johnson综合征、中毒性表皮坏死松解症）。
6. **继发性皮损——其他的描述语**
   - 鳞屑：性质（例如，银色：银屑病；油腻的：脂溢性皮炎）。
   - 苔藓样硬化：持续的搔抓或摩擦导致的表皮增厚，以色素沉着、显著的皮纹增粗为特征；提示慢性病变。
   - 糜烂：表皮（伴或不伴真皮浅层）缺失→色素沉着异常。
   - 溃疡：真皮深层或皮下组织缺失→瘢痕形成。
   - 其他：抓痕，裂隙，渗出/结痂，脱屑或脱皮。
7. **排列**
   线性的：规则的（接触性皮炎），疱疹样的（单纯疱疹）；环形的：戒指样，中心消退（体癣）；多环的：融合的环形皮损（荨麻疹）。
8. **报警症状**
   - 暗红斑（灰色到紫红色）：即将发生的坏死性皮损，伴星状或锐利的边缘（如Stevens-Johnson综合征/中毒性表皮坏死松解症、钙化或侵袭血管的真菌感染）。
   - 紫色或紫红色：白血病、淋巴瘤、恶性血管瘤、Merkel细胞癌、黑色素瘤。
   - 黑色皮损：皮肤坏死、黑色素瘤。
9. **皮肤学基础知识：附加名词摘录**
   - 萎缩：表皮变薄=烟纸样皮肤（例如，长期外用糖皮质激素）。
   - 线状色素沉着：病变沿着"Blaschko线"或胚胎干细胞迁移的路线发展，经常表现为遗传嵌合体。
   - 领圈状鳞屑：先前存在的脓疱（例如毛囊炎）或水疱周围的鳞屑圈。

- 粉刺：堵塞的毛囊单位；处于开放或闭合状态（定义为痤疮）。
- 皮肤划痕症：在皮肤撞击或搔抓部位产生的线样红斑水肿（机械性荨麻疹的一种）。
- 色素脱失：色素消失（例如，白癜风）和色素减退。
- 湿疹样：对一种皮肤反应的模式的定义，又名皮炎，无法明确定义的伴有干燥或者蜡样鳞屑的红斑。
- 雀斑（黑子）：在皮肤曝光部位出现的褐色小斑点，由黑色素生成增加所致。
- 红皮病：全身性的、偶尔融合的红色皮损，伴或不伴鳞屑，常伴系统性症状。
- 毛囊炎：毛囊的炎症，通常表现为脓疱（例如葡萄球菌毛囊炎）。
- 角化过度：角质层过度增生，以增厚的鳞屑为突出表现。
- 硬化：触诊可及皮肤质地变硬，由真皮和或脂肪的炎症导致。
- 脓疱病：金黄色葡萄球菌毒素导致的浅层皮肤感染，表现为蜜色结痂或者大疱（大疱性脓疱病）。
- 瘢痕疙瘩：隆起的不规则（通常为爪样）的质硬瘢痕，通常伴瘙痒或疼痛。
- 同形反应：指正常皮肤在受到非特异性损伤（如创伤、抓伤、手术切口、日晒、接种或某些皮肤病等）后，可诱发与已存在的某一皮肤病相同的皮肤变化（皮损）。
- 麻疹样皮疹：通常表现为苍白背景上的红斑或小斑块，没有鳞屑（经典的病毒疹或过敏性药疹）；描述斑丘疹更形象具体。
- 痣：以黑素细胞增殖为特征的病变。
- 指（趾）甲营养不良：描述甲板营养不良的广义术语。
- 甲剥离：甲板从甲床分离。
- 淤点：由毛细血管破裂后红细胞外渗到真皮内所致，压之不褪色的斑疹，直径小于 2mm 时称淤点（常见于血小板减少症）。

- 有蒂的皮损：连有细茎的皮损（常见于神经纤维瘤）。
- 皮肤异色症：色素过度沉着+色素减退+萎缩+微血管扩张。
- 紫癜：压之不褪色；斑疹（红细胞外渗但无炎症反应，一般为外伤或血液问题），与可触及的皮疹不同（血管的炎症引起血管炎）。
- 网状皮损：呈"网状"（如网状青斑）。
- 脂溢性的：表示有皮脂腺参与（手掌与脚掌缺乏）；所有的皮脂腺都与毛囊相关（见于毛囊皮脂腺）。
- 靶样皮损：有3种以上颜色分区的红色圆形斑块，病损中央是深红色或大疱样改变（见于多形红斑）。
- 靶形斑块：有2种以上颜色分区的红色圆形斑块。
- 毛细血管扩张：小毛细血管扩张（见于玫瑰痤疮、结缔组织病）。
- 疣状皮损：具有疣状结构（见于脂溢性角化病，寻常疣）。

15.2 皮肤伤口护理

1. 定义

- 表皮损伤→"糜烂"→伤口再生，无瘢痕。
- 真皮损伤→"溃疡"→伤口修复、形成瘢痕，挛缩；最终强度只能达到正常皮肤的80%。
- 一期愈合：创缘整齐，愈合后瘢痕小。
- 二期愈合：创缘不整齐，愈合后形成瘢痕大。

2. 伤口愈合阶段

- 阶段1：炎症反应期：血小板→中性粒细胞→巨噬细胞和成纤维细胞。
- 阶段2：肉芽增生期：第1周，血管生成、胶原蛋白产生。
- 阶段3：上皮形成期（重塑和吸收）：第2周，通过肌成纤维细胞牵拉进行收缩；第3周，增加最终拉伸强度的20%。

3. 影响伤口愈合的因素

高龄、糖尿病、外周动/静脉疾病、高凝状态、贫血、输血、营养不良、肝炎、药物（化疗、全身应用糖皮质激素）、雷诺现象、吸烟、艾滋病、细菌定植或过敏反应（如，胶粘剂、乳胶、新霉素、杆菌肽）及伤口基底部的坏死组织。

4. 伤口评估

- 病史：病因，既往创伤史、相关治疗及反应，疼痛特点，异物/假体/移植装置，资源/支持系统，过敏反应（严重创伤），影响伤口愈合的因素。
- 体格检查：脉搏，体温，毛细血管再充盈情况，（必要时测踝臂指数、趾肱指数），水肿，感觉，淋巴结肿大，伤口形态（位置、大小、形状、边界，结构：详细医疗记录可包括照片），检查慢性伤口（尤其是烧伤）有无鳞状细胞癌征象。
- 实验室检查：不推荐常规实验室；所有伤口存在定植菌所以常规培养意义不大；如果出现新发红斑、疼痛、脓性恶臭，或明显感染，建议伤口培养。

5. **急性伤口处理**
   - 冲洗：用生理盐水清洁，如果显著污染进行高压冲洗
   - 破伤风疫苗；
   - 湿敷：凡士林纱布置于伤口上，同时予外用抗生素—↓感染风险及接触性过敏；
   - 局部抗菌剂：用于撕裂性创伤；避免用于手术伤口增加细菌耐药性、接触性过敏。

6. **慢性伤口处理**
   - 润肤剂及伤口闭合：适当湿度对伤口愈合很重要。
   - 感染及定植的处理：↑细菌载量阻碍治疗；外用杀菌剂（如，银/银制剂，Dakin溶液）或抗生素（如莫匹罗星→覆盖MRSA在内的革兰阳性菌；外用甲硝唑→厌氧菌）；评估蜜色结痂（脓疱病）。
   - 清创术：去除纤维蛋白（黄至灰色）或溃疡基底部的坏死碎片利于愈合；物理性：局部予2.5%利多卡因或普鲁卡因→用保鲜膜或敷料封闭30min→刮碎片；予生理盐水纱布轻柔清创；伤口底部用胶原酶qd或bid。
   - 伤口敷料：

表15-2-1　常见伤口敷料

敷料	特性	伤口
低黏连度	棉或纤维胶上有非黏附性涂层	表浅、干燥的伤口
石蜡油纱布	浸润凡士林的纱布	表浅、干燥的伤口
透明薄膜	透气、透液，但不能吸收渗出液	渗出少量
水凝胶类	无需换药即使渗出液被淀粉吸收	渗出中量
水胶体类	渗出物使胶体或明胶分解→占据空间	渗出中量，伤口较深
藻酸盐类	伤口形成纤维状凝胶	渗出大量，伤口较深

   - 静脉淤积性溃疡（见2.12"下肢水肿"）。

7. 转诊

伤口愈合失败，复杂伤口的管理，考虑局部生长因子，真空辅助闭合装置。

15.3 药疹

1. 定义及流行病学

几乎所有药物均有相关报道，每1000例新用药者中有10例会发生药疹。

- 临床表现：多数患者表现为轻度药疹，但严重者也伴有全身受累表现。麻疹样药疹（又名"发疹性药疹"）最常见（80%），其次是荨麻疹样（5%~10%）。
- 危险因素：艾滋病、造血干细胞移植、结缔组织病、自身免疫性或病毒性肝炎患者。

2. 诊断与评估

- 病史：对全部患者评估全身各系统、眼部及黏膜的症状及体征；获得详细的用药史。
  - ✓ 起病前通常存在新的药物服用史：荨麻疹样通常用药后36小时内；麻疹样一般为用药后4~14天；中毒性表皮坏死松解症或 Stevens-Johnson 综合征一般是4~21天；药物反应伴嗜酸性粒细胞增多和全身症状（DRESS）一般是21天左右。
  - ✓ 病程：停用过敏药物后2天内达峰；停药1周后渐渐消失。
- 检查：进行全面的皮肤检查及黏膜相关评估。
- 实验室检查：如果出现全身症状，完善血常规、肝功能、肌酐等检查予以鉴别。
- 鉴别诊断：病毒疹（好发于儿童，起病更加急骤，缓解更快速），某些临床情境下的移植物抗宿主疾病，中毒性休克综合征。

3. 治疗

- 识别及停止过敏药物；如果仅出现简单的麻疹样皮疹（没有全身系统受累）或药物必须使用或短暂使用（例如化疗药物），可以仅对皮疹进行对症治疗，并密切监测临床和实验室变化。
- 治疗：抗组胺药用于缓解症状（白天可使用无镇静作用的，夜间使用有镇静作用的）；外用或口服糖皮质激素用于缓解症状，但应慎用。

表15-3-1 常用药疹

药疹类型	临床表现	代表药物
麻疹样皮疹（最常见类型Ⅳ型超敏反应）	红色斑疹或斑丘疹融合成斑块 对称分布，可泛发全身 伴或不伴瘙痒 在消退期皮损表面有脱屑，黏膜不受累	青霉素类（阿莫西林相关的急性单核细胞增多症） 磺胺类（HIV阳性患者发生风险增加） 喹诺酮类、抗惊厥药、别嘌呤醇
荨麻疹（Ⅰ型超敏反应）	粉红-红色水肿性斑块±嘴唇、上呼吸道、眼睑、生殖器等软组织肿胀（血管性水肿）	阿司匹林、NSAIDs类药物、青霉素
固定性药疹（每一次都出现在相同的位置）	通常多个，有时单个，红色或紫红色的色素沉着斑 好发于肢端表面、黏膜及生殖器	NSAIDs类药物、磺胺、四环素类抗生素、伪麻黄碱
药物反应伴嗜酸性粒细胞增多和全身性症状	死亡率高达10% 嗜酸性粒细胞增多常见（但非必须） 全身表现：发热、面部水肿、淋巴结肿大；肝、肾、肺、心脏、甲状腺等均可能受累	抗惊厥药（卡马西平、拉莫三嗪、苯妥英） 别嘌呤醇、柳氮磺胺吡啶 奈韦拉平，氨苯砜
中毒性表皮坏死松解症或Stevens-Johnson综合征	发热、萎靡、红皮病、皮肤疼痛、吞咽困难、排尿困难、出现水疱，甚至黏膜受累，此时意味着需要皮肤科急救，转至急诊	别嘌呤醇、磺胺、卡马西平、β-内酰胺类抗生素、NSAIDs类药物

- 过敏药物一般应避免再次使用，再次暴露时病情可能会更严重。
- 如果患者对某一个芳香族抗惊厥药过敏，那么也应该避免使用同一类其他药物（苯妥英钠、苯巴比妥、卡马西平）。

4. **转诊**

以下情况立即转诊至急诊科：脓疱性皮损（急性泛发性

发疹性脓疱病）、皮肤发黑、皮肤疼痛、出现水疱或者表皮剥脱、眼部或黏膜受累（中毒性表皮坏死松解症或 Stevens-Johnson 综合征）、多系统受累（药物反应伴嗜酸性粒细胞增多和全身症状）。

15.4 特应性皮炎

1. **概述**
   - 定义：是一种常见的慢性复发性皮炎，通常与干性皮肤、IgE介导的敏感性增加相关；通常称之为湿疹。
   - 流行病学：儿童期发病（90%在5岁时发病）；常随着年龄增长症状改善。30%患有特应性皮炎的患者常合并哮喘，35%合并有过敏性鼻炎。
   - 病理生理：通常认为是环境暴露和遗传体质的共同作用。表皮屏障功能障碍继发于丝聚蛋白突变→经表皮的水分丢失增加→皮肤干燥。
   - 卫生假说：在儿童时期微生物暴露较少引起特应性增加，尤其是在发达国家。食物过敏和特应性皮炎在少数病人中有相关性，但是否为诱因尚不确定。一类患者存在IgE失调。
   - 并发症：继发感染常见。
     - ✓ 皮肤软组织感染：最常见，尤其是金黄色葡萄球菌。特应性皮炎患者人类防御素2的含量会下降→金黄色葡萄球菌定植增加→炎症反应增加→感染增加；
     - ✓ 单纯疱疹病毒："疱疹性湿疹"（穿凿样出血性糜烂）。

2. **诊断与评估**
   - 病史：部位、病程、诱因（刺激、过敏、感染、食物、应激、季节、温度、出汗、羊毛服装），严重的瘙痒（包括睡眠障碍），既往接受的治疗，个人或家族过敏史（过敏性鼻炎，哮喘）。
   - 检查
     - ✓ 急性：很难有明确定义，擦伤样红斑，水疱，浆液性渗出物及痂；
     - ✓ 慢性：苔藓样皮疹（皮肤纹理增粗）及色素沉着，结节性痒疹；继发性改变：抓痕、点状糜烂，伴或不伴有蜜色的痂（脓疱病）。
   - 实验室检查：结痂或点状糜烂处取材培养，阳性率高。

表15-4-1 特应性皮炎的诊断标准

符合≥3个主要标准：	1.皮肤瘙痒 2.典型的皮损形态及分布 3.慢性或复发性皮炎 4.特应性变态反应的既往史及家族史
符合≥3个次要标准：	"特应性皮炎面貌"：面部苍白或红斑，色素减退斑，眶周色素沉着，眶下皱襞或皱纹、唇炎、复发性结膜炎，前颈部的褶皱
	诱因：食物，情绪影响，环境因素，出汗、羊毛制品、化学溶剂等刺激皮肤
	并发症：增加皮肤病毒或细菌感染概率，降低细胞免疫，快速皮肤试验反应；血清IgE水平升高，圆锥角膜，前囊下白内障
	其他：儿童期发病，干性皮肤或干皮症，鱼鳞病，掌纹增粗，毛发角化症，手足皮炎，乳头湿疹，白色皮肤划痕现象，毛周角化病

- 鉴别诊断
  - ✓ 炎性疾病：脂溢性皮炎，刺激性/变应性接触性皮炎、银屑病、过敏性药物反应；
  - ✓ 感染性疾病：疥螨病，艾滋病，癣；
  - ✓ 恶性疾病：皮肤T细胞淋巴瘤，朗格汉斯细胞组织细胞增生症；
  - ✓ 免疫性疾病：移植物抗宿主病，结缔组织病。

3. 治疗
- 润肤剂：目的是恢复复皮肤屏障功能；浸泡或涂抹润肤剂→减轻皮肤干燥和痒感，防止刺激物，改善外观；每日温水浴15~20分钟，只在必要时局部使用香皂，轻拍（不擦）至皮肤变干，然后涂抹含有神经酰胺的润肤霜或凡士林。需要外用约50%甾醇的润肤剂来保持适当的水分。
- 止痒剂：可以在白天（无镇静作用）或晚上需要时使用抗组胺药，尤其是如果严重影响睡眠、存在过敏性皮肤划痕症或变应性鼻炎。
- 外用糖皮质激素：局部用药是治疗中重度特应性皮炎

的一线治疗；以最低使用频率最低效价药物尽可能防止副作用；首选软膏（最保湿）；间歇使用（每周2次）可能会减少复发。副作用为用药部位皮肤不可逆萎缩及产生细纹。

- 金黄色葡萄球菌定植：对于严重患者，每周2次稀释性漂白剂浴（浴缸内加入半杯6%的漂白水，然后在浴缸中浸泡5~10分钟，随后以清水冲洗、拍干，并立即使用润肤剂）加上鼻内莫匹罗星软膏每月连续5天，不推荐常规口服抗生素。

4. **转诊**
- 严重或难治性疾病，考虑使用口服糖皮质激素。
- 红皮病。
- 考虑使用外用钙调磷酸酶抑制剂、光疗法、免疫调节剂（环孢素、霉酚酸酯、甲氨蝶呤）。
- 广泛的细菌感染或疱疹性湿疹为皮肤急症：需及时予抗生素或抗病毒药物治疗。
- 可能需急救或住院治疗时。

15.5 皮炎

脂溢性皮炎

1. **概述**
   - 定义：是一种慢性复发性炎症性疾病，好发于皮脂腺密集的皮肤（头皮、鼻唇沟）。
   - 病理生理：尚不清楚；怀疑与机体对糠秕马拉色菌的异常免疫反应相关，糠秕马拉色菌是皮肤定植菌群的一部分，但脂溢性皮炎患者群体中可有过度增殖。
   - 流行病学：成人的发病率为7%～12%，好发于年龄在30～60岁的健康人，男性多于女性。
   - 严重或难治性脂溢性皮炎通常与神经系统疾病（尤其是帕金森）、21三体综合征、艾滋病（尤其是$CD4^+T$细胞<400）相关；在干燥或寒冷的月份或生活应激时发病率增加。

2. **临床表现**
   - 头皮：最常好发部位；细小鳞屑（头皮屑）→伴红斑、瘙痒的炎性疾病。
   - 面颈部：伴或不伴瘙痒的红斑、油腻状斑片，伴有黄色鳞屑，好发于前额、眉间、眉毛、鼻子、鼻侧及鼻唇沟处、耳后区、外耳道及头颈部其他覆盖毛发的区域（如生长胡须区域）。
   - 其他类型：睑缘炎（眼睑）；外耳道炎；胸前区受累（可表现为银屑病样，糠疹样皮损，花瓣形皮损），脐部皱褶部位，躯干。

3. **诊断与评估**
   - 根据临床表现诊断；氢氧化钾涂片镜检阴性可排除皮肤癣菌病；如果病情严重或难治需考虑完善HIV相关检测。
   - 鉴别诊断：银屑病、皮肤癣菌病、特应性皮炎、接触性皮炎、脓疱疮、酒渣鼻（毛细血管扩张）、念珠菌病、红癣、皮肌炎及系统性红斑狼疮（鼻唇沟不受累）。

4. **治疗:** 包括抗真菌、角质剥脱、免疫调节等作用。

- 头皮：2%酮康唑或1%环吡酮胺的洗发水可以每周使用2次，持续使用数周，直至缓解，随后药用洗发水每周使用1次至隔周一次可有助于预防复发。非处方制剂二硫化硒、吡硫翁锌、煤焦油及水杨酸洗发水也可以单独或辅助使用；外用糖皮质激素可以短期使用以控制症状，但是有发生副反应的风险（例如皮肤萎缩、毛细血管扩张）。
- 面部及无鳞屑区域：一线用药：2%的酮康唑乳膏或泡沫剂Bid，持续使用至少4周；二线用药：1%的环吡酮胺乳膏Bid。如果上述药物效果不佳可以使用外用糖皮质激素及免疫调节剂。

变应性接触性皮炎

1. **概述**

- T细胞介导的迟发型（Ⅳ型）超敏反应；致敏的时间间隔可能是几周到几年；随后再次接触可能在几小时到几天内发生变应性接触性皮炎。
- 流行病学：随年龄增长发病率增加（发病年龄最高峰60~69岁），女性多于男性。
- 3000种以上的化学物质与变应性接触性皮炎的发生率相关：镍剂、新霉素、杆菌肽最常见。

表15-5-1　最常见的接触性过敏原

	举　　例
植物	毒葛、毒物常春藤、毒肤杨中所含的漆酚
金属	镍、金（也包括含镍的合金）、钴
防腐剂	甲醛、季铵盐-15、对羟基苯甲酸酯
化妆品	秘鲁香脂、混合香料、对苯二胺
抗生素	新霉素、杆菌肽
纺织品	重铬酸钾、分散蓝

2. **临床表现**
   - 急性：瘙痒明显、边界清楚的红色丘疹及斑块，伴或不伴有水疱、大疱及渗出，病变沿过敏原接触的线性模式分布，过敏原可以雾化形式接触面部、眼睑引起相应部位的红斑及水肿。
   - 慢性：苔藓样丘疹及斑块，伴有鳞屑、红斑、抓痕及色素沉着。
   - 常与刺激性接触性皮炎难以鉴别；变应性接触性皮炎可以与刺激性接触性皮炎重叠发生。

3. **诊断与评估**
   - 病史及体格检查：询问近期过敏原接触史及既往接触史，重点关注化妆品及卫生用品、外用药、珠宝、衣服、爱好、植物接触及职业（理发师、建筑工人、金属制造工人）。
   - 鉴别诊断：刺激性接触性皮炎，特应性皮炎，皮肤癣菌病，汗疱疹型湿疹，疥疮，淤积性皮炎及蜂窝织炎。
   - 诊断：斑贴试验为诊断金标准；表皮薄层快速反应（TRUE）试验也较常用，针对特定物质的斑贴试验也可用。

4. **治疗**
   - 避免接触过敏原；一线治疗：中强效外用皮质激素；
   - 病情严重：口服泼尼松2周内逐渐减量（如果激素疗程过短，常发生反跳性皮炎）；
   - 湿敷、燕麦浴及口服抗组胺药可用于缓解症状。

刺激性接触性皮炎

1. **概述**
   - 非免疫介导的对表皮的物理或化学性损伤→炎症。
   - 是职业性皮肤病最常见的原因（远远多于变应性接触性皮炎）；最好发于化妆师，也常见于医疗保健、农业及保管人员。
   - 在接触1次强刺激的化学物质或长期接触较温和的刺激物后可能发生，这些较温和的刺激物包括化学溶剂、酸或碱、洗涤剂。

2. **临床表现**
   - 急性：边界清楚的红斑及丘疹，常伴有水疱或大疱，可能出现坏死性溃疡；常有疼痛，伴瘙痒；好发于双手、面部（尤其是眼睑部）及其他接触刺激物的皮肤。
   - 慢性：边界不清的苔藓样丘疹或斑块，伴有鳞屑、脱皮、皲裂；常存在疼痛及瘙痒；双手最易受累。

3. **诊断与评估**
   - **病史及体格检查**：询问近期潜在刺激物接触史及既往接触史，重点关注家庭（洗衣或洗碗所用洗涤剂）、工作场所（洗手液、职业化学品）。
   - **诊断**：常根据临床表现，鉴别诊断与变应性接触性皮炎类似；如果考虑合并有变应性接触性皮炎，可以行斑贴试验。

4. **治疗**
   - 避免接触怀疑的刺激物；短期外用糖皮质激素±封包，尤其是对于病情严重者；恢复皮肤屏障：尽可能降低接触水的频率（例如，洗手）；使用脂质丰富的保湿剂。
   - **预防措施**：使用防护霜，脂质丰富的保湿霜及柔软的织物；同时使用普通手套及不含乳胶的棉绒手套。

15.6 痤疮

1. **概述**
   - 定义：是一种累及毛囊皮脂腺的慢性皮肤疾病，以粉刺形成和炎性皮损为特点。
   - 流行病学：几乎累及所有青春期男女。50%的患者尤其是女性会持续到成年，青春期痤疮男性占大多数，而青春期后痤疮主要影响女性。
   - 发病机制：痤疮发病原因复杂，常与毛囊角化异常、激素水平、皮脂分泌增多、痤疮丙酸杆菌增殖等因素有关。痤疮丙酸杆菌的代谢产物可引起宿主的炎症反应。
   - 严重痤疮会造成显著的心理影响：类似癫痫，哮喘，糖尿病等疾病，会增加自杀倾向。

2. **诊断与评估**
   - 诊断：依据临床，皮损表现及严重程度多种多样；
   - 病史：评估诱因。

表15-6-1 寻常痤疮诱因

化妆品	遮瑕霜、化妆、润发油
机械相关	摩擦或压力（如头盔等）引起机械性痤疮
药物相关	糖皮质激素（单形性丘疹或脓疱）、苯妥英、锂剂、异烟肼、碘化物、溴化物、雄激素类、维生素$B_2/B_6/B_{12}$、硫唑嘌呤、环孢素、双硫仑、感光剂、硫脲、EGFR抑制剂
激素相关	经期暴发及下巴痤疮严重均提示雄激素过多症
职业相关	非水溶性切削油（机械装置）、煤焦油、氯代烃（干洗）
辐射相关	辐射痤疮
饮食相关	难以定义（油腻、辛辣、易过敏物质等）

   - 检查：形态：闭合性粉刺（"白头"）或开放性粉刺（"黑头"）、红丘疹、脓疱、结节、囊肿；
      ✓ 愈合的病变：炎症后皮肤色素沉着，伴或不伴有深而锐利、宽窄不一的瘢痕形成；

✓ 分布：面部、背部、胸部。
- 鉴别诊断：
  ✓ 酒渣鼻及口周皮炎（没有粉刺）；
  ✓ 皮脂腺增生（不含粉刺的黄色丘疹）；
  ✓ 毛囊炎；
  ✓ 革兰阴性菌感染的毛囊炎；
  ✓ 毛囊角化症（好发于躯干或四肢）；
  ✓ 须部假性毛囊炎和颈项部瘢痕性痤疮［在剃须（剪发）后部位多见］；
  ✓ 由皮肤光损伤所致粉刺。
- 分类：按严重程度进行分类
  ✓ 轻度：主要是开放性粉刺和闭合性粉刺；少于10个丘疹及脓疱。
  ✓ 中度：有中等数量（10~40个）的粉刺及炎性皮损，躯干皮损轻微。
  ✓ 中重度：有大量（>40个）的丘疹和脓疱，偶见疼痛的结节或囊肿，伴有躯干受累，伴或不伴有瘢痕形成；
  ✓ 重度：较大的痛性结节和囊肿，明显的瘢痕形成。

3. 治疗
- 旨在纠正毛囊角化、减少皮脂分泌、减少细菌定植从而减少炎症反应；
- 治疗以外用为主，根据严重程度决定是否加用全身治疗。

表15-6-2　痤疮治疗

	用　法	副作用
局部治疗：用于没有瘢痕形成的轻度粉刺性或炎症性痤疮		
维甲酸类	维A酸0.025%~0.1% Qn	皮肤刺激反应、光敏
	阿达帕林0.1%~0.3% Qn	他扎罗汀孕妇禁用
	他扎罗汀0.05%~0.1% Qn	

	用　　法	副作用
外用抗菌药物	过氧化苯甲酰2.5% ~ 10% Qd或Bid	皮肤刺激、漂白衣物或床单
	克林霉素、红霉素 Qd或Bid 二线用药	增加细菌耐药性
	氨苯砜 Qd或Bid 二线用药	皮肤刺激
其他药物	壬二酸15% ~ 20% Qd或Bid	皮肤刺激
	水杨酸类 Qd或Bid	皮肤刺激、干燥
	硫磺/磺胺醋酰钠 Qd或Bid	气味难闻
全身治疗：伴或不伴有瘢痕形成的中重度以上痤疮		
抗生素 一线用药	四环素25 ~ 500mg Qd或Bid	胃肠反应
	多西环素50 ~ 100mg Qd或Bid	胃肠反应、光敏
	米诺环素50 ~ 100mg Qd或Bid	色素沉着过度、头痛、系统性红斑狼疮样反应、过敏反应
二线用药	磺胺 Bid	过敏反应、光敏、中毒性表皮坏死松解症；
激素相关药物 （仅限女性）	螺内酯50 ~ 200mg	月经不调、乳房触痛、致畸作用
	含有雌激素的口服避孕药	
口服维甲酸	异维A酸0.5 ~ 1mg/kg/d	致畸作用、干燥病、肝损、视觉变化

- 大多数痤疮患者首选方法是外用维A酸+抗菌药物联合治疗；
- 使用外用或口服的抗生素应与过氧化苯甲酰或维甲酸联合使用以减少抗生素耐药的发生；
- 口服异维A酸是治疗痤疮最有效的药物；育龄期妇女慎

用，妊娠妇女禁用，异维A酸具有致畸作用；

- 辅助治疗：可采用粉刺清理、剥脱、激光或光化学（如光动力等）等治疗；经过饮食调整最终改善痤疮。

4. **转诊**
   - 出现系统性或严重变化：
     - ✓ 暴发性痤疮（好发于青少年男性，发热、关节痛、较大炎性结节，WBC升高、血沉增快、蛋白尿、溶骨性病变）；
     - ✓ 聚合性痤疮（最常见于青少年男性，表现为严重结节性痤疮、伴有渗出及窦道形成）。
   - 罕见疾病：
     - ✓ SAPHO综合征（滑膜炎、痤疮、脓疱病、骨质增生、骨炎）；
     - ✓ PAPA综合征（无菌化脓性关节炎、坏疽性脓皮病、痤疮）。
   - 难治性痤疮：严重病变或口服维甲酸类药物出现并发症需考虑转诊。

15.7 玫瑰痤疮

1. 概述

- 玫瑰痤疮是一种慢性复发-缓解性疾病。
- 流行病学：30~50岁起病，女性及浅肤色个体发病风险↑；常有家族史。
- 发病机制：尚不清楚，可能与固有免疫功能失调、对皮肤微生物的炎症反应、血管生成增加、紫外线损伤有关。

2. 诊断

- 诊断：玫瑰痤疮主要有四种亚型：红斑毛细血管扩张型、丘疹脓疱型、鼻赘型、眼型，患者可能出现一种或多种亚型的特征；皮肤活检仅用于除外其他诊断。

表15-7-1　玫瑰痤疮亚型

亚型	形态学及临床特点
红斑毛细血管扩张型	持续性的面部中心性红斑、反复潮红、毛细血管扩张、皮肤敏感
丘疹脓疱型	面中部红斑、小圆顶状的红色丘疹或脓疱；变异型：口周皮炎（不像粉刺，有瘙痒但无黑头）
鼻赘型	肥大性玫瑰痤疮（皮脂腺肥大伴毛孔扩张，严重时组织增厚），好发于男性鼻部；下巴、前额、耳部、眼睑也可受累
眼型	可伴发于其他类型的玫瑰痤疮，非特异性眼痒、异物感、眼干、结膜充血、复发睑板腺囊肿或睑腺炎、睑缘炎；角膜炎、葡萄膜炎、巩膜炎或巩膜外层炎少见

- 触发因素等相关病史：阳光暴露、极端温度、酒精、热水、辛辣食物、运动、局部刺激及诱发潮红的其他因素（更年期焦虑、类癌、肥大细胞增多症、嗜铬细胞瘤），评估眼部症状。
- 鉴别诊断：红斑毛细血管扩张型及丘疹脓疱型：晒伤性皮肤（光老化）、SLE（鼻唇沟不受累，无脓疱）、

脂溢性皮炎（可同时发生，但出现油性鳞屑及面部皱纹和眉部受累）、寻常痤疮（玫瑰痤疮没有粉刺或瘢痕形成）、局部使用类固醇诱发的痤疮状皮疹（可累及口周）、蠕形螨病。

3. **治疗**

- 一般治疗：避免触发因素，旨在↓细菌负担及炎症。
- 非药物治疗：迪通过物理屏障、保湿霜、进行UVA/UVB的防晒保护（二氧化钛或氧化锌），避免丙酮和扩血管药物（CCB类药物及烟酸）、减少强力清洁剂刺激。
- 内科及外科治疗：炎症性病变一般对药物有反应；微血管扩张或鼻赘型病变需要激光或手术。
- 红斑毛细血管扩张型：治疗困难；注重行为改变和避免触发因素；局部用药用于丘疹脓疱型，但可能刺激敏感皮肤，光疗法以破坏血管的治疗证据有限。
- 丘疹脓疱型：
  - ✓ 局部治疗：0.75%甲硝唑凝胶或乳膏 qd bid（一线治疗）；10%磺胺醋酰钠/5%硫磺乳膏或洗液 bid；2.5%~10%过氧化苯甲酰凝胶、乳膏或洗液每天1~3次；
  - ✓ 全身治疗：用于中重度治疗。多西环素 50~100mg qd或bid×6~12周；米诺环素 50~100mg bid×6~12周；或甲硝唑 200mg qd或bid×4~6周；可能需要局部维持治疗。
- 鼻赘型：手术切除或激光消融。
- 眼型：眼睑卫生（眼睑冲洗 bid），症状轻者予人工泪液；症状严重或持续者及时转诊至眼科；0.5%环孢素眼用乳剂可能比人工泪液有效，如果局部治疗效果不佳可服用全身抗生素。

15.8 疥疮

1. **概述**
   - 疥螨感染影响了全世界近3亿人口；在虚弱的患者或有神经障碍病史的患者（结痂）、贫困社区、群居或住房设施拥挤人群中最常见。
   - 传播途径：与患者亲密接触（包括性接触），接触受污染的衣物（罕见）。
   - 发病机制：受精后的雌螨进入皮肤角质层→产卵→成虫；任何时候，典型患者平均带有10~15只疥螨；离开人类宿主后，螨虫可以活24~36h，皮疹与螨类引起的Ⅳ型超敏反应的严重程度有关，一般出现在初始感染后约2~4周。

2. **临床表现及诊断**
   - 病史：如上所述危险因素；夜间瘙痒明显，尤其是女性乳头及男性生殖器，可询问日常接触是否有瘙痒。
   - 体格检查：红色丘疹、线性隧道（5mm长螺纹状灰白色隆起，代表螨的隧道）、水疱和脓疱、阴茎和阴囊的结节；继发特点：抓痕、红色血痂、苔藓样硬化（慢性病例）。
   - 分布：成人，除面部及头皮均可受累；屈侧：指蹼、掌侧腕部、乳房下；乳晕、脐周、生殖器。
   - 鉴别诊断：体股癣、特应性皮炎、药疹、汗疱疹型湿疹、大疱性类天疱疮、脂溢性皮炎、银屑病、朗格汉斯细胞组织细胞增生症。
   - 辅助检查：矿物油：最适用于手或手腕上隧道皮损→15号刀刮取皮肤或角质层→滴1滴矿物油润滑→在显微镜下观察，看到完整的疥螨和（或）虫卵、粪便确诊；皮肤活检：常不显示疥螨，而表现为超敏反应。

3. **治疗**
   - 一线治疗：5%扑灭司林乳霜；是使用最广泛且有效的外用药；涂于颈部以下所有皮肤，保留8~10小时（睡前使用→晨起后洗去）；1周内重复使用。
   - 其他药物：伊维菌素（结痂性或暴发性疥疮的一线治

疗）；单次剂量200 μg/kg（有3mg、6mg两种片型），2周后重复1次；与扑灭司林作用相似，但依从性更好。

- 去污：疥螨离开人类宿主生活不过3天；家庭日用织品及衣物应在密封塑料袋放置3天→机洗并在热风干燥器中干燥（>50℃）。
- 预防密切接触：如前，局部扑灭司林使用1次。

4. **并发症**
- 结痂性疥疮：数百个虫螨的感染继发于宿主免疫抑制（如，获得性免疫缺陷综合征、器官移植），也可见于21三体综合征或神经功能障碍；皮肤反应：大量疥螨存在，引起严重角化过度伴鳞屑及粉末样结痂；治疗：口服伊维菌素±扑灭司林±角质溶解剂。
- 疥疮后超敏反应：最常见的后遗症；表现为湿疹样改变，明显瘙痒，在疥疮治疗成功后可能会持续1～2周；治疗用外用糖皮质激素和（或）抗组胺药。
- 继发性感染：金黄色葡萄球菌：脓疱疮、疖；化脓性链球菌：软组织感染；罕见链球菌感染后肾小球肾炎。

15.9 皮肤癣菌病

1. **概述**
   - 皮肤癣菌：是指仅侵犯皮肤角质层、毛发、甲板引起感染的病原菌，引起的感染称皮肤癣菌病，简称癣。区别于深部真菌病，深部真菌病播散能力强；
   - 微生物：大部分真菌感染是由以下三种皮肤癣菌所引起的：毛癣菌属（最常见）、小孢子菌属、表皮癣菌属；亲动物性真菌（如犬小孢子菌）有动物宿主，感染时，炎症反应较亲人性真菌强；
   - 传播途径：人-人传播，自体感染或接触污染物传染（地板、健身垫、浴室）；
   - 主要特征：皮肤癣菌病绝大部分为局部感染。

2. **流行病学及危险因素**
   - 世界人口的20%受到该病的影响；红色毛癣菌最常见；
   - 危险因素：炎热潮湿的气候；皮肤局部免疫抑制（外用糖皮质激素）；动物接触史；使用公共洗浴设施及透气不佳的鞋；
   - 免疫抑制状态（如HIV感染、使用糖皮质激素或免疫抑制剂治疗器官移植患者中）。

3. **临床表现**
   - 浅部真菌病
     - ✓ 足癣：可剧烈瘙痒或无症状，通常为双侧受累，逐渐发展，病程常为数年；趾间皮肤：是最初受累及最常见部位，表现为浸渍发白、裂隙或干燥脱屑；鞋底/侧脚：界限清楚的红斑，伴粉状、角化过度、粗糙脱屑（莫卡辛鞋样足癣）；经常合并股癣或甲癣（如果发现足癣，应同时检查腹股沟和臀部）；鉴别诊断：银屑病、特应性皮炎、玫瑰糠疹、二期梅毒疹。
     - ✓ 甲癣：常与年龄正相关，多见于糖尿病、足癣、鞋不透气者；表现为甲板变黄、增厚、甲下角质碎屑聚集、甲板部分剥落（甲剥离）；类型：远端甲下型（最常见）、白色表浅型（指/趾甲板表面出现苍白色斑点）、近端甲下型（HIV感染者多见）；鉴

598

别诊断：念珠菌、其他酵母（尤其是热带地区或糖尿病及免疫抑制人群）、银屑病；

✓ 体癣：常见于年轻人；初起为瘙痒性的、红色针尖大小的丘疹→形成中央消退、边界清楚的环状斑块，伴脱屑；鉴别诊断：变应性接触性皮炎、特应性皮炎、银屑病；

✓ 股癣：男性及肥胖症患者常见；大腿腹股沟区域界限清楚的暗红色/褐色斑块，表面附有鳞屑；鉴别诊断：念珠菌、红癣（Wood灯下见珊瑚色荧光）。

- 其他类型的癣

✓ 须癣：好发于单侧，胡须部位毛囊性的丘疹或斑块；

✓ 手癣：表现为手掌部位干燥、覆有鳞屑的红斑片，通常累及单只手；

✓ 面癣：面部非对称性环形斑块常伴鳞屑脱落；需与脂溢性皮炎相鉴别；

✓ 头癣：好发于免疫功能低下的人群；"黑点癣"（断发残根留在毛囊内，毛囊口处断发呈黑点状，故称黑点癣）圆形斑片样脱发。鉴别诊断：脂溢性皮炎、拔毛癣、皮肤型红斑狼疮（瘢痕形成）。

- 皮肤癣菌相关的发疹

✓ 皮肤癣菌疹：自体湿疹化反应；炎症性头癣最常见的超敏反应，表现为手掌足跖部位针头大小形态单一、瘙痒性的丘疹；

✓ 难辨认癣：通过外用滋润剂（常为激素）去除了癣表面的鳞屑；诊断关键是环形的形态学及特殊的边缘；

✓ Majocchi肉芽肿：真菌性毛囊炎；是一种侵入真皮或毛囊的癣，红色毛癣菌最常见；红到紫红色的丘疹→环形沼泽样斑块；女性小腿是常见部位（多因剃毛引起）。外用糖皮质激素使风险↑。

4. **诊断工具**

- 显微镜镜检：可用于全部疑诊癣的患者；使用15号刀片刮取鳞屑标本至载玻片，加2或3滴10%~20%含DMSO的氢氧化钾溶液或Swartz Lamkins染色并覆以盖玻片；用低倍镜或高倍镜观察到有分隔的菌丝。

- 培养：夹取鳞屑或甲碎片放入生理盐水或培养基中（取决于实验室）；真菌菌落形成才能确诊。
- 甲取样：用于诊断甲真菌病，通常在口服治疗前先确认感染；用于培养或泡入福尔马林予以PAS染色。
- Wood灯检查（365nm）：Wood灯检查有助于头癣分型：蓝绿色荧光最常见于犬小孢子菌感染、珊瑚色荧光常见于红癣。

5. 治疗
- 一般方法：由于免疫抑制或糖尿病患者皮肤软组织感染风险↑（皮肤屏障破坏），所以对这些患者足癣的治疗尤其重要。如果足癣合并甲真菌病，除非治愈甲真菌病，否则足癣会复发。制霉菌素对治疗癣无效。
- 患者教育：尽可能穿透气的鞋；穿鞋时穿棉袜；完成全程治疗对于保证疗效很重要；反复复发，评估宠物暴露情况；清洗污染衣服、毛巾、袜子、鞋等。
- 局部用药：用于足癣、体癣、股癣的初始治疗；避免同时使用抗真菌和激素类药物，可在加重癣的同时引起真菌性毛囊炎。
- 全身用药：可用于严重、难治性病例或免疫功能低下患者的治疗，也可用于甲真菌病（或足癣合并甲真菌病）、头癣、Majocchi肉芽肿（真菌性毛囊炎）。

表15-9-1　不同部位癣的治疗

类型	治　疗
足癣	外用唑类药（1%益康唑乳膏）每日一次×4~6周； 1%特比萘芬乳膏每日一次×4~6周（OTC）； 0.77%环吡酮胺乳膏或凝胶bid×1~4周
甲癣	每日口服特比萘芬250mg，指甲用药6周，趾甲12周，大多数（80%）有效； 每日口服伊曲康唑200mg×3月，或连续1周每日口服400mg，每月1次，用药3~4月（此方案不是FDA推荐的）； 拔甲（足部医疗，皮肤科）
体癣	外用唑类药（1%益康唑乳膏）每日一次×4~6周； 1%特比萘芬乳膏每日一次×4~6周（OTC）；
股癣	0.77%环吡酮胺乳膏或凝胶bid×1~4周

- 转诊：如果皮肤感染治疗1月、指趾甲感染治疗3月效果不佳或随着治疗病情恶化建议转诊至皮肤科。

6. **非皮肤癣菌性皮肤真菌感染**
   - 花斑癣（糠秕孢子菌即马拉色菌属）：主要表现为鲑鱼色、色素减退或色素沉着的斑片，表面覆以糠秕状鳞屑；好发于胸、肩部及上背部。

   KOH涂片镜检示菌丝和酵母呈"意大利面条和肉丸"样排列；治疗上，二硫化硒洗剂qd×1周（每次在皮损处保留10min）酮康唑乳膏或洗剂沐浴qd×2周

   - 皮肤念珠菌病（白色念珠菌）：主要表现为间擦疹，皮损为浸渍、红斑"牛肉红"、糜烂斑块，皮肤褶皱可见卫星状分布的丘疹、脓疱；自觉皮肤烧灼感或疼痛；

   危险因素包括温暖、潮湿、口服抗生素；治疗上外用唑类抗真菌药、制霉菌素乳膏或粉剂，氟康唑150mg×1次。

15.10 荨麻疹

1. **定义及流行病学**
   - 多种原因引起的1型（IgE介导）超敏反应，以出现风团为特点；终生患病率为20%；
   - 急性：病程<6周；40%的患者伴有血管性水肿；
   - 慢性：病程>6周，终生患病率为1%，好发于20~40岁，女性>男性；
   - 大多数会在1年内缓解

2. **病因**
   - 病理生理：IgE→肥大细胞脱颗粒作用→释放组胺→血浆渗漏至皮内→出现风团。
   - 急性：首要原因是感染：上呼吸道感染（尤其是链球菌及病毒感染）；药物（青霉素，阿司匹林，NSAIDs类药物）；食物（草莓，花生，贝类，西红柿，鸡蛋，牛奶，乳胶过敏的患者：栗子，香蕉，百香果，猕猴桃，牛油果）约50%是特发的。
   - 慢性：特发性最常见；也可能是继发的。
     - ✓ 自身免疫性疾病：系统性红斑狼疮，干燥综合征，类风湿关节炎，抗IgE受体的IgG抗体，甲状腺疾病。
     - ✓ 食品添加剂：酵母，偶氮染料，苯甲酸、亚硫酸盐、镍。
     - ✓ 感染：乙肝、丙肝、幽门螺旋杆菌、寄生虫病。
     - ✓ 血液系统恶性肿瘤（罕见）。
     - ✓ 物理因素：运动，天气寒冷，皮肤划痕症。

3. **临床表现**
   - 粉红/红色水肿性斑块，可以是弧形或多环形，中心消退，没有鳞屑，瘙痒明显，伴或不伴有口唇、上气道、眼睑、生殖器等软组织水肿。
   - 根据定义，每一个单独的皮损必须在24小时内缓解→游走性皮疹。

4. **诊断与评估**
   - 病史：诱发因素（药物，物理因素，感染），每个风团持续的时间，发作频率，并询问气促、血管性水肿

（过敏反应的症状）等相关病史。

- 实验室检查：急性：无；慢性：血常规，血沉，必要时完善TSH，TPO抗体，抗核抗体，幽门螺旋杆菌，肝炎病毒抗体。
- 鉴别诊断：荨麻疹性血管炎（疼痛明显）；大疱性类天疱疮（尤其是在老年人；病变没有游走性特征）；Sweet综合征；肥大细胞增多症；多形红斑（靶形，不迁移）；血清病；遗传或ACEI相关血管性水肿（无风团）。

5. 治疗
- 一般原则：尽可能首先治疗潜在病因；局部药物通常不用于长期管理；有明显过敏相关症状及体征的患者需要肌注肾上腺素→转运至急诊。
- 荨麻疹的治疗
  - ✓ 急性：
    - ◆ 一线治疗：无镇静作用的H1型抗组胺药；
    - ◆ 二线治疗：口服糖皮质激素（如果对抗组胺药物效果不佳，可以用3~5天；可能会出现反弹）。
  - ✓ 慢性：
    - ◆ 一线治疗：全天候服用无镇静作用的H1型抗组胺药，可合用镇静型抗组胺药；如果2周之内效果不佳，可以考虑增加无镇静作用的抗组胺药至4倍标准剂量；
    - ◆ 二线治疗：更换H1型抗组胺药；诊疗共识中的其他药物；奥马珠单抗对有些中重度病人有效，需皮下注射，价格昂贵；
  - ✓ 避免使用NSAIDs类药物、阿司匹林及水杨酸类药物。
  - ✓ 尝试无添加剂饮食。
- 转诊
  - ✓ 皮肤科：单个风团持续24小时以上；伴有炎症后紫癜或色素沉着、大疱、皮肤疼痛；慢性荨麻疹的进一步管理。
  - ✓ 变态反应科：如果高度怀疑对环境、食品、或药物过敏→血清学（放射变应原吸附试验）或点刺试验，考虑使用新一代抗组胺药。

15.11 脱发

1. **概述**
   - 毛发周期的3个阶段：毛发生长初期（生长期，持续2~6年，约有90%~95%毛囊处于生长期）→毛发生长中期（退行期，持续2~3周，仅有不到1%的毛囊处于退行期）→毛发生长终期（休止期，持续2~3个月，通常5%~10%的毛囊处于休止期）。
   - 头皮上的毛发数量：人头皮约有100000个毛囊；正常情况下每天将近100根休止期毛发会脱落。
   - 脱发：毛囊周期异常，伴或不伴有破坏毛囊的炎性病程；毛发稀疏（与激素性脱发相关）或毛发脱落（与斑秃或休止期脱发相关），有时二者共同作用。
   - 非瘢痕性脱发：体格检查可见毛囊开口完整，毛囊未受破坏。

2. **分类**
   - 雄激素性脱发：是最常见的脱发原因；在青春期后出现；与遗传、激素水平（双氢睾酮）等因素相关；早发型与心血管病发病率增加具有相关性。
     - ✓ 症状及体征：进行性毛囊萎缩及生长周期缩短所致。男性多局限在额颞部及头顶的脱发；女性头顶毛发稀疏，仍有前额发际线，最终呈现出"圣诞树"样外观。
     - ✓ 治疗：需要长期连续的治疗。男性：局部外用5%米诺地尔溶液Bid或5%米诺地尔泡沫剂Qd，口服非那雄胺1mg Qd（副作用：性功能障碍）；女性：2%米诺地尔溶液（副作用：面部多毛症或刺激性皮炎）；此外还可以进行毛发移植。
   - 休止期脱发：提前进入休止期导致毛发弥漫性脱落；激发诱因后2~4个月开始出现。
     - ✓ 诱因：情绪应激、体重下降、感染、发热、甲状腺功能减退、服用新药、铁缺乏。
     - ✓ 药物相关：肝素、华法林钠、雷米普利、β受体阻断药、锂剂、α干扰素、三环类抗抑郁药、口服维甲酸、丙戊酸、口服避孕药、产后2~5个月。

- ✓ 症状及体征：拉发试验：靠近头皮处抓起约60根毛发，并从毛发的近端到末端的方向拉扯，脱发多于6根就属于异常情况。
- ✓ 治疗：尽可能解除诱因。
- 生长期脱发：抑制毛母质细胞，导致毛干逐渐断裂；一般出现在铊中毒或接受化疗（环磷酰胺、阿霉素、紫杉烷类）后的7~14天；有些药物（紫杉烷类，马利兰、环磷酰胺、三苯氧胺）会引起永久性脱发。
  - ✓ 治疗：接受药物治疗前对相关药物副作用进行详细咨询；降低头皮温度、米诺地尔、必要时佩戴假发。
- 斑秃：毛球部异常的HLA表达；一生中的患病风险约为1.7%；16%的患者同时患有其他的自身免疫病。该病是一个慢性复发性过程，有自发缓解的可能。有特异性皮炎病史者；青少年发病者，皮损分布广泛者，病程在5年以上者，甲营养不良者，病情严重的风险增高。
  - ✓ 症状及体征：表现为离散型圆形秃斑，拔出病变部位的头发在显微镜下观察可见毛干近端萎缩，呈上粗下细的"惊叹号"样；脱发可以仅发生于头皮，但也可能见于任何有毛发区域；60%患者合并甲板凹陷；
  - ✓ 治疗：皮损内注射糖皮质激素（副作用：真皮萎缩）；局部免疫疗法。
- 其他类型：拔毛癖（强迫症范畴，重复牵拉头发，这一行为常常是无意识的）。
  - ✓ 牵引性脱发（较紧的发型→前额发际的后移，可遗留瘢痕）。
  - ✓ 头癣（头发断裂，有时伴有淋巴结肿大）。
- 瘢痕性脱发：没有毛囊口，零散毛发成簇。分为原发性与继发性或浸润性。
  - ✓ 原发性：炎性毛囊破坏；例如盘状红斑狼疮，毛发扁平苔藓，蜂窝织炎，毛囊炎性脱发。

✓ 继发性：由原发性毛囊损伤引起的破坏；例如烧伤、肉瘤、恶性肿瘤。

- 毛干异常：先天性和获得性病因。

3. **诊断与评估**
   - 病史：用药史、感染、应激因素、手术史、孕产史、有无体重减轻、使用直发器，编发，烫发；有无脱发家族史；病程及脱发模式；月经周期是否规则。
   - 体格检查：
     ✓ 头皮：鳞屑、痂、脓疱、红斑。
     ✓ 毛干：注意长度，粗细，纹理。
     ✓ 分布；头发断裂；毛囊口是否完好；皮肤及指甲；头发牵拉试验。
   - 实验室检查：全血细胞计数、铁4项、TSH、游离或总睾酮水平、DHEA-S、PRL、ANA、Vit.D、锌等。
   - 活检：4mm钻孔活检为标准。

4. **转诊**
   - 瘢痕性脱发或病因未明。
   - 拟诊斑秃或雄激素性脱发。

15.12 烧伤

1. 概述

- 流行病学：最常见的是继发于火焰烧伤。
- 体表面积：以1个手掌面积作为1%体表面积；肥胖患者体表面积较难估算。
- 烧伤分类：可分为热烧伤、电烧伤（烧伤通常比皮肤所见更深，可引起骨筋膜室综合征）、化学烧伤（酸，碱，溶剂）、辐射烧伤（透视或放疗）。
- 晒伤：烧伤局限于皮肤组织部分厚度；如果烧伤严重度>预期程度或者病变呈局灶或几何分布，应考虑。
  - ✓ 局部光毒反应：植物光敏性皮炎（酸橙，柠檬），外用维A酸。
  - ✓ 系统性光毒剂：多西环素、氟喹诺酮类药物、胺碘酮、噻嗪类、萘普生、呋塞米。

表15-12-1　烧伤深度的分度

烧伤深度	损伤程度	临床特点
浅表（1度烧伤）	表皮	红斑（例如，轻度晒伤）无水疱，干燥，疼痛
浅表部分皮层烧伤（浅2度烧伤）	表皮及真皮浅层	浆液性大疱，红斑，毛细血管再充盈，疼痛，痊愈后遗留轻度瘢痕
深层部分皮层烧伤（深2度烧伤）	表皮及真皮全层	浆液性或出血性大疱，浅白色或黄色，无毛细血管再充盈；剧烈疼痛，感觉下降；遗留明显瘢痕
全皮层烧伤（3度烧伤）	表皮、真皮、皮下脂肪、筋膜、肌肉或骨头	水疱可能不存在，患处呈皮革状、焦痂、皱缩表现，甚至有骨骼露出，无毛细血管再充盈，疼痛缺失，毛发掉落

2. 治疗

- 一般方法：针对并发症进行适当的管理、控制疼痛、瘢痕性挛缩或增生性瘢痕的预防；敷料：潮湿环境，使用润滑剂加速愈合；清洁：需要肥皂或自来水。

- 1度烧伤：局部：芦荟凝胶或其他亲水软膏；不建议外用糖皮质激素，全身性治疗：布洛芬，阿司匹林，或其他NSAIDs炎药物。
- 2度烧伤：适当进行破伤风预防；用局部抗菌剂进行敷料包扎。
- 3度烧伤：积极护理及转诊以便早期手术管理。

3. **转诊**
   - 部分皮层烧伤：烧伤面积>20%体表面积，需进行转诊（如患者>50岁，烧伤面积>10%体表面积即需转诊）。
   - 全皮层烧伤：烧伤面积>5%体表面积，需进行转诊。
   - 部位：涉及面部，手，脚，生殖器，会阴或大关节的烧伤。

15.13 银屑病

1. **概述**
   - 定义：是一种常见的慢性炎症性疾病，可累及皮肤、指甲、关节等。伴发多种内科及心理疾病；主要是内科疾病影响患者生活质量。
   - 病理生理：免疫失衡（Th1 和 Th17细胞因子增多）、角质形成细胞过度增殖（表皮细胞周期增长、细胞核分裂能力增加）、遗传因素（存在多种联系）。
   - 流行病学：15~25岁起病，男女患病率相同；高达30%的中重度患者可发展为银屑病关节炎。危险因素：烟草、酒精及肥胖。
   - 临床类型：多种类型；斑块型最常见（80%~90%），其次是点滴型。

2. **诊断与评估**
   - 病史特点：瘙痒，多数夏季缓解（似乎为紫外线照射所致）。
     - ✓ 诱因：感染，包括A组链球菌（点滴状银屑病"泪滴"改变）；药物（激素撤退、β受体阻滞剂、锂剂、ACEI类药物）；皮肤创伤引起皮损激惹反应（同形反应）。
     - ✓ 并发症：银屑病关节炎；发生心理疾病。
   - 皮肤检查
     - ✓ 形态学：表现为附有银白色鳞屑的红斑、丘疹和斑块；分为不同亚型。
     - ✓ 分布：不对称分布；病变常累及头皮（需与脂溢性皮炎、头癣相鉴别）；也可累及侧脸、耳后、伸侧（肘部、膝盖等）、背部等区域。
     - ✓ Auspitz征：剥除鳞屑→点状出血。
   - 甲：2/3合并银屑病关节炎的患者常存在甲受累；凹痕：点状凹陷继发于甲床凹陷。
     - ✓ 油滴征：累及甲床时，指（趾）甲表现为黄棕色颜色改变。
     - ✓ 甲剥离：甲板从甲床上分离（需与甲真菌病相鉴别）。

- 关节：以手、腕部最常见（例如，远端指间关节）；腱鞘炎、附着点炎、指/趾炎［掌指关节和指（趾）间关节之间软组织的均匀肿胀，即腊肠指/趾］。
- 临床类型
  - ✓ 斑块型银屑病：病变对称分布，好发于肘部及膝盖部伸侧、头皮、阴茎、脐部、臀沟等部位；鉴别诊断：特应性皮炎、体癣、皮肤型狼疮、蕈样肉芽肿。
  - ✓ 点滴状银屑病：主要表现为分布于四肢/躯干上的液滴大小的病变，急性发疹，手足掌跖不受累，常发生于感染A组链球菌的青年患者；鉴别诊断：玫瑰糠疹。
  - ✓ 掌跖脓疱型银屑病：掌跖部位出现增厚有裂隙的斑块，并覆有鳞屑或群集分布的孤立性脓疱；与吸烟相关；鉴别诊断：湿疹样皮炎、手癣、反应性关节炎。
  - ✓ 反向银屑病：分界清楚，红色薄斑块，好发于乳房下、腋窝、臀间。鉴别诊断：间擦疹、股癣、红癣。
  - ✓ 红皮病型银屑病：融合性红斑、鳞屑，超过体表面积75%，伴或不伴系统症状；可由口服激素撤退诱发→紧急转诊至皮肤科或急诊科。
  - ✓ 脓疱型银屑病：单独或群集的无菌性脓疱，同时有广泛或局限的红斑，伴有低钙血症时，需紧急转诊至皮肤科或急诊科。
  - ✓ 银屑病关节炎：高达30%中重度银屑病患者存在银屑病关节炎；关节炎存在5种分型，患者的关节炎临床类型随时间变化可以发生改变。
    - ◆ 非对称性寡关节炎（常累及手、腕，例如远端指间关节），此型最常见；
    - ◆ 对称性多关节炎，与类风湿性关节炎类似；
    - ◆ 远端关节炎，仅有远端指间关节受累；
    - ◆ 脊柱关节炎，包括骶髂关节炎和脊柱炎；
    - ◆ 残毁性关节炎，病变严重，其特征为畸形和破坏性关节炎。
- 影像：如疑诊，建议拍X线检查；表现为指（趾）远端的骨质溶解，"铅笔帽征"为典型表现。

3. 治疗

- 根据病变受累的体表面积进行初期管理。
- 轻度、局限病变（<3%的体表面积）：局部用药。

表15-10-1　局部用药

类型	用法用量	注意事项及安全监测
糖皮质激素	I / II 类用于躯干及四肢，III / IV 类用于面部，腋窝，腹股沟（参见15.15 "外用糖皮质激素"）	大剂量最多使用3周，逐渐减量或降阶梯使用至IV类用于躯干/四肢
维生素D	0.005%卡泊三醇的溶液或乳膏	短暂的刺激；可被水杨酸灭活；每周<100g以避免高钙血症；与部分糖皮质激素配伍禁忌
维A酸类	0.05%他扎罗汀乳膏或凝胶，qn	刺激性（凝胶>乳膏）孕妇禁用
煤焦油	制剂多样；qd	易污染皮肤及衣物，气味难闻，较为便宜

- 中到重度病变（包括银屑病关节炎或掌跖脓疱型银屑病）：→转诊至皮肤科进行光疗，口服维甲酸类药物和免疫调节剂；避免口服糖皮质激素（易复发，或出现脓疱型或红皮病型银屑病）。
- 转诊：难治性及中重度病变；大剂量糖皮质激素无法减量；考虑全身治疗，光疗；难以鉴别→转诊至皮肤科；红皮病型或脓疱型银屑病→皮肤科（严重时转诊至急诊）。

15.14 风湿性疾病的皮肤表现

15.14.1 皮肤红斑狼疮

1. **概述**
   - 多基因的自身免疫性疾病的发生与各种各样的HLA亚型、免疫信号及环境因素等有关，引起自身抗体产生及T细胞功能障碍。
   - 皮肤红斑狼疮常与系统性红斑狼疮伴发（参见8.5"系统性红斑狼疮SLE"），往往存在光敏性；可分为3个主要的亚型：
     - ✓ 急性（急性皮肤红斑狼疮）：SLE特征性表现；
     - ✓ 亚急性（亚急性皮肤红斑狼疮）：50%的患者与SLE重叠，25%的患者在3年内有确诊为SLE的风险；
     - ✓ 慢性（盘状红斑狼疮）：约18%的患者在3年内有确诊为SLE的风险；可以出现或不出现系统性疾病。

2. **临床表现**
   - 急性皮肤红斑狼疮：沿面颊和鼻梁对称分布的颧部红斑，伴轻微脱屑，鼻唇沟区不受累（蝶形红斑），口腔糜烂、光敏、盘状红斑样皮损。
   - 亚急性皮肤红斑狼疮：对称分布的环形红斑，或在曝光区出现银屑病样皮损（胸，肩及背部）；患者对日光过敏程度剧烈。
   - 盘状红斑狼疮：紫红色丘疹或斑块，表面附有黏着性鳞屑，瘢痕形成后色素减退，头皮、面部及耳部可见色素沉着边界；同时有毛囊角栓；50%的患者存在瘢痕性秃发。

3. **管理**
   - 有怀疑本病，收集详细的病史包括针对风湿性疾病的系统回顾，同时进行全面的查体；追问用药史除外药物性狼疮（米诺环素、青霉胺、TNF-α抑制剂）或药物相关的亚急性皮肤红斑狼疮（氢氯噻嗪、特比萘芬、钙离子通道阻滞剂、NSAIDs类药物）。

- 化验：实验室检查（参见8.6"风湿性疾病相关检验"）；进行皮肤活检以确诊。

4. **治疗**
- 全科医生的初始治疗：光防护（针对UVA+UVB光谱的防护措施，防晒服），戒烟，中强效外用激素用于躯干及四肢（Ⅰ～Ⅳ级），弱效激素用于面部（Ⅵ，Ⅶ级）。
- 转诊：如果存在皮肤狼疮的诊断证据→转诊至皮肤科进行上述管理或予以其他局部治疗（针对盘状红斑狼疮予以他克莫司、病灶内糖皮质激素治疗）或全身治疗（羟氯喹、甲氨蝶呤、沙利度胺）；如果存在SLE的证据→转诊至风湿免疫科。

15.14.2 皮肌炎

1. **概述**
   - 皮肌炎表现为近端肌无力的炎性肌病同时合并特征性皮疹；由于T细胞介导的补体沉积在小血管引起血管病变；以皮疹及系统性病变为典型表现。
   - 发病率约为1/100000，女性与男性发病比例为2∶1；20%～25%的患者合并有恶性肿瘤，其中以卵巢、肺部肿瘤最常见，也可见于胃肠道肿瘤及淋巴瘤。

2. **临床表现**
   - 皮肤表现：皮肤异色症（色素沉着、色素减退、毛细血管扩张、萎缩）；紫红色丘疹，伴瘙痒及灼热；向阳疹（上眼睑紫红色水肿性红斑）；Gottron 丘疹（指间关节、掌指关节伸侧的扁平紫红色丘疹）；大片丘疹出现在肘关节、膝关节；技工手（双手及手指可见皲裂、鳞屑、角化性斑块）；有粗糙的角质层，甲根皱襞可见毛细血管扩张；披肩征（颈后上背部及肩部可见红斑及皮肤异色症改变）。
   - 全身表现：乏力、肌痛（80%伴有肌病）、关节痛、呼吸困难、吞咽困难、心脏受累。

3. **诊断与评估**
   - 采集病史：包括详细用药史以除外药物相关的皮肌炎（羟基脲，青霉胺，他汀类药物、TNF-α抑制剂）。
   - 实验室检查：CK（肌酶）、CRP、LDH、肝功；血清学：抗Mi-2抗体（与经典的皮肌炎及良好的治疗反应相关）；抗Jo-1抗体（针对组氨酰基-tRNA合成酶，与间质性肺病相关）；抗PL-7抗体与抗合成酶抗体综合征相关；抗MDA-5抗体，与不良预后密切相关；皮肤活检或肌活检有助于诊断。
   - 适龄肿瘤的筛查：进行胸腹盆CT检查，肺癌、结肠癌筛查；为明确诊断可进行乳腺钼靶检查或妇科相关检查，此外3～5年内每年进行检查。
   - 进一步诊治：进行肺CT、肺功能的肺弥散量检查除外间质性肺病，吞钡造影评估吞咽困难，MRI评价肌病。